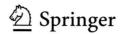

药物与男性生殖

Impacts of
Medications on Male Fertility

［美］埃尔马·Z.德罗布尼斯
Erma Z. Drobnis

［美］阿贾伊·K.南贾　　　　主编
Ajay K. Nangia

孙福生　杨　勇　魏　凯　　　主译

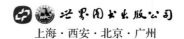
上海·西安·北京·广州

图书在版编目(CIP)数据

药物与男性生殖 /(美)埃尔马·Z.德罗布尼斯,
(美)阿贾伊·K.南贾主编;孙福生,杨勇,魏凯译. —
上海:上海世界图书出版公司,2022.7
ISBN 978-7-5192-9265-2

Ⅰ. ①药… Ⅱ. ①埃… ②阿… ③孙… ④杨… ⑤魏
… Ⅲ. ①药物-影响-男性-生殖医学 Ⅳ. ①R339.2

中国版本图书馆 CIP 数据核字(2021)第 264215 号

First published in English under the title
Impacts of Medications on Male Fertility
by Erma Drobnis and Ajay K. Nangia
Copyright © Springer International Publishing AG,2017
This edition has been translated and published under licence from
Springer Nature Switzerland AG.

书　名	药物与男性生殖
	Yaowu yu Nanxing Shengzhi
主　编	[美]埃尔马·Z.德罗布尼斯　[美]阿贾伊·K.南贾
主　译	孙福生　杨　勇　魏　凯
责任编辑	李　晶
装帧设计	南京展望文化发展有限公司
出版发行	上海世界图书出版公司
地　址	上海市广中路 88 号 9-10 楼
邮　编	200083
网　址	http://www.wpcsh.com
经　销	新华书店
印　刷	杭州锦鸿数码印刷有限公司
开　本	787mm×1092mm　1/ 16
印　张	22.25
字　数	350 千字
印　数	1-2000
版　次	2022 年 7 月第 1 版　2022 年 7 月第 1 次印刷
版权登记	图字 09-2019-302 号
书　号	ISBN 978-7-5192-9265-2/ R·599
定　价	200.00 元

译者名单

主　译

孙福生　杨　勇　魏　凯

副主译

陈　杰　张　敏　李　静

译　者

（以姓氏笔画为序）

马明星	王　飞	王树龙	王梦梦	王晨静
尹　月	叶先炜	冬　颖	刘　忠	刘姝灵
刘　峰	刘　敏	刘　博	江晓霞	孙仁龙
李　东	李永梅	李墨农	杨　旭	宋雨泽
宋　征	张东萍	周秀英	周　迷	郑高峰
赵丽艳	秦　博	夏宗玲	郭小葆	葛文佳
董代静	韩学诚	童　玲	曾卫强	路文柯
		薛丽丽		

序　言

　　育龄期男性用药安全关系到人口出生率和人口质量问题,对国家、社会及家庭都具有十分重要的意义。对于临床医师和药师而言,育龄期男性用药安全性主要问题在于缺乏药物对男性生殖健康影响的安全性临床数据。由于药物研发和临床使用中较少考虑到药物对男性生殖健康产生的影响,且慢性病趋于年轻化及男性不育率上升,育龄期男性的药物选择面临巨大挑战。

　　为满足临床医师和药师在育龄期男性治疗中合理使用药物的迫切需求,我们组织翻译了《药物与男性生殖》一书。该书由埃尔马·Z.德罗布尼斯博士和阿贾伊·K.南贾教授共同主编,书中首先概述了药物对男性生殖健康影响的机制,随后按照药理作用类别完整回顾了已知对男性生育有潜在影响的药物。本书主要通过文献综述药物对男性生殖健康影响研究相关的临床试验或动物实验的数据,以表格的形式将药物对男性生殖健康的影响及其他相关因素进行信息汇总,为药物替代选择提供参考。本书的特点是基于现有的实验研究和临床实践数据,总结药物对男性生殖健康可能产生的影响,为育龄期男性的临床用药提供循证依据。本书回答了"药物对男性生殖健康是否产生影响,如何影响,替代药物选择"等具体问题,可以改善辅助生殖医师临床用药的困境,同时可以为其他专科医师和药师在医疗实践中提供用药参考,也可作为研究者日常研究之用。

　　由于水平有限,书中难免有欠妥不足之处,衷心希望予以指正,以期不断完善和改进。

　　本书在翻译过程中得到了世界图书出版公司和各位同仁的大力支持,在此致以真诚的谢意!

2022 年 7 月

缩略词

5ARIs	5α‑reductase inhibitors	5α‑还原酶抑制剂
ACE	Angiotensin converting enzyme	血管紧张素转化酶
ACE1	Somatic ACE，sACE	体细胞 ACE(sACE)
ACE2	Germinal ACE，gACE，testicular ACE，tACE	生殖细胞 ACE(gACE)，睾丸 ACE(tACE)
Ach	Acetylcholine	乙酰胆碱
ADHD	Attention deficit hyperactivity disorder	注意缺陷多动障碍
ART	Assisted reproductive technology	辅助生殖技术
ASA	Antisperm antibodies	抗精子抗体
BMI	Body mass index	体重指数
BPH	Benign prostate hyperplasia	良性前列腺增生
BTB	Blood-testis barrier	血生精小管屏障
CAI	Carbonic anhydrase inhibitor	碳酸酐酶抑制剂
cART	Combination anti-retroviral therapy	联合抗反转录病毒疗法
CASA	Computer-assisted sperm analysis	计算机辅助精子分析
CHF	Congestive heart failure	充血性心力衰竭
CI	Confidence interval	置信区间
CMV	Cytomegalovirus	巨细胞病毒
CNS	Central nervous system	中枢神经系统
COPD	Chronic obstructive pulmonary disease	慢性阻塞性肺疾病

COX	Cyclooxygenase	环氧合酶
DBI	Diazepam-binding inhibitor	地西泮结合抑制剂
DFI	DNA fragmentation index	DNA 碎片指数
DHEAS	Dehydroepiandrosterone sulfate	硫酸脱氢表雄酮
DHT	Dihydrotestosterone	双氢睾酮
DM	Diabetes mellitus	糖尿病
DOR	δ - opioid receptor	δ-阿片受体
E2	Estradiol	雌二醇
EBV	Epstein-Barr virus	爱泼斯坦-巴尔病毒（EB病毒）
ED	Erectile dysfunction	勃起功能障碍
EDC	Endocrine disrupting chemical	内分泌干扰物质
FAI	Free androgen index	游离雄激素指数
FDA	U.S. food and drug administration	美国食品药品管理局
FSH	Follicle stimulating hormone	尿促卵泡素
GERD	Gastroesophageal reflux disease	胃食管反流病
GnRH	Gonadotropin releasing hormone	促性腺激素释放激素
GPI	Glycosylphosphatidylinositol	糖基磷脂酰肌醇
GSH	Glutathione	谷胱甘肽
HAART	Highly active anti-retroviral therapy	高效抗反转录病毒疗法
HBV	Hepatitis B virus	乙型肝炎病毒
hCG	Human chorionic gonadotropin	人绒毛膜促性腺激素
HCV	Hepatitis C virus	丙型肝炎病毒
HED	Human equivalent dose	人体等效剂量
HIV	Human immunodeficiency virus	人类免疫缺陷病毒
HPG axis	Hypothalamus-pituitary-gonadal axis	下丘脑-垂体-性腺轴
HSV	Herpes simplex virus	单纯疱疹病毒
HTN	Hypertension	高血压

（续表）

hyperPRL	Hyperprolactinemia	高泌乳素血症
IBD	Inflammatory bowel disease	炎症性肠病
ICSI	Intracytoplasmic sperm injection	胞质内单精子注射
IL	Interleukin	白细胞介素
IM	Intramuscular administration	肌内注射
IP	Intraperitoneal administration	腹腔内注射
IUI	Intrauterine insemination	宫腔内人工授精
IV	Intravenous administration	静脉注射
IVF	In vitro fertilization	体外受精
KO	Gene knock out or knock down	基因敲除或敲减
KOR	κ - opioid receptor	κ-阿片受体
LDH - X	Testis isoform of lactate dehydrogenase	睾丸特异乳酸脱氢酶
LH	Luteinizing hormone	黄体生成素
LUTS	Lower urinary tract symptoms	下尿路症状
MAC	Mycobacterium avium complex	鸟分枝杆菌复合体
MAGI	Male accessory gland infections	男性附属性腺感染
MAOI	Monoamine oxidase inhibitor	单胺氧化酶抑制剂
MDA	Malondialdehyde	丙二醛
MI	First meiotic division (spermatogenesis) or myocardial infarction (heart attack)	第一次减数分裂（精子发生）或心肌梗死（心脏病发作）
MII	Second meiotic division	第二次减数分裂
MOR	μ - opioid receptor	μ-阿片受体
mtDNA	Mitochondrial DNA	线粒体 DNA
mTOR	Mammalian target of rapamycin	西罗莫司靶蛋白
MX	methylxanthine	甲基黄嘌呤
NaSSA	Noradrenergic and specific serotonergic antidepressant	去甲肾上腺素能和特异性 5 -羟色胺能抗抑郁药

（续表）

NDRI	Norepinephrine-dopamine reuptake inhibitor	去甲肾上腺素-多巴胺再摄取抑制剂
NE	Norepinephrine	去甲肾上腺素
NMDA	N‑methyl‑d‑aspartate	N‑甲基‑D‑天冬氨酸
NNRI	Non-nucleoside reverse transcriptase inhibitor	非核苷类反转录酶抑制剂
NRI	Norepinephrine reuptake inhibitor（antidepressant）or nucleoside reverse transcriptase inhibitor（antiviral）	去甲肾上腺素再摄取抑制剂（抗抑郁药）或核苷类反转录酶抑制剂（抗病毒药）
NRTI	Nucleoside analog reverse transcriptase inhibitor	核苷类似物反转录酶抑制剂
NSAID	Non-steroid anti-inflammatory drug	非甾体抗炎药
OATS	Oligoasthenoteratozoospermia syndrome	少弱畸精子症
OPIAD	Opioid-induced androgen deficiency	阿片类药物诱导的雄激素缺乏症
OR	Odds ratio	比值比
OTC	Over the counter（non-prescription）	非处方药
PAD	Peripheral artery disease	外周动脉疾病
PDE	Phosphodiesterase	磷酸二酯酶
PE	Pulmonary embolus	肺栓塞
PEVR	Perception of ejaculatory volume reduction	射精量减少的感觉
PI‑PLC	Phosphatidylinositol-specific phospholipase C	磷脂酰肌醇特异性磷脂酶 C
PrEP	Pre-exposure prophylaxis	暴露前预防
PRL	Prolactin	催乳素
PTSD	Post-traumatic stress disorder	创伤后应激障碍
RA	All-trans retinoic acid	全反式维 A 酸
RCT	Randomized controlled trial	随机对照试验

（续表）

RDBPCT	Randomized, double-blinded, placebo-controlled trial	随机、双盲、安慰剂对照试验
RPCT	Randomized, placebo-controlled trial	随机、安慰剂对照试验
SC	Subcutaneous administration	皮下注射
SCSA	Sperm chromatin structure assay	精子染色质结构分析
SEM	Scanning electron microscopy	扫描电子显微镜
SGE	Spinal generator of ejaculation	脊髓射精发生器
SHBG	Sex hormone binding globulin	性激素结合球蛋白
SLE	Systemic lupus erythematosus	系统性红斑狼疮
SNRI	Serotonin-norepinephrine reuptake inhibitor	5-羟色胺-去甲肾上腺素再摄取抑制剂
SOD	Superoxide dismutase	超氧化物歧化酶
SSRI	Selective serotonin reuptake inhibitor	选择性5-羟色胺再摄取抑制剂
T	Testosterone	睾酮
TB	Tuberculosis	肺结核
TCA	Tricyclic antidepressant	三环类抗抑郁药
tetraCA	Tetracyclic antidepressant	四环类抗抑郁药
TMP/SMX	Trimethoprim/sulfamethoxazole	甲氧苄啶/磺胺甲噁唑
TRH	Thyrotropin releasing hormone	促甲状腺激素释放激素
TUNEL	Terminal deoxynucleotidyl transferase dUTP nick end labeling	末端脱氧核苷酸转移酶dUTP缺口标记
WBC	White blood cell	白细胞

目 录

第一章 导论：药物对男性生育能力的影响 ·················· 1

第二章 药物与男性生育能力循证依据收集过程中的难点 ·········· 9

2.1 研究设计 ································· 10

2.2 种族特异性和生育结局 ····················· 11

2.3 同类药物疗效差异 ······················· 12

2.4 终点事件为活产和健康子代的研究很少 ············· 12

2.5 药物反应的个体差异 ······················ 13

2.6 疾病对男性生育功能会产生重大影响 ·············· 13

2.7 毒性机制尚不明确 ······················· 15

2.8 药物在人体内的相互作用尚未研究 ··············· 15

第三章 干扰男性生殖系统功能的药物 ················· 17

3.1 睾丸前阶段：HPG 轴 ······················ 18

3.2 睾丸：精子发生和排精 ····················· 22

3.3 睾丸后效应：附睾的运输 ···················· 22

3.4 睾丸后效应：射精 ······················· 23

3.5 射精后精子功能 ························· 26

3.6 药物代谢 ···························· 27

第四章 外源性雄激素与男性生育 ·················· 35

第五章 磷酸二酯酶抑制剂和男性生育能力 ⋯⋯⋯⋯⋯ 41

5.1 甲基黄嘌呤类 ⋯⋯⋯⋯⋯⋯⋯⋯⋯⋯ 43

5.2 特异性磷酸二酯酶抑制剂 ⋯⋯⋯⋯⋯⋯ 46

第六章 止痛药和男性生育 ⋯⋯⋯⋯⋯⋯⋯⋯⋯⋯ 58

6.1 阿片类药物 ⋯⋯⋯⋯⋯⋯⋯⋯⋯⋯⋯ 59

6.2 非甾体抗炎药（NSAIDs） ⋯⋯⋯⋯⋯⋯ 71

第七章 5α–还原酶抑制剂和男性生育 ⋯⋯⋯⋯⋯⋯ 86

7.1 5ARIs 和睾酮水平 ⋯⋯⋯⋯⋯⋯⋯⋯ 87

7.2 5ARIs 和精液质量 ⋯⋯⋯⋯⋯⋯⋯⋯ 88

第八章 精神药品和男性生殖 ⋯⋯⋯⋯⋯⋯⋯⋯⋯ 91

8.1 抗抑郁药 ⋯⋯⋯⋯⋯⋯⋯⋯⋯⋯⋯⋯ 92

8.2 $GABA_A$ 能抗焦虑药 ⋯⋯⋯⋯⋯⋯⋯⋯ 111

8.3 抗精神病药 ⋯⋯⋯⋯⋯⋯⋯⋯⋯⋯⋯ 114

8.4 抗惊厥药 ⋯⋯⋯⋯⋯⋯⋯⋯⋯⋯⋯⋯ 125

第九章 心血管/呼吸系统药物和男性生殖 ⋯⋯⋯⋯ 156

9.1 肾上腺素能药物 ⋯⋯⋯⋯⋯⋯⋯⋯⋯ 157

9.2 α–肾上腺素能受体激动剂 ⋯⋯⋯⋯⋯ 157

9.3 α受体拮抗剂 ⋯⋯⋯⋯⋯⋯⋯⋯⋯⋯ 166

9.4 β肾上腺素能受体激动剂 ⋯⋯⋯⋯⋯⋯ 172

9.5 β受体阻断剂 ⋯⋯⋯⋯⋯⋯⋯⋯⋯⋯ 173

9.6 钙通道阻滞剂 ⋯⋯⋯⋯⋯⋯⋯⋯⋯⋯ 175

9.7 血管紧张素转换酶（ACE）抑制剂 ⋯⋯⋯ 178

9.8 利尿剂 ⋯⋯⋯⋯⋯⋯⋯⋯⋯⋯⋯⋯⋯ 181

9.9 地高辛 ⋯⋯⋯⋯⋯⋯⋯⋯⋯⋯⋯⋯⋯ 184

9.10 肼屈嗪 ⋯⋯⋯⋯⋯⋯⋯⋯⋯⋯⋯⋯ 185

第十章 抗微生物药和男性生殖 ·················· 198

  10.1 抗寄生虫药 ···························· 210

  10.2 抗真菌药 ···························· 213

  10.3 抗菌药物 ···························· 217

  10.4 其他类抗菌药物 ························ 229

第十一章 抗病毒药与男性生殖 ················· 243

  11.1 HIV 感染对精液质量的影响 ················ 244

  11.2 联合抗反转录病毒治疗(CAR‐T)对精液质量的影响 ······ 252

  11.3 抗 HIV 类药物对线粒体的抑制作用 ·············· 253

  11.4 抗 HIV 药物和 HPG 轴 ···················· 255

  11.5 抗 HIV 药物与精子形成/精子质量 ·············· 257

  11.6 嘌呤核苷类似物 ························ 258

  11.7 其他抗病毒药物 ························ 259

第十二章 免疫抑制剂与男性生殖 ··············· 266

  12.1 皮质类固醇类 ························· 267

  12.2 细胞抑制剂 ·························· 281

  12.3 亲免素调节剂 ························· 290

  12.4 肿瘤坏死因子‐α 抑制剂 ·················· 295

  12.5 柳氮磺吡啶 ·························· 296

第十三章 其他类药物与男性生殖 ··············· 317

  13.1 西咪替丁 ···························· 317

  13.2 秋水仙碱 ···························· 323

  13.3 麦角胺 ····························· 325

  13.4 胃动力药 ···························· 325

  13.5 羟基脲 ····························· 327

  13.6 二甲双胍 ···························· 329

13.7 米非司酮 ·· 330

13.8 丙硫氧嘧啶、甲巯咪唑、左旋甲状腺素、三碘甲状腺
原氨酸 ·· 331

13.9 类视黄醇 ·· 331

13.10 他汀类药物 ·· 332

第一章
导论：药物对男性生育能力的影响

摘要 本书的主要目的是帮助男性不育专科医师评估和管理精液质量差的患者。药物对男性生育能力的潜在负面影响越来越受到关注。全世界人都比过去使用了更多的药物，育龄期男性也不例外。此外，男性生育孩子的年龄比以前要晚，因此育龄期男性可能使用过更多药物。尤其是在发达国家，人们在更早的年龄就确诊了慢性疾病。综上，由于这些因素，无论是服用处方药还是非处方药（OTC）的育龄期男性数量增加。有证据表明，即使是一些常见的 OTC 药物，也可能会对男性生育能力产生负面影响；然而在男性不育的评估中，药物使用并没有得到充分的重视，而且在开具处方之前，医生很少考虑到男性患者的生育意愿。本书系统地总结了一些常用药物，并重点关注那些可能降低特发性不育男性患者的精液质量的药物。本书使用大量表格总结每种药物的研究数据，希望能为男子不育患者和渴望生育的男性在咨询时提供帮助。尽管已有部分专科医生注意到部分药物对男性生育能力有负面影响，但大多数医生并没有这样的意识，在这方面也鲜有公开发表的数据。我们希望本书能够鼓励读者开展相关研究，以指导临床实践。

随着疾病治疗的研究和发展，近年来药物的使用有所增加。在美国，18～44 岁的男性中有 68% 在服用处方药或非处方药，而在 45～64 岁的男性中，这个比例超过 80%。随着年龄增长，服用的药物数量也会增加[1,2]。儿童和青少年的药物使用量随着精神疾病、糖尿病和高血压疾病的发病率同步上升。在一定程度上，与全球肥胖症率的升高有关[3]。生育年龄增长也是影响因素之一，74%的男性在18～40岁生育第一个孩子，另外26%的男性在40岁之后才有了第一个孩子[4]。在发达国家，这一现象尤其明显[5-7]。

总的来说，男性患者的生殖健康没有得到充分重视。我们逐渐认识到，男性的生育能力与其整体健康水平有关。精液质量低下和不育是表示健康状况不佳的生物指标[8-11]，精液质量差的男性比精液质量正常的男性寿命更短[12-15]。

除了健康水平和精液质量之间的联系，医生在开具处方药时很少考虑男性的生育计划。即使男性不育患者在进行不育治疗期间，专科医生也很少注意药物对其生育能力的影响。男性患者往往在不知情的情况下使用可能影响甚至永久损害其生育能力的药物进行治疗。近期，德国一项研究表明，到生殖科就诊的男性中，46%至少服用了1种药物，平均为2.3种；在这些药物中，51%的药物有文献证实，会对男性生育能力产生不良影响[16]。在一项对1 768名病程至少3年的不育男性的研究中，165名患者正在服用的、针对慢性症状的治疗药物已确认会损害男性生育能力，没有其他医学知识可以解释为什么他们不育[17]。在这些患者中，73名患者换用毒性较低的药物治疗，而92名患者保持原来的治疗方案。这两组男性的女性配偶和他们年龄相近。在接下来的3年随访中，干预组中93%的患者精液质量恢复正常，配偶受孕成功率达85%；而继续接受初始药物治疗的男性中，仅12%精液质量恢复正常，配偶受孕成功率为10%。尽管这不是一项随机、盲法或安慰剂对照试验，但毋庸置疑，维持原方案治疗的男性没有改方案的男性健康。这些结果强调了，药物的影响在男性不育的诊疗过程中是非常重要的。

难点是，即使有药物评价规范，多数国家的规范标准中还是缺少对男性生育能力影响评估的部分。从2011年开始，美国食品和药物管理局（FDA）开始要求新药评估对男性生育能力的影响，作为上市前研究的一部分，最近已经发布的两份指南草案[18,19]。然而，多数药物批准时间较早，并未进行此项研究，并且FDA要求的标准与现有知识不一致。我们在本书中讨论的药物目前在一个或多个国家使用，其中一些药物并没有在世界范围内广泛使用。有趣的是，这里讨论的一些药物目前尚未批准在美国或加拿大使用，但仍被列入世界卫生组织（WHO）基本药物目录[20]，即"满足基本卫生保健系统最低需求"的药物之一。

本书主要关注一些常用、但可能对男性生育能力产生负面影响，甚至因此去男子不育科就诊的药物。尽管生殖医学领域的从业者普遍认识到某些特定药物会对男性生育能力产生负面影响，但大多数研究都是针对女性进行的。在解答男性不育患者用药咨询时，可获取的循证资源非常有限。在某些情况下，人们普遍认为某种药物会影响男性生育能力，但在评估文献时会发现，支持这种观点的临床数据极少，有些甚至来源于早期的病例报告。本书主要回顾了英文文献，并提供了有关已知内容的详细信息——药物对男性生育能力影响研究的个体数量和群体特征。尽量使用人类研究数据，在缺乏人类数据的情况下，详细描述实验动物的数据。本书用表格来总结每种药物的信息。我们也建议读者阅读 Kraus W.编著的参考书目[21]，其涵盖了药物对男性生育能力影响的诸多文献，以及研究对象的数量、对人群特征的描述和研究质量的评估。

本书中未收录但在近期发表的研究论著或综述中有涉及的药物有明显细胞毒性的抗肿瘤药[22-27]、植物药和膳食补充剂[28,29]，易滥用药物或娱乐性药物[30-34]，以及对男性胎儿和青春期前男性发育有影响的药物。同样也未收录全身性影响较小的局部使用药物和住院患者紧急使用的药物。其他未收录的有药物赋形剂（非活性成分），如对羟基苯甲酸酯和邻苯二甲酸盐[35,36]。

本书不涉及勃起功能机制的阐述及其影响药物，推荐读者阅读该主题的相关综述[37-43]。尽管本书没有特别涵盖，但性欲和勃起功能是男性生育功能的重要组成部分。事实上，即使不考虑生育功能，这些因素也会影响整体性功能。药物以及内分泌、血管、神经和心理因素都会影响勃起功能。当然，还有许多疾病通过相同的机制直接导致勃起功能障碍，如糖尿病（DM）、高血压和高胆固醇血症/高脂血症。因此，治疗上述疾病药物的相关或附加效应使其很难作为一个独立因素来区分。药物可以干扰内分泌，通过干扰阴茎内血管来影响勃起功能，还可以影响心理需求。尤其是精神类药物和抗高血压药物有更多此类不良反应。用于治疗良性前列腺增生和下尿路症状的药物，例如非那雄胺以及选择性较低的 α 受体阻滞剂同样值得关注。

本书全面回顾了目前已知对男性生育能力有影响的药物。首先，审阅该主题相关的综述，以确定可能导致男性不育的药物；然后列出与所确定药物的同类所有药物的清单；最后针对每种药物检索 Medline 数据库，出版物文字限英语，使用如下列检索策略：

[individual medication]

AND

Prostate/or prostate.mp. or Genitalia, Male/or male genitalia.mp. or Seminal Vesicles/or seminal vesicles.mp. or Semen/or semen.mp. or Semen Analysis/or semen analysis.mp. or Spermatozoa/or sperm?.mp. or Spermatogenesis/or Male reproduce?.mp. or Testis/or testis.mp. or testis.mp. or testicle.mp. or testicular.mp. or Epididymis/or epididym?.mp. or Ejaculation/or Prolactin/or prolactin.mp. or Testosterone/or testosterone.mp or Infertility, Male/or male infertility.mp. or male fertility.mp. or Luteinizing Hormone/or LH.mp. or luteinizing or hormone.mp. or Follicle Stimulating Hormone/or FSH.mp or follicle stimulating hormone.mp. or Fertilization/or fertilization.mp. or Acrosome/or Acrosome Reaction/or acrosome.mp. or acrosome reaction.mp.

NOT

Child/or childhood.mp. or children.mp. or Pediatrics/or pediatric.mp. or Pregnancy, Ectopic/or ectopic pregnancy.mp. or biopsy.mp. or Biopsy, Fine-Needle/or Image-Guided Biopsy/or Biopsy/or Biopsy, Needle/or Biopsy, Large-Core Needle/or Carcinoma, Ductal, Breast/or Breast Diseases/or Breast/or Breast Neoplasms/or breast cancer.mp. or Prenatal Exposure Delayed Effects/or prenatal.mp. or Infant, Premature/or Infant, Newborn/or Respiratory Distress Syndrome, Newborn/or Polycystic Ovary Syndrome/or polycystic ovarian.mp. or Infertility, Female/or Case

Reports/or case report.mp. or case study.mp. or Placenta/or placenta.mp. or Cytochrome P‑450 Enzyme System/or CYP?.mp. or liver microsomes. mp. or Microsomes，Liver/or Prostatic Neoplasms/or Prostatectomy/or prostate surgery.mp. or prostate cancer.mp. or Miscarriage/or mammary gland.mp. or congenital adrenal hyperplasia.mp. or Adrenal Hyperplasia，Congenital/or tumor.mp. or tumour.mp. or "Neoplasms，Germ Cell and Embryonal"/or testicular cancer.mp. or Testicular Neoplasms/or fetal.mp. or carcinoma.mp. or lactation.mp.

检索结果由一位作者审阅以获取有效信息，另外在已有文献中被引用或者利用 Pubmed 相似文献功能找到的研究论文或综述也纳入审阅。

参考文献

［1］Kaufman DW，Kelly JP，Rosenberg L，Anderson TE，Mitchell AA. Recent patterns of medication use in the ambulatory adult population of the United States：the Slone survey. JAMA. 2002；287：337‑44. PMID：11790213.

［2］Qato DM，Alexander GC，Conti RM，Johnson M，Schumm P，Lindau ST. Use of prescription and over-the-counter medications and dietary supplements among older adults in the United States. JAMA. 2008；300：2867‑78. https://doi.org/10.1001/jama.2008.892.

［3］Cox ER，Halloran DR，Homan SM，Welliver S，Mager DE. Trends in the prevalence of chronic medication use in children：2002‑2005. Pediatrics. 2008；122：e1053‑61. https://doi.org/10.1542/peds.2008‑0214. PMID：18977954.

［4］Martinez G，Daniels K，Chandra A. Fertility of men and women aged 15‑44 years in the United States：National Survey of Family Growth，2006‑2010. Natl Health Stat Report. 2012；（51）：1‑28. PMID：22803225.

［5］Bray I，Gunnell D，Davey Smith G. Advanced paternal age：how old is too old? J Epidemiol Community Health. 2006；60：851‑3. https://doi.org/10.1136/jech.2005.045179. PMID：16973530.

［6］Sartorius GA，Nieschlag E. Paternal age and reproduction. Hum Reprod Update. 2010；16：65‑79. https://doi.org/10.1093/humupd/dmp027. PMID：19696093.

［7］Zweifel JE. Last chance or too late? Counseling prospective older parents. In：Covington SN，editor. Fertility counseling：clinical guide and case studies. Cambridge：Cambridge University Press；2015. p. 150‑63. ISBN 978‑1‑107‑64311‑6.

［8］Salonia A，Matloob R，Gallina A，Abdollah F，Saccà A，Briganti A，Suardi N，Colombo R，Rocchini L，Guazzoni G，Rigatti P，Montorsi F. Are infertile men less healthy than fertile men? Results of a prospective case-control survey. Eur Urol. 2009；56：1025‑31. https://doi.org/10.1016/j.eururo.2009.03.001. PMID：19297076.

［9］Omu AE. Sperm parameters：paradigmatic index of good health and longevity. Med Princ Pract. 2013；22（Suppl 1）：30‑42. https://doi.org/10.1159/000354208. PMID：24051979.

[10] Tarín JJ, García-Pérez MA, Hamatani T, Cano A. Infertility etiologies are genetically and clinically linked with other diseases in single meta-diseases. Reprod Biol Endocrinol. 2015; 13: 31. https://doi.org/10.1186/s12958-015-0029-9. PMID: 25880215.

[11] Ventimiglia E, Capogrosso P, Boeri L, Serino A, Colicchia M, Ippolito S, Scano R, Papaleo E, Damiano R, Montorsi F, Salonia A. Infertility as a proxy of general male health: results of a cross-sectional survey. Fertil Steril. 2015; 104: 48-55. https://doi.org/10.1016/j.fertnstert.2015.04.020. PMID: 26006735.

[12] Groos S, Krause W, Mueller UO. Men with subnormal sperm counts live shorter lives. Soc Biol. 2006; 53: 46-60. PMID: 21516950.

[13] Jensen TK, Jacobsen R, Christensen K, Nielsen NC, Bostofte E. Good semen quality and life expectancy: a cohort study of 43, 277 men. Am J Epidemiol. 2009; 170: 559-65. https://doi.org/10.1093/aje/kwp168. PMID: 19635736.

[14] Eisenberg ML, Li S, Behr B, Cullen MR, Galusha D, Lamb DJ, Lipshultz LI. Semen quality, infertility and mortality in the USA. Hum Reprod. 2014; 29: 1567-74. https://doi.org/10.1093/humrep/deu106. PMID: 24838701.

[15] Eisenberg ML, Li S, Behr B, Pera RR, Cullen MR. Relationship between semen production and medical comorbidity. Fertil Steril. 2015; 103: 66-71. https://doi.org/10.1016/j.fertnstert.2014.10.017. PMID: 25497466.

[16] Pompe SV, Strobach D, Stief CG, Becker AJ, Trottmann M. Drug use among men with unfulfilled wish to father children: a retrospective analysis and discussion of specific drug classes. Pharmacoepidemiol Drug Saf. 2016; 25: 668-77. https://doi.org/10.1002/pds.3986. PMID: 26932728.

[17] Hayashi T, Miyata A, Yamada T. The impact of commonly prescribed drugs on male fertility. Hum Fertil (Camb). 2008; 11: 191-6. https://doi.org/10.1080/14647270701739566. PMID: 18608524.

[18] United States Food and Drug Administration. Testicular toxicity: evaluation during drug development guidance for industry. 2015. http://www.fda.gov/downloads/drugs/guidancecomplianceregulatoryinformation/guidances/ucm455102.pdf. Accessed 28 Dec 2015.

[19] United States Food and Drug Administration. Assessment of male-mediated developmental risk for pharmaceuticals guidance for industry. 2015. http://www.fda.gov/downloads/drugs/guidancecomplianceregulatoryinformation/guidances/ucm450627.pdf. Accessed 28 Dec 2015.

[20] WHO. WHO model list of essential medicines, 20th list. 2017. http://www.who.int/medicines/publications/essentialmedicines/20th_EML2017_FINAL_amendedAug2017.pdf?ua=1. Accessed 14 Nov 2017.

[21] Kraus W. Drugs compromising male sexual health. Berlin: Springer; 2008.

[22] Wallace WH, Anderson RA, Irvine DS. Fertility preservation for young patients with cancer: who is at risk and what can be offered? Lancet Oncol. 2005; 6: 209-218. PMID: 15811616. https://doi.org/10.1016/S1470-2045(05)70092-9.

[23] Magelssen H, Brydøy M, Fosså SD. The effects of cancer and cancer treatments on male reproductive function. Nat Clin Pract Urol. 2006; 3: 312-22. https://doi.org/10.1038/ncpuro0508. PMID: 16763643.

[24] Howell SJ, Shalet SM. The effects of chemotherapy and radiotherapy on testicular function. In: Kandeel FR, Swerdloff RS, Pryor JL, editors. Male reproductive dysfunction: pathophysiology and treatment. New York: Informa; 2009. p. 235-43.

[25] Dohle GR. Male infertility in cancer patients: review of the literature. Int J Urol. 2010;

17：327 - 31. https：//doi.org/10.1111/j.1442 - 2042.2010.02484.x. PMID：20202000.

[26] Meistrich ML. Effects of chemotherapy and radiotherapy on spermatogenesis in humans. Fertil Steril. 2013；100：1180 - 6. https：//doi.org/10.1016/j.fertnstert.2013.08.010. PMID：24012199.

[27] Vij SC，Gilligan T. Chemotherapy and fertility. In：Sabanegh Jr ES，editor. Cancer and fertility. Basel：Springer；2016. p. 97 - 107. https：//doi.org/10.1007/978 - 3 - 319 - 27711 - 0_7.

[28] Olayemi FO. A review on some causes of male infertility. Af J Biotech. 2010；9(20)：2834 - 42. https：//doi.org/10.5897/AJB2010.000 - 3110.

[29] Gabrielsen JS，Tanrikut C. Chronic exposures and male fertility：the impacts of environment，diet，and drug use on spermatogenesis. Andrology. 2016；4：648 - 61. https：//doi.org/10.1111/andr.12198. PMID：27230702.

[30] Fronczak CM，Kim ED，Barqawi AB. The insults of illicit drug use on male fertility. J Androl. 2012；33：515 - 28. https：//doi.org/10.2164/jandrol.110.011874. PMID：21799144.

[31] Stearns G，Turek PJ. Avoiding toxins including spermatotoxic medications. Semin Reprod Med. 2013；31：286 - 92. https：//doi.org/10.1055/s-0033 - 1345276. PMID：23775384.

[32] Samplaski MK，Bachir BG，Lo KC，Grober ED，Lau S，Jarvi KA. Cocaine use in the infertile male population：a marker for conditions resulting in subfertility. Curr Urol. 2015；8：38 - 42. PMID：26195962. https：//doi.org/10.1159/000365687.

[33] du Plessis SS，Agarwal A，Syriac A. Marijuana，phytocannabinoids，the endocannabinoid system，and male fertility. J Assist Reprod Genet. 2015；32：1575 - 88. https：//doi.org/10.1007/s10815 - 015 - 0553 - 8. PMID：26277482.

[34] Sharma R，Harlev A，Agarwal A，Esteves SC. Cigarette smoking and semen quality：a new meta-analysis examining the effect of the 2010 World Health Organization Laboratory Methods for the examination of human semen. Eur Urol. 2016；70：635 - 645. PMID：27113031. https：//doi.org/10.1016/j.eururo.2016.04.010.

[35] Hauser R，Duty S，Godfrey-Bailey L，Calafat AM. Medications as a source of human exposure to phthalates. Environ Health Perspect. 2004；112：751 - 3. PMID：15121520.

[36] Dodge LE，Kelley KE，Williams PL，Williams MA，Hernández-Díaz S，Missmer SA，Hauser R. Medications as a source of paraben exposure. Reprod Toxicol. 2015；52：93 - 100. https：//doi.org/10.1016/j.reprotox.2015.02.002. PMID：25728410.

[37] Brock GB，Lue TF. Drug-induced male sexual dysfunction. An update. Drug Saf. 1993；8：414 - 26. PMID：8329147.

[38] Doumas M，Douma S. The effect of antihypertensive drugs on erectile function：a proposed management algorithm. J Clin Hypertens (Greenwich). 2006；8：359 - 64. PMID：16687945

[39] Serretti A，Chiesa A. A meta-analysis of sexual dysfunction in psychiatric patients taking antipsychotics. Int Clin Psychopharmacol. 2011；26：130 - 40. https：//doi.org/10.1097/YIC.0b013e328341e434.

[40] Ludwig W，Phillips M. Organic causes of erectile dysfunction in men under 40. Urol Int. 2014；92：1 - 6. https：//doi.org/10.1159/000354931. PMID：24281298.

[41] Gandaglia G，Briganti A，Montorsi F，Vlachopoulos C. Reply to Christopher Chee Kong Ho，Siew Eng Ho，Srijit Das' letter to the editor re：Giorgio Gandaglia，Alberto Briganti，Graham Jackson，et al. A systematic review of the association between erectile dysfunction and cardiovascular disease. Eur Urol 2014；65：968 - 78. Eur Urol. 2014；66：e88 - 9. https：//doi.org/10.1016/j.eururo.2014.06.004. PMID：24951362.

[42] Cai X，Tian Y，Wu T，Cao CX，Bu SY，Wang KJ. The role of statins in erectile

dysfunction: a systematic review and meta-analysis. Asian J Androl. 2014; 16: 461 - 6. https://doi.org/10.4103/1008 - 682X.123678. PMID: 24556747.

[43] Gandhi J, Weissbart SJ, Smith NL, Kaplan SA, Dagur G, Zumbo A, Joshi G, Khan SA. The impact and management of sexual dysfunction secondary to pharmacological therapy of benign prostatic hyperplasia. Transl Androl Urol. 2017; 6: 295 - 304. 10.21037/tau.2017.03.57. PMID: 28540239.

第二章
药物与男性生育能力循证依据收集
过程中的难点

摘要 在临床上,现有文献数量不足以为不育男性提供药物使用方面的咨询建议。大多数研究存在的缺陷限制了它们在循证实践中的应用。在本章中,我们将讨论现有文献的局限性以及设计更有用的研究所面临的挑战。现有研究中最主要的缺点是缺乏统计功效,也就是说,研究纳入的男性数量太少,无法得出关于药物影响及其大小的结论。通过统计功效来确认药物不会产生影响尤为重要。在大多数研究中,偏倚也是一个问题。早期研究很少采用随机、安慰剂对照或盲法。举一个常见的例子,症状严重的患者会接受不同的药物治疗方案,因此,接受治疗和未接受治疗的男性之间的差异不可能归因于药物。由于在实验设计中没有考虑影响结果的其他因素,因此产生了额外的偏倚。适合随机化和安慰剂对照的群体是实验动物,并且可以从这些模型中获取有用的信息。然而,由于给药途径、药物吸收、男性生殖系统组织药物浓度、生理学等方面的种族差异,限制了其在人类中的应用。从更小的层面来说,不同的男性对药物的反应也存在差异。此外,同类药物可能具有不同的效应,限制了同类药物数据的互通性。更复杂的是,某种有毒性的药物似乎可以通过治疗有损生育能力的疾病来改善生育终点。最后,药物相互作用方面尚无研究,人类的实际生育数据(妊娠/生育能力)很有限。在评价药物与男性生殖健康的研究论著时,需要保持理性怀疑的态度。

2.1 研究设计

在评估对男性生育能力的影响方面,大多数药物缺乏大型临床试验数据。大多数人类数据来源于小规模、观察性的、通常是回顾性的研究,且在研究人群、药物剂量和研究终点等不一致。我们在怀疑某一药物具有负面影响时,很难用确凿证据来证实。以下是研究设计中一些重要的方面。

● 样本量和统计功效(Size and power):缺乏统计功效的研究只能提供有限的临床资料[1,2]。通过前瞻性统计功效分析确定样本量对评估药物的影响非常重要,尤其是希望说明药物没有影响的研究。例如,在功效分析中如果认定"睾酮水平下降 25%"是具有临床意义的,那么统计功效适宜的研究可以得出该结论,即药物不太可能导致睾酮下降 25% 或更多。但这项研究不足以得出以下结论,接受治疗的男性可能睾丸激素水平浮动较小。当统计学上有显著差异时,小样本量的问题就暴露了,药物可能会被高估[2,3]。因此,根据这项研究,睾丸水平可能确实存在差异,或许平均只有 2%,而不是报告的 25%。最重要的是,大部分药理学研究缺乏足够的统计功效,而这种类型的个体研究结果对循证临床实践几乎没有帮助。

● 随机化、安慰剂对照和盲法:临床试验的金标准是随机、双盲、安慰剂对照(RDBPCT)试验。对于大多数药物来说,尚未对男性生育功能影响的进行研究。在治疗组与对照组之间的群体差异或治疗组与对照组之间的治疗差异引起偏倚,得出结论为药物有影响,这种现象十分常见。然而,具有统计效力的观察性研究(例如队列研究、病例对照研究和横断面研究)是有价值的,有时可以提供比随机对照实验(RCTs)更有用的临床信息,因为它们可能更好地反映患者群体和(或)临床环境中使用的不同药物剂量。由于此类研究更容易产生偏倚,必须谨慎解读观察性研究。

● 缺乏阴性对照研究:与得出正面或负面影响结论的研究相比,结论为药物对男性生育能力没有影响的研究更少，这种现象通常被称为发表偏倚。随着时间发展，我们逐渐认识到，阴性结论的价值理应得到更充分的重视[4]。然而，结论为药物对男性生育能力没有影响的报告仍然很少，早期文献更少。

● 混杂因素：除了药物之外，性健康和生育能力还受到其他混杂因素的影响。有效的研究必须控制已知影响男性生育能力的众多因素，不仅是女性性健康和生育能力。如果研究群体具有代表性，试验设计中充分考虑到了已知影响男性生育能力的因素，那么这项研究将具有更深远的临床价值。至少需要包括年龄、吸烟状况、饮酒量、体重指数（BMI）、其他疾病、其他药物、生殖道畸形（例如精索静脉曲张）和生殖道感染史。

2.2　种族特异性和生育结局

尽管所有人类使用的药物都在其他动物中进行了研究，并且最近的研究更多关注到了生殖结局，但不同种族的动物对药物的反应不尽相同。动物生殖生理学因种族而异。在药代动力学方面也存在显著差别，如药物吸收、代谢因素和生殖道组织中药物浓度的差异。动物实验中使用的剂量通常很大，生殖毒性显而易见，因此研究结果为临床提供的价值十分有限。通常，外源性化学物质的剂量-反应曲线是非线性的，并且在低剂量和高剂量时可能相似[5]，因此在某些剂量下可能察觉不到药物反应。

在本书中，人体等效剂量（HED）依据 FDA 官网或 drugs.com 上的人体剂量计算，动物等效剂量根据 Reagan-Shaw 等[6]所描述的物种体表面积差异计算。药代动力学数据将是确定 HED 的最合适方法[7]，但所需数据并不容易获得。体表面积的计算受实验动物体重的影响，常在文献中被忽略；在这种情况下，成年大鼠体重估计为 250 克，小鼠为 20 克。人体给药途径用方括号表述，表示"所有途经"——口服、肌内注射（IM）、静脉注射（IV）、皮下注射（SC）或计量吸入器（MDI），所用剂量相同。对于治疗癌症的大剂量药物和治疗其他疾病的小剂量药物，HED 是基于育龄男性可能长期服用的较低剂量。

　　在实验动物给予药理剂量后的生殖结局为咨询患者提供的信息价值有限。但这些结果可以表明药物是否值得进行临床试验。

2.3　同类药物疗效差异

　　某些情况下，一类药物中有多种药物，其中仅有部分药物有研究数据。本书表格中列出了一些同类药物，它们很少（例如病例报告）或没有男性生育结局的数据。有时一类药物中只有一种或几种有生殖毒性，而那些缺少数据的药物可以作为有生育需求时使用的替代药物。在其他情况下，没有公布数据的药物尚未得到充分评估，对男性生育能力的影响不明。

2.4　终点事件为活产和健康子代的研究很少

　　尽管生育能力和健康子代是主要受益，但大多数体内研究结果关注内分泌或精液的变化。大量文献质疑了精液分析在男性生育能力评估中的相关性，除此之外，一些药理学研究也列举了依赖精液分析结果而带来的困难。某些研究中，在精液（或啮齿动物的附睾精子）质量没有降低的情况下，可以看到对生育能力的负面影响。同样，精液质量下降也不一定与生育能力受损有关。通过检测精液质量和生殖激素水平来评价治疗结局的另一个问题是，这些因素在有生育能力的男性中具有很大的变异性，并且大多数在数据分布中有高度偏差[8,9]。如果没有适宜的统计功效和统计方法，治疗效果可能难以评判。一般而言，统计功效差的研究无法得出阴性结论，即药物对生育能力没有影响。因此，用精液参数或生殖激素水平变化作为生育能力影响指标时，证据缺乏带来的影响很大。这是男性药物生殖毒理学研究的一个重大局限。

2.5　药物反应的个体差异

个体对药物的反应并不一致。可能是人口因素、药物相互作用、其他健康状况、环境暴露和基因差异导致的。对于前来咨询的患者来说,最有价值的信息是指定某种药物对男性生育能力产生影响的百分比。文献通常报告终点的平均值,甚至在数据不是正态分布的情况下(例如总精子数、睾酮水平)也是如此。但在这种数据条件下,非参数统计(例如中位数)将更为恰当。在大多数情况下,我们不能提供循证证据。所有药物都一样,部分个体会出现严重的不良反应,其机制尚不明确。生育结局的平均值无显著意义并不意味着药物治疗不会导致男性不育。不良反应差异还可能与药物清除或潜在的不良反应发生机制有关。

2.6　疾病对男性生育功能会产生重大影响

我们现在知道,男性不育和精液质量差往往伴随着健康状况不良、多种慢性病甚至寿命缩短。如表 2.1 所示,治疗疾病的药物可以改善男性的整体健康状况,从而改善生殖系统功能,但同时可能对生殖系统产生毒副作用。以下四种方法可以用来区分疾病的影响和药物的影响:① 对用药男性进行随机、安慰剂对照实验;② 评估服药前和服药后的结果;③ 评估药物暴露期间及停药后的结果;④ 健康个体服用该药物。后一种情况仅提供药物影响的信息,但这可能无益于临床决策,因为它并没有解决患者在疾病治疗期间出现不育的情况。对于男性患者来说,RPCTs 不常进行。

疾病对男性生殖的影响可能与疾病对体质的影响有关,如慢性炎症状态(例如发热、高血压),或对男性生殖组织的破坏/功能影响(如良性前列腺增生、生殖道感染)。分子生精遗传易感性也可能参与其中。显然,影响生育能力有多方面因素,药物发挥了重要作用。

表 2.1 对生殖功能有负面影响的疾病，药物
治疗获益可能掩盖其生殖毒性

疾 病	药 物 分 类	疾病对精子、精液质量和生育能力的影响（体内试验结果）
良性前列腺增生/下尿路症状	PDE5 抑制剂，α_1 受体拮抗剂，5ARIs	射精障碍、精液量减少、无精子症
慢性疼痛	阿片类药物	睾酮水平降低
抑郁	抗抑郁药	射精障碍，对精液质量无影响
癫痫	抗惊厥药	内分泌异常，精液质量降低，不育
生殖道感染	抗菌药物	精液质量降低，DNA 碎片化
HCV 感染	干扰素-α/利巴韦林	睾酮降低，游离睾酮降低，LH、FSH、抑制素 b 水平降低，促性腺激素对 GnRH 激发试验反应降低，睾丸体积缩小，精液质量降低，二倍体精子频率增加
HIV 感染	NRIs，NNRIs、蛋白酶抑制剂，融合抑制剂、整合酶抑制剂	精液质量降低程度与发病阶段和病程相关，游离睾酮降低
高血压	α_2 受体激动剂，α 受体拮抗剂，β 受体阻断剂，钙通道阻滞剂，ACEI，利尿剂	射精障碍，精液质量降低
代谢综合征／2 型糖尿病	二甲双胍	精液质量降低
精神分裂症，躁郁症	抗精神病药、锂制剂	催乳素、LH 升高，睾酮水平降低，射精障碍，精液质量降低
镰状细胞病	叶酸、羟基脲、苯海拉明、NSAIDs、阿片类药物	精子计数减少
手术	阿片类药物	睾酮水平降低
全身性炎症（器官移植、自身免疫病、慢性炎症性疾病如 IBD）	免疫抑制剂	类固醇合成减少，精子生成减少

2.7　毒性机制尚不明确

为了在尽可能减少药物不良反应的同时使患者能够生育,获取药物相对毒性的最佳信息非常重要。尽管在大多数情况下可以用假说和模型解释药物毒性机制,但我们很少能得到确证,因此给药源性不育症的治疗或管理带来了一定的困难。

2.8　药物在人体内的相互作用尚未研究

现有的相互作用研究充其量观察了单用药物的效果和比较化疗和抗病毒治疗方案中联合用药的效果。完全缺乏药物相互作用的有关信息。多重用药日益受到关注,但用药结果还是未知数。通常,年轻育龄患者服药品种较老年患者少。然而,同时使用多种无论有或没有其他全身作用和不良反应,仍然可能影响男性生育能力或精子形成。除了上述药物,我们不能忽略疾病,尤其是慢性疾病对男性生育功能的普遍损害。

参考文献

[1] Ioannidis JP. Why most published research findings are false. PLoS Med. 2005；2：e124. https：//doi.org/10.1371/journal.pmed.0020124. PMID：16060722.

[2] Meldrum DR，Su HI. There's no difference-are you sure? Fertil Steril. 2017；108(2)：231 - 2. pii：S0015 - 0282(17)30481 - 8. https：//doi.org/10.1016/j.fertnstert.2017.06.022. PMID：28711153.

[3] Wacholder S，Chanock S，Garcia-Closas M，El Ghormli L，Rothman N. Assessing the probability that a positive report is false：an approach for molecular epidemiology studies. J Natl Cancer Inst. 2004；96：434 - 42. https：//doi.org/10.1093/jnci/djh075. PMID：15026468.

[4] Lenson S，Jordan V，Showell E，Shen V，Venetis C，Farquhar C. Non-publication and publication bias in reproductive medicine：a cohort analysis. Hum Reprod. 2017 (published online 19 June 2017). https：//doi.org/10.1093/humrep/dex236.

[5] Vandenberg LN，Colborn T，Hayes TB，Heindel JJ，Jacobs DR Jr，Lee DH，Shioda T，

Soto AM, vom Saal FS, Welshons WV, Zoeller RT, Myers JP. Hormones and endocrine-disrupting chemicals: low-dose effects and nonmonotonic dose responses. Endocr Rev. 2012; 33: 378 - 455. https://doi.org/10.1210/er.2011 - 1050. PMID: 22419778.

[6] Reagan-Shaw S, Nihal M, Ahmad N. Dose translation from animal to human studies revisited. FASEB J. 2008; 22: 659 - 61. https://doi.org/10.1096/fj.07 - 9574LSF. PMID: 17942826.

[7] Blanchard OL, Smoliga JM. Translating dosages from animal models to human clinical trials-revisiting body surface area scaling. FASEB J. 2015; 29: 1629 - 34. https://doi.org/10.1096/fj.14 - 269043. PMID: 25657112.

[8] Cooper TG, Jockenhövel F, Nieschlag E. Variations in semen parameters from fathers. Hum Reprod. 1991; 6: 859 - 66. PMID: 1757526.

[9] Cooper TG, Noonan E, von Eckardstein S, Auger J, Baker HW, Behre HM, Haugen TB, Kruger T, Wang C, Mbizvo MT, Vogelsong KM. World Health Organization reference values for human semen characteristics. Hum Reprod Update. 2010; 16: 231 - 45. https://doi.org/10.1093/humupd/dmp048. PMID: 19934213.

第三章
干扰男性生殖系统功能的药物

摘要 本章回顾了受药物干扰的男性生殖功能。药物可以成为干扰内分泌的物质（EDCs），从而影响下丘脑—垂体—性腺（HPG）轴。药物可以直接干扰雄激素受体，改变靶组织内源性雄激素的活性，也可能破坏下丘脑或垂体的反馈回路，调节促性腺激素的释放，导致睾酮生成和（或）精子生成受损。其他作为 EDCs 的药物可通过影响催乳素（PRL）、雌激素、皮质醇、甲状腺激素或性激素结合球蛋白（SHBG）水平而间接发挥作用。这些激素和性激素结合球蛋白的精准调节对维持正常的生殖功能至关重要。血液中 PRL 升高是常见的药物不良反应之一，其结果是导致促性腺激素释放降低和睾酮分泌减少。药物也可以对精小管上皮细胞直接产生毒性，如睾丸间质细胞，塞尔托利氏细胞或生殖细胞，导致在某些情况下，精子生成功能严重受损。精子离开睾丸后，会在附睾中停留 1 周以上。从一些药物作用的时间可以清楚地看到精子在附睾运输过程中受到损害。射精反射可能也受损，导致精液排出发生变化。即使在射精后，接触精浆也会改变精子功能，有些药物可能会在此阶段影响精子。男性生育功能最大的影响是生育能力下降和（或）影响后代健康，但很少有研究关注到这些结局。另一个方面是药物代谢，如果代谢系统因病理情况受损，药物的毒性可能会增加。

传统观点把男性生殖系统药理效应分为睾丸前、睾丸和睾丸后效应。睾丸前效应通常指干扰内分泌功能和下丘脑—垂体—性腺（HPG）轴。睾丸效应指直接生殖毒性，生殖细胞、支持细胞和（或）睾丸间质细胞受药物干扰，精子发生过程出现问题。睾丸后效应发生在精子离开生精小管射精后的阶段。在睾丸后效应中，精子的最终转运和成熟过程受影响可能导致精子生理和功能异常。这种经典机制的差异并不总是反映在测定结果上。例如，多器官系统和组织的药理学效应均能导致精液质量降低。

3.1 睾丸前阶段：HPG 轴

一些药物是 EDCs，可以通过干扰 HPG 轴表现生殖毒性，这些机制很复杂，有时会与其他垂体轴发生相互作用。最近，研究热点多集中在男性暴露于环境化学物质，尤其是在胎儿阶段和青春期前阶段[1]，但 EDCs 也会影响成年男性[2,3]。

3.1.1 内分泌干扰物质（EDCs）

评估 EDCs 药物对成年男性的影响，最直接的是那些作用于雄激素受体的药物，对下丘脑和（或）垂体的睾酮表现为负反馈，从而分别抑制促性腺激素释放激素（GnRH）或促性腺激素的分泌。或者，可以间接对调节 GnRH 或促性腺激素分泌的内分泌和（或）神经系统元素起作用[4]。药物还可以调节激活素或抑制素对垂体分泌 FSH 的反馈作用。

药物的另一种 EDCs 作用是雌激素受体的激动剂活性，或刺激内源性雌激素的产生。雌激素受体在下丘脑和垂体是负反馈作用，降低促性腺激素分泌。男性乳房发育和（或）乳房疼痛是一些药物的常见不良反应，表明睾酮与雌激素的比例不平衡。

3.1.2 HPG 轴和皮质类固醇

影响皮质醇水平的外源性药物可以调节 HPG 轴活性。由于具有代谢作用、免疫调节作用以及对 HPG 轴的负反馈抑制作用，皮质醇可对生殖系统产生负面影响。证据表明，压力大会导致人类[5-9]和大鼠[10]皮质醇水平升高、睾酮水平和精液质量下降,如精子 DNA 片段化的增加[11]。在一定程度上,这是因为肾上腺糖皮质激素对 GnRH 和促性腺激素分泌有负反馈调节作用[12],第十二章中会讨论到,外源性皮质类固醇也有类似的负反馈作用,降低促性腺激素水平。

除了皮质醇对中枢有活性外,男性生殖系统组织也富含糖皮质激素受体,可直接作用于睾丸间质细胞、塞尔托利细胞、附睾、输精管和前列腺的组织[13,14]。作用于睾丸间质细胞受体的糖皮质激素抑制睾酮的产生和对 LH 的反应。在大鼠体内,当初级内源性肾上腺皮质类固醇——皮质酮升高到基础水平以上时,可能导致睾酮水平降低和睾丸间质细胞凋亡。然而,睾丸间质细胞也表达 11β-羟基类固醇脱氢酶,在高糖皮质激素水平下能使细胞内糖皮质激素失活,在非极端压力条件下保护睾丸间质细胞[15,16]。类似的机制存在于小鼠、猪、马和人的睾丸间质细胞中[17-21]。

3.1.3　性激素结合蛋白

另一种药物作用途径是影响性激素结合蛋白(SHBG)的生成。这种重要的分子由肝脏分泌,与睾酮紧密结合并将其转运至血液循环中,这种形式不易被靶组织摄取。如果 SHBG 处于较高水平,与人血白蛋白相关的可利用睾酮和游离睾酮相应会减少。干扰正常肝功能的药物可影响血液中 SHBG 水平。

3.1.4　药物和催乳素水平

催乳素(PRL)通常与药物所致的男性不育症有关,它可以通过抑制 HPG 轴起作用。许多药物会升高 PRL 水平,但药源性高催乳素血症(hyperPRL)的机制各不相同[22]。PRL 的合成和分泌受复杂的中枢机制严格调控。多巴胺通过抑制 PRL 分泌发挥主要调控作用。刺激 CNS 或垂体的多巴胺 D_2 受体可导致泌乳细胞合成和释放的 PRL 减少。D_2 受体拮抗剂可导致高催乳素血症,医师在开具这类药物时可能会忽略这个药理效应[23]。抑制多巴胺合成的药物也可以升高血清 PRL 水平。部分占据多巴胺受体的药物,其作为激动剂还是拮抗剂取决于内源性多巴胺水平,不太可能引起大量 PRL 释放[24]。5-羟色胺通过增加下丘脑 PRL 释放因子间接刺激 PRL 分泌,释放因子有催产素,促甲状腺激素释放激素(TRH)和由神经分泌细胞产生的血管活性肠肽(VIP)。除了 5-羟色胺之外,PRL 升高的另一种机制是降低多巴胺诱导的细胞外信号调节激酶(ERK)的磷酸化水平[25]。5-羟色胺对 GABA 能神经元的刺激也可能抑制导致 PRL 产生减少的多巴胺信号[26]。其他调节 PRL 分泌的还包括雌激素的刺激和内啡肽的抑制。

PRL 可以调控性腺,对男性和女性的生育功能均有负面作用[22,27]。一般情况下,男性 PRL 的基础分泌呈昼夜节律变化,大约日间 3 次脉冲释放、夜间 8 次。垂体催乳素细胞分泌 PRL 可被下丘脑正中隆起处的多巴胺能神经元抑制作用调控。γ-氨基丁酸(GABA)、去甲肾上腺素和乙酰胆碱可以抑制泌乳细胞。促甲状腺激素释放激素(TRH)可刺激 PRL 分泌,5-羟色胺可间接通过下丘脑的神经分泌细胞升高 PRL 分泌。调节中枢多巴胺和 5-羟色胺突触前再摄取和(或)突触后受体活性的药物可诱导 PRL 分泌增加,对促性腺激素释放激素(GnRH)脉冲释放形成负反馈和降低 LH 和 FSH 水平[22,26,28]。一些激活 GABA 受体的药物也可调节 PRL 分泌。雌二醇和组胺可通过多种机制增加 PRL 合成和释放,包括降低多巴胺介导对垂体催乳素细胞的抑制。

PRL 的正常值随不同分析方法(即特定仪器或测定方法)而变化,但男性的正常上限通常在 7.4 纳克/毫升和 20 纳克/毫升之间[29]。相关文献提供了研究对象各组的平均 PRL 值,但是报告中高催乳素血症组的男性比例较少,虽然在临床上可能更有用。女性的 PRL 对药物的敏感性往往更高。大多数论文都纳入男女两种受试者,但男性受试者的结果不常单独列出。总体而言,目前尚不清楚高泌乳素血症和不孕的男性患者的药物治疗管理要如何进行。对于男性 PRL 升高,何时启动检查和(或)治疗存在争议。可以通过停止用药、改变生活方式、脑垂体 MRI 检查等等方法排除和治疗可能危及生命的泌乳素瘤。

在大鼠体内用药物诱导出高泌乳素血症后,药物不会降低总睾酮、雌二醇或抑制素水平,但 LH 和 FSH 水平降低,可能导致睾丸组织退化、顶体形态异常和 DNA 片段化水平升高[30]。

　　由于具有抗促性腺活性,高泌乳素血症可引起性腺功能减退并对大多数男性生殖系统功能产生负面影响,如性欲、性功能、精子生成、附睾转运和射精[31,32]。精液质量可能会因精子数量减少、运动能力和正常形态变化而受到影响,尽管这种情况不是一致结论。高泌乳素血症也可以直接对睾丸产生效应。睾丸间质细胞具有 PRL 受体,PRL 是睾丸间质细胞维持正常功能所必需的;然而,PRL 还可以抑制这些细胞中 LH 受体活性[33]。在一项对 264 名精液质量较差的男性患者进行的研究中,15 人(6%)患有高泌乳素血症[34]。在通过停药或溴隐亭治疗使 PRL 水平正常后,精液质量并没有改善。在对 1 234 名男性不育患者进行的类似研究中[35],其中 147 例(12%)患者有高泌乳素血症,对其中 10 名男性的进一步研究发现,PRL 水平与睾酮、LH、FSH 或雌二醇水平无关。其他研究发现,罹患高泌乳血症的男性 FSH 水平升高,睾酮水平降低[36]。

　　对于一些患者来说,处理高泌乳素血症是有必要的[22,37-40]。停用了可能导致高泌乳素血症的药物后,血清 PRL 水平通常很快恢复正常,因此短期停药能概述一些不育症状。然而,由于精子生成和精子成熟需要较长时间,为了减少对精子生成的影响,可能需要延长停药时间。或者可以减少药物剂量,也可以换用对 PRL 影响较小的替代药[41-43]。还可尝试用辅助治疗来降低药物的不良反应。虽然对药源性高泌乳素血症的研究较少,但多巴胺 D_2 受体激动剂如溴隐亭、卡麦角林或金刚烷胺,用于治疗帕金森病的多巴胺激动剂培高利特或普拉克索[44],或 5 -羟色胺拮抗剂如甲麦角林[45,46]可以使血清催乳素恢复正常。对于治疗抗精神病药物诱导的高泌乳素血症的患者来说,这可能是一种选择,但这些药物可能导致某些患者精神病复发[22,47]。也可考虑使用胆碱能激动剂氯贝胆碱或新斯的明[48]。值得注意的是,应该仔细评估高泌乳血症患者是否有垂体肿瘤,因为这些可能与使用抗精神病药,特别是利培酮有关[49]。

3.1.5　药物和甲状腺激素水平

　　睾丸的间质细胞特别是塞尔托利细胞上均有甲状腺激素受体。虽然睾丸对甲状腺功能亢进和甲状腺功能减退状态的反应存在物种特异性，但两者都会对精子生成产生负面影响。当患者甲状腺功能恢复到正常状态时，精液质量将会提高。维持甲状腺激素水平平衡对维持正常睾丸功能至关重要[50-52]，应当对服用甲状腺素药物的患者进行甲状腺素水平评估管理。一些药物也可以干扰下丘脑-垂体-甲状腺轴，从而对男性生殖产生负面影响。

3.2　睾丸：精子发生和排精

许多药物对睾丸组织有直接影响，包括：① 睾丸间质细胞，调节睾酮分泌；② 塞尔托利氏细胞，破坏其功能、干扰新陈代谢和对生殖细胞的免疫保护作用；或③ 直接损伤生殖细胞，干扰有丝分裂/减数分裂或精子发生。促性腺激素在其作用机制上差异很大，它们可以直接干扰多种细胞过程，或者可以破坏支持睾丸功能的信号分子的受体。化疗药物（如引言中所述）即是很好的例子，但本书将讨论其他药物。血—睾屏障（BTB）参与维持屏障腔侧的免疫赦免，也可以限制药物进入该部位[53]。如果 BTB 被破坏，药物对精子发生和成熟过程的影响可能更为严重。

3.3　睾丸后效应：附睾的运输

精子从生精小管上皮细胞释放出来，通过体液分泌转运到输出小管，然后经 α-肾上腺素能和胆碱能调节平滑肌细胞收缩，离开附睾。虽然整体来看是连续的，但附睾运输涉及精子的顺行、逆行和混合运动。除了交感神经的控制之外，前列腺素 $PGF_{2\alpha}$ 也会增强附睾收缩，而 PGE_2 减弱附睾收缩。附睾中还有催产素、加压素和内皮素受体，因此雌二醇也能增强附睾收缩[54]。附睾转运，时长受射精频率影响，从而影响生育能力。最新研究表明，缩短节欲时间可以提高生育能力[55,56]，射精频率减少、附睾储存精子时间延长，会引起精液质量降低。精子长时间储存在附睾中可能会提高氧化损伤水平[57]，增加 DNA 的碎片化[56]。有一些药物会影响精子附睾转运的速率。

除了精子转运，附睾环境在精子成熟、保护精子免受氧化应激和维持静息储存状态方面也起到了重要作用。跨上皮细胞对水和电解质的重吸收（大约 99% 的水从输出小管进入）、氢离子分泌对于维持精子静息状态非常重要。药物可以破坏附睾中必需的电解质和水平衡，降低精子成熟率和存活率。

精子在附睾转运过程中成熟，附睾对其加工修饰的功能有 DNA 聚集、精子质膜修饰、二硫键增加、精子质膜上蛋白质添加等[58-60]。在附睾转运过程中，精子逐渐获得了运动的能力。这些成熟修饰过程的有赖于水和电解质的跨上皮吸收，内皮分泌的蛋白质和离子，以及附睾体（即微泡）内向腔内的释放[61,62]。水/电解质平衡和分泌活性与附睾内皮细胞的基底膜和管腔上的转运分子密切相关，这些转运蛋白的活性随着附睾长度变化，为精子成熟和储存提供了所需的环境。附睾中的酸性环境抑制精子活力，减少氧化应激并使精子在射精之前处于静息状态。附睾的上皮组织的维持依赖血液循环中的睾酮、雌二醇和来源于睾丸伴随精子的液体成分[63,64]。附睾中的膜转运蛋白可能会被一些药物破坏[53]。

生精小管、排精管和附睾也可以保护精子在运输和储存过程中免受氧化损伤[63]。由这些上皮细胞产生的抗氧化酶和分子有助于维持精子成熟过程中必需的氧化反应（例如蛋白化），精准维持活性氧对染色质和精子膜的损害之间的平衡[65]。

最后，与生精小管中的血精小管屏障相比，附睾中的免疫调节由血-附睾屏障维持。这种功能结构还可以防止包括药物在内的一些分子进入附睾管腔[53]。

3.4　睾丸后效应：射精

射精是一种复杂的神经反射，由泌精和射精两个阶段组成，其机制尚不能完全阐明[66]。外周刺激直接传递到脊柱,或在脑中不同分区处理,输出信号汇聚到脊髓核,由腰椎"射精脊髓发生器"(SGE)的中间神经元协调输出。中枢多巴胺受体接受的刺激决定勃起和射精反射的阈值。GABA能神经元在向 SGE 传递控制触发射精反射的大脑信号中起重要作用。也有证据表明,射精反射的脊髓部分与 5-羟色胺能和催产素能神经元有关。P 物质参与了生殖器感觉向脊髓神经元的传递。SGE 中间神经元的传出的冲动通过腹下神经丛的交感神经产生泌精相,通过阴部神经的体细胞运动神经元产生射精相。

3.4.1　泄精

信号从胸椎 T10-腰椎 L2 段的交感运动神经元传出,作用于尿道内括约肌、远端附睾、输精管、射精管、精囊和前列腺的平滑肌上的 α_1 受体,是引起泌精收缩力的必要条件[67]。这些组织中还有胆碱能神经和胆碱受体,可能有助于维持正常射精功能。泄精堵塞指精子和精浆无法从输精管壶腹输送到骨盆部(前列腺)尿道,从而导致无精症。导致泄精失败的药物可引起精子和附睾液充满输精管和附睾。多巴胺能刺激男性生殖道附睾、输精管、精囊和前列腺组织的收缩,多巴胺受体阻断剂可抑制这些组织的收缩[68,69]。

在泄精过程中,前列腺尿道形成精液池是一个协调的流程:膀胱颈尿道括约肌收缩,防止精液逆行流入膀胱;远端附睾、输精管和射精管蠕动收缩;前列腺和精囊的收缩。精子和精液移送至在前列腺尿道,直到射精完成。泄精失败通常不会伴随性高潮的缺乏,而是导致高潮时不产生精液刺激的"干性射精"[70,71]。

3.4.2　射精

泄精后,交感神经引起膀胱颈持续收缩,伴随骨盆/会阴横纹肌,特别是泌尿生殖膈、球海绵体肌和坐骨海绵体肌不自主收缩。该过程由骶骨 S_2-S_4 段阴部躯体神经系统介导,产生节律性收缩,使精液从前列腺尿道经阴茎尿道流出尿道口。勃起的全过程是,冲动通过神经根与感官躯体神经传入大脑和骶骨 $S_2 - S_4$ 段,反射经副交感神经支配传出,影响海绵体血液供应和一氧化氮通路。该通路与大脑和交感神经通路相互作用,触发泄精和射精[71]。

3.4.3 射精障碍

性功能障碍是常见的药物不良反应,在一般人群中也很普遍[72]。许多临床研究没有纳入关于此类药物效应的对照组[73],因此必须谨慎解释这些研究结果。射精功能障碍作为性功能障碍的一个部分,很难进行专门的评估,一定程度上因为对引起这种疾病相关因素的定义不准确[74]。许多论文虽然提供了各种药物导致性功能障碍的数据,但目前尚不清楚标准化问卷上的哪些项目可能意味着对精液质量和生育能力有不利影响。那些被归类为射精功能障碍的患者最有可能出现这些问题,尤其是同时合并性快感缺失的射精功能障碍和无精症患者。在与射精功能障碍相关症状中,最可能影响精液质量的症状是:① 射精潜伏期延长(从开始到射精的时间)和② 精液量减少。射精功能障碍会导致不育,但不会直接影响精液质量。早泄或性高潮感觉中断等其他症状可对患者造成很大困扰,但不太可能降低精液质量。患者感知到射精量减少(PEVR)也与一些药物的使用有关[75]。

这些临床/实验干预与精子生理学之间的关系尚不完全清楚。射精潜伏期可能包括延迟泄精、改变泄精、延迟射精。如果整个射精反射延迟但正常,可能对精液质量影响不大;然而,如果射精过程改变,精液质量和精子功能可能会受到影响。确定药物对精子数量和受精能力影响的可能性,取决于如何询问患者关于他们性功能障碍情况。当然评估精液质量和射精后尿液中精子的存在提高了研究价值。

药物干预可引起射精改变或消除泌精等射精障碍,导致精子从附睾转运延迟或可逆向射精。中枢或周围神经受到干扰可能导致男性生殖道肌肉功能改变。干扰泄精过程可导致精子老化和(或)使储存精子的附睾、输精管和射精管环境恶化。仅附睾转运过程受干扰也会使精子暴露在不良环境中。在这些情况下,需要重视精子细胞膜和染色质的氧化损伤。PRL 水平升高可能与延迟射精和前列腺增生有关[76-78]，后者可能会干扰射精功能。

逆行射精是一种常见的射精功能障碍。药物是逆行射精最重要的病因之一。这种症状不能由患者评估，必须通过收集和分析射精后尿液，测定精液减少量来确定。完全性逆行射精会导致绝对不育。最近有一项独特的研究[79]，评估了 20 937 例尿液标本，这些样本被送到医院实验室进行沉淀测试。对其中 5 005 例至少进行过两次尿检的成年男性样本进行了分析，5.65%的男性尿液中始终有精子。Logistic 回归分析发现，尿液中检出精子的危险因素包括年龄、糖尿病、骨盆手术史，以及我们将在后面章节中讨论的各种药物。这提示了逆行射精的患病率可能比预期的要高。

3.5　射精后精子功能

3.5.1　精子在女性生殖道中的运输

在射精和精液沉积的过程中，精子暴露于来自前列腺和精囊的分泌物中，经附睾加工后形成精浆。一些精浆蛋白被吸附到精子表面并参与正常精子的功能[80]，一些精浆成分在女性生殖道的信号传递中具有重要作用[81]。

精浆进入女性生殖道后，精子开始变得活跃。具有受精潜能的精子从液化的精浆中进入女性阴道的宫颈黏液中。有受精潜能的精子表面保留了精浆中的一些蛋白质，有些蛋白质对维持精子功能很重要。精子开始主动移动，并在女性的输卵管上皮分泌液中被动移动，最终附着在输卵管上皮[82]，从中释放或逃逸，与卵子结合。除了在精子形成和在男性生殖道存储的过程中精子质量发生变化以外，药物对射精后精子质量的影响仅限于性交和在性生殖道下部的精浆，对于精浆中剩余的能够具有受精的精子只有瞬时效应。

体外研究药物暴露对精浆中或洗精后精子影响的价值有限。尽管药物可以通过以下几种方式影响精子：① 体内精浆短暂暴露于药物，影响精子功能；② 精子穿过宫颈后仍与药物结合；③ 直到进入受精部位，药物仍对精子有作用。体外实验很难解释药物在体内的影响，因为药物不会对射精后的精子功能产生持续影响。事实上，如果药物或其代谢产物存在于宫颈、子宫或输卵管分泌物中，存在于卵母细胞-卵丘复合体中时，评价女性体内药物是否影响精子功能可能更有意义。只有通过治疗男性，我们才能评估服药对生育终点的影响。体外药物实验只能让我们对精子生物学和体外受精有相关的基本认知。

已证实精浆可影响女性生殖道，可促进精子向受精部位的转运。药物治疗对精浆成分的改变可对男性生育能力产生负面影响，特别是对那些合格精子数量少的男性。临床试验中很难通过设计研究来评估这种机制的影响。

3.5.2　受精和子代健康

精子和卵子融合后，精子内容物必须进入卵细胞；细胞核发生去凝集，中心粒形成精子母管，参与两性生殖[83]。尚未有研究报道男性用药后受精融合失败的案例[83]，但在不育男性中确实存在[84]，且已在动物模型的基础研究中进行评估[85,86]。胚胎发育和后代健康也是男性生育能力的重要方面。药物对生殖系和表观遗传效应的损伤可导致后代的多世代基因缺陷[87]。

3.6　药物代谢

药物代谢的遗传变异性可以延长药效或改变药物活性代谢产物的水平。许多药物能被细胞色素 P - 450（CYP）酶灭活，主要发生在肝脏中。P - 450（CYP）酶的基因多态性是导致某些药物（包括阿片类药物，安非他明和抗抑郁药）效应差异的原因[88-92]。神经递质和激素也会影响 CYP 酶的活性，并影响药物疗效。除了影响药物疗效之外，药物引起的肝损伤也很常见,可能通过以下几种机制影响男性生育：① 通过 CYP 抑制自由基的产生,导致氧化损伤;② 增加药物和内源性分子浓度以影响 HPG 轴或睾丸功能;③ 减少 SHBG 的产生,从而改变雄激素的生物利用度;④ 调节雄激素的代谢。已证实几种 CYP 多态性与男性不育有关[93-97]。

参考文献

[1] Bonde JP, Flachs EM, Rimborg S, Glazer CH, Giwercman A, Ramlau-Hansen CH, Hougaard KS, Høyer BB, Hærvig KK, Petersen SB, Rylander L, Specht IO, Toft G, Bräuner EV. The epidemiologic evidence linking prenatal and postnatal exposure to endocrine disrupting chemicals with male reproductive disorders: a systematic review and meta-analysis. Hum Reprod Update. 2016; 23: 104 – 25. https://doi.org/10.1093/humupd/dmw036. PMID: 27655588.

[2] Hauser R, Skakkebaek NE, Hass U, Toppari J, Juul A, Andersson AM, Kortenkamp A, Heindel JJ, Trasande L. Male reproductive disorders, diseases, and costs of exposure to endocrine-disrupting chemicals in the European Union. J Clin Endocrinol Metab. 2015; 100: 1267 – 77. https://doi.org/10.1210/jc.2014 – 4325. PMID: 25742517.

[3] Buck Louis GM, Barr DB, Kannan K, Chen Z, Kim S, Sundaram R. Paternal exposures to environmental chemicals and time-to-pregnancy: overview of results from the LIFE study. Andrology. 2016; 4: 639 – 47. https://doi.org/10.1111/andr.12171. PMID: 27061873.

[4] Hotaling JM, Patel Z. Male endocrine dysfunction. Urol Clin North Am. 2014; 41: 39 – 53. https://doi.org/10.1016/j.ucl.2013.08.010. PMID: 24286766.

[5] Roberts AC, McClure RD, Weiner RI, Brooks GA. Overtraining affects male reproductive status. Fertil Steril. 1993; 60: 686 – 92. PMID: 8405526.

[6] Fenster L, Katz DF, Wyrobek AJ, Pieper C, Rempel DM, Oman D, Swan SH. Effects of psychological stress on human semen quality. J Androl. 1997; 18: 194 – 202. PMID: 9154514.

[7] Hackney AC. Effects of endurance exercise on the reproductive system of men: the "exercise-hypogonadal male condition". J Endocrinol Invest. 2008; 31: 932 – 8. PMID: 19092301.

[8] Gollenberg AL, Liu F, Brazil C, Drobnis EZ, Guzick D, Overstreet JW, Redmon JB, Sparks A, Wang C, Swan SH. Semen quality in fertile men in relation to psychosocial stress. Fertil Steril. 2010; 93: 1104 – 11. https://doi.org/10.1016/j.fertnstert.2008.12.018. PMID: 19243749.

[9] Janevic T, Kahn LG, Landsbergis P, Cirillo PM, Cohn BA, Liu X, Factor-Litvak P. Effects of work and life stress on semen quality. Fertil Steril. 2014; 102: 530 – 8. https://doi.org/10.1016/j.fertnstert.2014.04.021. PMID: 24856463.

[10] Retana-Márquez S, Bonilla-Jaime H, Vázquez-Palacios G, Martínez-García R, Velázquez-Moctezuma J. Changes in masculine sexual behavior, corticosterone and testosterone in response to acute and chronic stress in male rats. Horm Behav. 2003; 44: 327 – 37. PMID: 14613727.

[11] Radwan M, Jurewicz J, Merecz-Kot D, Sobala W, Radwan P, Bochenek M, Hanke W. Sperm DNA damage-the effect of stress and everyday life factors. Int J Impot Res. 2016; 28: 148 – 54. https://doi.org/10.1038/ijir.2016.15. PMID: 27076112.

[12] Geraghty AC, Kaufer D. Glucocorticoid regulation of reproduction. Adv Exp Med Biol. 2015; 872: 253 – 78. https://doi.org/10.1007/978 – 1 – 4939 – 2895 – 8_11. PMID: 26215998.

[13] Schultz R, Isola J, Parvinen M, Honkaniemi J, Wikström AC, Gustafsson JA, Pelto-Huikko M. Localization of the glucocorticoid receptor in testis and accessory sexual organs of male rat. Mol Cell Endocrinol. 1993; 95: 115 – 20. PMID: 8243801.

[14] Whirledge S, Cidlowski JA. A role for glucocorticoids in stress-impaired reproduction: beyond the hypothalamus and pituitary. Endocrinology. 2013; 154: 4450 – 4468. PMID: 24064362. https://doi.org/10.1210/en.2013 – 1652.

[15] Monder C. Corticosteroids, receptors, and the organ-specific functions of 11 beta-hydroxysteroid dehydrogenase. FASEB J. 1991; 5: 3047 – 54. PMID: 1743437.

[16] Hardy MP, Gao HB, Dong Q, Ge R, Wang Q, Chai WR, Feng X, Sottas C. Stress hormone and male reproductive function. Cell Tissue Res. 2005; 322: 147 – 53. PMID: 16079965.

[17] Tannin GM, Agarwal AK, Monder C, New MI, White PC. The human gene for 11 beta-hydroxysteroid dehydrogenase. Structure, tissue distribution, and chromosomal localization. J Biol Chem. 1991; 266: 16653 – 8. PMID: 1885595.

[18] Condon J, Gosden C, Gardener D, Nickson P, Hewison M, Howie AJ, Stewart PM. Expression of type 2 11beta-hydroxysteroid dehydrogenase and corticosteroid hormone receptors in early human fetal life. J Clin Endocrinol Metab. 1998; 83: 4490 – 7. https://doi.org/10.1210/jcem.83.12.5302. PMID: 9851798.

[19] Claus R, Lacorn M, Welter H, Lekhkota O, Messe N, Wagner A, Bergmann M. Expression of 11beta-hydroxysteroid-dehydrogenase 2 in Sertoli cells of boar testes. Mol Cell Endocrinol. 2007; 272: 86 – 92. https://doi.org/10.1016/j.mce.2007.04.010. PMID: 17555866.

[20] Herrera-Luna CV, Budik S, Helmreich M, Walter I, Aurich C. Expression of 11β-hydroxysteroid dehydrogenase type 1 and glucocorticoid receptors in reproductive tissue of male horses at different stages of sexual maturity. Reprod Domest Anim. 2013; 48: 231 – 9. https://doi.org/10.1111/j.1439 – 0531.2012.02137.x. PMID: 22734562.

[21] Li X, Hu G, Li X, Wang YY, Hu YY, Zhou H, Latif SA, Morris DJ, Chu Y, Zheng Z, Ge RS. Metabolic coupling determines the activity: comparison of 11β-hydroxysteroid dehydrogenase 1 and its coupling between liver parenchymal cells and testicular Leydig cells. PLoS One. 2015; 10: e0141767. https://doi.org/10.1371/journal.pone.0141767. PMID: 26528718.

[22] Madhusoodanan S, Parida S, Jimenez C. Hyperprolactinemia associated with psychotropics—a review. Hum Psychopharmacol. 2010; 25: 281 – 97. https://doi.org/10.1002/hup.1116. PMID20521318.

[23] La Torre D, Falorni A. Pharmacological causes of hyperprolactinemia. Ther Clin Risk Manag. 2007; 3: 929 – 51. PMID: 18473017.

[24] Shapiro DA, Renock S, Arrington E, Chiodo LA, Liu LX, Sibley DR, Roth BL, Mailma R. Aripiprazole, a novel atypical antipsychotic drug with a unique and robust pharmacology. Neuropsychopharmacology. 2003; 28: 1400 – 11. PMID: 12784105.

[25] Bruins Slot LA, De Vries L, Newman-Tancredi A, Cussac D. Differential profile of antipsychotics at serotonin 5 – HT1A and dopamine D2S receptors coupled to extracellular signal-regulated kinase. Eur J Pharmacol. 2006; 534: 63 – 70. https://doi.org/10.1016/j.ejphar.2006.01.027. PMID: 16497294.

[26] Emiliano AB, Fudge JL. From galactorrhea to osteopenia: rethinking serotonin-prolactin interactions. Neuropsychopharmacology. 2004; 29: 833 – 46. PMID: 14997175.

[27] Molitch ME. Drugs and prolactin. Pituitary. 2008; 11: 209 – 18. https://doi.org/10.1007/

s11102 - 008 - 0106 - 6. PMID: 18404390.

[28] Bjelic MM, Stojkov NJ, Radovic SM, Baburski AZ, Janjic MM, Kostic TS, Andric SA. Prolonged in vivo administration of testosterone-enanthate, the widely used and abused anabolic androgenic steroid, disturbs prolactin and cAMP signaling in Leydig cells of adult rats. J Steroid Biochem Mol Biol. 2015; 149: 58 - 69. https://doi.org/10.1016/j.jsbmb. 2015.01.012. PMID: 25603467.

[29] Le M, Flores D, Gourley E, May D, Nangia AJ. A comparison of reported male reproductive hormone reference ranges in the United States. Fertil Steril. 2014; 102(Suppl): E194.

[30] Gill-Sharma MK, Aleem M, Sethi G, Choudhary J, Padwal V, D'Souza S, Balasinor N, Parte P, Juneja HS. Antifertility effects of fluphenazine in adult male rats. J Endocrinol Invest. 2003; 26: 316 - 26. PMID: 12841539.

[31] Carter JN, Tyson JE, Tolis G, Van Vliet S, Faiman C, Friesen HG. Prolactin-screening tumors and hypogonadism in 22 men. N Engl J Med. 1978; 299: 847 - 52. PMID: 211411.

[32] Segal S, Yaffe H, Laufer N, Ben-David M. Male hyperprolactinemia: effects on fertility. Fertil Steril. 1979; 32: 556 - 61. PMID: 499587.

[33] Frugieri MB, Calandra R, Mayerhofer A, Matzkin ME. Cyclooxygenase and prostaglandins in somatic cell populations of the testis. Reprod. 2015; 149: R169 - 80. PMID: 422930.

[34] Okada H, Iwamoto T, Fujioka H, Shirakawa T, Tatsumi N, Kanzaki M, Minayoshi K, Ohya K, Fujisawa M, Arakawa S, Kamidono S, Ishigami J. Hyperprolactinaemia among infertile patients and its effect on sperm functions. Andrologia. 1996; 28: 197 - 202. PMID: 8844112.

[35] Nishimura K, Matsumiya K, Tsuboniwa N, Yamanaka M, Koga M, Miura H, Tsujimura A, Uchida K, Kondoh N, Kitamura M, Okuyama A. Bromocriptine for infertile males with mild hyperprolactinemia: hormonal and spermatogenic effects. Arch Androl. 1999; 43: 207 - 13. PMID: 10624504.

[36] Mićić S, Dotlić R, Ilić V, Genbacev O. Hormone profile in hyperprolactinemic infertile men. Arch Androl. 1985; 15: 123 - 8. PMID: 3938636.

[37] Jespersen S. Antidepressant induced sexual dysfunction part 2: assessment and management. S Afr Psychiatry Rev. 2006; 9: 79 - 83. https://doi.org/10.1093/aje/kwq007.

[38] Schmid TE, Xu W, Adler ID. Detection of aneuploidy by multicolor FISH in mouse sperm after in vivo treatment with acrylamide, colchicine, diazepam or thiabendazole. Mutagenesis. 1999; 14: 173 - 9. https://doi.org/10.1093/mutage/14.2.173. PMID: 10229918.

[39] Inder WJ, Castle D. Antipsychotic-induced hyperprolactinaemia. Aust N Z J Psychiatry. 2011; 45: 830 - 7. https://doi.org/10.3109/00048674.2011.589044. PMID: 21714721.

[40] Kalkavoura CS, Michopoulos I, Arvanitakis P, Theodoropoulou P, Dimopoulou K, Tzebelikos E, Lykouras L. Effects of cabergoline on hyperprolactinemia, psychopathology, and sexual functioning in schizophrenic patients. Exp Clin Psychopharmacol. 2013; 21: 332 - 41. https://doi.org/10.1037/a0033448. PMID: 23834553.

[41] Bobes J, Garc A-Portilla MP, Rejas J, Hern Ndez G, Garcia-Garcia M, Rico-Villademoros F, Porras A. Frequency of sexual dysfunction and other reproductive side-effects in patients with schizophrenia treated with risperidone, olanzapine, quetiapine, or haloperidol: the results of the EIRE study. J Sex Marital Ther. 2003; 29: 125 - 47. https://doi.org/10.1080/713847170. PMID: 12623765.

[42] Newcomer JW, Weiden PJ, Buchanan RW. Switching antipsychotic medications to reduce adverse event burden in schizophrenia: establishing evidence-based practice. J Clin Psychiatry. 2013; 74: 1108 - 20.

[43] Ajmal A, Joffe H, Nachtigall LB. Psychotropic-induced hyperprolactinemia: a clinical review. Psychosomatics. 2014; 55: 29 - 36. https://doi.org/10.1016/j.psym.2013.08.008. PMID: 24140188.

[44] Foley KF, Kast RE. Review of evidence that posttransplantation psychiatric treatment commonly affects prolactin levels and thereby influences graft fate. Gen Hosp Psychiatry. 2006; 28: 230 - 3. PMID: 16675366.

[45] Ellis PM, Gartside SE, Ware CJ, Campling GM, Cowen PJ. Does metergoline selectively attenuate 5 - HT mediated prolactin release? Psychopharmacology (Berl). 1991; 105: 129 - 31. https://doi.org/10.1007/BF02316875. PMID: 1745704.

[46] Pigott TA, Zohar J, Hill JL, Bernstein SE, Grover GN, Zohar-Kadouch RC, Murphy DL. Metergoline blocks the behavioral and neuroendocrine effects of orally administered m-chlorophenylpiperazine in patients with obsessive-compulsive disorder. Biol Psychiatry. 1991; 29: 418 - 26. PMID: 2018816.

[47] Yuan HN, Wang CY, Sze CW, Tong Y, Tan QR, Feng XJ, Liu RM, Zhang JZ, Zhang YB, Zhang ZJ. A randomized, crossover comparison of herbal medicine and bromocriptine against risperidone-induced hyperprolactinemia in patients with schizophrenia. J Clin Psychopharmacol. 2008; 28: 264 - 370. https://doi.org/10.1097/JCP.0b013e318172473c. PMID: 18480682.

[48] Sullivan G, Lukoff D. Sexual side effects of antipsychotic medication: evaluation and interventions. Hosp Community Psychiatry. 1990; 41: 1238 - 41. PMID: 1979045.

[49] Doraiswamy PM, Schott G, Star K, Edwards R, Mueller-Oerlinghausen B. Atypical antipsychotics and pituitary neoplasms in the WHO database. Psychopharmacol Bull. 2007; 40: 74 - 6. PMID: 17285098.

[50] Krassas GE, Poppe K, Glinoer D. Thyroid function and human reproductive health. Endocr Rev. 2010; 31: 702 - 55. https://doi.org/10.1210/er.2009 - 0041. PMID: 20573783.

[51] Patel N, Kashanian JA. Thyroid dysfunction and male reproductive physiology. Semin Reprod Med. 2016; 34: 356 - 60. https://doi.org/10.1055/s-0036 - 1593491. PMID: 27741548.

[52] Mintziori G, Kita M, Duntas L, Goulis DG. Consequences of hyperthyroidism in male and female fertility: pathophysiology and current management. J Endocrinol Invest. 2016; 39(8): 849 - 53. https://doi.org/10.1007/s40618 - 016 - 0452 - 6. PMID: 26956000.

[53] Klein DM, Cherrington NJ. Organic and inorganic transporters of the testis: a review. Spermatogenesis. 2015; 4: e979653. https://doi.org/10.4161/21565562.2014.979653. PMID: 26413398.

[54] Filippi S, Morelli A, Vignozzi L, Vannelli GB, Marini M, Ferruzzi P, Mancina R, Crescioli C, Mondaini N, Forti G, Ledda F, Maggi M. Oxytocin mediates the estrogen-dependent contractile activity of endothelin-1 in human and rabbit epididymis. Endocrinol. 2005; 146: 3506 - 17. PMID: 15860558.

[55] Marshburn PB, Alanis M, Matthews ML, Usadi R, Papadakis MH, Kullstam S, Hurst BS. A short period of ejaculatory abstinence before intrauterine insemination is associated with higher pregnancy rates. Fertil Steril. 2010; 93: 286 - 8. https://doi.org/10.1016/j.fertnstert. 2009.07.972. PMID: 19732887.

[56] Sánchez-Martín P, Sánchez-Martín F, González-Martínez M, Gosálvez J. Increased pregnancy after reduced male abstinence. Syst Biol Reprod Med. 2013; 59: 256 - 60. https://doi.org/ 10.310 9/19396368.2013.790919. PMID: 23651301.

[57] Marshburn PB, Giddings A, Causby S, Matthews ML, Usadi RS, Steuerwald N, Hurst

BS. Influence of ejaculatory abstinence on seminal total antioxidant capacity and sperm membrane lipid peroxidation. Fertil Steril. 2014; 102: 705 – 10. https://doi.org/10.1016/j. fertnstert.2014.05.039. PMID: 24993799.

[58] Cornwall G. New insights into epididymal biology and function. Hum Reprod Update. 2009; 15: 213 – 27. https://doi.org/10.1093/humupd/dmn055. PMID: 19136456.

[59] Cornwall GA. Role of posttranslational protein modifications in epididymal sperm maturation and extracellular quality control. Adv Exp Med Biol. 2014; 759: 159 – 80. https://doi.org/ 10.1007/978 – 1 – 4939 – 0817 – 2_8. PMID: 25030764.

[60] Bedford JM. Singular features of fertilization and their impact on the male reproductive system in eutherian mammals. Reproduction. 2014; 147: 43 – 52. PMID: 24194570.

[61] Sullivan R. Epididymosomes: a heterogeneous population of microvesicles with multiple functions in sperm maturation and storage. Asian J Androl. 2015; 17: 726 – 9. https://doi. org/10.4103/1008 – 682X.155255. PMID: 26112475.

[62] Sullivan R. Epididymosomes: role of extracellular microvesicles in sperm maturation. Front Biosci (Schol Ed). 2016; 8: 106 – 14. PMID: 26709900.

[63] Robaire B, Hinton BT. The epididymis. In: Plant TM, Zeleznik AJ, editors. Knobil and Neil's physiology of reproduction. 4th ed. San Diego: Academic Press; 2015. p. 691 – 771.

[64] Breton S, Ruan YC, Park YJ, Kim B. Regulation of epithelial function, differentiation, and remodeling in the epididymis. Asian J Androl. 2016; 18: 3 – 9. https://doi.org/10.4103/ 1008 – 682X.165946. PMID: 26585699.

[65] Vernet P, Aitken RJ, Drevet JR. Antioxidant strategies in the epididymis. Mol Cell Endocrinol. 2004; 216: 31 – 9. https://doi.org/10.1016/j.mce.2003.10.069. PMID: 15109742.

[66] Clèment P, Giuliano F. Physiology and pharmacology of ejaculation. Basic Clin Pharmacol Toxicol. 2016; 119(Suppl 3): 18 – 25. https://doi.org/10.1111/bcpt.12546. PMID: 26709195.

[67] Michel MC, Vrydag W. Alpha1-, alpha2- and beta-adrenoceptors in the urinary bladder, urethra and prostate. Br J Pharmacol. 2006; 147(Suppl 2): S88 – 119. PMID: 16465187.

[68] Castelli M, Rossi T, Baggio G, Bertolini A, Ferrari W. Characterization of the contractile activity of dopamine on the rat isolated seminal vesicle. Pharmacol Res Commun. 1985; 17: 351 – 9. PMID: 2989954.

[69] Sharif SI. Dopamine contracts the rat isolated seminal vesicle by activation of postjunctional alpha-1-adrenoceptors. Pharmacology. 1994; 48: 328 – 34. PMID: 7912441.

[70] Kobayashi K, Masumori N, Kato R, Hisasue S, Furuya R, Tsukamoto T. Orgasm is preserved regardless of ejaculatory dysfunction with selective alpha1A-blocker administration. Int J Impot Res. 2009; 21: 306 – 10. https://doi.org/10.1038/ijir.2009.27. PMID: 19536124.

[71] Yokoyama T, Hara R, Fukumoto K, Fujii T, Jo Y, Miyaji Y, Nagai A, Sone A. Effects of three types of alpha-1 adrenoceptor blocker on lower urinary tract symptoms and sexual function in males with benign prostatic hyperplasia. Int J Urol. 2011; 18: 225 – 30. https:// doi.org/10.1111/j.1442 – 2042.2010.02708.x. PMID: 21272091.

[72] Dean RC, Lue TF. Physiology of penile erection and pathophysiology of erectile dysfunction. Urol Clin North Am. 2005; 32(4): 379 – 95, v. https://doi.org/10.1016/j. ucl.2005.08.007. PMID: 16291031.

[73] Segraves RT. Effects of psychotropic drugs on human erection and ejaculation. Arch Gen Psychiatry. 1989; 46: 275 – 84. https://doi.org/10.1001/archpsyc.1989.01810030081011. PMID: 2645849.

[74] Montgomery SA, Baldwin DS, Riley A. Antidepressant medications: a review of the evidence for drug-induced sexual dysfunction. J Affect Disord. 2002; 69: 119 – 40. https://

doi.org/10.1016/S0165 - 0327(01)00313 - 5. PMID: 12103459.

[75] Corona G, Boddi V, Gacci M, Sforza A, Forti G, Mannucci E, Maggi M. Perceived ejaculate volume reduction in patients with erectile dysfunction: psychobiologic correlates. J Androl. 2011; 32(3): 333 - 9. https://doi.org/10.2164/jandrol.110.010397. PMID: 20705793.

[76] Costello LC, Franklin RB. Effect of prolactin on the prostate. Prostate. 1994; 24: 162 - 6. PMID: 8115281.

[77] Kindblom J, Dillner K, Törnell J, Weenbo H. Actions of prolactin in the prostate gland. In: Horseman ND, editor. Prolactin. New York: Springer; 2001. p. 71 - 80. https://doi.org/10.1007/978 - 1 - 4615 - 1683 - 5.

[78] Lai KP, Huang CK, Fang LY, Izumi K, Lo CW, Wood R, Kindblom J, Yeh S, Chang C. Targeting stromal androgen receptor suppresses prolactin-driven benign prostatic hyperplasia (BPH). Mol Endocrinol. 2013; 27: 1617 - 31. https://doi.org/10.1210/me.2013 - 1207. PMID: 23893956.

[79] Tomita M, Kikuchi E, Maeda T, Kabeya Y, Katsuki T, Oikawa Y, Kato K, Ohashi M, Nakamura S, Oya M, Shimada A. Clinical background of patients with sperm in their urinary sediment. PLoS One. 2015; 10: e0136844. https://doi.org/10.1371/journal.pone.0136844t. PMID: 26359862.

[80] Bedford JM. The functions - or not - of seminal plasma? Biol Reprod. 2014; 92: 1 - 3. https://doi.org/10.1095/biolreprod.114.126045. PMID: 25472921.

[81] Bromfield JJ, Schjenken JE, Chin PY, Care AS, Jasper MJ, Robertson SA. Maternal tract factors contribute to paternal seminal fluid impact on metabolic phenotype in offspring. PNAS. 2014; 111: 2200 - 5. https://doi.org/10.1073/pnas.1305609111. PMID: 24469827.

[82] Suarez SS, Pacey AA. Sperm transport in the female reproductive tract. Hum Reprod Update. 2006; 12: 23 - 37. https://doi.org/10.1093/humupd/dmi047. PMID: 16272225.

[83] Barroso G, Valdespin C, Vega E, Kershenovich R, Avila R, Avendaño C, Oehninger S. Developmental sperm contributions: fertilization and beyond. Fertil Steril. 2009; 92: 835 - 48. https://doi.org/10.1016/j.fertnstert.2009.06.030. PMID: 19631936.

[84] Chemes HE, Alvarez Sedo C. Tales of the tail and sperm head aches: changing concepts on the prognostic significance of sperm pathologies affecting the head, neck and tail. Asian J Androl. 2012; 14: 14 - 23. https://doi.org/10.1038/aja.2011.168. PMID: 22198630.

[85] Derijck A, van der Heijden G, Giele M, Philippens M, de Boer P. DNA double-strand break repair in parental chromatin of mouse zygotes, the first cell cycle as an origin of de novo mutation. Hum Mol Genet. 2008; 17: 1922 - 37. https://doi.org/10.1093/hmg/ddn090. PMID: 18353795.

[86] Terada Y, Schatten G, Hasegawa H, Yaegashi N. Essential roles of the sperm centrosome in human fertilization: developing the therapy for fertilization failure due to sperm centrosomal dysfunction. Tohoku J Exp Med. 2010; 220: 247 - 58. PMID: 20379121.

[87] Csoka AB, Szyf M. Epigenetic side-effects of common pharmaceuticals: a potential new field in medicine and pharmacology. Med Hypotheses. 2009; 73: 770 - 80. https://doi.org/10.1016/j. mehy.2008.10.039. PMID: 19501473.

[88] Kirchheiner J, Seeringer A. Clinical implications of pharmacogenetics of cytochrome P - 450 drug metabolizing enzymes. Biochim Biophys Acta. 2007; 1770: 489 - 94. PMID: 17113714.

[89] Stingl JC, Brockmöller J, Viviani R. Genetic variability of drug-metabolizing enzymes: the dual impact on psychiatric therapy and regulation of brain function. Mol Psychiatry. 2013; 18: 273 - 87. https://doi.org/10.1038/mp.2012.42. PMID: 22565785.

[90] Chang M, Tybring G, Dahl ML, Lindh JD. Impact of cytochrome P - 450 2C19 polymorphisms

on citalopram/ escitalopram exposure: a systematic review and meta-analysis. Clin Pharmacokinet. 2014; 53: 801 - 11. https://doi.org/10.1007/s40262 - 014 - 0162 - 1. PMID: 25154506.

[91] Dubovsky SL. The usefulness of genotyping cytochrome P - 450 enzymes in the treatment of depression. Expert Opin Drug Metab Toxicol. 2015; 11: 369 - 79. https://doi.org/10.1517/17425255.2015.998996.

[92] Haufroid V, Hantson P. CYP2D6 genetic polymorphisms and their relevance for poisoning due to amfetamines, opioid analgesics and antidepressants. Clin Toxicol. 2015; 53: 501 - 10. https://doi.org/10.3109/15563650.2015.1049355. PMID: 25998998.

[93] Fritsche E, Schuppe HC, Döhr O, Ruzicka T, Gleichmann E, Abel J. Increased frequencies of cytochrome P4501A1 polymorphisms in infertile men. Andrologia. 1998; 30: 125 - 8. PMID: 9635090.

[94] Vani GT, Mukesh N, Siva Prasad B, Rama Devi P, Hema Prasad M, Usha Rani P, Pardhanandana RP. Association of CYP1A1 * 2A polymorphism with male infertility in Indian population. Clin Chim Acta. 2009; 410: 43 - 7. https://doi.org/10.1016/j.cca.2009.09.019. PMID: 19786002.

[95] Aydos SE, Taspinar M, Sunguroglu A, Aydos K. Association of CYP1A1 and glutathione S-transferase polymorphisms with male factor infertility. Fertil Steril. 2009; 92: 541 - 7. https://doi.org/10.1016/j.fertnstert.2008.07.017. PMID: 18774560.

[96] Fang J, Wang S, Wang H, Zhang S, Su S, Song Z, Deng Y, Qian J, Gu J, Liu B, Cao J, Wang Z. The Cytochrome P4501A1 gene polymorphisms and idiopathic male infertility risk: a meta-analysis. Gene. 2014; 535: 93 - 6. https://doi.org/10.1016/j.gene.2013.11.011. PMID: 24316127.

[97] Singh A, Koner BC, Ray PC, Prasad S, Jamatia E, Masroor M, Singh VK. Effect of CYP1A1 gene polymorphism and psychological distress on seminal analysis parameters. Reprod Health. 2016; 13: 60. https://doi.org/10.1186/s12978 - 016 - 0169 - 1. PMID: 27220890.

第四章
外源性雄激素与男性生育

摘要 由于成功的市场营销,外源性雄激素的滥用令人担忧。开这些处方药物的医生,通常不会意识到其影响生育的严重性。外源性雄性激素应当仅用于确诊为性腺功能减退症并且暂时没有生育计划的患者。对于有生育需求的性腺功能减退症患者可以选择其他替代药物或联合用药。

虽然听起来有些违背常理,但是睾酮治疗确实会降低甚至破坏生育能力。外源性睾酮消除了下丘脑和垂体对低睾酮水平的反馈,抑制精子形成,导致促性腺激素的合成和分泌减少,而促性腺激素是刺激内源性睾酮产生和支持精子生成所必需的。正常睾丸中睾酮水平大约是血液中浓度的 100 倍,局部高浓度的睾酮是精子生成的必要条件。所以即使雄激素的血液浓度正常,促性腺激素和局部睾酮浓度过低依然会影响精子生成。非常规使用具有雄激素活性的植物补充剂和同化激素的,使男性不育的治疗面临严峻的挑战。大多数男性在停用外源性睾酮后,正常精子生成能力得以恢复,但这需要 6 个月甚至更长时间,在极少数情况下生育能力会丧失。

众所周知,外源性雄激素对男性生育能力有负面影响;事实上,雄激素作为潜在的男性避孕药已经被研究了约半个世纪[1-3]。成功的市场营销在一定程度上使得睾酮替代疗法在过去 10 年中显著增多[4-8],并逐渐成为生殖医学领域的挑战。2011 年的一项研究结果令人震惊,据估计,在接受睾酮治疗的美国男性中,12% 的人不到 40 岁[5],而他们都属于育龄人群。2005—2011 年在堪萨斯州的堪萨斯城和亚拉巴马州的伯明翰进行的一项针对 1 540 名男性的不育症评估研究中发现，7%的男性在服用睾酮[9]，这是仅次于精索静脉曲张、原发性男性因素和女性因素的第四位常见的不育病因。加拿大安大略省同时期（2008—2012 年）的一项研究对 4 400 名男性的不育症进行了评估，发现 1.3%的人服用睾酮[10]，这一比例要远低于美国。尽管含睾酮制品的说明书上明确警告外源性雄激素可能导致无精子症，基层医生、甚至泌尿外科专家依然会给有生育需求的男性处方这些药物[10-13]。这些药物的适应证只是性腺功能减退症，很多情况下患者并未得到确诊。相反，雄激素只应该被用来缓解性腺功能减退的症状，包括疲劳、性欲低下和抑郁。结果，我们常面对的不孕不育夫妇中，一些是丈夫因为低睾酮而接受治疗，甚至有未确诊性腺功能低下就已经接受睾酮治疗的，例如漏诊了克氏综合征[10]。鉴于外源性雄激素严重影响生育能力，所有使用睾酮的患者都应在治疗期充分讨论这个风险[14]。

睾酮也能用于药源性性腺功能减退，恢复激素水平。这种疗法可以改善骨质流失、肌肉减少、性功能障碍、疲劳和抑郁等严重症状。这一点有争议，因为属于睾酮的超说明书用药。后面章节会讨论到，外源性雄激素已被推荐用于改善伴随阿片类药物、抗病毒药物和免疫抑制剂导致的睾酮水平降低。

除了规范的雄激素疗法以外，有些男性还会使用非常规或植物来源的含雄性激素制品来改善抑郁、性欲低下和性功能障碍，或用在体育赛事中以提高身体功能[15]。最近的一项研究估计，美国 13 岁至 50 岁的男性中有 300 万～400 万人使用过蛋白同化激素[16]。这尤其令人担忧，因为这些开始使用同化激素的人相对较年轻。膳食补充剂在很大程度上不受监管，并且可能具有明显的毒性[17]。生殖医学专家应该询问患者是否正在服用男性增强膳食补充剂，并确定那些市场上流行的增强膳食补充剂的具体成分，这一点很重要。许多广受欢迎的产品配方相对比较温和，主要由抗氧化剂组成；但其他的可能含有雄激素活性成分，可能会抑制下丘脑-垂体-性腺（HPG）轴。

外源性雄激素增强下丘脑和垂体的负反馈，减少促性腺激素的分泌，因此可以抑制精子生成[18]。在治疗过程中，血中睾酮水平正常的情况下精子生成也会失败似乎不合常理，但睾丸间质细胞正常时，睾丸中睾酮浓度是血中浓度的 50～100 倍[19]，而高浓度的睾酮和足够的 FSH 是精小管生成精子的必要条件。外源性睾酮对黄体生成素（LH）的抑制使睾丸间质细胞分泌的睾酮减少。睾酮作用于塞尔托利氏细胞的旁分泌效应降低/缺失，同时伴随低水平的促卵泡激素（FSH），因此不能刺激塞尔托利氏细胞和生殖细胞，以致精子生成减少甚至不再生成。

大多数关于外源性睾酮与男性生育的研究中，外源性睾酮是避孕药，通常是注射睾酮或者联合用药。例如，在 WHO 1996 年的经典报告中，调节男性生育能力工作组（Task Force on Methods for the Regulation of Male Fertility）[20]对来自 9 个国家的 399 名志愿者（86% 有生育能力）进行了治疗，每周注射 200 毫克庚酸睾酮，直到进行 3 次精液分析均为严重的少精症。无其他避孕措施跟踪随访 1 年，每 2 个月评估一次精液。在开始这项研究的人群中，有 2.2% 的人没有出现严重的少精症，因此没有参加后续的 1 年试验。精液分析结果显示，精子浓度降低到 5、3、1 和 0 百万/毫升的中位时间分别为 98、105、118 和 168 天。在参加 1 年试验的人群中，77% 的人保持无精子状态，10% 的人保持严重的少精子状态，13% 的人介于两者之间。在累计 280 人/年的睾酮治疗中，有 11 名男性的配偶怀孕。其他研究使用睾酮，通常与孕激素联合，用于降低男性的生育能力[21,22]。

在目前的医学实践中，使用局部睾酮治疗"性腺功能低下"并评估男性生育结局的研究较少。在一项研究中，19 名志愿者接受了为期 24 周的经皮睾酮贴片（10 毫克/天）的治疗后，对其精液质量进行分析[23]，结果显示精子浓度下降约一半，其中 24% 的男性出现无精症或严重少精症（<100 万/毫升）。这比旨在减少精子生成的避孕药试验的结果要温和一些，而且这项研究规模较小，它强调了希望保持生育能力的男性对用睾酮治疗的担忧。另一项研究包含局部使用睾酮的不育患者[9]，尽管在 104 例使用注射睾酮的患者发现，精子生成抑制作用更强，但 6 例使用经皮给药的患者中有 4 例在停药后中位时间为 4.5 个月的随访中，仍无精子生成。

通常在睾酮治疗停止之后,精子生成能力得到恢复正常。然而这可能需要几个月的时间,而且会对一些患者带来不可逆的影响[12,24]。恢复所需时间的长短取决于多种因素,包括男性年龄、睾酮剂量、给药途径和疗程[24,25]。在一项大型避孕试验中,855 名生育能力正常的男性接受了每月 500 毫克、为期 30 个月的睾酮注射治疗[26]。在停止治疗后,729 名男性中只有 2 名在中位随访时间 6.5 个月后恢复到基线水平,而 98%～99%的男性在 9～15 个月后恢复正常。以上研究显示,男性不育症患者的恢复速度比生育能力正常的男性要慢一些。如果在治疗前没有对性腺功能减退症状进行适当的检查,很难发现这些患者本身患有不育症,而不是药物导致的不育。在一项研究中,接受治疗的患者包括克氏综合征或内分泌紊乱的男性[10]。不育因素的另一个考虑是女性年龄。由于睾酮治疗在老年男性中更为常见,女性伴侣的衰老会使这种情况夫妻的恢复时间变得至关重要。在生精能力没有完全恢复的情况下可采用辅助生殖技术,但有一定的风险。可考虑药物干预促进康复[12,17,27-29],尽管最近的一项研究发现,最终精子浓度在两组中并没有显著区别,其中一组 17 人在治疗停止没有接受额外的治疗,随访中位时间是 3 个月;另一组 22 人停止治疗后使用枸橼酸氯米芬或人绒毛膜促性腺激素(hCG)和(或)促卵泡激素(FSH)治疗,平均随访 5 个月[9]。

参考文献

[1] Chao JH, Page ST. The current state of male hormonal contraception. Pharmacol Ther. 2016. pii: S0163 - 7258(16)30020 - 1. https://doi.org/10.1016/j.pharmthera.2016.03.012. PMID: 27016468.

[2] Wang C, Festin MP, Swerdloff RS. Male hormonal contraception: where are we now? Curr Obstet Gynecol Rep. 2016; 5: 38 - 47. https://doi.org/10.1007/s13669 - 016 - 0140 - 8. PMID: 26949570.

[3] Behre HM, Zitzmann M, Anderson RA, Handelsman DJ, Lestari SW, McLachlan RI, Meriggiola MC, Misro MM, Noe G, Wu FC, Festin MP, Habib NA, Vogelsong KM, Callahan MM, Linton KA, Colvard DS. Efficacy and safety of an injectable combination hormonal contraceptive for men. J Clin Endocrinol Metab. 2016; 27: jc20162141. https://doi.org/10.1210/jc.2016 - 2141. PMID: 27788052.

[4] Nigro N, Christ-Crain M. Testosterone treatment in the aging male: myth or reality? Swiss

Med Wkly. 2012；142：w13539. https：//doi.org/10.4414/smw.2012.13539. PMID：22430839.

[5] Layton JB, Li D, Meier CR, Sharpless JL, Stürmer T, Jick SS, Brookhart MA. Testosterone lab testing and initiation in the United Kingdom and the United States, 2000 to. 2011. J Clin Endocrinol Metab. 2014；99：835－42. https：//doi.org/10.1210/jc.2013－3570. PMID：24423353.

[6] Layton JB, Kim Y, Alexander GC, Emery SL. Association between direct-to-consumer advertising and testosterone testing and initiation in the United States, 2009－2013. JAMA. 2017；317：1159－66. https：//doi.org/10.1001/jama.2016.21041. PMID：28324090.

[7] Nguyen CP, Hirsch MS, Moeny D, Kaul S, Mohamoud M, Joffe HV. Testosterone and "age-related hypogonadism"—FDA concerns. N Engl J Med. 2015；373：689－91. https：//doi.org/10.1056/NEJMp1506632. PMID：26287846.

[8] Rao PK, Boulet SL, Mehta A, Hotaling J, Eisenberg ML, Honig SC, Warner L, Kissin DM, Nangia AK, Ross LS. Trends in testosterone replacement therapy use among reproductive-age men in the United States, 2003 to 2013. J Urol. 2017；197(4)：1121－6. https：//doi.org/10.1016/j. juro.2016.10.063. pii：S0022－5347(16)31601－9. PMID：27789218.

[9] Kolettis PN, Purcell ML, Parker W, Poston T, Nangia AK. Medical testosterone：an iatrogenic cause of male infertility and a growing problem. Urology. 2015；85：1068－72. https：//doi.org/10.1016/j.urology.2014.12.052. PMID：25819620.

[10] Samplaski MK, Loai Y, Wong K, Lo KC, Grober ED, Jarvi KA. Testosterone use in the male infertility population：prescribing patterns and effects on semen and hormonal parameters. Fertil Steril. 2014；101：64－9. https：//doi.org/10.1016/j.fertnstert.2013.09.003. PMID：24094422.

[11] Ko EY, Siddiqi K, Brannigan RE, Sabanegh ES Jr. Empirical medical therapy for idiopathic male infertility：a survey of the American Urological Association. J Urol. 2012；187：973－8. https：//doi.org/10.1016/j.juro.2011.10.137. PMID：22264467.

[12] Owen RC, Elkelany OO, Kim ED. Testosterone supplementation in men：a practical guide for the gynecologist and obstetrician. Curr Opin Obstet Gynecol. 2015；27：258－64. https：//doi.org/10.1097/GCO.0000000000000192. PMID：26107780.

[13] Samplaski MK, Nangia AK. Adverse effects of common medications on male fertility. Nat Rev Urol. 2015；12：401－13. https：//doi.org/10.1038/nrurol.2015.145. PMID：26101108.

[14] Ohlander SJ, Lindgren MC, Lipshultz LI. Testosterone and male infertility. Urol Clin North Am. 2016；43：195－202. https：//doi.org/10.1016/j.ucl.2016.01.006. PMID：27132576.

[15] Nieschlag E, Vorona E. Mechanisms in endocrinology：medical consequences of doping with anabolic androgenic steroids：effects on reproductive functions. Eur J Endocrinol. 2015；173：R47－58. https：//doi.org/10.1530/EJE－15－0080. PMID：25805894.

[16] Pope HG Jr, Kanayama G, Athey A, Ryan E, Hudson JI, Baggish A. The lifetime prevalence of anabolicandrogenic steroid use and dependence in Americans：current best estimates. Am J Addict. 2014；23：371－377. PMID：24112239. https：//doi.org/10.1111/j.1521－0391.2013.12118.x.

[17] Rahnema CD, Lipshultz LI, Crosnoe LE, Kovac JR, Kim ED. Anabolic steroid-induced hypogonadism：diagnosis and treatment. Fertil Steril. 2014；101：1271－9. https：//doi.org/10.1016/j.fertnstert.2014.02.002. PMID：24636400.

[18] MacIndoe JH, Perry PJ, Yates WR, Holman TL, Ellingrod VL, Scott SD. Testosterone suppression of the HPT axis. J Invest Med. 1997；45：441－7. PMID：9394096.

[19] Coviello AD, Bremner WJ, Matsumoto AM, Herbst KL, Amory JK, Anawalt BD, Yan X,

Brown TR, Wright WW, Zirkin BR, Jarow JP. Intratesticular testosterone concentrations comparable with serum levels are not sufficient to maintain normal sperm production in men receiving a hormonal References contraceptive regimen. J Androl. 2004; 25: 931 - 8. https://doi.org/10.1002/j.1939 - 4640.2004.tb03164.x. PMID: 15477366.

[20] Wu FC, Farley TM, Peregoudov A, Waites GM. Effects of testosterone enanthate in normal men: experience from a multicenter contraceptive efficacy study. World Health Organization Task Force on Methods for the Regulation of Male Fertility. Fertil Steril. 1996; 65: 626 - 36. PMID: 8774299.

[21] Amory JK, Page ST, Bremner WJ. Drug insight: recent advances in male hormonal contraception. Nat Clin Pract Endocrinol Metab. 2006; 2: 32 - 41. PMID: 16932251. https://doi.org/10.1038/ncpendmet0069.

[22] Piotrowska K, Wang C, Swerdloff RS, Liu PY. Male hormonal contraception: hope and promise. Lancet Diabetes Endocrinol. 2017; 5: 214 - 223. PMID: 26915313. https://doi.org/10.1016/S2213 - 8587(16)00034 - 6.

[23] Gaw Gonzalo IT, Swerdloff RS, Nelson AL, Clevenger B, Garcia R, Berman N, Wang C. Levonorgestrel implants (Norplant II) for male contraception clinical trials: combination with transdermal and injectable testosterone. J Clin Endocrinol Metab. 2002; 87: 3562 - 72. PMID: 12161475.

[24] Liu PY, Swerdloff RS, Christenson PD, Handelsman DJ, Wang C, Hormonal Male Contraception Summit Group. Rate, extent, and modifiers of spermatogenic recovery after hormonal male contraception: an integrated analysis. Lancet. 2006; 367(9520): 1412 - 20. https://doi.org/10.1016/S0140 - 6736(06)68614 - 5. PMID: 16650651.

[25] Kohn TP, Louis MR, Pickett SM, Lindgren MC, Kohn JR, Pastuszak AW, Lipshultz LI. Age and duration of testosterone therapy predict time to return of sperm count after human chorionic gonadotropin therapy. Fertil Steril. 2017; 107: 351 - 7. https://doi.org/10.1016/j.fertnstert.2016.10.004. PMID: 27855957.

[26] Gu Y, Liang X, Wu W, Liu M, Song S, Cheng L, Bo L, Xiong C, Wang X, Liu X, Peng L, Yao K. Multicenter contraceptive efficacy trial of injectable testosterone undecanoate in Chinese men. J Clin Endocrinol Metab. 2009; 94: 1910 - 5. https://doi.org/10.1210/jc.2008 - 1846. PMID: 19293262.

[27] Kim ED, Crosnoe L, Bar-Chama N, Khera M, Lipshultz LI. The treatment of hypogonadism in men of reproductive age. Fertil Steril. 2013; 99: 718 - 24. https://doi.org/10.1016/j.fertnstert.2012.10.052. PMID: 23219010.

[28] Ramasamy R, Armstrong JM, Lipshultz LI. Preserving fertility in the hypogonadal patient: an update. Asian J Androl. 2015; 17: 197 - 200. https://doi.org/10.4103/1008 - 682X.142772. PMID: 25337850.

[29] McBride JA, Coward RM. Recovery of spermatogenesis following testosterone replacement therapy or anabolic-androgenic steroid use. Asian J Androl. 2016; 18: 373 - 80. https://doi.org/10.4103/1008 - 682X.173938. PMID: 26908067.

第五章
磷酸二酯酶抑制剂和男性生育能力

摘要　非特异性的磷酸二酯酶抑制剂（PDE 抑制剂），特别是甲基黄嘌呤类（咖啡因、乙酮可可豆碱和茶碱）在体外能提高精子活力，常用于受精前增强精子活力；但这些药物在体内的效果没有那么显著。咖啡因作为某些复方药物的成分，其效果仍存在争议。在人类和动物实验中，高剂量的咖啡因确实会对生育结局产生负面影响。特异性的 PDE5 抑制剂，如西地那非和他达拉非，用于治疗勃起功能障碍、肺动脉高压、下尿路症状和早泄。PDE5 在整个男性生殖道具有收缩力的组织中表达，通常可增强收缩能力。一些 PDE5 抑制剂可以在一定程度上提高血液循环中睾酮的浓度。性交前短时间暴露于这些药物似乎对精液质量影响很小。几项在健康男性中进行的大型随机对照试验（RCT）尚未发现长期服用这些药物对精液质量有不良影响；而在不育男性中进行的 RCT 显示，精液质量有一定程度的提高。动物研究中人类等效剂量也产生和年轻男性中类似的结果，但一项对老龄雄性大鼠的研究发现，附睾中精子质量进行性下降且伴随着精小管的持续退化，这为老年男性的研究提供了思路。一项以小鼠为对象的研究发现，西地那非人类等效剂量组雄鼠次日与雌鼠交配的受精率低于对照组。相关药物对人类生育能力的影响还有待研究。

　　环核苷酸磷酸二酯酶（PDEs）是一种能水解环磷酸腺苷（cAMP）和环磷酸鸟苷（cGMP）的酶，广泛抑制它们作为胞内第二信使介导的过程。一些药物具有 PDE 抑制作用（表 5.1），可促进细胞内 cAMP 或 cGMP 的积累。竞争性的 PDE 抑制剂主要有（1）甲基黄嘌呤类属于非特异性的 PDE 抑制剂，可增加细胞内 cAMP；（2）特异性 PDE 抑制剂，减少 cGMP 在生殖道组织中的降解，促进组织血管舒张。

表 5.1　作用于精子和(或)男性生殖系统的磷酸二酯酶抑制剂

药物	分类/靶点	生理效应/主要适应证	体内对男性生育的影响/人类等效剂量（除非特别说明）下动物实验结果
咖啡因	甲基黄嘌呤类/非特异性	头痛、偏头痛、疲劳、嗜睡、疼痛、哮喘、低血压、肥胖	人类：中低剂量：一些研究中提高精子活力；增加双胎妊娠机会。高剂量：精子 DNA 片段化；非整倍体精子增加；性交前使用可延迟射精；睾酮水平升高；IVF 活产率降低；一些影响可能包含复杂因素（吸烟、压力、睡眠不足）大鼠：睾丸萎缩；精子 DNA 片段化；抗氧化蛋白增多；多代生长迟缓
己酮可可碱		间歇性跛行，外周动脉疾病引起的肌肉疼痛	人类：增加少弱畸精子综合征患者的精子数、活力和正常形态；能普遍提高精子活力大鼠：睾丸萎缩（较高剂量）小鼠：精子数量减少
茶碱		哮喘、慢性阻塞性肺病、咳嗽	大鼠：睾丸萎缩（药理剂量）小鼠：精子数量减少（药理剂量）
西地那非	PDE 抑制剂/PDE5	勃起功能障碍，肺动脉高压	人类：延长射精潜伏期；体外透明带结合增强（短期口服药物后）；长期服用或因 ED 短期服用的健康男性精液或激素水平未受影响；少精症男性的精子数量、活力能力和形态改善；睾酮水平低的患者睾酮和游离睾酮水平升高家兔：输精管上皮变性；附睾扩张；无精子症。大鼠：睾酮、二氢睾酮、黄体生成素、促卵泡激素水平升高；精子浓度升高、活力增强；老年雄性大鼠精液质量下降，生育能力变弱。小鼠：生育能力降低
他达拉非	PDE 抑制剂/PDE5、PDE11	勃起功能障碍、肺动脉高压	人类：延长射精潜伏期；睾酮水平低的患者睾酮和游离睾酮升高；在一项对不育男性的小型研究中，治疗后 1～2 小时精子活力快速下降；对健康男性的精液质量或激素水平没有影响老年大鼠：精子数量、活力、形态学变差；输精管上皮细胞变性

（续表）

药物	分类/靶点	生理效应/主要适应证	体内对男性生育的影响/人类等效剂量（除非特别说明）下动物实验结果
伐地那非	PDE 抑制剂/PDE5	勃起功能障碍	**人类：延长射精潜伏期；对不育患者或健康男性的精液或激素水平无影响；在一项大型研究中，改善少精症患者的精子数量、活力、形态**

以下药物几乎没有资料或对男性生殖/在人类等效剂量时雄性动物生殖影响很小：氨茶碱、多索茶碱、二羟丙茶碱、乙羟茶碱、羟丙茶碱、双嘧达莫、曲匹地尔、三氟柳、阿普斯特、阿那格雷、阿伐那非、西洛他唑、屈他依洛昔酮、异丁司特、氨力农、米力农、米罗那非、奥普力农、罂粟碱、罗氟司特、乌地那非、长春西丁。

缩略词：ED，勃起功能障碍；IVF，体外受精。

5.1　甲基黄嘌呤类

在离体哺乳动物精子中发现，增加细胞内 cAMP 和 Ca^{2+} 浓度可增强精子活力并使其加速获能，进而允许顶体反应发生。四十多年来，已清楚认识到甲基黄嘌呤类物质可在体外增强精子活力[1-4]；随后的大量体外研究表明，这些物质触发附睾头部的精子运动，并增强射精后精子的活力，促进精子获能。因此，甲基黄嘌呤已被用于人类、家畜以及野生动物的精子冷冻保存、准备授精精子和体外受精的培养基成分[5]。这种体外的刺激作用在体内可能不会改善人类精子功能；事实上，过早诱导获能和顶体反应可能会降低这种作用对精子活力的积极影响[6,7]。在准备精子进行授精时加入咖啡因，400 个周期中有一半的精子活力得到改善，但生育能力没有得到提高[8]。与咖啡因类似，己酮可可碱（PTX）和茶碱也可提高体外精子的活力，它们已被用于刺激睾丸内精子活力，协助筛选适合卵细胞胞质内单精子注射技术（ICSI）的精子。己酮可可碱也是一种抗氧化剂，体外可保护精子免受 DNA 片段化的影响[9]。

甲基黄嘌呤类的药物包括咖啡因、己酮可可碱和茶碱。咖啡因是许多非处方药的常见成分，也普遍存在于市售饮料中，如咖啡、茶以及一些瓶装或罐装饮料。2013 年，美国食品药品监督管理局（FDA）局长 Margaret Hamburg 博士指出"咖啡因可能是世界上被摄入最多的药理活性物质"。在美国，80%的成人每天喝咖啡，平均每天摄入 200 毫克咖啡因；全世界范围内成人咖啡的饮用率可能高达 90%[10]。由于含有较高浓度的咖啡因，人们越来越关注各种瓶装饮料的消费，如运动饮料、加糖咖啡或茶。当与含咖啡因非处方药联合使用时，个人咖啡因的摄入量确实会非常高。例如，常见的用于缓解疼痛的非处方药阿司匹林对乙酰氨基酚-咖啡因含咖啡因 130 毫克，推荐每 6 小时服药一次。相比之下，一杯咖啡含 95 毫克咖啡因，12 盎司普通可乐含 34～54 毫克咖啡因。其他饮料中咖啡因的含量多达 500 毫克，有些甚至更高（更多信息可见：https://www.caffeineinformer.com/the-caffeine-database）。

大量文献表明，咖啡因会对男性生育产生影响[11-13]。虽然有报道称，适量摄入咖啡因通常不会对生殖激素、精液质量或生育能力产生较大的影响[11,14-17]；但大剂量摄入咖啡因确实会在负重运动后约 1 小时增加睾酮水平[18]。事实上，它曾经被世界反兴奋剂机构列入违禁药物名单。

关于咖啡因对男性生育有益的报道很多。早先一项对 446 位不育男性的观察性研究发现，咖啡因虽可提高精子浓度，但部分精子形态受到了破坏[19]。对 500 名要求行输精管切除术且生育能力正常的男性研究发现，每天喝 6 杯或更多咖啡的男性的精子活力更高，但精液质量较其他人并无差异[20]。在一组进行试管授精（IVF）的患者中，在初次访视的一周内，咖啡因摄入量增加的男性，双胎妊娠的比例较高[16]。一项纳入 343 例男性的横断面研究中发现，即使在较高剂量咖啡因摄入的情况下，咖啡因也只是增加睾酮水平，而不影响其他精液参数[21]。持续给大鼠摄入能代表人类中等剂量的咖啡因 20 周后发现，大鼠睾丸、附睾和前列腺组织中的摄入镉（一种众所周知的生殖毒素）的水平降低，并增加了抗氧化蛋白的表达[22]。

几乎没有设计良好的研究来阐述摄入甲基黄嘌呤对男性生育结局的影响[23]。由于咖啡因的摄入可能会混淆那些已知会对精液质量产生不良影响的生活方式，如吸烟、高糖摄入、压力和睡眠不足等，因此难以在非随机试验中评价这些影响[24,25]。一项横断面研究纳入了 430 对计划做试管婴儿怀第一胎的夫妇，反复共进行了 1 596 个周期[26]，研究发现男性较高咖啡因摄入可降低非吸烟者的妊娠概率，但该效应在控制其他混杂因素后消失。一项随机对照试验中纳入超重男性发现，与饮用低因咖啡组相比，饮用含咖啡因咖啡组的睾酮水平较高、雌二醇水平较低，但两组性激素结合球蛋白水平无明显差异[27]。校正了混杂因素后，一些非随机研究获得了有趣的结果。在一项纳入 796 名健康大学生的队列研究中，经模型校正多种混杂因素后发现，饮用咖啡可增强总的精子活力[28]。在一项纳入 45 名健康男性的横断面研究中，咖啡因的摄入与较高的精子非整倍体率有关[29]。咖啡因也被证明会增长早泄男性的射精潜伏期[30]。

　　极高剂量的咖啡因会对生育结局产生负面影响。最近一项关于男性摄入咖啡因对试管授精后活产率影响的研究中，经模型校正混杂变量后，发现咖啡因摄入量与活产率呈负相关，咖啡因的摄入最低限和最高限的活产率分别为 55% 和 17%[31]。人类[24,32]与动物[33-38]的研究中发现高咖啡因摄入也与人类精子 DNA 片段化风险增加相关。此外，还有研究表明咖啡因对雄性大鼠的影响会持续好几代[39]，提示该成分对表观遗传可能存在毒性作用。最近一项关于饮食对男性生育能力影响的系统综述发现无论是体内还是体外，高剂量咖啡因摄入对男性生育能力均存在负面影响[13]。

　　在许多小型观察性研究中，给予己酮可可碱（尤其是在美国以外的一些国家，用于治疗外周血管疾病如间歇性跛行）治疗数月后，可改善患有特发性少弱畸精子症（OATS）患者的精子活力[40-42]，但这一结果并未被更多研究证实[43-45]。一项随机双盲安慰剂对照试验（RDBPCT）纳入了 254 名有正常女性伴侣但患有少弱畸精子症的非吸烟男性，研究发现口服 24 周己酮可可碱可使精子总数增加（约 2 400 万）、增加精子活力（约 10%）、改善精子正常形态以及增强精浆抗氧化活性。己酮可可碱组患者还有较低 FSH 水平、较高抑制素 B 水平、较低 LH 水平的以及较高睾酮水平的症状（以上结果 $P = 0.06$），其结果差异并不显著 $P < 0.05$，无统计学意义（Safarinejad 2011）。

给予小鼠药理剂量的茶碱后发现,茶碱可破坏生精小管和附睾[36,46,47],导致精子数量减少[48,49]。

5.2 特异性磷酸二酯酶抑制剂

虽然甲基黄嘌呤类是非特异的 PDE 抑制剂,但目前已发现多种特异性的 PDE 家族,并且在男性生殖道和精子中可表达出多种亚型[50]。一些作用于 PDE1、PDE3、PDE4、PDE5 和 PDE10 等的特异性抑制剂可以用作药物或补充剂,但目前研究显示仅 PDE5 的抑制剂可对男性生育产生影响(表 5.1)。蛋白质组学研究表明,人类精子具有 PDE1、PDE4、PDE6、PDE8 和 PDE10 的多种受体[51]。特异性 PDE 家族在体外对精子的影响已得到了广泛研究,且其在精子表面以及内部的分布也有所不同[52-54]。对包括人类在内各种动物精子的研究表明,这些药物可增强或抑制精子活力[55,56],也可能不影响精子活力[57,58],有些药物或可增加 ROS 水平[59]。一般而言,它们倾向于增强精子活力并加速获能和自发性顶体反应的发生[60-64]。这些体外实验结果对生育能力的意义尚不明确。

5.2.1 PDE5 和男性生育

PDE5 抑制剂已广泛用于治疗勃起功能障碍(ED),但也越来越多地用于治疗肺动脉高压、下尿路症状(尿频、尿急、夜尿增多和排尿疼痛)和射精功能障碍等疾病[65-68]。对于勃起功能障碍的治疗,NO 存在的情况下可以刺激 cGMP 增加,PDE5 抑制剂通过减少 cGMP 的水解使 cGMP 保持高浓度,并在阴茎海绵体血管中积聚。高浓度的 cGMP 可使得阴茎动脉扩张,海绵体平滑肌松弛,使得阴茎勃起。

PDE5 在精液流出通道和附属腺体具有收缩力的组织中广泛表达。PDE5 抑制剂则可降低曲细精管、输出管、附睾、输精管、前列腺和精囊周围平滑肌和肌样细胞的活性。这体现了该类药物促进阴茎勃起、增加射精潜伏期和缓解下尿路症状的作用机制。西地那非、他达拉非和伐地那非可用于延长早泄男性的射精潜伏期[69]。

5.2.2 PDE5 抑制剂对离体组织的影响

体外研究表明,PDE 抑制剂对男性生殖道具有收缩力的组织有抑制作用。西地那非和他达拉非可促进 NO 诱导的输精管肌肉组织舒张[70]。此外,在许多研究中发现西地那非、伐地那非、长春西丁(PDE1 抑制剂)或米力农(PDE3 抑制剂)可使离体大鼠和人类储精囊组织应激收缩和自发收缩减少[71-74]。西地那非可抑制离体大鼠附睾肌肉收缩。这些药物还能促进人类和动物的离体前列腺组织中细胞的自发性和应激性肌肉收缩的舒张[75-79]。尽管 PDE5 抑制剂可促进 NO 诱导的附睾组织舒张,但不会促进静息状态下附睾组织舒张,且不会对附睾精子的转运产生有害影响[80]。

由于具有部分抗氧化活性,多种 PDE5 抑制剂可减少多种动物组织的缺血-再灌注损伤,如心脏、肝脏、结肠和脑。伐地那非[81]、西地那非[82,83]、乌地那非[84]可抑制大鼠睾丸扭转后的再灌注损伤。非特异的 PDE 抑制剂曲匹地尔也具有类似保护作用[85,86]。

5.2.3 PDE5 抑制剂对人类睾酮水平以及精子质量的影响

尽管 PDE5 抑制剂没有以生育能力作为结局的临床研究,但有研究评估了其对体内激素水平和精液质量的影响。总体而言,这些药物可增加睾酮水平。在一项对性欲正常和 ED 患者的研究中发现,研究对象基础睾酮水平均值偏低,西地那非治疗后可提升睾酮水平,他达拉非的治疗后升高更为明显[87]。笔者推测他达拉非组的性行为频率增加提升了睾酮水平。在一项 140 名低睾酮水平男性的研究中发现,西地那非可增加游离睾酮及血清总睾酮水平[88]。

治疗 ED 时,PDE5 抑制剂通常在性交前使用,短期使用这些药物对精液质量影响并不大。一项纳入生育能力正常且未服用任何药物的 20 名健康志愿者的随机双盲安慰剂对照交叉研究中,受试者服用单剂量西地那非并在 1 小时后采集精液[89],研究发现治疗组和安慰剂组的精液参数均无差异。另一项纳入 17 例健康男性的相似研究也发现,西地那非对精液质量无影响[90]。而另一项相似研究提示西地那非可能会改善精子功能，该研究纳入 20 名健康受试者，服用 50 毫克西地那非后 1 小时采集精液[91]；结果显示精子活力和自发顶体反应与对照组无显著性差异，但与卵巢透明带结合的精子数是对照组的 149%。

PDE 抑制剂的急性效应在不育患者中展开了少量研究。一项纳入 18 例不育男性的小型交叉研究中，服用西地那非 1～2 小时后可增加快速活动精子的比例，但他达拉非会减慢精子的快速活动[92]。在一项研究中，37 例男性在采集精液前接受西地那非治疗以增强精子活力，提高采集成功的可能性[93]，用于宫腔内人工授精或试管授精。研究结果发现，部分精子活力增加。另一项小型研究中，受试者分别为 10 名生育能力正常和 10 名精子活力低下的不育男性患者，两组药物暴露时间相同，但均未观察到他达拉非对精液质量的影响[58]。

长期用药的研究结果与短期治疗研究结果没有明显差异。一项 RDBPCT 纳入 307 名健康男性，每日服用西地那非，持续 6 个月[94]，研究未发现西地那非对精液质量或生殖激素有影响。一项对 253 例健康老年男性的 RDBPCT 的随访结果相似[95]。另一项大型随机研究将 200 名有或无勃起功能障碍的男性随机分配至安慰剂组、伐地那非组或西地那非组，每日服药并治疗 6 个月[96]，结果同样显示，各组中精液质量或激素水平并未受到影响。这些大型的、设计良好的研究中的受试者均为精液质量正常的男性。一项针对少精症男性的小型 RCT 发现，治疗组中 25 例服用西地那非和 23 例服用伐地那非的男性[4]与对照组相比，精子浓度、活动力和正常形态精子数目均有所增加。一项较大的 RCT 纳入 205 名不育男性，治疗组服用伐地那非 15 天后[97]，精子浓度和活力均有所提升。

总之，PDE5 抑制剂对精液质量似乎没有不利影响，并且可能会改善辅助生殖之前的精液采集。但仍需要设计良好的临床试验来进一步评价这些药物是否会影响生育结局。有趣的是，西地那非已成功用于服用抗精神病药后引起高泌乳血症而导致男性性功能障碍患者的治疗，但在使用单胺氧化酶抑制剂司来吉兰的患者中并未成功[98]。

5.2.4 PDE5 抑制剂在实验动物及同伴中的研究

PDE5 抑制剂在雄性实验动物中的生殖结局不尽相同。给予人体等效剂量的 PDE5 抑制剂后,在家兔和老龄大鼠中观察到一定程度的损伤,但低龄成年大鼠、小鼠和犬的敏感性较低。

经口给予大鼠大约人体等效剂量的西地那非 30 天[99],大鼠睾酮和二氢睾酮水平升高。同样的处理延长至 45 天[100],和给予溶剂的空白对照组相比发现,睾酮、FSH 和 LH 水平均有所升高,附睾尾部的精子浓度和活力提高,但生精小管的形态没有影响。西地那非引起这些反应的和在人类中观察到的一样快。经口给予大鼠一剂人体等效剂量的西地那非,给药后 1 到 2 小时睾酮水平即升高,伴随睾丸间质液体积增加[101]。在另一项研究中,他达拉非对大鼠的生殖系统产生了负面效应。在老龄大鼠中经口给予人体等效剂量的他达拉非 3 或 6 个月[102],结果显示大鼠的精子数目、活力和正常形态精子比例均下降,同时,精小管发生纤维化变性和上皮脱落。这些影响是进行性的,给药疗程为 6 个月的大鼠较 3 个月的改变更为显著。

一项旨在观察药物对睾丸间质细胞超微结构影响的研究中发现[103],持续 4 周经口给予小鼠 2.3 倍人体等效剂量的西地那非,睾丸间质细胞形态发生显著变化,包括空泡形成、滑面内质网囊泡化和肿大以及线粒体异常。此外,实验组中血清睾酮水平也显著高于空白(未处理)对照组。经口长期给予高于 2.3 倍人体等效剂量西地那非口服的小鼠显示[104],睾酮水平以及前列腺腺体活性有所增加且无明显器官损伤出现。家兔每周 5 次腹腔注射相当于口服人体等效剂量的 0.5～3 倍的西地那非,持续 7 周[105]后发现,家兔出现精小管上皮变性伴附睾扩张、附睾增生和附睾精子缺失,且这些变化在高剂量组更为明显。

一项研究对象为雄性小鼠的研究中,通过口服管饲法单次给予高于人体等效剂量的西地那非,并在给药当天雄性与雌性小鼠合笼[106],观察输卵管中完成受精和未受精的卵子后发现,给予西地那非的实验组受精率明显低于对照组。在治疗 1 天后观察到该结果,反映出附睾转运后期或射精过程中出现插入减弱、射精功能障碍或精子损伤。

参考文献

[1] Lardy HA, Garbers DL, Lust WD, First NL. Effects of phosphodiesterase inhibitors and cyclic nucleotides on sperm respiration and motility. Biochemistry. 1971; 10; 1825 - 31. https://doi.org/10.1021/bi00786a015.

[2] Schoenfeld C, Amelar RD, Dubin L. Stimulation of ejaculated human spermatozoa by caffeine. A preliminary report. Fertil Steril. 1973; 24; 772 - 5. PMID; 4741998.

[3] Dimitriadis F, Giannakis D, Pardalidis N, Zikopoulos K, Paraskevaidis E, Giotitsas N, Kalaboki V, Tsounapi P, Baltogiannis D, Georgiou I, Saito M, Watanabe T, Miyagawa I, Sofikitis N. Effects of phosphodiesterase-5 inhibitors on sperm parameters and fertilizing capacity. Asian J Androl. 2008; 10; 115 - 33. PMID; 18087651.

[4] Dimitriadis F, Tsambalas S, Tsounapi P, Kawamura H, Vlachopoulou E, Haliasos N, Gratsias S, Watanabe T, Saito M, Miyagawa I, Sofikitis N. Effects of phosphodiesterase-5 inhibitors on Leydig cell secretory function in oligoasthenospermic infertile men; a randomized trial. BJU Int. 2010; 106; 1181 - 5. https://doi.org/10.1111/j.1464 - 410X.2010.09243.x. PMID; 20184572.

[5] Tardif S, Madamidola OA, Brown SG, Frame L, Lefièvre L, Wyatt PG, Barratt CL, Martins Da Silva SJ. Clinically relevant enhancement of human sperm motility using compounds with reported phosphodiesterase inhibitor activity. Hum Reprod. 2014; 29; 2123 - 35. https://doi.org/10.1093/humrep/deu196. PMID; 25124668.

[6] Tesarik J, Mendoza C, Carreras A. Effects of phosphodiesterase inhibitors caffeine and pentoxifylline on spontaneous and stimulus-induced acrosome reactions in human sperm. Fertil Steril. 1992; 58; 1185 - 90. PMID; 1333994.

[7] Funahashi H. Effect of beta-mercaptoethanol during in vitro fertilization procedures on sperm penetration into porcine oocytes and the early development in vitro. Reproduction. 2005; 130; 889 - 98. PMID; 16322548.

[8] Harrison RF. Insemination of husband's semen with and without the addition of caffeine. Fertil Steril. 1978; 29; 532 - 4. PMID; 668935.

[9] Maxwell DT, Jacobson JD, King A, Chan PJ. Effect of pentoxifylline on tumor suppressor and proto-oncogene apoptosis in sperm. J Assist Reprod Genet. 2002; 19; 279 - 83. https://doi.org/10.1023/A; 1015725230011. PMID; 12166633.

[10] United States Food and Drug Administration. Medicines in my home; caffeine and your body. 2007. http://www.fda.gov/downloads/UCM200805.pdf. Accessed 28 Dec 2015.

[11] Minelli A, Bellezza I. Methylxanthines and reproduction. Handb Exp Pharmacol. 2011; (200); 349 - 72. https://doi.org/10.1007/978 - 3 - 642 - 13443 - 2_13. PMID; 20859803.

[12] Gabrielsen JS, Tanrikut C. Chronic exposures and male fertility; the impacts of environment, diet, and drug use on spermatogenesis. Andrology. 2016; 4; 648 - 61. https://doi.org/10.1111/andr.12198. PMID; 27230702.

[13] Salas-Huetos A, Bulló M, Salas-Salvadó J. Dietary patterns, foods and nutrients in male fertility parameters and fecundability; a systematic review of observational studies. Hum Reprod Update. 2017; 23; 1 - 19. https://doi.org/10.1093/humupd/dmx006. PMID; 28333357.

［14］Curtis KM, Savitz DA, Arbuckle TE. Effects of cigarette smoking, caffeine consumption, and alcohol intake on fecundability. Am J Epidemiol. 1997; 146; 32 - 41. PMID: 9215221.

［15］Vine MF, Setzer RW Jr, Everson RB, Wyrobek AJ. Human sperm morphometry and smoking, caffeine, and alcohol consumption. Reprod Toxicol. 1997; 11; 179 - 84. PMID: 9100290.

［16］Klonoff-Cohen H, Bleha J, Lam-Kruglick P. A prospective study of the effects of female and male caffeine consumption on the reproductive endpoints of IVF and gamete intra-Fallopian transfer. Hum Reprod. 2002; 17; 1746 - 54. https://doi.org/10.1093/humrep/17.7.1746. PMID: 12093834.

［17］Kobeissi L, Inhorn MC. Health issues in the Arab American community. Male infertility I Lebanon; a case-controlled study. Ethn Dis. 2007; 17 (Suppl 3); S3 - 33 - 8. PMID: 17985448.

［18］Beaven CM, Hopkins WG, Hansen KT, Wood MR, Cronin JB, Lowe TE. Dose effect of caffeine on testosterone and cortisol responses to resistance exercise. Int J Sport Nutr Exerc Metab. 2008; 18; 131 - 41. PMID: 18458357.

［19］Marshburn PB, Sloan CS, Hammond MG. Semen quality and association with coffee drinking cigarette smoking, and ethanol consumption. Fertil Steril. 1989; 52; 162 - 5. PMID: 2744185.

［20］Sobreiro BP, Lucon AM, Pasqualotto FF, Hallak J, Athayde KS, Arap S. Semen analysis in fertile patients undergoing vasectomy; reference values and variations according to age, length of sexual abstinence, seasonality, smoking habits and caffeine intake. Sao Paulo Med J. 2005; 123; 161 - 6. https://doi.org/10.1590/S1516 - 31802005000400002. PMID: 16389413.

［21］Ramlau-Hansen CH, Thulstrup AM, Bonde JP, Olsen J, Bech BH. Semen quality according to prenatal coffee and present caffeine exposure; two decades of follow-up of a pregnancy cohort. Hum Reprod. 2008; 23; 2799 - 805. https://doi.org/10.1093/humrep/den331.

［22］Lacorte LM, Seiva FR, Rinaldi JC, Delella FK, Moroz A, Sarobo C, Godinho AF, Fávaro WJ, Fernandes AA, Felisbino SL. Caffeine reduces cadmium accumulation in the organism and enhances the levels of antioxidant protein expression in the epididymis. Reprod Toxicol. 2013; 35; 137 - 43. https://doi.org/10.1016/j.reprotox.2012.10.009. PMID: 23099337.

［23］Sadeu JC, Hughes CL, Agarwal S, Foster WG. Alcohol, drugs, caffeine, tobacco, and environmental contaminant exposure; reproductive health consequences and clinical implications. Crit Rev Toxicol. 2010; 40; 633 - 52. https://doi.org/10.3109/10408444.2010.493552. PMID: 20662712.

［24］Jensen TK, Swan SH, Skakkebaek NE, Rasmussen S, Jørgensen N. Caffeine intake and semen quality in a population of 2, 554 young Danish men. Am J Epidemiol. 2010; 171; 883 - 91. https://doi.org/10.1093/aje/kwq007. PMID: 20338976.

［25］Chiu YH, Afeiche MC, Gaskins AJ, Williams PL, Mendiola J, Jørgensen N, Swan SH, Chavarro JE. Sugar-sweetened beverage intake in relation to semen quality and reproductive hormone levels in young men. Hum Reprod. 2014; 29; 1575 - 84. PMID: 24812311.

［26］Jensen TK, Henriksen TB, Hjollund NH, Scheike T, Kolstad H, Giwercman A, Ernst E, Bonde JP, Skakkebaek NE, Olsen J. Caffeine intake and fecundability; a follow-up study among 430 Danish couples planning their first pregnancy. Reprod Toxicol. 1998; 12; 289 - 95. PMID: 9628552.

［27］Wedick NM, Mantzoros CS, Ding EL, Brennan AM, Rosner B, Rimm EB, FB H, van Dam RM. The effects of caffeinated and decaffeinated coffee on sex hormone-binding globulin and endogenous sex hormone levels; a randomized controlled trial. Nutr J. 2012;

11：86. https：//doi.org/10.1186/1475 - 2891 - 11 - 86. PMID：23078574.

[28] Yang H，Chen Q，Zhou N，Sun L，Bao H，Tan L，Chen H，Zhang G，Ling X，Huang L，Li L，Ma M，Yang H，Wang X，Zou P，Peng K，Liu K，Liu T，Cui Z，Liu J，Ao L，Zhou Z，Cao J. Lifestyles associated with human semen quality：results from MARHCS Cohort Study in Chongqing，China. Medicine（Baltimore）. 2015；94：e1166. https：//doi.org/10.1097/MD.0000000000001166.PMID：26181561.

[29] Robbins WA，Vine MF，Truong KY，Everson RB. Use of fluorescence in situ hybridization （FISH）to assess effects of smoking，caffeine，and alcohol on aneuploidy load in sperm of healthy men. Environ Mol Mutagen. 1997；30：175 - 83. PMID：9329642.

[30] Saadat SH，Ahmadi K，Panahi Y. The effect of on-demand caffeine consumption on treating patients with premature ejaculation：a double-blind randomized clinical trial. Pharm Biotechnol. 2015；16：281 - 7. https：//doi.org/10.2174/1389201016666150118133045. PMID：25601604.

[31] Karmon AE，Toth TL，Chiu YH，Gaskins AJ，Tanrikut C，Wright DL，Hauser R，Chavarro JE，Earth Study Team. Male caffeine and alcohol intake in relation to semen parameters and in vitro fertilization outcomes among fertility patients. Andrology. 2017；5：354 - 61. https：//doi.org/10.1111/andr.12310. PMID：28187518.

[32] Schmid TE，Eskenazi B，Baumgartner A，Marchetti F，Young S，Weldon R，Anderson D，Wyrobek AJ. The effects of male age on sperm DNA damage in healthy non-smokers. Hum Reprod. 2007；22：180 - 7. https：//doi.org/10.1093/humrep/del338. PMID：17053003.

[33] Friedman L，Weinberger MA，Farber TM，Moreland FM，Peters EL，Gilmore CE，Khan MA. Testicular atrophy and impaired spermatogenesis in rats fed high levels of the methylxanthines caffeine，theobromine，or theophylline. J Environ PatholToxicol. 1979；2：687 - 706. PMID：422930.

[34] Gans JH. Comparative toxicities of dietary caffeine and theobromine in the rat. Food Chem Toxicol. 1984；22：365 - 9. PMID：6539285.

[35] Ezzat AR，el-Gohary ZM. Hormonal and histological effects of chronic caffeine administration on the pituitary-gonadal and pituitary-adrenocortical axes in male rabbits. Funct Dev Morphol. 1994；4：45 - 50. PMID：7819609.

[36] Tengowski MW，Sutovsky P，Hedlund LW，Guyot DJ，Burkhardt JE，Thompson WE，Sutovsky M，Johnson GA. Reproductive cytotoxicity is predicted by magnetic resonance microscopy and confirmed by ubiquitin-proteasome immunohistochemistry in a theophylline-induced model of rat testicular and epididymal toxicity. Microsc Microanal. 2005；11：300 - 12. https：//doi.org/10.1017/S143192760505021X. PMID：16079014.

[37] Tinwell H，Colombel S，Blanck O，Bars R. The screening of everyday life chemicals in validated assays targeting the pituitary-gonadal axis. Regul Toxicol Pharmacol. 2013；66：184 - 96. https：//doi.org/10.1016/j.yrtph.2013.04.002. PMID：23590819.

[38] Park M，Choi Y，Choi H，Yim JY，Roh J. High doses of caffeine during the peripubertal period in the rat impair the growth and function of the testis. Int J Endocrinol. 2015；2015：368475. https：//doi.org/10.1155/2015/368475. PMID：25983753.

[39] Pollard I，Smallshaw J. Male mediated caffeine effects over two generations of rats. J Dev Physiol. 1988；10：271 - 81. PMID：3216096.

[40] Aparicio NJ，Schwarzstein L，de Turner EA. Pentoxifylline（BL 191）by oral administration in the treatment of asthenozoospermia. Andrologia. 1980；12：228 - 31. PMID：7004272.

[41] Marrama P，Baraghini GF，Carani C，Celani MF，Giovenco P，Grandi F，Montanini V. Further studies on the effects of pentoxifylline on sperm count and sperm motility in patients with idiopathic oligo-asthenozoospermia. Andrologia. 1985；17：612 - 6. PMID：4083550.

［42］Maier U，Szabo N，Ludvik G. Oral pentoxifylline in therapy-resistant idiopathic OAT syndrome. Arch Androl. 1994；33：59－62. PMID：7979810.

［43］Faka B，Api M，Fiçicioğlu C，Gürbüz A，Oral O. Pentoxifylline in male-factor infertility：its therapeutic efficacy after oral administration. Acta Eur Fertil. 1994；25（6）：351－3. PMID：8838877.

［44］Tournaye H，Van Steirteghem AC，Devroey P. Pentoxifylline in idiopathic male-factor infertility：a review of its therapeutic efficacy after oral administration. Hum Reprod. 1994；9：996－1000. PMID：7962414.

［45］Showell MG，Mackenzie-Proctor R，Brown J，Yazdani A，Stankiewicz MT，Hart RJ. Antioxidants for male subfertility. Cochrane Database Syst Rev 2014；（12）：CD007411. https：//doi.org/10.1002/14651858.CD007411.pub3. PMID：25504418.

［46］Weinberger MA，Friedman L，Farber TM，Moreland FM，Peters EL，Gilmore CE，Khan MA. Testicular atrophy and impaired spermatogenesis in rats fed high levels of the methylxanthines caffeine，theobromine，or theophylline. J Environ Pathol Toxicol. 1978；1：669－88. PMID：722208.

［47］Tengowski MW，Feng D，Sutovsky M，Sutovsky P. Differential expression of genes encoding constitutive and inducible. 20S proteasomal core subunits in the testis and epididymis of theophylline- or 1，3-dinitrobenzene-exposed rats. Biol Reprod. 2007；76：149－63. https：//doi.org/10.1095/biolreprod.106.053173. PMID：16988215.

［48］Morrissey RE，Collins JJ，Lamb JC 4th，Manus AG，Gulati DK. Reproductive effects of theophylline in mice and rats. Fundam Appl Toxicol. 1988；10：525－36. PMID：3371590.

［49］Harris MW，Chapin RE，Lockhart AC，Jokinen MP. Assessment of a short-term reproductive and developmental toxicity screen. Fundam Appl Toxicol. 1992；19：186－96. PMID：1516774.

［50］Omori K，Kotera J. Overview of PDEs and their regulation. Circ Res. 2007；100：309－27.

［51］Amaral A，Castillo J，Ramalho-Santos J，Oliva R. The combined human sperm proteome：cellular pathways and implications for basic and clinical science. Hum Reprod Update. 2013；20：40－62. https：//doi.org/10.1093/humupd/dmt046. PMID：24082039.

［52］Fisch JD，Behr B，Conti M. Enhancement of motility and acrosome reaction in human spermatozoa：differential activation by type-specific phosphodiesterase inhibitors. Hum Reprod. 1998；13：1248－54. PMID：9647555.

［53］Lefièvre L，De Lamirande E，Gagnon C. The cyclic GMP-specific phosphodiesterase Inhibitor，sildenafil，stimulates human sperm motility and capacitation but not acrosome reaction. J Androl. 2000；21：929－37. https：//doi.org/10.1002/j.1939－4640.2000.tb03424. x. PMID：11105920.

［54］Lefièvre L，de Lamirande E，Gagnon C. Presence of cyclic nucleotide phosphodiesterases PDE1A，existing as a stable complex with calmodulin，and PDE3A in human spermatozoa. Biol Reprod. 2002；67：423－30. https：//doi.org/10.1095/biolreprod67.2.423. PMID：12135876.

［55］Mostafa T. Tadalafil as an in vitro sperm motility stimulant. Andrologia. 2007a；39：12－5. https：//doi.org/10.1111/j.1439－0272.2006.00752.x. PMID：17212804.

［56］Mostafa T. In vitro sildenafil citrate use as a sperm motility stimulant. Fertil Steril. 2007b；88：994－6. https：//doi.org/10.1016/j.fertnstert.2006.11.182. PMID：17316632.

［57］Burger M，Sikka SC，Bivalacqua TJ，Lamb DJ，Hellstrom WJ. The effect of sildenafil on human sperm motion and function from normal and infertile men. Int J Impot Res. 2000；12：229－34. PMID：11079364.

[58] Yang Y, Ma Y, Yang H, Jin Y, Hu K, Wang HX, Wang YX, Huang YR, Chen B. Effect of acute tadalafil on sperm motility and acrosome reaction: in vitro and in vivo studies. Andrologia. 2014; 46: 417 – 22. https://doi.org/10.1111/and.12097. PMID: 23581543.

[59] Sousa MI, Amaral S, Tavares RS, Paiva C, Ramalho-Santos J. Concentration-dependent Sildenafil citrate (Viagra) effects on ROS production, energy status, and human sperm function. Syst Biol Reprod Med. 2014; 60: 72 – 9. https://doi.org/10.3109/19396368. 2013.867380. PMID: 24350988.

[60] Cuadra DL, Chan PJ, Patton WC, Stewart SC, King A. Type 5 phosphodiesterase regulation of human sperm motility. Am J Obstet Gynecol. 2000; 182(5): 1013. PMID: 10819812.

[61] Fournier V, Leclerc P, Cormier N, Bailey JL. Implication of calmodulin-dependent phosphodiesterase type 1 during bovine sperm capacitation. J Androl. 2003; 24: 104 – 12. PMID: 12514091.

[62] Glenn DRJ, McVicar CM, McClure N, Lewis SEM. Sildenafil citrate improves sperm motility but causes a premature acrosome reaction in vitro. Fertil Steril. 2007; 87: 1064 – 70. PMID: 17335822.

[63] Hunnicutt GR, Koppel DE, Kwitny S, Cowan AE. Cyclic $3'$, $5'$-AMP causes ADAM1/ ADAM2 to rapidly diffuse within the plasma membrane of guinea pig sperm. Biol Reprod. 2008; 79: 999 – 1007. https://doi.org/10.1095/biolreprod.107.067058. PMID: 18667756.

[64] Torres-Flores V, Hernández-Rueda YL, Neri-Vidaurri Pdel C, Jiménez-Trejo F, Calderón-Salinas V, Molina-Guarneros JA, González-Martínez MT. Activation of protein kinase A stimulates the progesterone-induced calcium influx in human sperm exposed to the phosphodiesterase inhibitor papaverine. J Androl. 2008; 29: 549 – 57. https://doi.org/10. 2164/jandrol.107.004614. PMID: 18497338.

[65] Mostafa T. Oral phosphodiesterase type 5 inhibitors: nonerectogenic beneficial uses. J Sex Med. 2008; 5: 2502 – 18. https://doi.org/10.1111/j.1743 – 6109.2008.00983.x. PMID: 18761597.

[66] Chen L, Staubli SE, Schneider MP, Kessels AG, Ivic S, Bachmann LM, Kessler TM. Phosphodiesterase 5 inhibitors for the treatment of erectile dysfunction: a trade-off network meta-analysis. Eur Urol. 2015; 68: 674 – 80. https://doi.org/10.1016/j.eururo. 2015.03.031. PMID: 25817916.

[67] Pofi R, Gianfrilli D, Badagliacca R, Di Dato C, Venneri MA, Giannetta E. Everything you ever wanted to know about phosphodiesterase 5 inhibitors and the heart (but never dared ask): how do they work? J Endocrinol Invest. 2016; 39: 131 – 42. https://doi.org/ 10.1007/s40618 – 015 – 0339-y. PMID: 26142740.

[68] Gacci M, Andersson KE, Chapple C, Maggi M, Mirone V, Oelke M, Porst H, Roehrborn C, Stief C, Giuliano F. Latest evidence on the use of phosphodiesterase type 5 inhibitors for the treatment of lower urinary tract symptoms secondary to benign prostatic hyperplasia. Eur Urol. 2016; 70(1): 124 – 33. https://doi.org/10.1016/j.eururo.2015.12.048. PMID: 26806655.

[69] Gökçe A, Halis F, Demirtas A, Ekmekcioglu O. The effects of three phosphodiesterase type 5 inhibitors on ejaculation latency time in lifelong premature ejaculators: a double-blind laboratory setting study. BJU Int. 2011; 107: 1274 – 7. https://doi.org/10.1111/j. 1464 – 410X.2010.09646.x. PMID: 21929518.

[70] Mancina R, Filippi S, Marini M, Morelli A, Vignozzi L, Salonia A, Montorsi F, Mondaini N, Vannelli GB, Donati S, Lotti F, Forti G, Maggi M. Expression and functional activity

of phosphodiesterase type 5 in human and rabbit vas deferens. Mol Hum Reprod. 2005；11：107 - 15. https：//doi.org/10.1093/molehr/gah143. PMID：15640438.

[71] Orhan I, Onur R, Taşdemir C, Ayar A, Kadioğlu A. Sildenafil citrate inhibits agonist induced contractions in isolated rat seminal vesicles. J Urol. 2006；175：2350 - 3. https：//doi.org/10.1016/S0022 - 5347(06)00280 - 1. PMID：16697872.

[72] Uckert S, Bazrafshan S, Scheller F, Mayer ME, Jonas U, Stief CG. Functional responses of isolated human seminal vesicle tissue to selective phosphodiesterase inhibitors. Urology. 2007；70：185 - 9. https：//doi.org/10.1016/j.urology.2007.02.049. PMID：17656245.

[73] Uckert S, Bazrafshan S, Sonnenberg JE, Kuczyk MA. Effects of phosphodiesterase inhibitors on the contractile responses of isolated human seminal vesicle tissue to adrenergic stimulation. J Sex Med. 2009；6：408 - 14. https：//doi.org/10.1111/j.1743 - 6109.2008.01085.x. PMID：19040619.

[74] Birowo P, Uckert S, Kedia GT, Sonnenberg JE, Sandner P, Thon WF, Scheller F, Rahardjo D, Kuczyk MA. Exposure of human seminal vesicle tissue to phosphodiesterase (PDE) inhibitors antagonizes the contraction induced by norepinephrine and increases production of cyclic nucleotides. Urology. 2010；76：1518.e1 - 6. https：//doi.org/10.1016/j.urology.2010.07.461. PMID：20970829.

[75] Kang KK, Kim JM, Yu JY, Ahn BO, Yoo M, Kim YC. Effects of phosphodiesterase type 5 inhibitor on the contractility of prostate tissues and urethral pressure responses in a rat model of benign prostate hyperplasia. Int J Urol. 2007；14：946 - 51. PMID：17880297.

[76] Uckert S, Sormes M, Kedia G, Scheller F, Knapp WH, Jonas U, Stief CG. Effects of phosphodiesterase inhibitors on tension induced by norepinephrine and accumulation of cyclic nucleotides in isolated human prostatic tissue. Urology. 2008；71：526 - 30. https：//doi.org/10.1016/j.urology. 2007.10.051. PMID：18342202.

[77] Kedia GT, Uckert S, Kedia M, Kuczyk MA. Effects of phosphodiesterase inhibitors on contraction induced by endothelin-1 of isolated human prostatic tissue. Urology. 2009；73：1397 - 401. PMID：192857.

[78] Dey A, Lang RJ, Exintaris B. Nitric oxide signaling pathways involved in the inhibition of spontaneous activity in the guinea pig prostate. J Urol. 2012；187：2254 - 60. https：//doi.org/10.1016/j.juro.2012.01.072. PMID：22503041.

[79] Buono R, Briganti A, Freschi M, Villa L, La Croce G, Moschini M, Benigni F, Castiglione F, Montorsi F, Hedlund P. Silodosin and tadalafil have synergistic inhibitory effects on nerve-mediated contractions of human and rat isolated prostates. Eur J Pharmacol. 2014；744：42 - 51. https：//doi.org/10.1016/j.ejphar.2014.09.030. PMID：25261033.

[80] Mietens A, Tasch S, Feuerstacke C, Eichner G, Volkmann J, Schermuly RT, Grimminger F, Müller D, Middendorff R. Phosphodiesterase 5 (PDE5) inhibition，ANP and NO rapidly reduce epididymal duct contractions，but long-term PDE5 inhibition in vivo does not. Mol Cell Endocrinol. 2012；349：145 - 53. https：//doi.org/10.1016/j.mce.2011.09.039. PMID：21996373.

[81] Erol B, Tokgoz H, Hanci V, Bektas S, Akduman B, Yencilek F, Mungan G, Mungan A. Vardenafil reduces testicular damage following ischemia/reperfusion injury in rats. Kaohsiung J Med Sci. 2009；25：374 - 80. https：//doi.org/10.1016/S1607 - 551X(09)70530 - 3. PMID：19605329.

[82] Beheshtian A, Salmasi AH, Payabvash S, Kiumehr S, Ghazinezami B, Rahimpour S, Tavangar SM, Dehpour AR. Protective effects of sildenafil administration on testicular torsion/detorsion damage in rats. World J Urol. 2008；26：197 - 202. https：//doi.org/10.

1007/s00345 - 008 - 0243 - 6. PMID: 18265987.

[83] Yıldız H, Durmus AS, Şimşek H, Yaman M. Dose-dependent protective effect of sildenafil citrate on testicular injury after torsion/detorsion in rats. Andrologia. 2012; 44(Suppl 1): 300 - 6.

[84] Özgür BC, Telli O, Yuceturk CN, Sarici H, Ozer E, Surer H, Kılınc AS, Hucumenoglu S, Eroglu M. The effect of sildenafil and udenafil on testicular damage following ischemia-reperfusion injury in rats. J Urol. 2014; 192: 1272 - 7. https://doi.org/10.1016/j.juro.2014.04.011. PMID: 24742592.

[85] Bozlu M, Acar D, Cayan S, Aktas S, Tunckiran A. Protective effect of trapidil on long-term histologic damage in a rat model of testicular ischemia-reperfusion injury. World J Urol. 2009; 27: 117 - 22. https://doi.org/10.1007/s00345 - 008 - 0323 - 7. PMID: 18762946.

[86] Karagüzel E, Kadihasanoglu M, Kutlu O. Mechanisms of testicular torsion and potential protective agents. Nat Rev Urol. 2014; 11: 391 - 9. PMID: 24934447.

[87] Carosa E, Martini P, Brandetti F, Di Stasi SM, Lombardo F, Lenzi A, Jannini EA. Type V phosphodiesterase inhibitor treatments for erectile dysfunction increase testosterone levels. Clin Endocrinol (Oxf). 2004; 61: 382 - 6. PMID: 15355456.

[88] Spitzer M, Bhasin S, Travison TG, Davda MN, Stroh H, Basaria S. Sildenafil increases serum testosterone levels by a direct action on the testes. Andrology. 2013; 1: 913 - 8. https://doi.org/10.1111/j.2047 - 2927.2013.00131.x. PMID: 24106072.

[89] Aversa A, Mazzilli F, Rossi T, Delfino M, Isidori AM, Fabbri A. Effects of sildenafil (Viagra) administration on seminal parameters and post-ejaculatory refractory time in normal males. Hum Reprod. 2000; 15: 131 - 4. https://doi.org/10.1093/humrep/15.1.131. PMID: 10611201.

[90] Purvis K, Muirhead GJ, Harness JA. The effects of sildenafil on human sperm function in healthy volunteers. Br J Clin Pharmacol. 2002; 53(Suppl 1): 53S-60S. https://doi.org/10.1046/j.0306 - 5251.2001.00033.x. PMID: 11879260.

[91] du Plessis SS, de Jongh PS, Franken DR. Effect of acute in vivo sildenafil citrate and in vitro 8-bromo-cGMP treatments on semen parameters and sperm function. Fertil Steril. 2004; 81: 1026 - 33. https://doi.org/10.1016/j.fertnstert.2003.09.054. PMID: 15066459.

[92] Pomara G, Morelli G, Canale D, Turchi P, Caglieresi C, Moschini C, Liguori G, Selli C, Macchia E, Martino E, Francesca F. Alterations in sperm motility after acute oral administration of sildenafil or tadalafil in young, infertile men. Fertil Steril. 2007; 88: 860 - 5. https://doi.org/10.1016/j.fertnstert.2006.12.019. PMID: 17544419.

[93] Jannini EA, Lombardo F, Salacone P, Gandini L, Lenzi A. Treatment of sexual dysfunctions secondary to male infertility with sildenafil citrate. Fertil Steril. 2004; 81: 705 - 7. https://doi.org/10.1016/j.fertnstert.2003.08.032. PMID: 15037428.

[94] Hellstrom WJ, Overstreet JW, Yu A, Saikali K, Shen W, Beasley CM Jr, Watkins VS. Tadalafil has no detrimental effect on human spermatogenesis or reproductive hormones. J Urol. 2003; 170: 887 - 91. PMID: 12913723.

[95] Hellstrom WJ, Gittelman M, Jarow J, Steidle C, McMurray J, Talley D, Watts S, Mitchell CL, McGill JM. An evaluation of semen characteristics in men 45 years of age or older after daily dosing with tadalafil. 20 mg: results of a multicenter, randomized, double-blind, placebo-controlled, 9-month study. Eur Urol. 2008; 53: 1058 - 65. PMID: 17945409.

[96] Jarvi K, Dula E, Drehobl M, Pryor J, Shapiro J, Seger M. Daily vardenafil for 6 months has no detrimental effects on semen characteristics or reproductive hormones in men with normal baseline levels. J Urol. 2008; 179: 1060 - 5. https://doi.org/10.1016/j.juro.2007.

10.077. PMID: 18206950.

[97] Rago R, Salacone P, Caponecchia L, Marcucci I, Fiori C, Sebastianelli A. Effect of vardenafil on semen parameters in infertile men: a pilot study evaluating short-term treatment. J Endocrinol Invest. 2012; 35: 897 – 900. https://doi.org/10.3275/8368. PMID: 22522672.

[98] Nunes LV, Moreira HC, Razzouk D, Nunes SO, Mari JJ. Strategies for the treatment of antipsychotic-induced sexual dysfunction and/or hyperprolactinemia among patients of the schizophrenia spectrum: a review. J Sex Marital Ther. 2012; 38: 281 – 301. PMID: 22533871.

[99] Andric SA, Janjic MM, Stojkov NJ, Kostic TS. Sildenafil treatment in vivo stimulates Leydig cell steroidogenesis via the cAMP/cGMP signaling pathway. Am J Physiol Endocrinol Metab. 2010; 299: E544 – 50. https://doi.org/10.1152/ajpendo.00337.2010. PMID: 20663985.

[100] Alp H, Cirit U, Tas M, Rifaioglu MM, Hatipoglu NK, Aytekin I, Yucel M, Firat U, Ozmen MF, Seker U, Eren LB. Effects of sildenafil citrate, isoniazid, and streptomycin on testicular tissue and epididymal semen quality in rats. Urology. 2012; 80: 953.e9 – 14. https://doi.org/10.1016/j.urology.2012.05.016. PMID: 22840858.

[101] Janjic MM, Stojkov NJ, Bjelic MM, Mihajlovic AI, Andric SA, Kostic TS. Transient rise of serum testosterone level after single sildenafil treatment of adult male rats. J Sex Med. 2012; 9: 2534 – 43. https://doi.org/10.1111/j.1743 – 6109.2012.02674.x. PMID: 7607115.

[102] Khalaf MA, Abbas MF, El-Fakahany HM. Effects of chronic tadalafil use on the testes and sperm parameters of old albino rats. Andrologia. 2012; 44(Suppl 1): 370 – 5. https://doi.org/10.1111/j.1439 – 0272.2011.01191.x. PMID: 21762189.

[103] Saraiva KL, Silva AK, Wanderley MI, De Araújo AA, De Souza JR, Peixoto CA. Chronic treatment with sildenafil stimulates Leydig cell and testosterone secretion. Int J Exp Pathol. 2009; 90: 454 – 62. https://doi.org/10.1111/j.1365 – 2613.2009.00660.x. PMID: 19659904.

[104] Gomes FO, Carvalho Mda C, Saraiva KL, Ribeiro EL, E Silva AK, Donato MA, Rocha SW, Santose Silva B, Peixoto CA. Effect of chronic Sildenafil treatment on the prostate of C57Bl/6 mice. Tissue Cell. 2014; 46: 439 – 49. https://doi.org/10.1016/j.tice.2014.08.001. PMID: 25239757.

[105] Jarrar BM. Histological alterations in the testicular tissue induced by sildenafil overdoses. Drug Metab Lett. 2011; 5: 99 – 103. https://doi.org/10.2174/187231211795305267. PMID: 21457138.

[106] Glenn DR, McClure N, Cosby SL, Stevenson M, Lewis SE. Sildenafil citrate (Viagra) impairs fertilization and early embryo development in mice. Fertil Steril. 2009; 91: 893 – 9. https://doi.org/10.1016/j.fertnstert.2007.12.014. PMID: 18325509.

第六章
止痛药和男性生育

摘要 阿片类药物使用越来越多,已成为发达国家的一大危机。众所周知,阿片类药物对男性生育有巨大负面影响,但目前关于这类医学话题的讨论中并未涉及。在生殖医学门诊,很大一部分患者正在使用阿片类药物进行疼痛治疗,而其中男性患者如何选药尚不清楚。阿片类药物通过多种机制发挥其对生育能力的负面作用。高剂量使用时,睾酮水平显著下降,性腺功能减退。可能是由于催乳素的增加和垂体对促性腺激素产生/分泌的抑制所致。然而,即使没有降低雄激素水平,睾丸也会受到负面影响。正如我们在本章中所述,睾丸间质和生殖细胞产生内源性阿片类物质,这些物质的受体遍布睾丸。例如,睾丸间质和生殖细胞产生的内源性阿片类物质对 Sertoli 细胞受体产生旁分泌抑制作用,从而减少雄激素结合蛋白的产生,而雄激素结合蛋白是雄激素的睾丸内转运所必需的。吗啡还能增加大脑和睾丸芳香化酶的表达,直接作用于睾丸和生殖细胞,从而降低睾丸功能。男性体内的外源性阿片类药物会降低精液质量,如导致 DNA 断裂。所有的阿片类药物都有这些作用,但低剂量短效阿片类药物以及一些对多种受体具有活性的药物(如曲马朵和他喷他多)的负面影响较小。非类固醇抗炎药物(NSAIDS)对男性生殖系统的影响要小得多,尽管目前还缺乏人体研究。对乙酰氨基酚已被证明会导致精子异常,如 DNA 断裂,并延长怀孕所需时间,这可能更令人担忧。在啮齿类动物中,对乙酰氨基酚对输精管的组织学和生育能力有负面影响。需要对人类开展稳健的、精心设计的研究。

6.1 阿片类药物

外源性阿片类药物有阿片类受体激动剂的作用,作用于通常受内源性阿片类药物刺激的受体:内啡肽、脑啡肽和去甲肾上腺素受体。阿片受体有很多种类型,镇痛药物对 μ, κ, δ 阿片受体(分别为 MOR,KOR 和 DOR)的亲和力不同。

疼痛控制最有效的受体是 MORs,吗啡、芬太尼、氢吗啡酮、羟吗啡酮、海洛因对其有激动作用。其他阿片类止痛药对其他阿片类受体具有显著活性,并且(或)具有其他药理活性(表 6.1)。半个多世纪以前,对阿片类药物

表 6.1 作用于精子和(或)男性生殖道的止痛药

药 物	分 类	男性基本情况	除非注明,否则以人体等效剂量观察到的对雄性繁殖的体内效应为非人类物种结果
阿片类受体激动剂和拮抗剂			
丁丙诺啡	MOR, KOR, DOR 受体激动剂;电压门控钠通道阻滞剂	阿片类药物成瘾;疼痛;恶心	人类:PRL 升高;LH 下降;T 降低,在长期使用过程中,游离 T 约有一半患者的总 T 低于正常值;这些内分泌变化也见于经皮使用 大鼠:在单次 IP 注射后,低 T 在 4 小时,但在 24 小时时 T 升高,比吗啡或芬太尼更显著
可待因	代谢为吗啡	疼痛	人类:PRL 升高;DHEAS 降低,游离 T 降低
芬太尼	MOR 受体激动剂	疼痛	人类:PRL 升高;DHEAS 降低,T 降低,长期口服治疗慢性疼痛低于正常总 T 75%,用于低游离 T 大鼠:单次 IP 注射后,4 小时低 T,24 小时升高
氢可酮	MOR, DOR 受体激动剂	疼痛,咳嗽	人类:PRL 升高;DHEAS 降低,T 降低,用于长期慢性疼痛时应低于正常总 T 的 28%

（续表）

药　物	分　类	男性基本情况	除非注明，否则以人体等效剂量观察到的对雄性繁殖的体内效应为非人类物种结果
二氢吗啡酮	MOR 受体激动剂	疼痛	人类：PRL 升高；DHEAS 降低，长期疼痛管理患者 T 值低，游离 T 值低
美沙酮	MOR 受体激动剂，天冬氨酸受体激动剂	疼痛；阿片类药物成瘾	人类：PRL 升高；DHEAS 降低，T 降低，约半数患者低于正常总 T 和游离 T，慢性疼痛长期使用总 T 低 79%，游离 T 低，精液质量差：浓度、运动和形态；射精潜伏期小鼠增加；治疗后雄性；着床前死亡高；精子增加和转移
吗啡	MOR 受体激动剂	疼痛	人类：PRL 升高；DHEAS 降低，LH 降低；在鞘内给药频率较高（86%）的患者中，约有一半患者 T 值降低，低于正常总 T 值和游离 T 值；低总 T 值 83%，长期使用控释形式治疗慢性疼痛 大鼠：精母细胞遗传学异常，妊娠率低，胚胎植入前后死亡；精子发生异常通过停药 13 周；单次 IP 注入后，4 小时时 T 较低，24 小时时升高 小鼠：妊娠率低；减少产仔数；增加胚胎死亡；粗线期精母细胞非整倍性和易位增加
烯丙吗啡	MOR，KOR 受体拮抗剂	阿片类药物过量	人类：PRL 升高，LH 降低
纳洛酮	MOR，KOR，DOR 受体拮抗剂	阿片类药物过量；成瘾	人类：LH、T 和 DHEAS 升高
纳曲酮	MOR，KOR，DOR 受体拮抗剂	阿片类药物过量；	人类：LH、T 升高
羟考酮	MOR，KOR 受体激动剂	疼痛	人类：PRL 升高；在大约一半的患者中，DHEAS 降低，T 降低，低于正常总 T 和游离 T。总 T 用于长期慢性使用疼痛；88% 为长效，50% 为即时释放
羟吗啡酮	MOR，DOR 受体激动剂	疼痛	大鼠：对附睾精子无影响
喷他佐辛	MOR 受体激动剂，σ 受体调节器	疼痛	人类：在两项针对健康男性的小型研究中，PRL 升高，LH 降低

（续表）

药 物	分 类	男性基本情况	除非注明，否则以人体等效剂量观察到的对雄性繁殖的体内效应为非人类物种结果
哌替啶（甲哌啶、杜冷丁）	MOR 受体激动剂；抗胆碱能；多巴胺转运体拮抗剂；NE 转运蛋白拮抗剂	疼痛	人类：PRL 升高，游离 T 降低 大鼠：睾丸、附睾、精囊、前列腺、输精管重量下降；精小管直径减小；精原细胞、精母细胞和精子细胞数量减少；降低附睾精子数
异丙酚（右丙泊酚）	MOR 受体激动剂；烟碱乙酰胆碱受体拮抗剂	疼痛，咳嗽	人类：DHEAS 降低
他喷他多	MOR 受体激动剂；去甲肾上腺素重摄取抑制剂	疼痛	人类：PRL 升高；总 T 下降，但低于吗啡或羟考酮；射精延迟增加
曲马朵	MOR 受体激动剂；去甲肾上腺素重摄取抑制剂；NMDA 拮抗剂	疼痛，纤维组织肌痛，早泄	人类：PRL 升高；低游离 T，增加射精潜伏期 大鼠：高 PRL；低 T、LH、FSH；睾丸过氧化氢酶、超氧化物歧化酶、谷胱甘肽；精子浓度和活力低；单次 IP 注入后，4 小时时 T 较低，24 小时时升高；比吗啡或芬太尼更有效

人类或动物在 HED 中很少或没有关于男性生殖的信息：二氢可待因、舒芬太尼、喷他佐辛、替利定

非甾体抗炎药

| 扑热息痛（对乙酰氨基酚，APAP） | 环氧合酶‑2 抑制剂 | 疼痛，发热 | 人类：501 对夫妻中，尿中对乙酰氨基酚水平较高的男性自然生育能力较低（怀孕时间较长），尿中对乙酰氨基酚水平较高的男性与精子活力、形态和 DNA 片段的改变有关
大鼠：单次给药后 10 天会影响精子生成
小鼠：一项研究单剂量给药后 3 小时干扰精子生成，另一项研究在单剂量给药 6 小时后会干扰精子生成；5 天粗线期精母细胞将耗竭，输精管精子 DNA 断裂增加 |

药　　物	分　　类	男性基本情况	除非注明，否则以人体等效剂量观察到的对雄性繁殖的体内效应为非人类物种结果
阿司匹林（乙酰水杨酸，ASA）	非甾体抗炎药	疼痛；发热；炎症	人类：精液中前列腺素减少；在一项小型研究中，T 对 hCG 的反应减弱；对基础 T 无影响；在一项小型研究中，LH 对纳洛酮的反应被抑制 大鼠：（1）单次给药：输精管破裂；丙二醛高，过氧化氢酶低；（2）0.2×HED 持续 30 天，精子细胞数减少，精子形态不良；（3）低 HED 持续 7 天：睾丸、附睾、输精管、精囊重量下降，精子数、活力、形态下降；（4）35 天：精子数和活力下降；（5）在一项研究中，60 天的治疗对精子没有影响；（6）低 HED 10 天：精囊、前列腺重量下降；间质细胞核体积减小；支持细胞的节缩变化；睾丸生殖细胞数量减少 小鼠：（1）2 个月时精子参数正常，但精子活力较低；（2）低剂量会增加生育能力
布洛芬	非甾体抗炎药	疼痛；发热；炎症	小鼠：2 个月时精子参数正常，但体外受精的受精率降低，T 水平降低
吲哚美辛	非甾体抗炎药	痛风、滑囊炎	人类：（1）在一项小型研究中增加 PRL；（2）14 天的给药对随后 10 周的 LH、FSH、T 或精液参数没有影响 大鼠：（1）低剂量治疗后 30 天 T、LH 下降，但生育能力无明显差异；（2）低剂量连续 50 天降低前列腺重量、精子数和运动能力；（3）连续 7 天每天 2 次降低生育能力；（4）其他研究表明慢性治疗对生育能力无影响 小鼠：（1）低剂量增加生育能力；（2）低剂量时生育能力下降
美洛昔康	Cox‐2 抑制剂	疼痛	大鼠：35 天 HED 导致精子数量和活力下降
萘普生	非甾体抗炎药	疼痛；发热；炎症	大鼠：（1）正常生育 7 天；（2）治疗 35 天降低精子数量和活力

(续表)

药 物	分 类	男性基本情况	除非注明,否则以人体等效剂量观察到的对雄性繁殖的体内效应为非人类物种结果
尼美舒利	—	—	小鼠:45 天低 HED 时精小管上皮破裂
奥沙普嗪	非甾体抗炎药	骨关节炎	人类:给药 14 天对随后 10 周的 LH、FSH、T 或精液参数没有影响
吡罗昔康	非甾体抗炎药	炎症性疼痛	小鼠:60 天后正常精子

人类或动物雄性生殖相关人体等效剂量的信息很少或没有(一些在体外抑制精子功能;精液中 PG 水平下降):阿昔洛芬酸、塞来昔布、氯联苯、右旋酮洛芬酸、双氯芬酸、二氟尼柳、屈噁昔康、依托度酸、依托考昔、非诺洛芬、氟比洛芬、酮洛酸氨丁三醇、氯诺昔康、洛索洛芬、甲芬那酸、萘丁美酮、双水杨酯、舒林酸、替诺昔康、托芬那酸、托美丁钠。

缩略词:COX 环氧酶,DHEAS:脱氢表雄酮,DOR:δ 阿片受体,FSH:促卵泡激素,GSH:谷胱甘肽,hCG:促绒毛膜性腺激素,HED:人体等效剂量,IP:腹腔内给药,IVF:试管婴儿体外受精,KOR:κ 阿片受体,LH:促黄体激素,MOR:μ 阿片受体,NMDAN:甲基- D -天冬氨酸受体,NRI:肾上腺素再摄取抑制剂,NSAID:非甾体抗炎药,PRL:催乳素,SNRI:去甲肾上腺素重摄取抑制剂,T:睾酮。

成瘾男性的研究报告了性腺功能减退,现在对阿片类药物成瘾的男性和服用阿片类药物的患者中也有这一现象。与许多药物一样,身体状况不佳也可能导致内分泌异常,因此很难在临床试验中研究药物的负面影响。在对疼痛的急性反应中,肾上腺激素、甲状腺激素、PRL 和性腺激素的分泌增加,但在慢性疼痛中,睾酮水平下降,并可能变得异常低[1-4]。在这些性腺功能低下、同时无法停用阿片类药物的男性中,推荐用黄体酮替代疗法使激素水平正常化。然而,这将进一步抑制精子的形成。除了慢性疼痛对男性生育能力的影响之外,由于越来越多的年轻人使用处方和非法阿片类药物,止痛药的不良反应尤其令人担忧。

6.1.1 男性中的阿片类药物和睾酮水平

服用阿片类镇痛药的男性中,有很大一部分会出现性腺功能减退。阿片类药物对雄激素水平不良反应的综合征称为阿片类药物引起的雄激素缺乏(OPIAD)。2011 年的一项综述估计,美国有超过 500 万男性因使用阿片类药物治疗非恶性肿瘤导致的疼痛而出现性腺功能减退[5]。

阿片类药物引起的性腺功能减退最早见于吗啡或海洛因成瘾患者[6-12]。一项对 42 名有性功能障碍的海洛因成瘾男性的早期研究发现，即使在总睾酮水平正常的人群中，游离睾酮水平也很低[13]。另一项研究观察了促黄体激素（LH）水平；33 名海洛因成瘾男性睾丸激素和促黄体激素水平分别为 228 纳克/分升和 10.7 百万国际单位/毫升，而年龄相匹配的对照组男性的睾丸激素和促黄体激素水平分别为 630 纳克/分升和 14.3 百万国际单位/毫升[14]。虽然缺乏高质量的研究，但有研究者认为 100 毫克吗啡（或同等剂量）的剂量可能导致阿片类药物诱导的雄激素缺乏症（OPIAD）[15]，即使在低剂量的情况下，也有一部分男性出现这种不良反应。

短期使用阿片类药物，可使血清 LH、睾酮、DHT 和雌二醇浓度在用药几小时内下降，并与剂量相关，几天内恢复正常。FSH 通常很低，SHBG 很高。长期接触会增加这些内分泌异常[16]。众所周知，经常使用阿片类药物会导致性欲低下和勃起功能障碍。高剂量对内分泌的潜在影响表现为两性严重性腺功能低下[4,17-22]。

最近的一项系统回顾和 Meta 分析，包括 646 名男性[23]。发现阿片类药物使用者和对照组的总睾酮水平平均差异为 165 纳克/分升（95% CI 84~245）；不同阿片类药物均无显著差异，包括美沙酮或丁丙诺啡维持治疗。相反，阿片类受体拮抗剂，如药物纳洛酮和纳曲酮，增加性腺激素和睾酮的分泌[24-26]。

阿片类药物的最高剂量通常以静脉注射给药，用于创伤或手术后。在一项对 25 名接受泌尿外科手术并接受静脉注射吗啡的男性的研究中，睾酮水平在 24 小时内从 500 纳克/分升下降到 180 纳克/分升，而四名接受吗啡＋芬太尼的男性，睾酮从 400 纳克/分升下降到 90 纳克/分升；雌二醇水平也有下降[18]。应该指出的是，手术本身也会降低睾酮水平，甚至在使用止痛药之前[27,28]，并且伴随皮质醇水平提高。

鞘内给药可以控制严重的慢性疼痛，这可能会限制外周阿片类药物浓度。一项前瞻性研究对 10 名患有慢性良性疼痛的男性[29]进行了研究，他们在鞘内注射阿片类药物治疗前和 1 周后进行了研究，发现睾酮水平下降（220 至 58 纳克/分升；正常参考值为＞288），LH、FSH、SHBG、PRL

均在正常范围内。在一项病例对照研究中，对 20 例癌症缓解期和神经性疼痛患者进行鞘内注射阿片类镇痛治疗，并与 20 名年龄、癌症诊断及其他治疗方法近但未服用阿片类药物的男性进行比较；90%接受阿片类药物治疗的患者性腺功能低下，而对照组为 40%[30]。在 29 名接受鞘内吗啡治疗良性疼痛的男性中[31]，86%的男性睾酮水平较低，62%的男性游离雄激素指数较低，69%的男性 LH 水平较低；与没有阿片类药物治疗但疼痛程度相当的男性相比，两组间的差异显著（$P<0.001$）。这些结果与鞘内给予阿片类药物导致内分泌异常的其他研究结果相似[18,32-35]，其他研究使用了丁哌卡因、芬太尼、氢吗啡酮和（或）吗啡。阿片类药物透皮制剂也能引起男性内分泌紊乱。在一项针对透皮丁丙诺啡治疗疼痛的 12 名男性的研究中，在治疗的第一个月，总睾酮、游离睾酮、DHT、雌二醇和 SHBG下降，这些变化持续了长达 6 个月[18]。

口服剂量的阿片类止痛药可产生较高的血药浓度，不良反应在预期内。一项针对长期每日阿片类药物治疗慢性疼痛的 81 名男性的回顾性研究[36]发现，共 57%的男性性腺功能低下，总睾酮≤250 纳克/分升：丁丙诺啡（38%）、芬太尼（75%）、美沙酮（79%）、吗啡 CR（83%）、羟考酮（88%）；羟考酮（88%）、羟考酮即刻释放制剂（50%）、氢考酮（28%）。后两种药物的睾酮水平中位数为 283 纳克/分升，而服用长效阿片类药物的睾酮水平中位数为 126 纳克/分升。多项研究报道，短效阿片类药物对睾酮水平的有害影响更小，而与阿片类药物的总剂量无关[36]。

在一项研究中，15 名长期慢性疼痛的男性服用高剂量阿片类药物（美沙酮、吗啡或羟考酮），8 名同样慢性疼痛的男性不服用阿片类药物，服用阿片类药物的男性睾酮、LH 和 FSH 水平显著降低，而 PRL 水平较高[37]。在一项对 54 例服用至少 2 周阿片类药物的慢性疼痛患者的研究中：羟考酮（$n=18$），硫酸吗啡（$n=12$），或美沙酮（$n=24$）[15]，总睾酮（低于正常值的 74%），游离睾酮（56%），DHT（81%），LH（15%）和 E2（74%）低于对照组 27 名在内科诊所就诊的患者。在一项类似的研究中，研究者报道了 34 名服用阿片类药物（可待因、氧可酮、氢可酮、硫酸吗啡、美沙酮、氢吗啡酮、丙氧芬芬或透皮芬太尼）治疗慢性疼痛的男性中，29%的人的硫酸脱氢表雄酮(DHEAS)水平低于正常值,而对照组中只有 1% 的人的 DHEAS 水平与阿片类药物剂量呈负相关[38]。一项针对疼痛临床患者的前瞻性研究包括 26 名使用长效阿片类药物(硫酸吗啡、硫酸可待因、羟考酮、氢吗啡酮、美沙酮、哌替啶、曲马朵、芬太尼贴剂)的男性和 6 名对照男性[39]。研究发现,服用阿片类药物的男性游离睾酮水平较低(低于正常范围 77%,而对照组为 33%),PRL 水平较高,两组之间在总睾酮或 LH 水平较低的平均值或频率方面没有差异。

多项研究发现,口服丁丙诺啡或美沙酮治疗非法阿片类药物依赖性的男性中,约有一半睾丸激素水平较低。在一项早期研究中,29 名服用美沙酮的男性与 16 名吸食海洛因成瘾的男性和 43 名不服用阿片类药物的男性进行了比较。美沙酮组血清睾酮、精液量和精子活力最低[7]。一项对包括 131 名因阿片类药物成瘾而服用美沙酮的男性[40]的研究发现,与对照组的 406 纳克/分升相比,男性的睾酮水平中位数为 78 纳克/分升。在一项研究使用美沙酮($n = 84$)或丁丙诺啡($n = 19$)的男性报道中,美沙酮组总睾酮、游离睾酮水平和雌二醇水平较低,分别为 65%、77% 和 63%,丁丙诺啡组分别为 28%、50% 和 60%,对照组为 0%,4% 和 1%~4%[41]。对 17 名服用丁丙诺啡和 37 名服用美沙酮进行阿片药物戒断治疗的男性进行的另一项研究发现,美沙酮组出现了阿片类药物导致的内源性神经病变[42];而在丁丙诺啡组中,高 PRL、低 LH 或低 FSH 的比例与对照组无差异。

6.1.2 阿片类药物和循环 PRL 水平

阿片类药物可能导致 PRL 水平升高。阿片类药物作用于男性下丘脑,降低 GnRH 的分泌,进而降低 LH 和睾酮水平。这些药物对下丘脑释放激素的作用也可以增加生长激素、加压素、儿茶酚胺和 PRL 的分泌,并减少催产素的分泌[43]。阿片类药物诱导垂体 PRL 分泌增加的机制尚不完全清楚;但其诱导 PRL 的分泌功能独立于多巴胺能和 5-羟色胺能系统之外,因此有抗精神病药作用[44,45],并表现为下丘脑抑制 GnRH 的表达和分泌[43]。虽然使用阿片类药物时,PRL 升高并不一定会导致睾酮水平下降,但 PRL 升高很常见,并且无疑会导致性腺功能减退[46]。吗啡治疗后很快就会出现 PRL 的急剧增加[47,48]。在一项对使用美沙酮维持治疗的 20 名男性的研究中，他们没有服用与 PRL 升高相关的药物，但有 15% 的男性 PRL 升高。静脉注射吗啡、美沙酮或戊唑嗪后，三组 6 名正常志愿者的 PRL 均升高，LH 均降低[49]。吸食鸦片者即使睾丸激素水平正常，PRL 也会升高[50]。早期对健康志愿者的研究测得了使用丁丙诺啡治疗数小时后，血浆 PRL 升高[51-53]。在评估吗啡、喷他佐辛、纳洛啡和丁丙诺啡对四组 6 名健康男性的影响时，每种药物均提高了 PRL，降低了 LH[49,54]。使用吗啡[47]和芬太尼[55,56]的研究也报道了类似的结果。有趣的是，早期研究也发现，快速给予 MOR 拮抗剂/KOR 激动剂烯丙吗啡后，PRL 升高[57,58]。阿片类药物的快速给药也被证明能提高猴子[59]和实验物种的 PRL 水平。

6.1.3　对性腺功能减退且有生育需求的男性患者的疼痛症状管理

尽管阿片类药物导致性腺功能低下的证据主要来自回顾性和统计功效较差的研究，但由于此类文献大量存在，因此 FDA 要求将该症状列为阿片类药物使用的不良反应（FDA 2016）。谨慎的做法是，所有医生在准备给患者长期使用阿片类药物之前，应告知男性患者该类药物有导致性腺功能减退和不育的风险[5,60]。

对于这类患者，生殖科医师可能需要咨询疼痛科专家。一些研究者建议对内分泌疾病临床症状的疼痛患者进行内分泌评估和药物治疗[2,4,22,23,39,60]。具体地说，雄激素替代疗法已被广泛推荐用于对抗长期使用阿片类药物患者的性腺功能低下症状[23,34,38,60-65]。与之相反，内分泌学会关于雄激素缺乏症男性患者的睾酮治疗临床实践指南推荐，如果男性患者有生育需求，可使用睾酮替代疗法[66]。

对于有生育计划的男性，他们使用阿片类药物时不应同时使用雄激素。建议改用毒性较小的止痛剂来改善性腺功能减退的症状。同时具有 MO 合活性和抑制去甲肾上腺素再摄取功能的镇痛药对 HPG 的负面影响较小。在两个试验[67]中，首次在 24 名健康男性中，将具有 MOR/NRI 活性的他喷他多与单剂量吗啡进行比较；给药 6 小时后，睾酮和 LH 水平与安慰剂相当，但吗啡组低于正常水平。第二项研究患有骨关节炎的男性，他们在开始治疗后第 15 天和 29 天测定激素水平：他喷他多（$n=25$），羟考酮（$n=7$）或安慰剂（$n=6$）。对于安慰剂，睾酮的基线降低为 9 纳克/分升，两剂他喷他多为 55 和 61 纳克/分升，羟考酮为 78 纳摩尔/升。虽然这项研究规模很小，但从中可以了解到，和用于控制疼痛的羟考酮相比，他喷他多用于控制疼痛时，两者降低睾酮的作用接近。曲马朵和他喷他多也被用作纯 MOR 激动剂的替代品；然而，之后会讨论到，这些药物具有显著的生殖毒性。枸橼酸氯米芬辅助治疗对阿片类药物患者有一定的益处[4]。改用非药物手段管理疼痛也是有益的。

6.1.4　正常男性生殖系统中的内源性阿片系统

除了中枢作用外，这些药物还参与正常的睾丸功能[20,68]。事实上，产生内源性阿片类物质的细胞和表达阿片类药物受体的细胞遍布睾丸，这表明这些分子在精子形成过程中发挥了重要作用。内源性阿片肽由间质和生殖细胞产生，为支持细胞阿片受体提供旁分泌抑制作用，降低雄激素结合蛋白的产生，而雄激素结合蛋白是将雄激素转运至半干系小管腔所必需的。外源性吗啡抑制下丘脑 GnRH 分泌，增加大脑和睾丸中芳香化酶的表达[69]，直接造成睾丸生殖细胞功能下降[20,70]。注射吗啡丸的雄性大鼠 3 天后显示出前列腺、精囊重量及 SV 分泌明显下降。相比之下，尽管去势大鼠的睾酮在 1 天内接近于零，但在 5 天内未见到二级腺体发生显著变化[71]。这是吗啡的直接作用，与睾酮水平下降无关。

在 MOR 基因被破坏的雄性小鼠中发现了一个涉及内源性阿片类物质的生理系统。这些动物精子数量、精子活力和产仔数[72]都有所减少。生殖细胞和成熟精子表达 MORs、KORs 和 DORs[73]，并含有内源性阿片类物质[74]，这些药物也可在精浆中检测到，其水平比外周循环高一个数量级。在小鼠的精子生成过程中，MORs、DORs 和 KORs 参与了突触复合体蛋白的表达[75]。虽然阿片类药物在精子功能中的作用还有待阐明，但它们在精子活力中起着复杂的作用。在体外，精子对阿片类物质的浓度有双相反应，在高浓度和低浓度时，运动均受到抑制。因此，阿片类激动剂和拮抗剂都可能产生不良反应。MOR 激动剂和 DOR 拮抗剂[73]在体外抑制精子活力。另一个可能对精子产生负面影响的因素是表观遗传：在一项对 13 名男性成瘾者的研究中，与对照组相比，血细胞和精子中的 MOR 基因启动子区域发生了高甲基化[76]，研究者认为这可能与阿片类药物滥用具有遗传性有关。

6.1.5　阿片类药物与人类精液质量

早期研究发现，阿片类药物可导致延迟射精（reviewed in Munjack and Kanno，1979），这可能导致精液质量下降。毒品成瘾男性精液质量较差。在一项对 80 名男性的研究中：15 名海洛因成瘾男性、42 名美沙酮成瘾者和 23 名美沙酮成瘾者[77]的 FSH、LH 和睾酮水平均正常；然而，所有海洛因吸食者和 45% 的美沙酮吸食者（仅男性）精液异常，包括精子活力低下，24% 的人精子形态不良，17% 的精液质量低下者精子计数低。另一项研究评估了 142 名阿片类药物成瘾的男性和 146 名健康对照者各射精两次的情况。除了睾酮、游离睾酮和 LH 较低外，平均精子浓度分别为 2 200 万/毫升和 6 600 万/毫升，每天使用阿片类药物与精子浓度、活力和正常形态呈负相关。阿片类药物成瘾者的 DNA 断裂较多，且精液中过氧化氢酶和超氧化物歧化酶（SOD）活性较低[78]。早期的研究还发现，服用美沙酮维持治疗的男性精液质量较差[79,80]。总之，关于人类精液质量的信息非常有限，因此需要依赖动物模型的数据。

6.1.6　动物模型中的阿片类药物

在一项大鼠内分泌研究中，腹腔注射吗啡、芬太尼、曲马朵或丁丙诺啡（在 HED 附近各两剂），并在治疗后 4 或 24 小时测定激素水平[81]。与空白对照组相比，所有药物在用药 4 小时后，均引起睾酮水平下降，但在用药后 24 小时上升并明显高于对照组。且用药剂量越小，上升幅度越大。曲马朵引起的效应比两种特异性 MOR 拮抗剂（吗啡和芬太尼）弱，丁丙诺啡（同时阻断 MOR、KOR、DOR 受体和电压门控钠离子通道双重效应）最强。给药后 4 小时，雌二醇水平降低，但在 24 小时左右恢复正常。有趣的是，血浆和大脑中的睾酮水平不一致。在 4 小时和 24 小时两个时间点,丁丙诺啡组大鼠间脑中睾酮水平与对照组类似,但与其他药物组相比,4小时时显著降低,但在24小时时恢复正常。这项研究结果强调了部分药物的效应是非线性的,以及估算时间的重要性。

在大鼠模型中,也曾评估过阿片类药物对精子生成、附睾精子和母鼠受孕的影响。连续9周给大鼠经口饲羟吗啡酮1～5倍人体等效剂量后,没有测到大鼠附睾精子的运动和形态改变[82]。一项关于哌替啶的研究中,连续30天给大鼠腹腔注射低于治疗剂量的药物[83],相比空白对照组,给药组大鼠睾丸、附睾、精囊、前列腺、输精管质量均下降,细精管管径变细,精原细胞、精母细胞、精子细胞数量减少,附睾精子计数减少。这些异常改变均能被外源性腺激素逆转。另一项研究中,连续3个月给大鼠静脉注射人体等效剂量吗啡后,相比空白对照组,精母细胞、精子细胞和精子数量均减少了一半[84],腹腔注射纳洛酮或纳洛酮+吗啡组精子生成功能没有受损。还有一项研究,给雄性大鼠腹腔注射约3倍人体等效剂量(口服、肌内注射、皮下注射)吗啡后与雌大鼠交配,雌鼠受孕成功率降低,子代体形更小死亡率更高[85]。在后续的研究中,大鼠剂量从3倍人体等效剂量增加到7.5倍并连续给药14天[86],再与雌鼠交配。用药组和空白对照组的睾丸质量、睾丸和附睾精子数量、子代体形相近,但是阴茎头质量减少,雌鼠受孕率降低。还有一项研究将吗啡作为液体饲料给大鼠服用连续10天,不断升高剂量至人体等效剂量45倍(口服剂量),子代出生时体重很低,体重增长不满意并且夭折率很高[87]。已经公认阿片类药物会对大鼠子代产生不良影响,但是实验中使用的剂量远高于人类使用剂量。

曲马朵是一种非典型阿片类药物,对MORs受体有弱活性,并能发挥拮抗5-羟色胺-去甲肾上腺素重摄取抑制剂(SNRI)和N-甲基天门冬氨酸甲酯(NMDA)受体拮抗剂的作用。除了用于控制疼痛以外,曲马朵还有一个超说明书适应证是早泄,因此在年轻男性中的使用越来越广泛。在一项研究中,连续8周给予大鼠皮下注射人体等效剂量(口服剂量)曲马朵[88],大鼠LH、FSH、E_2水平降低,PRL升高。用药组和空白对照组大鼠的睾丸或精囊质量、精小管管径、精小管上皮层高度没有显著差异,但附睾尾部精子浓度下降37%,活动性下降24%。除此之外,睾丸组织中的一氧化氮和丙二醛(MDA)含量升高,过氧化氢酶、SOD、谷胱甘肽(GSH)降低。

　　由于阿片类药物引起的内分泌异常可经治疗后逆转,因此认为阿片类药物对男性生育功能的负面影响是可逆的。目前缺乏证据支持阿片类药物对人类精子生成能力有影响,但是在大鼠中进行过类似研究。在一项实验中给大鼠植入含吗啡的药丸放置 3 天后,发现大鼠的前列腺和精囊质量均降低了约 60%,睾丸质量没有明显减少[89]。上皮细胞分泌小泡和 SV 分泌量显著减少,睾酮水平降低了仅 85%。植入药丸取出一周后均回复正常。另一项实验中,每日 1 次连续 9 周给大鼠使用吗啡,大鼠 LH 及睾酮水平降低,睾丸和次级生殖器体重降低[90]。实验观察了大鼠精子生成的每个阶段,发现所有阶段的生殖细胞数量都有所减少。所有不良反应在停药 13 周后消失。

　　美沙酮用于治疗阿片药物成瘾,还有细胞生成作用[91]。在小鼠实验中,连续 3 天给小鼠腹腔注射低于人体等效剂量(所有途经)的美沙酮,45 天后与母小鼠交配,发现母鼠胚胎植入失败率升高,提示对胚胎发育周期中的精原细胞阶段、减数分裂和减数分裂后阶段均产生影响[91]。在实验的最后还发现精子非整倍体和移位现象增加。后续实验中,连续 3 天给予大鼠腹腔注射两剂 2～3 倍人体等效剂量(口服、肌内注射、皮下注射),在 1、2、3、6 周后与母鼠交配[92]。实验发现,给药后 3 周交配,母鼠受孕率最低,胚胎植入失败率最高(植入/黄体),恰好处于精子早期。给药后 1 周可以观察到全部胚胎丢失(植入前和植入后),提示吗啡对睾丸后阶段的精子有负面作用。在所有剂量组用药 45～50 天后均发现,精子细胞生成周期的减数分裂粗线期中,非整倍体和移位数量增加了 26%～46%,而空白对照组仅有 8%。

6.2　非甾体抗炎药(NSAIDs)

　　NSAIDS 是最常用的药物之一。美国的一项研究发现,2010 年约有 19%的成年人每周服用至少 3 次阿司匹林并维持至少 3 个月,超过 12%

的成年人常规使用 NSAIDS。按年龄、性别、种族和医疗条件分层，也得到了相似的研究结果[93]。至少在美国，NSAIDs 在准爸爸中的使用率是很高的。NSAIDs 抑制前列腺素合成。虽然非甾体抗炎药曾经一度不包括对乙酰氨基酚（又名扑热息痛，APAP），但因为对乙酰氨基酚也能抑制前列腺素合成[94]，因此本章中我们将其放在 NSAIDs 中进行介绍。

前列腺素在身体组织中无处不在，因其最初在精浆中被发现而命名。前列腺素及其受体分布在雄性生殖道中，在人类、反刍动物和兔子的精浆中均发现了多种高浓度的前列腺素，但在啮齿动物精浆内前列腺素浓度并不高。阴阜能够储存精液、宫颈充满黏液的物种，精液内前列腺素浓度较高，比如人类。半个世纪前，研究人员认为前列腺素女性生殖道的刺激可能对维持生育功能有重要作用，研究结果证实生育能力差和少精子症男性的前列腺素水平往往较低[95]。用前列腺素处理实验物种会导致其睾丸激素减少，但却通过直接作用于男性生殖道的平滑肌而使射精加速。

在花生四烯酸通路中，合成前列腺素所需的环氧合酶（COX）能够被 NSAIDS 和对乙酰氨基酚抑制。在同工酶中，COX-1 在全身组织中都能保持良好活性，而 COX-2 的活性需要通过炎症过程诱导产生。相反，COX-2 在小鼠的附睾、输精管和睾丸组织中具有稳定活性，并且可能参与了类固醇生成的调控[96-99]。

前列腺素及其代谢物也在 HPG 轴中有重要作用。将前列腺素前体花生四烯酸注射到雄性大鼠的大脑中，促性腺激素和睾酮水平随剂量和时间增加，同时精子活力提高。COX 抑制剂布洛芬可阻断上述改变[100]。

6.2.1 NSAIDs 和男性生育

前列腺素对男性生育功能的重要性受到广泛关注，人们认为 NSAIDs 降低中枢、睾丸和精液的前列腺素水平会影响男性的生育能力。然而，由于目前对人类的研究有限，尚未观察到其是否对人类有重大影响。在一项成人睾丸的体外研究中，对乙酰氨基酚、阿司匹林或吲哚美辛降低了睾丸间质细胞睾酮的产生[101]，阿司匹林还减少了塞尔托利细胞抑制素 B 的产生。尽管在小型人体体内试验中这些抑制作用尚未得到印证，但与下文所述啮齿动物的一些研究结果是一致的。

一些小型研究评估了 NSAIDs 对健康志愿者生殖激素的影响。给 20 名健康男性静脉(IV)注射吲哚美辛或萘普生后,检测激素水平变化[102],发现促性腺激素水平没有变化,但吲哚美辛使催乳激素(PRL)水平升高,萘普生对 PRL 没有影响。另一项研究中,直肠内给予 8 名健康男性吲哚美辛[103],发现从给药 60 分钟开始 PRL 水平明显下降,并在 2 小时内持续下降,而黄体生成激素(LH)和卵泡生成激素(FSH)水平保持稳定。在一项健康男性的 RDBPCT 研究中,吲哚美辛($n = 10$)或奥沙普秦($n = 12$)给药 14 天,并随访 10 周;结果显示吲哚美辛或奥沙普秦对 LH、FSH、睾酮或精液参数没有影响[104]。在一项交叉 RPCT 研究中,给予 8 名健康志愿者口服 1 600 毫克的阿司匹林或安慰剂治疗,然后肌内(IM)注射 5 000 国际单位的人绒毛膜促性腺激素(hCG)或安慰剂[105]。结果阿司匹林降低精浆中的前列腺素水平,对睾酮、雄烯二酮、硫酸脱氢表雄酮(DHEAS)、雌二醇和孕酮的基础水平没有影响,但睾酮对 hCG-刺激的反应性下降 50%以上。除雌二醇外,对其他类固醇的影响较小,雌二醇较早出现反应,且幅度正常。在该组 8 名健康男性中进行的安慰剂对照交叉研究中发现,虽然阿司匹林不影响睾酮水平或睾酮对 hCG 的敏感性,但它抑制了纳洛酮诱导的 LH 的释放[106]。

值得注意的是,萘普生经常出现在引起延迟或逆行射精的药物清单上,然而,这仅仅出现在一篇几十年前的案例报告中[107]。

总体而言,已证实 NSAID 对生殖激素的影响适度或几乎不存在。下文将总结一些动物实验研究结果,最好在此基础上进行更大规模的研究。

但对乙酰氨基酚是一个例外,它能干扰发育中的男性胎儿的内分泌功能,并影响成年男性的生育能力。在一项关于生育的研究中纳入了 501 对未避孕的夫妇,尿液中对乙酰氨基酚浓度高的男性精子活力较差,精子形态异常,精子 DNA 断裂增加,并且在调整年龄、体重指数(BMI)、尿肌酐、孕前吸烟状况、族(民族)和家庭收入等混杂因素后,发现他们需要更长的时间才能怀孕[108,109]。这种对男性生育能力的直接影响引起了高度关注,但由于目前尚缺乏其对妊娠结局和后代健康影响的数据,因此应谨慎建议尝试生育的男性停止使用这种常用药物。

6.2.2　NSAIDs 和雄性啮齿动物的繁殖

据报道,在早期大鼠研究中发现 NSAIDs 可显著降低精液中前列腺素水平[110,111],但 NSAIDs 的使用与对男性生育能力的持续抑制作用无关[111]。20 世纪 70 年代的研究者报道,在低剂量或治疗剂量下,NSAIDS 对雄性啮齿动物没有或有一些有益的作用。一项口服低剂量阿司匹林或吲哚美辛的早期研究显示,15 天后与空白对照相比,给药组小鼠精子形成和睾丸重量增加[112]。在另一项早期研究中,在与雌性大鼠交配之前,给予雄性大鼠 0.2×,0.9×或 2.6×人体等效剂量(由笔者推算)的萘普生 60 天[113],结果显示在妊娠率、胚胎植入率或活产率方面与空白对照无明显差异。在另一项早期研究中,育龄雄性大鼠给予大约 0.2×,0.3×,0.5×或 0.9×人体等效剂量(HED)(口服剂量)的吲哚美辛皮下注射 30 天,在第 15 天和第 30 天进行交配[114]。30 天后最低剂量吲哚美辛使 LH(治疗组 38 纳克/毫升;对照组 9 纳克/毫升)和睾酮(治疗组 680 纳克/分升;对照组 150 纳克/分升)水平下降;睾丸和前列腺重量没有差异,但精囊重量降低;且各个剂量吲哚美辛对生育能力(受精卵/雌性)均没有影响。

相反,另一些研究则认为 NSAIDS 对生殖能力有负面影响。Biswas 等发现,与空白对照相比,连续 10 天给予雄性大鼠腹腔(IP)注射人体等效剂量(口服剂量)中较低剂量的阿司匹林,能够减少精囊和前列腺重量,以及睾丸间质细胞核体积和生精细胞的数量,并发现支持细胞皱缩改变[115]。一项近期研究中,在大鼠饮用水中加入人体等效剂量的药物,如:① 阿司匹林;② 阿司匹林 + 咖啡因;③ 对乙酰氨基酚;④ 对乙酰氨基酚 + 咖啡因;⑤ 阿司匹林 + 对乙酰氨基酚 + 咖啡因 90 天[116]与饮用水未处理组相比,药物处理组均导致精子头部形态异常百分比增加(对照组和 5 个给药组的精子头部形态异常百分比分别为 1.5%,8.0%,7.5%,11%,4.0%和 14%)。

最近的研究发现 NSAIDS 和对乙酰氨基酚对大鼠曲细精管有负面作用。给予雄性大鼠单次人体等效剂量(口服剂量)对乙酰氨基酚,10 天后睾丸结构受到严重破坏,血管扩张水肿,支持细胞受损,曲细精管变形,晚期精子细胞中残留细胞质增加[117]。给予大鼠单次腹腔注射人体等效关节炎治疗剂量（口服剂量）阿司匹林，给药 4 小时后与空白对照相比，给药组睾丸内丙二醛（MDA）增加，过氧化氢酶降低，并观察到曲细精管上皮损伤导致的管腔细胞层脱落，生精停滞和萎缩[118]。在另一项研究中，经口给予大鼠 0.2 倍人体等效的关节炎治疗剂量（口服剂量）阿司匹林 30 天[119]，结果提示，阿司匹林对睾丸重量或精原细胞或精母细胞的数量没有影响，但与对照组相比使精子细胞数量减少，精母细胞形态异常。

其他 NSAIDS 药物也观察到具有降低大鼠精子数量和质量的作用。在一项研究中，将雄性大鼠皮下（SC）注射约 0.4 倍人体等效剂量（口服剂量）吲哚美辛 50 天，结果显示，与空白对照相比，治疗组前列腺重量、附睾精子数量和运动性、血清和睾丸睾酮水平均下降，但睾丸、附睾和精囊的重量没有变化[120]。治疗组大鼠睾丸间质细胞体外基础睾酮和 LH 诱导的睾酮水平均较低。上述影响在治疗停止后 50 天消退，但精子活力仍然很低。在另一项研究中，给予大鼠低人体等效剂量（口服剂量）阿司匹林 7 天，第二天即观察到睾丸、附睾尾部、精囊和输精管重量较对照组降低[121]。对照组和阿司匹林治疗组大鼠附睾精子浓度和运动性分别为 32∶3 000 000 个/毫升和 68%∶47%。通过扫描电子显微镜观察阿司匹林治疗组动物的精子形态，发现精子顶体和头部形状畸形，中段肿胀。雄性大鼠给予人体等效剂量（口服剂量）的萘普生或美洛昔康 35 天[122]，发现两种药物均使大鼠附睾精子数量和精子活力降低，睾丸 COX‐1、前列腺素 E_2（PGE_2）和前列腺素 $F_{2\alpha}$（$PGF_{2\alpha}$）水平降低，但对 COX‐2 和 PGE_1 水平无影响，睾酮、FSH 或 LH 水平也无变化。

阿司匹林和对乙酰氨基酚在药理剂量下可抑制啮齿动物精子的产生。在一项研究中，给予大鼠约 3 倍人体等效剂量（口服剂量）的阿司匹林 12 天，结果显示，大鼠生殖器官重量未发生改变，但在减数分裂细线前期和粗线期精母细胞的数量随着曲细精管直径的下降而减小[123]。另一项研究中经口给予大鼠约 2 倍或 4 倍人体等效剂量（口服剂量）的对乙酰氨基酚 30 天[124]，导致大鼠每次交配妊娠率、交配后阴道精子数量、第 17 天射精精子计数（计数在第 3 天和第 7 天是正常的）以及胚胎植入前存活率下降;但附睾小管和输精管的收缩力未受影响。

长期低剂量使用 NSAIDs 对雄性大鼠的生育能力也造成影响。在一项研究中,育龄雄性大鼠腹腔给予人体等效剂量(由研究人员确定产生人类等效血清浓度)3 种 NSAIDs 药物 7 天,结果吲哚美辛组与空白对照相比使雄性大鼠生育能力降低(63%∶86%),阿司匹林组和萘普生组对雄性大鼠生育能力没有影响[111],但三者均导致精液中 PGE₂浓度的降低。

值得注意的是,有研究报道,敲除 COX-1 或 COX-2 基因的小鼠生育功能仍维持正常[114],这表明 NSAID 对这些基因产物的抑制没有对生育产生负向调控效应。然而,在一项早期研究中,雄性小鼠腹腔植入吲哚美辛硅胶植入物或空载体,植入物每天可释放高达约 0.44 倍人体等效剂量(口服剂量)药物[125],3~7 天后,雄性与未给药雌性小鼠交配,结果对照组和给药组雄性小鼠的妊娠率分别为 87% 和 58%。

小鼠睾丸似乎对对乙酰氨基酚非常敏感。在一项研究[126]中,观察到对乙酰氨基酚导致精子生成减少和精子染色质的损伤。当单次腹腔注射约人体等效剂量(口服剂量)对乙酰氨基酚后,3 小时内观察到胸苷掺入睾丸减少,而当给药 5 天时,观察到第 5 天和第 10 天的减数分裂中,粗线期精母细胞受损,以及停止给药后第 27 天和第 33 天输精管精子 DNA 断裂的增加。在另一项研究中,给予雄性小鼠约人体等效剂量(口服剂量)的对乙酰氨基酚,并在 24 小时内进行评估[127],发现在给药 6 小时即检测到生精小管上皮损伤。

为了研究 COX-2 在精子生成中的作用,研究者给予小鼠每日一剂或每日两剂单次口服剂量约 0.3 倍人体等效剂量(口服剂量)的 COX-2 抑制剂尼美舒利,并持续给药 15 或 45 天[98]。发现对照组 Leydig 细胞呈现 COX-2 强染色,而尼美舒利组在实验 6 小时即观察到 COX-2 染色减少并持续至实验结束。睾丸总前列腺素水平在给药后 6 小时显著降低,但在 15 天和 45 天时明显反弹并高于对照组。45 天时花生四烯酸水平增加并且是对照组的 9 倍。给药后第 15 天睾丸组织维持正常,但在第 45 天观察到精母细胞和一些曲细精管退化并脱落。该研究组在其他研究中证明,尼美舒利可导致小鼠附睾和输精管中 COX-2 表达的减少,精子活力降低[97,99]。在一项研究中,通过腹腔注射给予约 0.02～0.06 倍人体等效剂量的布洛芬或 0.06～0.19 倍人体等效剂量的吡罗昔康 60 天,结果显示,小鼠附睾精子参数未受影响,但布洛芬导致小鼠体外受精的受精率降低[128]。在该组的早期研究中[129]发现,小鼠附睾精子参数未受影响,但布洛芬导致雄性小鼠睾酮水平降低,而阿司匹林导致精子活力降低。

虽然 NSAIDS 对人类男性生育能力的影响似乎很小,但目前相关研究开展得还很少。在啮齿动物研究中得到的负面结果有必要在人类男性中进一步开展临床研究进行验证。有证据表明对乙酰氨基酚降低了人类男性生育能力,这在啮齿动物中已有所体现。

参考文献

［1］ Choi JC, Chung MI, Lee YD. Modulation of pain sensation by stress-related testosterone and cortisol. Anaesthesia. 2012; 67; 1146 - 51. https://doi.org/10.1111/j.1365 - 2044. 2012.07267.x.PMID: 22804789.

［2］ Tennant F. The physiologic effects of pain on the endocrine system. Pain Ther. 2013; 2; 75 - 86. https://doi.org/10.1007/s40122 - 013 - 0015-x. PMID: 25135146.

［3］ Lundh D, Hedelin H, Jonsson K, Gifford M, Larsson D. Assessing chronic pelvic pain syndrome patients; blood plasma factors and cortisol saliva. Scand J Urol. 2013; 47; 521 - 8. https://doi.org/10.3109/21681805.2013.769460. PMID: 23394140.

［4］ O'Rourke TK Jr, Wosnitzer MS. Opioid-induced androgen deficiency (OPIAD); diagnosis, management, and literature review. Curr Urol Rep. 2016; 17; 76. https://doi.org/10.1007/s11934 - 016 - 0634-y. PMID: 27586511.

［5］ Elliott JA, Horton E, Fibuch EE. The endocrine effects of long-term oral opioid therapy; a case report and review of the literature. J Opioid Manag. 2011; 7; 145 - 54. PMID: 21561038.

［6］ Azizi F, Vagenakis AG, Longcope C, Ingbar SH, Braverman LE. Decreased serum testosterone concentration in male heroin and methadone addicts. Steroids. 1973; 22; 467 - 72. PMID: 4747447.

［7］ Cicero TJ, Bell RD, Wiest WG, Allison JH, Polakoski K, Robins E. Function of the male sex organs in heroin and methadone users. N Engl J Med. 1975a; 292; 882 - 7. PMID: 1117911.

［8］ Mendelson JH, Mello NK. Plasma testosterone levels during chronic heroin use and protracted abstinence; study of Hong Kong addicts. NIDA Res Monogr. 1978; 19; 142 - 8. PMID: 106283.

［9］ Mendelson JH, Meyer RE, Ellingboe J, Mirin SM, McDougle M. Effects of heroin and methadone on plasma cortisol and testosterone. J Pharmacol Exp Ther. 1975; 195; 296 - 302. PMID: 1185598.

［10］ Wang C, Chan V, Yeung RT. The effect of heroin addiction on pituitary-testicular function. Clin Endocrinol (Oxf). 1978; 9; 455 - 61. https://doi.org/10.1111/j.1365 - 2265.1978.

tb03585.x.PMID：569031.

［11］Bolelli G，Lafisca S，Flamigni C，Lodi S，Franceschetti F，Filicori M，Mosca R. Heroin addiction：relationship between the plasma levels of testosterone，dihydrotestosterone，androstenedione，LH，FSH，and the plasma concentration of heroin. Toxicology. 1979；15：19 – 29. PMID：120622.

［12］Rasheed A，Tareen IA. Effects of heroin on thyroid function，cortisol and testosterone level in addicts. Pol J Pharmacol. 1995；47：441 – 4. PMID：8868137.

［13］Lafisca S，Bolelli G，Franceschetti F，Danieli A，Tagliaro F，Marigo M，Flamigni C. Free and bound testosterone in male heroin addicts. Arch Toxicol Suppl. 1985；8：394 – 7. PMID：3938270.

［14］Malik SA，Khan C，Jabbar A，Iqbal A. Heroin addiction and sex hormones in males. J Pak Med Assoc. 1992；42：210 – 2. PMID：1433805.

［15］Daniell HW. Hypogonadism in men consuming sustained-action oral opioids. J Pain. 2002；3：377 – 84. https：//doi.org/10.1054/jpai.2002.126790. PMID：14622741.

［16］Fraser LA，Morrison D，Morley-Forster P，Paul TL，Tokmakejian S，Larry Nicholson R，Bureau Y，Friedman TC，Van Uum SH. Oral opioids for chronic non-cancer pain：higher prevalence of hypogonadism in men than in women. Exp Clin Endocrinol Diabetes. 2009；117：38 – 43. https：//doi.org/10.1055/s-2008 – 1076715. PMID：18523930.

［17］Pimpinelli F，Parenti M，Guzzi F，Piva F，Hokfelt T，Maggi R. Presence of delta opioid receptors on a subset of hypothalamic gonadotropin releasing hormone（GnRH）neurons. Brain Res. 2006；1070：15 – 23. PMID：16405927.

［18］Aloisi AM，Aurilio C，Bachiocco V，Biasi G，Fiorenzani P，Pace MC，Paci V，Pari G，Passavanti G，Ravaioli L，Sindaco G，Vellucci R，Ceccarelli I. Endocrine consequences of opioid therapy. Psychoneuroendocrinology. 2009；34（Suppl 1）：S162 – 8. https：//doi.org/10.1016/ j.psyneuen.2009.05.013. PMID：19540049.

［19］Katz N，Mazer NA. The impact of opioids on the endocrine system. Clin J Pain. 2009；25：170 – 5. https：//doi.org/10.1097/AJP.0b013e3181850df6. PMID：19333165.

［20］Subirán N，Casis L，Irazusta J. Regulation of male fertility by the opioid system. Mol Med. 2011；17：846 – 53. https：//doi.org/10.2119/molmed.2010.00268.

［21］Smith HS，Elliott JA. Opioid-induced androgen deficiency（OPIAD）. Pain Physician. 2012；15（Suppl 3）：ES145 – 56. PMID：22786453.

［22］Gudin JA，Laitman A，Nalamachu S. Opioid related endocrinopathy. Pain Med. 2015；16（Suppl 1）：S9 – 15. https：//doi.org/10.1111/pme.12926. PMID：26461076.

［23］Bawor M，Bami H，Dennis BB，Plater C，Worster A，Varenbut M，Daiter J，Marsh DC，Steiner M，Anglin R，Coote M，Pare G，Thabane L，Samaan Z. Testosterone suppression in opioid users：a systematic review and meta-analysis. Drug Alcohol Depend. 2015；149：1 – 9. https：//doi.org/10. 1016/j.drugalcdep.2015.01. 038. PMID：25702934.

［24］Delitala G，Giusti M，Mazzocchi G，Granziera L，Tarditi W，Giordano G. Participation of endogenous opiates in regulation of the hypothalamic-pituitary-testicular axis in normal men. J Clin Endocrinol Metab. 1983b；57：1277 – 81. https：//doi.org/10.1210/jcem-57 – 6 – 1277. PMID：6415088.

［25］Conte D，Nordio M，Fillo S，De Giorgio G，Isidori A，Romanelli F. Aspirin inhibition of naloxone-induced luteinizing hormone secretion in man. J Clin Endocrinol Metab. 1996；81（5）：1772. PMID：8626832.

［26］Tenhola H，Sinclair D，Alho H，Lahti T. Effect of opioid antagonists on sex hormone secretion. J Endocrinol Invest. 2012；35：227 – 30. https：//doi.org/10.3275/8181. PMID：

22183092.

[27] Matsumoto K, Takeyasu K, Mizutani S, Hamanaka Y, Uozumi T. Plasma testosterone levels following surgical stress in male patients. Acta Endocrinol. 1970; 65: 11 - 7. https://doi.org/10.1530/ acta.0.0650011. PMID: 5468965.

[28] Aono T, Kurachi K, Mizutani S, Hamanaka Y, Uozumi T, Nakasima A, Koshiyama K, Matsumoto K. Influence of major surgical stress on plasma levels of testosterone, luteinizing hormone and follicle-stimulating hormone in male patients. J Clin Endocrinol Metab. 1972; 35: 535 - 42.https://doi.org/10.1210/jcem-35 - 4 - 535. PMID: 5052974.

[29] Roberts LJ, Finch PM, Pullan PT, Bhagat CI, Price LM. Sex hormone suppression by intrathecal opioids: a prospective study. Clin J Pain. 2002; 18: 144 - 8. PMID: 12048415.

[30] Rajagopal A, Vassilopoulou-Sellin R, Palmer JL, Kaur G, Bruera E. Symptomatic hypogonadism in male survivors of cancer with chronic exposure to opioids. Cancer. 2004; 100: 851 - 858. https://doi.org/10.1002/cncr.20028. PMID: 14770444.

[31] Abs R, Verhelst J, Maeyaert J, Van Buyten JP, Opsomer F, Adriaensen H, Verlooy J, Van Havenbergh T, Smet M, Van Acker K. Endocrine consequences of long-term intrathecal administration of opioids. J Clin Endocrinol Metab. 2000; 85: 2215 - 22. PMID: 10852454.

[32] Paice JA, Penn RD, Ryan WG. Altered sexual function and decreased testosterone in patients receiving intraspinal opioids. J Pain Symptom Manage. 1994; 9: 126 - 31. PMID: 7517429.

[33] Finch PM, Roberts LJ, Price L, Hadlow NC, Pullan PT. Hypogonadism in patients treated with intrathecal morphine. Clin J Pain. 2000; 16: 251 - 4. PMID: 11014399.

[34] Aloisi AM, Ceccarelli I, Carlucci M, Suman A, Sindaco G, Mameli S, Paci V, Ravaioli L, Passavanti G, Bachiocco V, Pari G. Hormone replacement therapy in morphine-induced hypogonadic male chronic pain patients. Reprod Biol Endocrinol. 2011; 9: 26. https://doi.org/ 10.1186/1477 - 7827 - 9 - 26. PMID: 19540049.

[35] Kim CH, Garcia R, Stover J, Ritchie K, Whealton T, Ata MA. Androgen deficiency in long-term intrathecal opioid administration. Pain Physician. 2014a; 17: E543 - 8. PMID: 25054405.

[36] Rubinstein AL, Carpenter DM, Minkoff JR. Hypogonadism in men with chronic pain linked to the use of long-acting rather than short-acting opioids. Clin J Pain. 2013; 29: 840 - 5. https://doi. org/10.1097/AJP.0b013e31827c7b5d.

[37] Rhodin A, Stridsberg M, Gordh T. Opioid endocrinopathy: a clinical problem in patients with chronic pain and long-term oral opioid treatment. Clin J Pain. 2010; 26: 374 - 80. https://doi.org/10.1097/AJP.0b013e3181d1059d.

[38] Daniell HW. DHEAS deficiency during consumption of sustained-action prescribed opioids: evidence for opioid-induced inhibition of adrenal androgen production. J Pain. 2006; 7: 901 - 7. https://doi.org/10.1016/j.jpain.2006.04.011. PMID: 17157776.

[39] Wong D, Gray DP, Simmonds M, Rashiq S, Sobolev I, Morrish DW. Opioid analgesics suppress male gonadal function but opioid use in males and females does not correlate with symptoms of sexual dysfunction. Pain Res Manag. 2011; 16: 311 - 6. PMID: 22059201.

[40] Bawor M, Dennis BB, Samaan MC, Plater C, Worster A, Varenbut M, Daiter J, Marsh DC, Desai D, Steiner M, Anglin R, Coote M, Pare G, Thabane L, Samaan Z. Methadone induces testosterone suppression in patients with opioid addiction. Sci Rep. 2014; 4: 6189. https://doi.org/ 10.1038/srep06189. PMID: 25155550.

[41] Hallinan R, Byrne A, Agho K, McMahon CG, Tynan P, Attia J. Hypogonadism in men receiving methadone and buprenorphine maintenance treatment. Int J Androl. 2009; 32:

131 - 9. https://doi.org/10.1111/j.1365 - 2605.2007.00824.x. PMID: 17971165.

[42] Bliesener N, Albrecht S, Schwager A, Weckbecker K, Lichtermann D, Klingmüller D. Plasma testosterone and sexual function in men receiving buprenorphine maintenance for opioid dependence. J Clin Endocrinol Metab. 2005; 90: 203 - 6. PMID: 15483091.

[43] Vuong C, Van Uum SH, O'Dell LE, Lutfy K, Friedman TC. The effects of opioids and opioid analogs on animal and human endocrine systems. Endocr Rev. 2010; 31: 98 - 132. https://doi.org/10.1210/er.2009 - 0009. PMID: 19903933.

[44] Shin SH, Obonsawin MC, Van Vugt DA, Baby N, Jhamandas K. Morphine can stimulate prolactin release independent of a dopaminergic mechanism. Can J Physiol Pharmacol. 1988; 66: 1381 - 5.PMID: 2907416.

[45] Pan JT, Teo KL. Fentanyl stimulates prolactin release through mu-opiate receptors, but not the serotonergic system. Endocrinology. 1989; 125: 1863 - 9. PMID: 2551630.

[46] Vescovi PP, Pezzarossa A, Ceresini G, Rastelli G, Valenti G, Gerra G. Effects of dopamine receptor stimulation on opiate-induced modifications of pituitary-gonadal function. Horm Res.1985; 21: 155 - 9. PMID: 3997064.

[47] Zis AP, Haskett RF, Albala AA, Carroll BJ. Morphine inhibits cortisol and stimulates prolactin secretion in man. Psychoneuroendocrinology. 1984; 9: 423 - 7. PMID: 6514937.

[48] Devilla L, Pende A, Morgano A, Giusti M, Musso NR, Lotti G. Morphine-induced TSH release in normal and hypothyroid subjects. Neuroendocrinology. 1985; 40: 303 - 8. PMID: 3921862.

[49] Delitala G, Grossman A, Besser M. Differential effects of opiate peptides and alkaloids on anterior pituitary hormone secretion. Neuroendocrinology. 1983a; 37: 275 - 9. PMID: 6633817.

[50] Moshtaghi-Kashanian GR, Esmaeeli F, Dabiri S. Enhanced prolactin levels in opium smokers.Addict Biol. 2005; 10: 345 - 9. https://doi.org/10.1080/1355621050035 1263. PMID: 16318956.

[51] Rolandi E, Marabini A, Franceschini R, Messina V, Bongera P, Barreca T. Changes in pituitary secretion induced by an agonist-antagonist opioid drug, buprenorphine. Acta Endocrinol (Copenh). 1983; 104: 257 - 60. PMID: 6415992.

[52] Saarialho-Kere U, Mattila MJ, Paloheimo M, Seppälä T. Psychomotor, respiratory and neuroendocrinological effects of buprenorphine and amitriptyline in healthy volunteers. Eur J Clin Pharmacol. 1987; 33: 139 - 46. PMID: 3691607.

[53] Mendelson JH, Mello NK, Teoh SK, Lloyd-Jones JG, Clifford JM. Naloxone suppresses buprenorphine stimulation of plasma prolactin. J Clin Psychopharmacol. 1989; 9: 105 - 9. PMID: 2723127.

[54] Pende A, Musso NR, Montaldi ML, Pastorino G, Arzese M, Devilla L. Evaluation of the effects induced by four opiate drugs, with different affinities to opioid receptor subtypes, on anterior pituitary LH, TSH, PRL and GH secretion and on cortisol secretion in normal men. Biomed Pharmacother. 1986; 40: 178 - 82. PMID: 3024754.

[55] Duka T, Hoehe M, Doenicke A, Stephan U, Matussek N. Influence of the histaminergic system on opiate-induced neurosecretion and behaviour. Psychoneuroendocrinology. 1987; 12: 271 - 80.PMID: 3659227.

[56] Hoehe M, Duka T, Doenicke A. Human studies on the mu opiate receptor agonist fentanyl: neuroendocrine and behavioral responses. Psychoneuroendocrinology. 1988; 13: 397 - 408. PMID: 2849775.

[57] Rolandi E, Magnani G, Sannia A, Barreca T. Hormonal changes induced by a partial opiate antagonist, nalorphine. Evaluation of PRL, GH, TSH, LH, FSH and cortisol

secretion. Eur J Clin Pharmacol. 1981; 21(1): 23 - 5. PMID: 6800826.

[58] Barreca T, Magnani G, Sannia A, Rolandi E. Changes in nalorphine-induced hyperprolactinaemia after bromocriptine or sulpiride administration. Eur J Clin Pharmacol. 1982; 22(4): 375 - 6.PMID: 7106173.

[59] Wehrenberg WB, McNicol D, Wardlaw SL, Frantz AG, Ferin M. Dopaminergic and serotonergic involvement in opiate-induced prolactin release in monkeys. Endocrinology. 1981; 109: 544 - 547. https://doi.org/10.1210/endo-109 - 2 - 544. PMID: 7250056.

[60] Colameco S, Coren JS. Opioid-induced endocrinopathy. J Am Osteopath Assoc. 2009; 109: 20 - 5.PMID: 19193821.

[61] Schneider J. Hypogonadism in men treated with chronic opioids. Arch Phys Med Rehabil. 2008; 89: 1414. https://doi.org/10.1016/j.apmr.2008.05.001.

[62] Blick G, Khera M, Bhattacharya RK, Nguyen D, Kushner H, Miner MM. Testosterone replacement therapy outcomes among opioid users: the Testim Registry in the United States (TRiUS). Pain Med. 2012; 13: 688 - 98. https://doi.org/10.1111/j. 1526 - 4637. 2012.01368.x. PMID: 22536837.

[63] Finch PM, Price LM, Pullan PT, Drummond PD. Effects of testosterone treatment on bone mineral density in hypogonadal men receiving intrathecal opioids. Pain Pract. 2015; 15: 308 - 13. https://doi.org/10.1111/papr.12190. PMID: 24690205.

[64] Basaria S, Travison TG, Alford D, Knapp PE, Teeter K, Cahalan C, Eder R, Lakshman K, Bachman E, Mensing G, Martel MO, Le D, Stroh H, Bhasin S, Wasan AD, Edwards RR. Effects of testosterone replacement in men with opioid-induced androgen deficiency: a randomized controlled trial. Pain. 2015; 156: 280 - 8. https://doi. org/10.1097/01.j. pain.0000460308.86819.aa. PMID: 25599449.

[65] Huang G, Travison T, Maggio M, Edwards RR, Basaria S. Effects of testosterone replacement on metabolic and inflammatory markers in men with opioid-induced androgen deficiency. Clin Endocrinol (Oxf). 2016; 85: 232 - 8. https://doi.org/10.1111/cen.13049. PMID: 26928845.

[66] Bhasin S, Cunningham GR, Hayes FJ, Matsumoto AM, Snyder PJ, Swerdloff RS, Montori VM. Testosterone therapy in adult men with androgen deficiency syndromes: an endocrine society clinical practice guideline. J Clin Endocrinol Metab. 2006; 91: 1995 - 2010. https://doi.org/10.1210/jc.2005 - 2847. PMID: 16720669.

[67] Eichenbaum G, Göhler K, Etropolski M, Steigerwald I, Pergolizzi J, Kim M, Vorsanger G. Does tapentadol affect sex hormone concentrations differently from morphine and oxycodone? An initial assessment and possible implications for opioid-induced androgen deficiency. J Opioid Manag. 2015; 11: 211 - 27. https://doi.org/10. 5055/jom.2015.0270. PMID: 25985806.

[68] Niederberger C. Re: Regulation of male fertility by the opioid system. J Urol. 2012; 187: 238 - 9. https://doi.org/10.1016/j.juro.2011.08.036. PMID: 22153458.

[69] Aloisi AM, Ceccarelli I, Fiorenzani P, Maddalena M, Rossi A, Tomei V, Sorda G, Danielli B, Rovini M, Cappelli A, Anzini M, Giordano A. Aromatase and 5-alpha reductase gene expression: modulation by pain and morphine treatment in male rats. Mol Pain. 2010; 6: 69. https://doi.org/ 10.1186/1744 - 8069 - 6 - 69. PMID: 20977699.

[70] Adams ML, Sewing B, Forman JB, Meyer ER, Cicero TJ. Opioid-induced suppression of rat testicular function. J Pharmacol Exp Ther. 1993; 266: 323 - 8. PMID: 8392556.

[71] Cicero TJ, Meyer ER, Bell RD, Wiest WG. Effects of morphine on the secondary sex organs and plasma testosterone levels of rats. Res Commun Chem Pathol Pharmacol. 1974;

7: 17 – 24.PMID: 4811448.

[72] Tian M, Broxmeyer HE, Fan Y, Lai Z, Zhang S, Aronica S, Cooper S, Bigsby RM, Steinmetz R, Engle SJ, Mestek A, Pollock JD, Lehman MN, Jansen HT, Ying M, Stambrook PJ, Tischfield JA, Yu L. Altered hematopoiesis, behavior, and sexual function in mu opioid receptor-deficient mice. J Exp Med. 1997; 185: 1517 – 22. PMID: 9126934.

[73] Agirregoitia E, Valdivia A, Carracedo A, Casis L, Gil J, Subiran N, Ochoa C, Irazusta J. Expression and localization of delta-, kappa-, and mu-opioid receptors in human spermatozoa and implications for sperm motility. J Clin Endocrinol Metab. 2006; 91: 4969 – 75. https://doi.org/10.1210/jc.2006 – 0599. PMID: 16984994.

[74] Subirán N, Casis L, Irazusta J. Regulation of male fertility by the opioid system. Mol Med. 2011; 17: 846 – 53. https://doi.org/10.2119/molmed.2010.00268.

[75] Estomba H, Muñoa-Hoyos I, Giano M, Urizar-Arenaza I, Casis L, Irazusta J, Subirán N. Expression and localization of opioid receptors in male germ cells and the implication for mouse spermatogenesis. PLoS One. 2016; 11 (3): e0152162. https://doi.org/10.1371/journal.pone.0152162.

[76] Chorbov VM, Todorov AA, Lynskey MT, Cicero TJ. Elevated levels of DNA methylation at the OPRM1 promoter in blood and sperm from male opioid addicts. J Opioid Manag. 2011; 7: 258 – 64. PMID: 21957825.

[77] Ragni G, De Lauretis L, Bestetti O, Sghedoni D, Gambaro V. Gonadal function in male heroin and methadone addicts. Int J Androl. 1988; 11: 93 – 100. PMID: 3372047.

[78] Safarinejad MR, Asgari SA, Farshi A, Ghaedi G, Kolahi AA, Iravani S, Khoshdel AR. The effects of opiate consumption on serum reproductive hormone levels, sperm parameters, seminal plasma antioxidant capacity and sperm DNA integrity. Reprod Toxicol. 2013; 36: 18 – 23. https://doi.org/10.1016/j.reprotox.2012.11.010. PMID: 23207164.

[79] Hargreaves WA, Tyler J, Weinberg JA, Sorensen JL, Benowitz N. (--)-alpha- Acetylmethadol effects on alcohol and diazepam use, sexual function and cardiac function. Drug Alcohol Depend. 1983; 12: 323 – 32. PMID: 6671416.

[80] Ragni G, De Lauretis L, Gambaro V, Di Pietro R, Bestetti O, Recalcati F, Papetti C. Semen evaluation in heroin and methadone addicts. Acta Eur Fertil. 1985; 16: 245 – 9. PMID: 4072581.

[81] Ceccarelli I, De Padova AM, Fiorenzani P, Massafra C, Aloisi AM. Single opioid administration modifies gonadal steroids in both the CNS and plasma of male rats. Neuroscience. 2006; 140: 929 – 37. https://doi.org/10.1016/j.neuroscience.2006.02.044. PMID: 16580783.

[82] Shuey DL, Stump DG, Carliss RD, Gerson RJ. Effects of the opioid analgesic oxymorphone hydrochloride on reproductive function in male and female rats. Birth Defects Res B Dev Reprod Toxicol. 2008; 83: 12 – 8. PMID: 18088051.

[83] Patil SR, Sonar A, Londonkar R, Patil SR, Patil SB. Efficacy of exogenous gonadotropins on the maintenance of spermatogenesis in pethidine treated albino rats. Indian J Physiol Pharmacol. 1998; 42: 509 – 14. PMID: 10874352.

[84] Takzare N, Samizadeh E, Shoar S, Majidi Zolbin M, Naderan M, Lashkari A, Bakhtiarian A. Impacts of morphine addiction on spermatogenesis in rats. Int J Reprod Biomed (Yazd). 2016; 14: 303 – 8. PMID: 27326414.

[85] Cicero TJ, Nock B, O'Connor L, Adams M, Meyer ER. Adverse effects of paternal opiate exposure on offspring development and sensitivity to morphine-induced analgesia. J Pharmacol Exp Ther. 1995; 273: 386 – 92. PMID: 7714793.

［86］ Cicero TJ, Davis LA, LaRegina MC, Meyer ER, Schlegel MS. Chronic opiate exposure in the male rat adversely affects fertility. Pharmacol Biochem Behav. 2002; 72: 157 - 63. PMID: 11900783.

［87］ Eriksson PS, Rönnbäck L, Hansson E. Do persistent morphine effects involve interactions with the genome? Drug Alcohol Depend. 1989; 24: 39 - 43. PMID: 2758973.

［88］ Ahmed MA, Kurkar A. Effects of opioid (tramadol) treatment on testicular functions in adult male rats: the role of nitric oxide and oxidative stress. Clin Exp Pharmacol Physiol. 2014; 41: 317 - 23. https://doi.org/10.1111/1440 - 1681.12213. PMID: 24472030.

［89］ Cicero TJ, Meyer ER, Wiest WG, Olney JW, Bell RD. Effects of chronic morphine administration on the reproductive system of the male rat. J Pharmacol Exp Ther. 1975b; 192: 542 - 8. PMID: 1168254.

［90］ James RW, Heywood R, Crook D. Effects of morphine sulphate on pituitary-testicular morphology of rats. Toxicol Lett. 1980; 7: 61 - 70. PMID: 7292515.

［91］ Badr FM, Rabouh SA, Badr RS. On the mutagenicity of methadone hydrochloride. Induced dominant lethal mutation and spermatocyte chromosomal aberrations in treated males. Mutat Res. 1979; 68: 235 - 49. PMID: 514304.

［92］ Badr FM, Rabouh SA. Effects of morphine sulphate on the germ cells of male mice. Teratog Carcinog Mutagen. 1983; 3: 19 - 26. PMID: 6132454.

［93］ Zhou Y, Boudreau DM, Freedman AN. Trends in the use of aspirin and nonsteroidal anti-inflammatory drugs in the general U.S. population. Pharmacoepidemiol Drug Saf. 2014; 23: 43 - 50. https://doi.org/10.1002/pds.3463. PMID: 23723142.

［94］ Brune K, Renner B, Tiegs G. Acetaminophen/paracetamol: a history of errors, failures and false decisions. Eur J Pain. 2015; 19: 953 - 65. https://doi.org/10.1002/ejp.621. PMID: 25429980.

［95］ Cenedella RJ. Prostaglandins and male reproductive physiology. Adv Sex Horm Res. 1975; 1: 325 - 58. PMID: 1225030.

［96］ Winnall WR, Ali U, O'Bryan MK, Hirst JJ, Whiley PA, Muir JA, Hedger MP. Constitutive expression of prostaglandin-endoperoxide synthase 2 by somatic and spermatogenic cells is responsible for prostaglandin E2 production in the adult rat testis. Biol Reprod. 2007; 76: 759 - 68. https://doi.org/10.1095/biolreprod.106.053124. PMID: 17251525.

［97］ Balaji T, Ramanathan M, Menon VP. Localization of cyclooxygenase-2 in mice vas deferens and its effects on fertility upon suppression using nimesulide: a preferential cyclooxygenase-2 inhibitor. Toxicology. 2007; 234: 135 - 44. https://doi.org/10.1016/j.tox.2007.02.011. PMID: 17382448.

［98］ Balaji T, Ramanathan M, Padmanabhan Menon V. Localization of cyclooxygenase-2 in mice testis and assessment of its possible role through suppressing its expression using nimesulide: a preferential cyclooxygenase-2 inhibitor. Prostaglandins Leukot Essent Fatty Acids. 2007; 76: 341 - 8. https://doi.org/10.1016/j.plefa.2007.04.006. PMID: 17624748.

［99］ Balaji T, Aruna S, Ramanathan M, Srinivasan M, Menon VP. Suppression of constitutively expressed cyclooxygenase-2 in the epididymis of mice by nimesulide decreases sperm motility. J Basic Clin Physiol Pharmacol. 2009; 20: 357 - 76. PMID: 20214021.

［100］ Erkan LG, Altinbas B, Guvenc G, Alcay S, Toker MB, Ustuner B, Udum Kucuksen D, Yalcin M. Brain thromboxane A2 via arachidonic acid cascade induces the hypothalamic-pituitary-gonadal axis activation in rats. Auton Neurosci. 2015; 189: 50 - 5. https://doi.org/10.1016/j.autneu.2015.02.005.PMID: 25784152.

［101］ Albert O, Desdoits-Lethimonier C, Lesné L, Legrand A, Guillé F, Bensalah K, Dejucq-

Rainsford N, Jégou B. Paracetamol, aspirin and indomethacin display endocrine disrupting properties in the adult human testis in vitro. Hum Reprod. 2013; 28: 1890 - 8. https://doi.org/10.1093/humrep/det112. PMID: 23670170.

[102] Toppozada M, Gerges F, Khalil H, Marzouk S, Kholeif A. Effect of prostaglandin E2 or prostaglandin synthesis inhibitors on human gonadotrophins and prolactin. Eicosanoids. 1992; 5: 23 - 7. PMID: 1419076.

[103] Ito H, Kawamura K, Kataumi Z, Sumiya H, Takahara M, Aikawa H, Shimazaki J. Indomethacin suppresses prolactin release in men. Hinyokika Kiyo. 1984; 30: 17 - 20. PMID: 6428199.

[104] Knuth UA, Kühne J, Crosby J, Bals-Pratsch M, Kelly RW, Nieschlag E. Indomethacin and oxaprozin lower seminal prostaglandin levels but do not influence sperm motion characteristics and serum hormones of young healthy men in a placebo-controlled double-blind trial. J Androl.1989; 10: 108 - 19. PMID: 2497096.

[105] Conte D, Romanelli F, Fillo S, Guidetti L, Isidori A, Franceschi F, Latini M, di Luigi L. Aspirin inhibits androgen response to chorionic gonadotropin in humans. Am J Physiol. 1999; 277(6 Pt1): E1032 - 7. PMID: 10600792.

[106] Conte D, Nordio M, Fillo S, De Giorgio G, Isidori A, Romanelli F. Aspirin inhibition of naloxone-induced luteinizing hormone secretion in man. J Clin Endocrinol Metab. 1996; 81(5): 1772.PMID: 8626832.

[107] Wei N, Hood JC. Naproxen and ejaculatory dysfunction. Ann Intern Med. 1980; 93: 933. PMID: 7447198.

[108] Smarr MM, Grantz KL, Sundaram R, Maisog JM, Honda M, Kannan K, Buck Louis GM. Urinary paracetamol and time-to-pregnancy. Hum Reprod. 2016; 31: 2119 - 2127. PMID: 27412248. https://doi.org/10.1093/humrep/dew172.

[109] Smarr MM, Kannan K, Chen Z, Kim S, Buck Louis GM. Male urinary paracetamol and semen quality. Andrology. 2017; 5: 1082 - 88. PMID: 28853221 DOI: 10.1111/andr. 12413.

[110] Cenedella RJ. Prostaglandins and male reproductive physiology. Adv Sex Horm Res. 1975; 1: 325 - 58. PMID: 1225030.

[111] Löscher W, Blazaki D. Effect of non-steroidal anti-inflammatory drugs on fertility of male rats. J Reprod Fertil. 1986; 76: 65 - 73. PMID: 3456056.

[112] Abbatiello ER, Kaminsky M, Weisbroth S. The effect of prostaglandins and prostaglandin inhibitors on spermatogenesis. Int J Fertil. 1975; 20: 177 - 82. PMID: 4399.

[113] Hallesy DW, Shott LD, Hill R. Comparative toxicology of naproxen. Scand J Rheumatol Suppl. 1973; 2: 20 - 8. PMID: 4204256.

[114] Saksena SK, Lau IF, Bartke A, Chang MC. Effect of indomethacin on blood plasma levels of LH and testosterone in male rats. J Reprod Fertil. 1975; 42: 311 - 7. PMID: 1117445.

[115] Biswas NM, Sanyal S, Patra PB. Antispermatogenic effect of aspirin and its prevention by prostaglandin E2. Andrologia. 1978; 10: 137 - 41. PMID: 646143.

[116] Ekaluo U, Ikpeme E, Udokpoh A. Sperm head abnormality and mutagenic effects of aspirin, paracetamol and caffeine containing analgesics in rats. The Internet. J Toxicol. 2008; 7: 6. https://print.ispub.com/api/0/ispub-article/10849.

[117] Yano CL, Dolder H. Rat testicular structure and ultrastructure after paracetamol treatment. Contraception. 2002; 66: 463 - 7. PMID: 12499042.

[118] Altintas R, Polat A, Parlakpinar H, Vardi N, Beytur A, Oguz F, Sagir M, Yildiz A,

Duran ZR. The effect of melatonin on acetylsalicylic acid-induced kidney and testis damage. Hum Exp Toxicol. 2014; 33: 383 - 95. https://doi.org/10.1177/0960327113506 240. PMID: 24107454.

[119] Didolkar AK, Patel PB, Roychowdhury D. Effect of aspirin on spermatogenesis in mature and immature rats. Int J Androl. 1980; 3: 585 - 93. PMID: 7440017.

[120] Saeed SA, Anwar N, Khan KM, Sarfraz N. Effect of chronic treatment with a cyclooxygenase inhibitor on reproductive parameters in male rat. J Ayub Med Coll Abbottabad. 2009; 21: 66 - 71.PMID: 20929017.

[121] Asok Kumar R, Chinoy NJ. Effects of acetylsalicylic acid on reproductive organs of adolescent male rats. Endocrinol Exp. 1988; 22: 187 - 95. PMID: 3265382.

[122] Uzun B, Atli O, Perk BO, Burukoglu D, Ilgin S. Evaluation of the reproductive toxicity of naproxen sodium and meloxicam in male rats. Hum Exp Toxicol. 2015; 34: 415 - 29. https://doi.org/10.1177/0960327114542886. PMID: 25034942.

[123] Scott JE, Persaud TV. A quantitative study of the effects of acetylsalicylic acid on spermatogenesis and organs of the rat. Int J Fertil. 1978; 23: 282 - 7. PMID: 33922.

[124] Marley PB, Smith CC. Proceedings: the source and a possible function in fertility of seminal prostaglandin-like material, in the mouse. Br J Pharmacol. 1974; 52: 114P. PMID: 4451775.

[125] Wiger R, Hongslo JK, Evenson DP, De Angelis P, Schwarze PE, Holme JA. Effects of acetaminophen and hydroxyurea on spermatogenesis and sperm chromatin structure in laboratory mice. Reprod Toxicol. 1995; 9: 21 - 33. PMID: 8520128.

[126] Placke ME, Wyand DS, Cohen SD. Extrahepatic lesions induced by acetaminophen in the mouse. Toxicol Pathol. 1987; 15: 381 - 7. https://doi.org/10.1177/019262338701500401. PMID: 3432938.

[127] Martini AC, Vincenti LM, Santillán ME, Stutz G, Kaplan R, Ruiz RD, de Cuneo MF. Chronicadministration of nonsteroidal-antiinflammatory drugs（NSAIDS）: effects upon mouse reproductive functions. Rev Fac Cien Med Univ Nac Cordoba. 2008; 65: 47 - 59. PMID: 20803938.

[128] Stutz G, Martini AC, Ruiz RD, Fiol De Cuneo M, Munoz L, Lacuara JL. Functional activity of mouse sperm was not affected by low doses of aspirin-like drugs. Arch Androl. 2000; 44: 117 - 28. PMID: 10746868.

第七章
5α-还原酶抑制剂和男性生育

摘要 5α-还原酶抑制剂（5α-Reductase Inhibitors, 5ARIs）主要包括非那雄胺和度他雄胺，用于治疗良性前列腺增生和下尿路症状。低剂量5ARIs可治疗男性脱发。这些药物能抑制睾酮转化为更活跃的二氢睾酮（DHT）。服用这些药物后，男性二氢睾酮水平降低了约90%，而睾酮水平保持相对稳定。众所周知，这些药物对性欲和勃起功能有负面影响，5ARIs也会导致某些男性的射精功能障碍，有可能降低精液质量。事实上，对使用这些药物治疗的男性进行的一些研究表明，这些男性总精子数量较少，伴随精子活力减低，但这些变化可能不足以降低治疗前精子正常男性的生育能力。其中一部分男性的精子数量出现更为严重的减少；低至预处理值的10%。有几个研究关注了低剂量该类药品用于治疗男性脱发，结果表明对精液质量正常的男性影响不大，但对精子数量少的男性却有负面影响。目前还没有研究关注服用该类药物患者的生育结局。

5ARIs包括药物度他雄胺和非那雄胺（表7.1），能够阻止睾酮转化为二氢睾酮（DHT）。与睾酮相比，二氢睾酮对雄激素受体具有更高的亲和力，且解离速度更快，加快代谢。度他雄胺能抑制5α-还原酶的所有3种亚型，然而非那雄胺仅抑制其中的Ⅱ型和Ⅲ型受体。这些药物的抗雄激素特性可用于治疗前列腺增生，缩小前列腺和缓解下尿路症状。非那雄酮用于抑制雄激素性脱发的剂量要低得多（男性型脱发）。这些药物也显示出预防前列腺癌的一些前景。

表 7.1　5ARIs(5ARIs)[a]

药　物	男性治疗的主要适应证	体内对男性生育的影响
非那雄胺	BPH/LUTS；雄激素性脱发	**人类：降低 T 和 DHT；降低精子数量，活力，破坏正常形态(停药 6 个月以上)，但大多数男性仍处于正常范围；多项研究报告停药后精子数量改善；用于治疗脱发的剂量影响较小**
度他雄胺	BPH/LUTS；雄激素性脱发	**人类：降低精子数量，活力，破坏正常形态(停药 6 个月以上)，但大多数男性仍处于正常范围；大鼠：0.2 * HED，增加 T，降低 DHT**

注：BPH，良性前列腺增生；DHT，二氢睾酮；HED，人类等量剂量；LUTS，下尿路症状；T，睾酮
[a] 为 $α_1$ 受体拮抗剂，主要用于治疗良性前列腺增生和下尿路症状，见第九章表 9.1

7.1　5ARIs 和睾酮水平

在大多数研究中，5ARIs 可导致 DHT 降低，对睾酮水平变化影响较小。一项随机双盲安慰剂对照的试验中，2 951 例良性前列腺增生症(BPH)患者服用度他雄胺 2 年，安慰剂组和治疗组的 DHT 水平分别为426 皮克/毫升和 10 皮克/毫升；而睾酮水平分别为 400 纳克/分升和 482纳克/分升[1]。另一项随机双盲安慰剂对照的试验中，399 名患有良性前列腺增生的男性患者用非那雄胺，多种度他雄胺剂量或安慰剂治疗 24周[2]。男性患者服用度他雄胺剂量大于 0.05 毫克/天 DHT 下降 95%～98%，非那雄胺组降低 71%，安慰剂组为 0%，睾酮水平分别增加 14%～21%、14% 和 4%，度他雄胺组具有统计学意义。在大鼠的研究中，给予度他雄胺 0.2 倍人体等效剂量(口服剂量)治疗 2 月，5ARIs 同样增加睾酮水平，降低二氢睾酮水平，同时降低前列腺大小和收缩力[3]。在一项纳入 16名健康志愿者的研究中，非那雄胺治疗 18 天后，虽然二氢睾酮水平下降，但睾酮水平没有变化[4]。

5ARIs 对睾酮水平的影响各研究结果并不一致。一项治疗男性前列腺增生的回顾性研究中，470 名接受非那雄胺治疗，230 名接受坦索罗辛

治疗，每 3 个月评估一次，共 45 个月，研究表明，服用非那雄胺的男性睾酮水平持续下降，服用坦索罗辛则没有变化[5]。之后在一项服用低剂量非那雄胺治疗男性脱发的研究中，25 名患有持续的性功能障碍的患者与 18 名未发生性功能不良反应的男性进行了比较，两组间睾酮、DHT 和 5α-还原酶抑制的其他标志物的水平没有差异[6]。

大量研究表明，5ARIs 对性欲，勃起功能和射精能产生负面影响。一项近期的纳入 8 项随机对照试验的荟萃分析显示，其中 6 331 名男性服用非那雄胺，2 167 名男性服用度他雄胺，射精功能障碍方面，非那雄胺组优势比为 3（95%CI：2.0～3.7），度他雄胺组为 3（1.6～4.9）[7]。药物治疗的男性中，报告射精功能障碍的非那雄胺组为 3%，度他雄胺组为 2%。当开具这类药品的时候需要仔细考虑和讨论其不良反应，尤其对于有生育需求的男性应避免使用。

7.2　5ARIs 和精液质量

接受 5ARIs 治疗的男性精液质量可能较低，尤其是精子总数。多数研究已经报道这类药物可以减少精子数量，但不会降低精子质量正常男性的生育水平。在一个精子质量正常男性的随机双盲安慰剂对照的临床研究中，每天服用度他雄胺（0.5 毫克，$n = 28$），非那雄胺（5 毫克，$n = 21$）或安慰剂 1 年，5ARIs 组中的大多数男性精子总数减少约 30%，精子活力减少 6%～12%；然而，在 5ARIs 治疗的 49 例中，6% 的精子总数显著减少至低于基线的 10%，在停药后 6 个月恢复至基线的 19%，28% 和 33%[8]。这表明精子质量正常的男性亚组对 5ARIs 的不良反应较敏感，药物治疗可能导致不育。

非那雄胺用于治疗男性脱发的剂量（每日 1 毫克）低于治疗良性前列腺增生和下尿路症状的剂量（每日 5 毫克）。在一项随机双盲安慰剂对照的临床研究中，79 名男性给予低剂量非那雄胺 48 周，睾酮和促性腺激素水平保持稳定；对其中的 38 名男性精液进行评估，精液质量没有受到影响[9]。然而,一份关于服用低剂量非那雄胺的 2 名男性的案例报告显示,一名患有无精症,另一名患有严重的少精症,在停药 6 个月后精液质量得以改善[10]。在一项大型研究中,14 例不育男性停用长期低剂量非那雄胺治疗发现,其精液量没有改变,但他们的精子浓度大幅增加[11]。精子活力也成倍增长,但没有统计学意义。另一个小的案例分析也证明这一点,它报道了 3 名长期服用低剂量非那雄胺的男性脱发的患者,1 例患无精症,而另 2 人的精子浓度正常,但精子活力和形态较差[12]。荧光原位杂交(FISH)显示,2 人的精子存在高度非整倍性和性染色体二体性,停药 1 年后,当精子活力和形态恢复正常后,上述问题仍未解决。这是一项小型研究,缺少重要的预处理观察结果,因此在治疗前这些男性的精子可能已经存在异常。

　　总体来说,尽管服用治疗男性前列腺增生剂量的 5ARIs 可能会使有些人的精液质量受到严重影响,但对大多数人产生的不良反应是小的。此外,精心设计的研究需要关注服用 5ARIs 治疗的男性患者的生育结局。

参考文献

[1] Roehrborn CG, Boyle P, Nickel JC, Hoefner K, Andriole G, ARIA3001 ARIA3002 and ARIA3003 Study Investigators. Efficacy and safety of a dual inhibitor of 5-alpha-reductase types 1 and 2 (dutasteride) in men with benign prostatic hyperplasia. Urology. 2002; 60: 434 - 41. PMID: 12350480.

[2] Clark RV, Hermann DJ, Cunningham GR, Wilson TH, Morrill BB, Hobbs S. Marked suppression of dihydrotestosterone in men with benign prostatic hyperplasia by dutasteride, a dual 5alpha-reductase inhibitor. J Clin Endocrinol Metab. 2004; 89: 2179 - 84. https://doi.org/10.1210/jc.2003 - 030330. PMID: 15126539.

[3] Wang D, Zha X, Nagase K, Akino H, Muramatsu I, Ito H, Yokoyama O. Effects of the 5α-reductase inhibitor dutasteride on rat prostate α1A-adrenergic receptor and its mediated contractility. Urology. 2015a; 85: 704.e9 - 14. https://doi.org/10.1016/j.urology. 2014. 12.002. PMID: 25733305.

[4] Samara EE, Hosmane B, Locke C, Eason C, Cavanaugh J, Granneman GR. Assessment of the pharmacokinetic-pharmacodynamic interaction between terazosin and finasteride. J Clin Pharmacol. 1996; 36(12): 1169 - 78. PMID: 9013375.

[5] Traish AM, Haider KS, Doros G, Haider A. Finasteride, not tamsulosin, increases severity of erectile dysfunction and decreases testosterone levels in men with benign prostatic hyperplasia. Horm Mol Biol Clin Invest. 2015; 23: 85 - 96. https://doi.org/10. 1515/hmbci-2015 - 0015. PMID: 26053014.

［6］ Basaria S，Jasuja R，Huang G，Wharton W，Pan H，Pencina K，Li Z，Travison TG，Bhawan J，Gonthier R，Labrie F，Dury AY，Serra C，Papazian A，O'Leary M，Amr S，Storer TW，Stern E，Bhasin S. Characteristics of men who report persistent sexual symptoms after finasteride use for hair loss. J Clin Endocrinol Metab. 2016；101：4669 - 80. https：//doi.org/10.1210/jc.2016 - 2726. PMID：27662439.

［7］ Gacci M，Ficarra V，Sebastianelli A，Corona G，Serni S，Shariat SF，Maggi M，Zattoni F，Carini M，Novara G. Impact of medical treatments for male lower urinary tract symptoms due to benign prostatic hyperplasia on ejaculatory function：a systematic review and meta-analysis. J Sex Med. 2014a；11：1554 - 66. https：//doi.org/10.1111/jsm.12525. PMID：24708055.

［8］ Amory JK，Wang C，Swerdloff S，Anawalt D，Matsumoto AM，Bremner WJ，Walker SE，Haberer LJ，Clark RV. The effect of 5α reductase inhibition with dutasteride and finasteride on semen parameters and serum hormones in healthy men. J Clin Endocrin Metab. 2007；92：1659 - 65. PMID：17299062.

［9］ Overstreet JW，Fuh VL，Gould J，Howards SS，Lieber MM，Hellstrom W，Shapiro S，Carroll P，Corfman RS，Petrou S，Lewis R，Toth P，Shown T，Roy J，Jarow JP，Bonilla J，Jacobsen CA，Wang DZ，Kaufman KD. Chronic treatment with finasteride daily does not affect spermatogenesis or semen production in young men. J Urol. 1999；162：1295 - 300. https：//doi.org/10.1016/S0022 - 5347(05)68270 - 5. PMID：10492183.

［10］ Liu KE，Binsaleh S，Lo KC，Jarvi K. Propecia-induced spermatogenic failure：a report of two cases. Fertil Steril. 2008；90：849.e17 - 9. https：//doi.org/10.1016/j.fertnstert.2007. 08.026. PMID：18054928.

［11］ Samplaski MK，Lo K，Grober E，Jarvi K. Finasteride use in the male infertility population：effects on semen and hormone parameters. Fertil Steril. 2013；100(6)：1542 - 6. PMID：24012200

［12］ Collodel G，Scapigliati G，Moretti E. Spermatozoa and chronic treatment with finasteride：a TEM and FISH study. Arch Androl. 2007；53：229 - 33. PMID：17852047.

第八章
精神药品和男性生殖

摘要 精神药品,包括抗抑郁药、抗精神病药和抗惊厥药,都会对性功能和精液质量产生负面影响。这些不良事件因人而异,某些药物的此类不良反应不太明显,并可以在一定程度上得到控制。育龄期的男性使用某些选择性 5–羟色胺再摄取抑制剂(SSRIs)很普遍,并且应用 SSRI 疗法治疗早泄的青年男性数量也逐渐增加。对精子的氧化性损伤可能是由于精子在男性生殖道中驻留时间延长造成的。在迄今评估的所有 SSRIs 中,都观察到 SSRIs 使射精延迟增加进而对精液质量造成负面影响,如精子 DNA 碎片增多。这些药物可以增加部分男性的催乳素(PRL)水平,这通常被认为对男性生殖有抑制作用;但睾酮水平通常是正常的,降低了 PRL 对下丘脑—垂体—性腺(HPG)轴直接抑制的可能性。在一些研究中,三环类抗抑郁药也被证明会升高 PRL 水平,但在另一些研究中则没有。三环类抗抑郁药氯丙咪嗪是一个例外,它能极大地升高 PRL 水平,进而可能降低精液质量。其他调节突触 5–羟色胺、去甲肾上腺素和(或)多巴胺的抗抑郁药可能与 SSRIs 一样具有类似毒性,但大多数还没有被评估。有限的研究显示,去甲肾上腺素-多巴胺再摄取抑制剂(NDRIs)和 5–羟色胺激动剂/再摄取抑制剂(SARIs)对 PRL 水平和性功能的影响很小。抗精神病药物可增加 PRL、减少睾酮,并增加包括射精障碍在内的性功能不良反应。证据最多的是氯丙嗪、氟哌啶醇、利舍平、利培酮和甲硫哒嗪,而阿立哌唑和氯氮平的此类不良反应较小。值得注意的是,很少有研究关注抗精神病药物对精液质量的影响,这是生殖药理学中一个重要的知识缺口。只有少数研究显示,锂剂会升高 PRL 和黄体生成素(LH)水平,并降低睾酮水平。许多用于其他适应证的抗惊厥药物,通常会降低游离睾酮或生物可利用睾酮的水平,对其他激素的影响则各不相同。丙戊酸钠、卡马西平、奥卡西平和左乙拉西坦可降低精液质量;其他抗惊厥药物还没有此方面不良反应的研究。我们还需要更多研究来评估治疗精神病药物对妊娠终点及后代健康的影响。

精神治疗药物被所有年龄段的男性使用,其中已知有些药物对男女都有生殖方面的不良反应。对男性,最重要的生殖影响在以下 3 个方面:

(1) PRL 和促性腺激素水平升高,同时睾酮水平降低。

(2) 性功能障碍,包括对勃起和射精的负面影响。

(3) 精液质量下降。已进行的研究很少以男性暴露和怀孕或婴儿活产为结局。有一些精神药品不大可能导致此类不良反应,并可以用其替代治疗以改善生育功能,但仍然需要更多精心设计、足够有力的研究来确证这些替代药物的价值[1,2]。

8.1 抗抑郁药

抑郁症很常见,在美国终身患病率约为 17%;2013 年美国男性门诊数据显示,抑郁症是继高血压、高血脂、关节炎、糖尿病之后第五大最常见慢性病[3]。2011—2014 年间,美国 18~44 岁男性中 6% 服用了抗抑郁药,45~64 岁男性中此比例则达 12%[4]。女性接受抑郁症治疗的人数大约是男性的两倍[5];然而,在患有不孕症的男性中抗抑郁药的使用率仍然很高。

抗抑郁药以调节脑部 5-羟色胺为主,增加脑中 5-羟色胺水平,进而增加 5-羟色胺能向脊髓的传递。这被认为是一些药物增加射精延迟的机理。后者可能伴随遗精等改变,潜在影响精液的质量。

抗抑郁药物(表 8.1)包括选择性 5-羟色胺(血清素,5-HT)再摄取抑制剂(SSRIs)、5-羟色胺激动剂/再摄取抑制剂(SARIs)、5-羟色胺和去甲

表 8.1　精神药品对精液和（或）男性生殖道的作用

药　物	男性中的主要适应证	对雄性生殖的体内效应除非标注，否则 HED 均为非人类物种的结果
SSRI		
西酞普兰		人类：升高 PRL；增加射精延迟；射精延迟的增加会降低精子数、活力和正常形态，并增加精子 DNA 断裂
达泊西汀		大鼠：降低 T,LH,FSH；升高 PRL；增加射精延迟；生殖力减弱
艾司西酞普兰	抑郁症	人类：增加射精延迟；健康志愿者中的 RCT 研究显示增加射精功能障碍（47%）；3 个月后降低精子数、活力和正常形态，增加精子 DNA 的断裂
氟西汀		人类：增加射精延迟；升高 PRL；降低精子数、活力和正常形态，增加精子 DNA 的断裂
氟伏沙明		人类：增加射精延迟；升高 PRL
帕罗西汀		人类：增加射精延迟；升高 PRL；降低 T；增加射精功能障碍；降低精子数、活力和正常形态，并增加精子 DNA 的断裂
舍曲林		人类：增加射精延迟；降低精子数、活力和正常形态，并增加精子 DNA 的断裂
SNRI		
去甲文拉法辛	血管舒缩导致的颜面潮红	人类：一项小规模观察性研究结果有射精功能障碍
度洛西汀	抑郁、焦虑症，纤维肌痛症、慢性疼痛	人类：在一些患者中可能升高 PRL，但多数临床试验来观察到 PRL 升高；增加射精延迟
左旋米那普仑	抑郁症	人类：射精功能障碍是其不良反应
文拉法辛	抑郁症	人类：2% 的抑郁患者会增加射精延迟；一项没有达到显著效果的小规模研究结果对 PRL,FSH,T 水平或精液质量无影响

（续表）

药　物	男性中的主要适应证	对雄性生殖的体内效果（除非标注，否则 HED 均为非人类物种的结果）
缺乏在人体或动物 HED 下与雄性生殖相关研究：米那普仑		
阿托莫西汀	多动症；抑郁症	人类：一项小规模研究结果显示 PRL 升高；增加射精延迟（3%）
瑞波西汀	抑郁症；焦虑症；多动症	人类：多项小规模 RCTs 研究结果显示 PRL 升高
NDRI		
丁胺苯丙酮	抑郁症；季节性情绪失调	人类：低风险的性不良反应
NaSSA		
米氮平	抑郁症	人类：一些研究显示 PRL 升高，另一些则没有；多数研究中有射精延迟 大鼠：短暂性增加射精延迟
褪黑素		
阿戈美拉汀	抑郁症	人类：两项健康志愿者的 RCTs 研究显示增加射精延迟（5%～17%）
阿米替林	抑郁症	人类：有一些研究不是所有的，显示 PRL 升高；一项对少精子症男性的小规模研究显示对精液质量有积极效果 大鼠：正常基底 PRL，但对血清素有应答，升高 PRL 小鼠：精原细胞的细胞遗传缺陷，降低有丝分裂指数，辅助治疗 HED 剂量下减少精子数和正常形态
阿莫沙平		人类：PRL 升高；小规模临床试验和案例报道显示射精功能障碍；一项研究显示低剂量下改善逆行性射精

（续表）

药　物	男性中的主要适应证	对雄性生殖的体内效果（实际非标注，否则 HED 均为非人类物种的结果）
丁螺环酮		人类：PRL 升高 大鼠：升高 PRL 但不降低 T；大鼠射精缺陷
氯丙咪嗪（氯米帕明）		人类：PRL 升高（用于实验性研究中诱导 PRL 分泌）；增加射精延迟；在一项小规模病例对照研究中显示减少精液量，降低精子活力和正常形态 大鼠：正常基底 PRL，但血清素应答 PRL 升高；增加射精延迟
地昔帕明（去甲丙咪嗪）		人类：小规模观察性研究显示 PRL 升高；一项小规模前瞻性研究显示降低精子生存力但对数目和活力无影响 大鼠：对血清素应答 PRL 无升高；短暂降低射精延迟
多塞平	抑郁症	人类：射精功能障碍
丙米嗪（盐酸丙米嗪）		人类：射精功能障碍（30%）；升高 PRL；治疗逆行性射精 大鼠：正常基底 PRL，但血清素应答 PRL 升高
伊普吲哚		大鼠：正常基底 PRL，但血清素应答 PRL 升高
马普替林		人类：一项小规模研究显示 PRL 升高，其他研究则没有
奈法唑酮		人类：PRL 升高（急性瞬态）；射精延迟增加的风险低
去甲替林		大鼠：对血清素应答 PRL 无升高
坦度螺酮		人类：两项小规模观察研究显示 PRL 升高；一项研究显示 T 升高
曲唑酮		人类：一项小规模观察性研究显示 PRL 升高 大鼠：正常基底 PRL，但血清素应答 PRL 升高
三甲丙米嗪		人类：一项小规模研究显示 PRL 升高；一项小规模研究显示降低精液质量

（续表）

药　物	男性中的主要适应证	对雄性生殖的体内效果除非标注，否则 HED 均为非人类物种的结果
缺乏在人类或动物 HED 下与雄性生殖相关研究：度洛西平/度琉平、洛非帕明、米安色林、普罗替林		
TetraCA		
马普替林	抑郁症	人类：一项小规模观察性研究显示 PRL 升高，另一项研究则无
缺乏在人类或动物 HED 下与雄性生殖相关研究：司普替林		
MAOI		
异卡波肼	抑郁症；焦虑症	人类：射精延迟增加
吗氯贝胺	抑郁症；双相情感障碍（躁郁症）；戒烟；恐慌症；纤维肌痛症；偏头痛；血管舒缩导致的颜面潮红	人类：一些小规模研究显示 PRL 升高；男性乳房发育症；无性方面不良反应；医学安慰剂-对照研究显示性功能提高
苯乙肼	抑郁症；焦虑症；双相情感障碍（躁郁症）；恐慌症；暴食症；创伤后应激障碍	人类：PRL 升高；射精功能障碍
司来吉兰	抑郁症；帕金森病；痴呆	人类：经皮治疗时性不良反应最小
反苯环丙胺	抑郁症；焦虑症	人类：抑制人工培养的生精细胞的组蛋白去甲基化
缺乏在人类或动物 HED 下与雄性生殖相关研究：吡哚咪、托洛沙酮		
GABA$_A$ergic：苯二氮卓类		
阿普唑仑	焦虑症；恐慌症；恶心	人类：PRL 升高

（续表）

药　物	男性中的主要适应证	对雄性生殖的体内效果除非标注，否则 HED 均为非人类物种的结果
氯氮卓	焦虑症	人类：PRL 升高 大鼠：阻断大鼠睾丸莱氏细胞 TRH 受体；抑制遗精
氯巴占	癫痫；焦虑症	一项小规模临床试验中增加 LH 的脉冲频率
氯硝西洋		大鼠：PRL 降低
地西洋	癫痫；焦虑症；恐慌症；静坐不能；不宁腿综合征；肌肉痉挛	人类：一项小规模研究显示 T 升高；在成瘾者中有精子异倍体性；增加射精延迟 大鼠：对压力诱导的 PRL 增加有抑制作用；睾丸、附睾和前列腺重量的降低；降低睾精子浓度、活力和形态学；降低 T, LH, FSH；降低生育能力 低附睾 0.35 倍 HED 剂量下治疗 14 天，停药 22 天后会精子二体性升高 小鼠：
劳拉西洋	癫痫；焦虑症；肌肉痉挛	人类：在健康人中 PRL 短暂升高
美达西洋	癫痫	大鼠：对压力诱导的 PRL 升高有抑制作用
咪达唑仑	癫痫发作；失眠	人类：对手术应激性 PRL 升高有抑制作用
三唑仑	重度不眠症；焦虑症；肌肉痉挛	人类：在小规模临床试验中 PRL 小幅升高

缺乏在人类或动物 HED 下与雄性生殖相关研究：苯他西洋，溴替唑仑，卡马西洋，氯噻西洋，氯氮卓酸，氯氮革，氯噻唑仑，地洛西洋（氯苯基甲基地西洋），艾司唑仑，依替唑仑，氟西洋，氟硝西洋，哈拉西洋，氯普唑仑，氯普唑仑（氯普唑他），氯甲西洋，硝基西洋，奥沙西洋，芬纳西洋，匹那西洋，普拉西洋，夸西洋，替马西洋

GABAAergic: 非苯二氮䓬类

溴他西尼	失眠症	人类：在小规模临床试验中 PRL 升高
氯巴占	癫痫；焦虑症	人类：增加 LH 脉冲频率

（续表）

药物	男性中的主要适应证	对雄性生殖的体内效果除非标注,否则HED均为非人类物种的结果
佐匹克隆	失眠症	大鼠：不升高PRL
缺乏在人类或动物HED下与雄性生殖相关研究：氯噻西泮,夫洛丙酮,唑吡坦		
锂剂		
锂盐	双向情感障碍；重度抑郁症	人类：PRL和LH升高；一些研究显示长期使用降低T；一项小规模3个月的研究显示降低精子生存能力,另一项研究则显示对精液质量无改变,活力和正常形态；射精功能障碍 大鼠：低剂量降低附睾尾精子数,活力和正常形态；另一项研究中未见改变 小鼠：低剂量下剂量依赖性降低T水平
抗精神病药物		
阿米舒必利	精神分裂症；躁郁症；创伤后应激障碍；自闭症易怒	人类：PRL升高（高风险：76%）
阿立哌唑	精神分裂症；躁郁症；抑郁症；自闭症	人类：PRL升高（风险最小至无）；增加射精延迟风险低；性高潮障碍；如果替换为其他抗精神病药物可能改善性功能障碍
阿塞那平	精神分裂症；躁郁症	人类：PRL升高（低风险）
苯哌利多	精神分裂症；性欲亢进	人类：一项小规模观察性研究中PRL升高
布南色林	精神分裂症	人类：PRL升高（风险最小至无）
溴哌利多	精神分裂症	人类：一些小规模观察性研究中PRL升高
氯丙嗪（吩噻嗪）	精神分裂症；躁郁症；多动症；恶心；呕吐	人类：PRL升高（高风险）；射精障碍；T降低 大鼠：低剂量下PRL升高 兔子：PRL升高

（续表）

药　物	男性中的主要适应证	对雄性生殖的体内效果（除非标注，否则 HED 均为非人类物种的结果）
氯普噻吨	精神分裂症;躁郁症	人类:PRL 升高;射精障碍;增加射精延迟
氯氮平	（α 肾上腺素阻滞剂）精神分裂症	人类:5% 的患者中 PRL 升高（低风险）;射精功能障碍;一项研究中不增加射精延迟反应;一项研究显示有性不良
氟哌利多	恶心;呕吐	大鼠:低剂量下 PRL 升高
氟哌噻吨（三氟噻吨）	精神分裂症	人类:PRL 升高（短暂性的,低风险）
氟非那嗪	精神分裂症	人类:PRL 升高;降低精子数;增加射精障碍
氟哌啶醇	精神分裂症;图雷特综合征;恶心;呕吐;谵妄;严重精神病	人类:PRL 升高（高风险）;T 降低;增加射精功能障碍（14%～28%）;增加射精延迟;降低精子数 大鼠:较低 HED 下 PRL 升高;增加射精功能障碍;降低 LH 和 T 水平;治疗 3 周后附睾,精囊和前列腺重量降低
伊潘立酮（伊洛哌酮）	精神分裂症	人类:PRL 升高（中等风险）
左舒必利	精神分裂症;焦虑症;消化不良	人类:PRL 升高;PE 增加男性射精障碍
洛沙平	精神分裂症;躁郁症	人类:PRL 升高 大鼠:1.0 倍 HED 下 PRL 升高
鲁拉西酮	精神分裂症;躁郁症	人类:PRL 升高
美哌隆	精神分裂症;焦虑症	人类:PRL 升高（低风险）

（续表）

药　物	男性中的主要适应证	对雄性生殖的体内效果（除非标注，否则 HED 均为非人类物种的结果）
吗咪吲酮	精神分裂症	人类：PRL 升高
奈莫必利	精神分裂症	人类：PRL 升高
奥氮平	精神分裂症；躁郁症；图雷特综合征	人类：PRL 升高（中度风险）；降低 T 水平（10%）；增加射精延迟（3%）；增加射精功能障碍（4%～27%）
帕潘立酮	精神分裂症；躁郁症	人类：PRL 升高（高风险）
哌罗匹隆	精神分裂症；躁郁症	人类：PRL 升高
奋乃静	精神分裂症；躁郁症	人类：PRL 升高（高风险）；增加射精延迟
五氟利多	精神分裂症	人类：PRL 升高
匹莫齐特	精神分裂症；图雷特综合征	人类：PRL 升高；促性腺激素水平减少 兔子：低剂量下 PRL 升高
普鲁氯嗪	眩晕；恶心；呕吐；偏头痛	人类：PRL 升高 大鼠：急性给药低剂量后 PRL 升高
喹硫平	精神分裂症；躁郁症；抑郁症	人类：PRL 升高（短暂，风险较小）；证据射精功能障碍（7%～32%）；增加射精延迟
利舍平	HTN；精神分裂症；精神失调；运动障碍	人类：高泌乳素血症（高风险）；在 HTN 患者中可能风险较低 大鼠：附睾和前列腺的精子形成与分泌活性形成缺陷；降低生育能力
利培酮	α 受体阻滞剂；精神分裂症；躁郁症；自闭症易怒；进食障碍	人类：PRL 升高（29%～33%）；暂时性 T 降低；暂时性增加抑制素 B 水平；FSH 升高；增加射精功能障碍（29%～33%）；增加射精延迟（12%） 大鼠：增加射精延迟；LH 和 T 水平降低；附睾重量减少

（续表）

药　物	男性中的主要适应证	对雄性生殖的体内效果除非标注，否则 HED 均为非人类物种的结果
舍吲哚	精神分裂症	人类：PRL 升高（高风险）；较低的精液量
舒必利	精神分裂症；恐慌症；焦虑症；抑郁	人类：PRL 升高（高风险） 兔子：低剂量下 PRL 升高
甲硫哒嗪	精神分裂症	人类：PRL 升高；LH 和 T 水平降低；射精功能障碍（高风险）；逆行性射精（20%） 兔子：0.2 倍 HED 下 PRL 升高
氨砜噻吨	精神分裂症	人类：PRL 升高（高风险）
泰必利	精神病；运动障碍；酒精戒断综合征	人类：PRL 升高
三氟拉嗪	精神分裂症；恶心；呕吐	人类：PRL 升高；增加射精延迟 小鼠：精子细胞遗传学和形态学异常
齐拉西酮	精神分裂症；躁郁症	人类：PRL 升高（暂时性、中等风险）；增加射精延迟；性高潮障碍
佐替平	精神分裂症	人类：PRL 升高

缺乏人类男性或雄性动物生殖人体等效剂量相关数据：依匹唑哌，卡利拉嗪，卡匹帕明，氯氮平，氯噻平，奥氮平，氟美马嗪，氟司必林，左美丙嗪，莫沙帕明，奥普哌汀，哌氰嗪，匹泮哌隆，哌泊噻嗪，丙硫哒嗪，丙硫喷地，珠氯噻醇

抗惊厥药

药　物	男性中的主要适应证	对雄性生殖的体内效果除非标注，否则 HED 均为非人类物种的结果
乙酰唑胺	CAI/青光眼；癫痫发作；原发性颅内高压 HTN；高原病；脱氨酸尿；周期性瘫痪；中枢性睡眠呼吸暂停；硬脑膜（脊）膨出	大鼠：2 周的治疗降低睾精子数和活力

（续表）

药　物	男性中的主要适应证	对雄性生殖的体内效果除非标注，否则 HED 均为非人类物种种的结果
卡马西平	癫痫；神经性疼痛	人类：见表 8.2 中人体试验；甲状腺素增加；精子浓度降低，活力降低，精子度降低、活力和正常形态；不射精症
加巴喷丁	癫痫；神经性疼痛；热潮红；失眠	大鼠：治疗 60 天后，T、FSH、精子形成、莱氏细胞数目和生育力下降
拉莫三嗪	癫痫；神经性疼痛；血管舒缩引起的颜面潮红	人类：见表 8.2 中人体试验 大鼠：60 天的治疗 T、FSH、精子形成、莱氏细胞数目和生育能力降低
左乙拉西坦	痉挛性疾病	人类：见表 8.2 中人类试验；在一项小规模试验中，精子活力降低、性功能障碍
奥卡西平	癫痫；躁郁症	人类：见表 8.2 中人体试验；精子活力降低、性功能障碍；可能降低生育能力
苯妥英	癫痫	人类：见表 8.2 中人体试验；升高甲状腺素
苯巴比妥	癫痫	人类：见表 8.2 中人体试验 大鼠：15 天的治疗 DHT 降低；T、FSH 和 LH 无改变 小鼠：SHBG 升高；精子活力降低
丙戊酸钠（丙戊酸）	癫痫；双向情感障碍；冲动控制障碍；偏头痛的预防治疗	人类：见表 8.2 中人体试验；升高甲状腺素水平 大鼠：（1）2 周的治疗使精子形成中断；附睾和附属腺萎缩；精子数、活力降低、正常形态破坏；在 7 周时影响达到峰值，停药 10 周后完全恢复；（2）在 2 倍 HED 下，10 周时睾丸重量下降；生育能力不受影响
氨己烯酸	癫痫	大鼠：60 天的治疗 T、FSH、精子形成、莱氏细胞数目和生育能力降低

最需要关注的一标黑

缩写：CAI 碳酸酐酶抑制剂；FSH 促卵泡激素；HED 人体等效剂量；HTN 高血压；LH 黄体激素；MAOI 单胺氧化酶抑制剂；NaAAS 去甲肾上腺素和特异性血清素能抑制剂；NDRI 去甲肾上腺素-多巴胺再摄取抑制剂；NRI 去甲肾上腺素再摄取抑制剂；PRL 催乳素；PTSD 创伤后应激障碍；RCT 随机对照试验；SHBG 性激素结合球蛋白；SNRI 5-羟色胺-去甲肾上腺素能再摄取抑制剂；SSRI 选择性 5-羟色胺再摄取抑制剂；T 睾酮；TCA 三环类抗抑郁药；tetraCA 四环类抗抑郁药；TRH 促甲状腺激素释放激素

肾上腺素再摄取抑制剂(SNRIs)、去甲肾上腺素－多巴胺再摄取抑制剂(NDRIs)、三环类抗抑郁药(TCAs)、单胺氧化酶抑制剂(MAOIs)和去甲肾上腺素能和特异性5-羟色胺能再摄取抑制剂(NaSSAs)。这些药物用于治疗抑郁症、焦虑症、慢性疼痛和各种其他疾病。其中大多数会增加神经组织中单胺类神经递质5-羟色胺、去甲肾上腺素和多巴胺的浓度,或者作为其受体的激动剂,也有一些药物有与抗抑郁活性相关的其他药理作用。SSRIs、SNRIs、NRIs和NDRIs抑制儿茶酚胺神经递质的突触前再摄取,增加其突触水平。与NRIs类似,TCAs阻断5-羟色胺和去甲肾上腺素的再摄取。单胺氧化酶A(MAO-A)抑制剂阻断包括5-羟色胺、褪黑素、去甲肾上腺素、肾上腺素和多巴胺在内的单胺类神经递质对酶的催化失活。

抗抑郁药能通过阻断多巴胺受体,包括阻断多巴胺再摄取和(或)增加PRL分泌来干扰HPG轴。后者会抑制促性腺激素的释放,最终使得总睾酮和游离睾酮减少。令人惊讶的是,尽管高PRL常被认为通过对LH和睾酮分泌的负反馈机制来抑制男性生殖功能,大多数抗抑郁药物对睾酮水平的影响还没有被评估或此类数据尚未被报道。

抗抑郁药对男女性功能都有显著影响[6,7],男性通常表现为不射精症,事实上,SSRIs和其他一些抗抑郁药已被用于治疗早泄[8,9]。虽然许多男性长期使用这些药物会有勃起功能障碍,但这些药物显著的抗焦虑特性已被用于改善另一些人的勃起功能。重要的是,一项研究显示,在没有接受治疗的抑郁症男性中,射精功能障碍的患病率也很高,为15%~20%[10]。

有些抗抑郁药直接作用于男性生殖道平滑肌细胞,部分通过α肾上腺素能和胆碱能系统。在一项研究中,用TCAs类药物氯丙咪嗪和丙米嗪、SSRI类药物氟西汀,或血清素,体外处理人精囊和输精管平滑肌;这些药物均可以降低去甲肾上腺素刺激产生的张力[11]。

最后,大多数抗抑郁药物抑制CYP-450酶的活性,包括那些通过羟基化导致睾酮失活的物质。虽然已在肝微粒体进行体外活性研究,并在模型物种中进行了体内研究,但是该体系对男性生殖的影响尚未得到很好的表征。

8.1.1　SSRIs

抗抑郁药中有关男性生育能力影响研究最多的是 SSRIs 类[12]。第一个 SSRIs 类药物是 1986 年上市的氟西汀，至 2008 年，美国男性 18～39 岁人群有 3%，40～59 岁人群中有 9%，60 岁以上人群中有 9%在使用此类药物[13]。

8.1.1.1　SSRIs 和循环中催乳素水平的升高

总体来讲，SSRIs 会使大约 5%的患者 PRL 水平升高，这种效应在具体不同药物之间存在差异。一项对法国国家数据库中高 PRL 不良事件报告的研究结果显示，相对于服用度洛西汀、米那普仑或舍曲林的患者，正在服用氟伏沙明、西酞普兰、氟西汀或帕罗西汀的患者此类风险更大[14]。在一项 RCT 交叉研究中，12 名健康男性接受西酞普兰 10 天的治疗后[15]，PRL 水平较安慰剂组升高 40%。有趣的是，两组人员的 PRL 水平在口服 SSRI 的 3 小时内都有所下降，与安慰剂组相当。一项对抑郁症患者氟西汀治疗 12 周前后评估的纵向研究发现，PRL 水平有增高，且 44 名男性中有 2 名出现高泌乳血症。然而，没有检测到睾酮水平的变化[16]。另一项研究对 6 名健康男性首次服用舍曲林后 3 小时、1 周和 3 周的 PRL 水平进行了研究[17]，发现 PRL 水平没有变化。综上，少量研究显示一些服用 SSRIs 的男性患者可能出现 PRL 水平升高，但可能并不同时伴有睾酮水平的降低。

8.1.1.2　SSRIs 和射精功能障碍

SSRIs 也会增加射精功能障碍，并已被用于早泄的治疗[18,19]。一项对 412 名抑郁症男性患者的研究发现[6]，有 50%服用氟西汀、64%服用帕罗西汀、55%服用氟伏沙明、57%服用舍曲林和 64%服用西酞普兰的患者有性高潮/射精延迟经历。最近的一项 RCTs 的 Meta 分析发现，达泊西汀也增加射精延迟[20]。一项有趣的研究对 5 005 名在医院实验室接受过尿沉降检测的成年男性进行了调查，发现 5.6%的男性尿液中含有精子，提示存在逆行性射精。这一结果与服用 SSRIs 有相关性（OR：2.12，95% CI：1.07～4.19；$P = 0.030$）[21]，提示这些药物可能导致射精功能障碍。

8.1.1.3　SSRIs 和精液质量

SSRIs 类药物对人精液质量的影响已有评估。在一项对 530 名男性精液分析的研究中,服用一种 SSRI 联合另一类精神药物的患者,其男性精子活力低于研究中的其他人群[22]。目前还不清楚射精潜伏期的增加本身是否对精液质量有负面影响,但最近的研究提示,虽然 RPCTs 缺乏,但 SSRIs 对精液和精子质量有负面影响。在一项研究中,25 名之前从未服用过艾司西酞普兰的患者,开始使用艾司西酞普兰治疗早泄[23],治疗前、治疗 1 个月和 3 个月后的射精潜伏期基线分别是 56 秒、91 秒和 313 秒。精液浓度(68、67、26 百万个/毫升)、运动性(58%、58%、23%)和正常形态(19%、18%、7%)在治疗 1 个月后仍保持正常,但治疗 3 个月后都显著下降。虽然潜在的缺陷可能同时导致这两个结果,但射精延迟和精液质量差之间的关联仍符合因果关系。

达泊西汀是一种相对较新的 SSRI 类药物,几小时就能从体内消除,相比抑郁症它更多地被用于治疗早泄疾病。在一项对雄性大鼠的研究中,口服灌胃约 0.5 倍、1 倍或 2 倍 HED 的达泊西汀[24]70 天后交配,较高剂量两组大鼠的睾酮、LH 和 FSH 水平降低,PRL 水平升高。相比溶媒灌胃的对照组,与较高剂量两组大鼠交配的未经药物处理的雌性大鼠也出现了妊娠率降低、平均着床胚胎数下降、胚胎吸收增加和成型存活胎儿减少。虽然这不是用于人体的治疗方案,但在大鼠身上的这项研究证实,服用达泊西汀可能对男性生育能力有潜在影响。

最近,已有几个报道称即使精液质量没有其他变化,SSRIs 也会增加 DNA 碎片。一项早期的案例报道研究了两位少精症患者,其中一位服用西酞普兰、另一位服用舍曲林治疗抑郁;他们的精液质量在停止使用 SSRIs 类药物后几周内显著提高[25],此时间提示是一种睾丸后效应而非精子形成的破坏。在一项横断面研究中,74 名服用 SSRI 治疗抑郁的育龄期男性(平均年龄 35 岁,年龄范围 27~49 岁)与 44 名健康育龄期男性(平均年龄 34 岁,年龄范围 27~49 岁)相比,服用抗抑郁药男性的总精子数为 61∶1 840 000、运动性为 49%∶66%、正常形态为 8%∶20%,且精子 DNA 碎片化指数(DFI 由精子染色质结果分析 SCSA 法测定)为 43%∶21%[26]。

SSRIs 类药物在这些不良反应方面没有区别(西酞普兰、艾司西酞普兰、氟西汀、帕罗西汀或舍曲林)。药物治疗组 61%、对照组 9% 的男性其精子浓度低于 WHO1999 颁布的正常参考值。与服用 SSRI 类药物 6～12 个月者相比,服用 1～2 年的患者各项精液参数都更差。一项研究中 35 名精液正常的志愿者(平均年龄 34 岁,年龄范围 19～58 岁)服用帕罗西汀 5 周,然后又经过 1 个月的无药洗脱期[27],结果显示 DNA 碎片增加。在治疗期间,睾酮和雌二醇水平虽保持在正常范围内但显著减少;PRL、LH、FSH 或精液参数未见变化。然而,然而 DNA 碎片化(原位末端标记 TUNEL 法)比均值增加了 14%～30%,其中 TUNEL＞30% 的男性基线值为 10%,帕罗西丁治疗后升高到 50%。当模型中纳入年龄和 BMI 因素时,DNA 碎片仍然显著,并且与睾酮水平无关;DNA 碎片增加的 OR 值为 9 (CI:2.3～38)。47% 的男性报告射精功能障碍增加,在停药后 4 周恢复到基线水平。研究者发现,4 周时观察到了 DNA 断裂增加,提示药物影响了精子转运而非精子形成。在一项用舍曲林或行为疗法治疗男性早泄的随机研究中,服用舍曲林的患者精子浓度和正常形态减少,与基线值相比 DNA 碎片(精子染色质分散法:16%:31%)增加[28]。对 SSRI 药物,精液质量下降、特别是精子 DNA 碎片的研究证据很强。

总之,这些结果表明,服用 SSRIs 药物的男性精液质量的下降,包括 DNA 断裂的增加,可能是由于射精功能障碍引起。遗精和(或)射精的中断,可能还伴随附睾转运异常,可以来解释这类药物中观察到的精液质量异常。

8.1.2　SNRIs、NRIs、NDRIs、5-羟色胺能和褪黑素类抗抑郁药

虽然仍缺少大型、精心设计的研究,但 NDRI、安非他酮、NaSSA 和米氮平似乎对人血清 PRL 或男性不育的影响最小。一项小型观察性研究显示,6 名健康男性在紧急服用米氮平后 PRL 有小幅但明显的升高[29],这表明有些人可能会受此影响。两项早期研究中,8 名和 12 名健康男性口服米氮平,结果没有发现 PRL 升高[30,31]。一项包括 49 名男性和女性抑郁症患者的研究中,米氮平治疗使性高潮/射精延迟增加了 18%。然

而，在 RDBCT 研究中，12 名早泄男性使用米氮平没有增加射精延迟[32]。一项对抑郁症男女患者的大型横断面研究发现，相比 SSRIs 或文拉法辛（30%），服用丁氨苯丙酮有较低的性功能不良反应（7%）[33]。NDRE 和 SARI 抗抑郁药对血清 PRL 或性功能不良反应的影响最小。关于精子质量的研究还没有统计数据。

SNRI 类抗抑郁药是 SSRIs 外的另一选择，但此类药物尚缺乏对精子质量影响的研究。在一项小型观察性研究中发现，SNRI 类的去甲文拉法辛有射精缺陷的不良反应。在一项小型观察性研究中，度洛西汀没有使血清 PRL 增加[34,35]，且与使用 SSRI 治疗相比，对性高潮感知有较低影响（分别为 5% 和 7%）[36]。此性快感缺失水平低于大多数 SSRIs 类药物的研究结果。另一项研究中，度洛西汀增加了射精延迟并用于治疗早泄[26,37]。一项开放、随机试验中，只有服用度洛西汀治疗后抑郁症状没有得到改善的男性，其使用后不良性结局有小幅增加[38]。在多项临床试验中，左旋米那普仑有射精功能障碍的不良反应[39-41]。在一项小型 RCT 交叉研究中，文拉法辛没有改变血清 PRL、FSH 或睾酮水平，并且与安慰剂组相比，精液特征也没有明显改变[42]。

一项对注意缺陷伴多动障碍 ADHD 男性患者的 RPCTs 合并分析研究中发现，NRI 类的阿托西汀能增加射精功能障碍（男性中 3%）[43]，而在一项对健康男性的小型 RCT 研究中，发现使用瑞波西汀升高了 PRL[44]，并且一些对男女抑郁症患者[45]和健康人群[46]的小型观察性研究发现，使用瑞波西汀升高了基线 PRL。在一项对健康男女的 RCT 研究中发现，服用褪黑素类药物的人群中出现性高潮/射精延迟，比例分别为阿戈美拉汀组 8%～17%、艾司西酞普兰组 54%、安慰剂组 7%，出现性快感缺失症/不射精症比例分别为 4%～13%、46% 和 7%[47]。一项较早的研究中，服用阿戈美拉汀的男性有 4.5% 出现中重度性功能障碍、服用普罗帕酮的此比例为 62%，安慰剂组为 0[48]。

一项研究报道，紧急口服给予 0.4 倍或 0.8 倍 HED 剂量的 NaSSA 类药物米氮平，增加了实验大鼠性活动中的射精延迟；然而，给药 13 天后发现，插入延迟增加而射精延迟没有增加[49]。在这些大鼠实验中，无论急性或慢性治疗，氟西汀都没有此影响。

因为 SSRIs 类药物对精液质量有负面影响的证据显著，非 SSRIs 类药物成为 SSRIs 的替代选择。总的来说，非 SSRIs 类药物相关研究显示，此类药物可能带来一些与 SSRIs 类药物类似的对男性生殖的不良反应，但仍需要更多的研究来全面评估这些药物。

8.1.3　TCAs

虽然相关精液质量的数据稀少且未见影响生育能力的报道，三环类和四环类抗抑郁药似乎与其他类抗抑郁药有相似的不良反应。此类研究是有必要的，因为这些药物相对 SSRIs 类药物来说可能是一种损害较轻的替代选择。

8.1.3.1　TCAs 和升高的 PRL 水平

TCAs 增加血清 PRL[50]，但不是所有研究都在男性受试者中有此发现[51]。有些已被证明可对男性生殖终点产生负面影响，但作为一个整体，TCA 类抗抑郁药的这种影响相对较小（表 8.1）。一个例外是氯丙咪嗪，它可极大地刺激 PRL 分泌；事实上，氯丙咪嗪的这个作用已实验性地用于药物诱导的高泌乳血症的机制研究[52]。在两项前瞻性、随机临床试验中，接受四环类抗抑郁药阿莫沙平治疗的男性患者出现血清 PRL 的增高[53,54]。在一些使用阿替米林[55]、丙米嗪[56]、去甲丙米嗪[57]、奈法唑酮[58,59]、坦度螺酮[60]、曲唑酮[61]、曲米帕明[62]和四环类马普替林[63,64]的小型观察性研究中发现，血清 PRL 增加。然而在其他包含女性的研究中没有发现马普替林的这种作用（Schlienger et al.1980，Koizumi et al. 1986）。丁螺环酮也显示可增加人体 PRL 分泌[65-67]，而在大鼠试验中，单次注射人体等效（口服剂量）剂量后产生的高泌乳血症并没有伴随促性腺激素水平的改变[68]。其他 TCAs 类对人体血清 PRL 的影响很小（洛非帕明、去甲替林、普罗替林和噻奈普汀）。

TCAs 类药物对大鼠 PRL 分泌的影响也有研究。一项研究中，雄性大鼠用低剂量血清素刺激 PRL 分泌 30 分钟后，单次注射氯丙咪嗪［约 1.6 倍 HED（口服剂量）］或丙米嗪［约 1.3 倍 HED（口服剂量）］，与注射生理盐水的对照组相比,给药组有更高的 PRL 响应。急性口服阿米替林[约 0.5 倍 HED(口服剂量)]、NDRI 类安非他酮[约 HED(口服剂量)]、多塞平[约 3 倍 HED(口服剂量)]、四环类米安色林[约 1.8 倍 HED(口服剂量)]或曲唑酮[约 0.7 倍 HED(口服剂量)]后,相比对照组,要引起 PRL 分泌升高需要更强的血清素刺激。所有这些药物在急性口服后 2 小时测都不会升高基线 PRL 水平。而长期口服给药 21 天后,阿米替林对低剂量血清素诱导的 PRL 升高[约 0.5 倍 HED(口服剂量)]有响应。这些大鼠实验中,去甲替林或去甲丙米嗪对血清素诱导的 PRL 分泌没有影响。

8.1.3.2　TCAs 和射精延迟

众所周知,氯丙咪嗪能增加射精延迟[69],并已被用于治疗早泄[70-74]。其他 TCAs 类药物的射精方面不良反应也有报道。在一项多塞平与 MAOI 类药物吗氯贝胺[75]的对比研究中发现,多塞平更可能导致射精功能障碍。在一项包括 1 022 名抑郁症男女的研究中,50 名服用奈法唑酮的患者中仅有 2%出现性高潮/射精延迟,而服用 SSRIs 类药物的患者则有 50%～64%出现此不良反应[6]。在一项对早泄男性患者的研究中,与安慰剂组相比奈法唑酮没有增加射精延迟[76]。在对抑郁症患者的 RDBPCT 研究中,与安慰剂相比,丙咪嗪导致射精功能障碍增加[77]。法国的一项纳入 4 557 名抑郁症患者(43%为男性)的研究发现,接受抗抑郁药物治疗的患者比非治疗组出现性高潮延迟情况更高,这些抗抑郁药物包括 SSRIs、SNRIs 和三环类[78]。

在 TCA 类抗抑郁药物处理的大鼠中也进行了射精延迟相关研究。一项大鼠性经验的研究中,通过腹腔注射给药去甲丙米嗪约 HED(口服剂量)1 天或 7 天后,与对照组相比,射精延迟时间减少,但在 14 天后则没有改变[79]。另一项研究中,约 HED 剂量的氯米帕明单次给药,大鼠的射精延迟增加[80]。

有趣的是,虽然早期的研究将丙米嗪列入导致逆行性射精的药物清单,在 33 名糖尿病男性患者的研究中,丙米嗪用作治疗射精功能障碍却被证明与伪麻黄碱一样有效[81],这里丙米嗪的使用剂量是门诊抑郁患者使用剂量(50～150 毫克/天)的最低值(50 毫克/天)。男性患者依次使用丙米嗪、伪麻黄碱和丙米嗪+伪麻黄碱,治疗间隔约为 14 天,经过 3 种治疗后,原来完全逆行性射精的 23 名患者中,顺行射精成功率分别为 39%、48% 和 62%。对部分逆行性射精的 10 名患者,3 种治疗方案在改善总精子数及射精后尿液中精子数减少方面作用相似。同样,四环类抗抑郁药阿莫沙平(约用抑郁症治疗最低剂量的 1/3)在治疗 26 名完全逆行性射精男性的研究中显示,顺行性射精的有效率达 80%[82]。

8.1.3.3 TCAs 和精液质量

三环类抗抑郁药对精子质量或生育能力影响的研究尚不广泛。在一项小型研究中[83],10 名健康男性服用曲米帕明 8 周后,精子质量略有下降,但差异无统计学意义(中位数:3 262.46 亿;总运动计数:2 601.44 亿),可能表明动力不足。另一项小型研究中,抑郁症的男性患者及对照组服用去甲丙米嗪 3 周,精子活性降低但精子数目或活动性没有改变[84]。一项对 20 名不育或少精症男性的研究发现,阿米替林治疗后,精液质量得到了改善[85]。在一个小型的病例对照试验中,评估了 11 名抑郁症患者在氯丙咪嗪治疗 3 个月前后的情况,9 名做了精液检测的患者都发现精液量、精子活力和正常形态均有所下降;然而,他们的血清 PRL、促性腺激素、雌二醇和睾酮都正常[86]。

一项研究给两组小鼠口服约 0.03 倍 HED(口服剂量)阿米替林 10 天,然后都提高剂量至约 0.06 倍或 0.12 倍 HED,直至 1 个月的治疗结束[87]。这些剂量下精子数目下降和正常形态受损;并且精母细胞的非整倍体呈剂量依赖性增加。另一项相似研究给予雄性小鼠口服约 2 倍、4 倍和 6 倍 HED(口服剂量)剂量的阿米替林,观察到在减数分裂细胞中存在染色体异常[88]。

8.1.4 MAO 抑制剂

MAOs 是一种线粒体相关酶,负责氧化单胺类神经递质。它们分布在许多的外周组织中,但 MAOI 类药物的主要作用是减少多巴胺和 5-羟色胺的降解、增加这些神经递质在大脑中的含量。有限的试验显示 MAOEs 可能对男性生殖终点影响很少,但是相关研究太少。在两项小型 RCTs 研究中,健康男性($n=8$,单剂量,5 小时后评估;$n=15$,4 周,治疗期间每周

评估)给予吗氯贝胺后血浆 PRL 增加[89,90],一些服用苯乙肼的患者 PRL
升高[91]。一项对 25 名服用吗氯贝胺的抑郁症患者的横断面研究中,性功
能不良反应发生率为 4%(1 名患者),这是所有抗抑郁药中最低的[6]。在
一项安慰剂对照的纵向研究中,据报道,10 名抑郁症患者接受苯乙肼起始治
疗 6 周后,相比抑郁症患者的安慰剂组,射精功能障碍的发生率较高[77]。
然而,在另一项研究中,吗氯贝胺改善了包括射精和性高潮在内的性功能
障碍[75]。一项对 5RPCTs 的荟萃分析中,对 817 名男女(安慰剂对照组
669 名)采用司来吉兰经皮给药治疗 6~8 周,与性功能障碍相关的不良反
应发生率在司来吉兰($n = 7$)和安慰剂组($n = 4$)相似[39]。异卡波肼也有
报道会导致射精延迟[92]。

组蛋白 H3 赖氨酸 4 去除甲基涉及 MAO 同工酶,此酶能被一些
MAOIs 抑制。非特异性的 MAOIs,特别是反苯环丙胺,被发现在体外能
抑制组蛋白的去甲基化[93]。这可能与生殖毒性有关,应该进行更全面深
入的评估。

8.2 GABA$_A$ 能抗焦虑药

苯二氮䓬类药物是 γ-氨基丁酸能类镇静剂,可变构调节 GABA 型 A
受体,促进或抑制脑突触的抑制性神经递质 GABA 的活性。GABA$_A$ 受
体有一个苯二氮䓬结构的绑定位点,可作为内源性苯二氮䓬的受体。所
有已知的苯二氮䓬类药物都源自地西泮结合抑制剂(DBI;酰基辅酶 A 结
合蛋白),其结构在进化中高度保守。除了在 CNS 中的活性之外,GABA
和 GABA$_A$ 受体也存在于外周组织中,包括人和啮齿类动物的睾丸中[94]。
DBI 在莱氏细胞(睾丸间质细胞)、塞尔托利氏细胞(睾丸支持细胞)和生
殖细胞中表达[95]。DBI 衍生的内源性苯二氮䓬可刺激体外人莱氏细胞的
睾酮产生,在体内可能也有此作用。苯二氮䓬类各药物的不同在于它们
调节的 GABA$_A$ 受体不同;有些在 CNS 中活性更高,另一些在外周组织中
活性更高。这是由其在体外睾丸组织中的不同活性得出的。一项研究

中,氟硝西泮抑制了人睾丸组织内源性苯二氮䓬诱导的睾酮分泌,而中枢活性更高的氯硝西泮则没有此作用[95]。地西泮(周围组织活性)和氯硝西泮对体外大鼠莱氏细胞中 hCG 诱导的睾酮分泌的作用也有类似的结果[96]。大鼠的输精管、前列腺和精囊中的高亲和性苯二氮䓬结合位点不与氯硝西泮结合,但可以与地西泮结合[97]。

8.2.1　GABA$_A$能类药物的内分泌作用

GABA$_A$能类精神药物对 PRL 水平的影响不同。健康男性在使用阿普唑仑治疗时,PRL 的水平会快速增加[98,99]。在健康受试者中,大多数苯二氮䓬类药物对 PRL 水平影响很小。在小规模的临床试验中,地西泮和溴西泮没有增加 PRL 的释放[100-102],使用三唑仑时则略有增加[103]。最近一项在 32 名健康男性进行的 RCT 临床研究中发现,单次服用劳拉西泮后 PRL 水平短暂性增加 42%[104]。10 名健康男性,在睡前服用用于治疗失眠的非苯二氮䓬类 GABA$_A$能类药物溴他西尼后不久,PRL 水平增加[105]。地西泮和美沙西泮降低了大鼠急性药物剂量下的 PRL 分泌[106,107],口服约 HED 的氯硝西泮可降低 PRL 水平[108]。

已经进行的一些研究显示,苯二氮䓬类药物可以预防由压力、药物或者其他混合因素引起的高泌乳素血症(hyperPRL)。例如,42 名患者使用咪达唑仑抑制了手术应激和麻醉镇痛引起的 PRL 的分泌[109],在 7 名健康男性中,地西泮阻断了 L‑色氨酸诱导的 PRL 释放,但这种作用在长期暴露后丧失[110]。在大鼠遭受压力时,地西泮和美沙西泮也降低了血清 PRL 的水平[111]。苯二氮䓬类药物也可能影响睾酮水平。在一项早期研究中,使用地西泮治疗 2 周的健康男性睾酮水平增加[112]。在一项包含 6 名健康男性的随机交叉研究中,氯巴占增加了 LH 的脉冲频率,而不是增加峰值幅度或整体水平[113]。研究者认为,氯巴占作用于下丘脑以改变促性腺激素释放激素(GnRH)的释放。在大鼠的研究结果对照图片中更为显著。在早期的研究中,大鼠使用药理剂量的地西泮降低了睾酮水平[114]。在近期研究中,大鼠给予约 HED(所有途径)地西泮治疗 8 周,睾酮和促性腺激素水平低于对照[115]。非苯二氮䓬类 GABA$_A$能类药物佐匹克隆,在口服高达 500 倍 HED(口服剂量)28 天后,对雄性大鼠的生殖激素没有影响[116]。

除了 GABA$_A$ 能效应,苯二氮䓬类药物还可通过甲状腺激素系统起作用。苯二氮䓬、氯氮䓬,长期以来一直被用作 TRH 受体拮抗剂。睾丸间质细胞上的 TRH 受体被大鼠中的氯氮䓬阻断[117]。该苯二氮䓬还可通过阻断刺激性 TRH 与乳营养菌的结合来抑制 PRL 的释放[118]。

8.2.2　GABA$_A$ 能类药物,精子生成,精液

精原细胞、精母细胞和成熟精子具有 GABA 受体,并且 GABA 存在于雄性和雌性生殖道的分泌物中。在体外,GABA 刺激精子活动和顶体反应[119-121]。硝西泮在体外降低大鼠精子活力[122]。据报道,牛精子中的 GABA 摄取机制被抗惊厥的噻加宾抑制[123]。由于 GABA 被认为与精子获能有关,因此 GABA$_A$ 能类药物可能会影响体外受精结果。此外,女性服用 GABA$_A$ 能类药物可抑制体内精子功能。

据报道,地西泮可导致人体射精延迟[92]。在大鼠试验中,使用约 HED(口服剂量)氯氮䓬,勃起反应增加但射出受到抑制[124]。

在最近的一项研究中,大鼠用地西泮以约 1 倍,2 倍,4 倍 HED(所有途径)治疗 8 周[115]。在所有剂量下,治疗组动物在睾丸、附睾、精囊和前列腺的重量方面;在附睾中附睾精子浓度、运动性和正常形态方面;在睾酮、LH 和 FSH 水平和怀孕率方面,均低于对照组。其他研究中大鼠被给予高剂量药物。用 40～80 倍 HED 的硝西泮治疗大鼠 2～9 周,研究发现:(1)睾酮水平正常但促性腺激素水平升高;(2)睾丸重量减少;(3)圆形和伸长的精子细胞的形态异常,生精小管内精子较少;(4)尾侧附睾精子的运动性和正常形态下降;(5)持续治疗 4 周后停药 2 周后生育率下降[122,125-127]。治疗组的大鼠在生精小管中精子较少,精子形态异常。血浆睾酮正常但促性腺激素水平升高。其他报道显示,给予雄性大鼠 6 周的 100 倍 HED(口服剂量)佐匹克隆治疗,在停药后 2 周、4 周和 6 周交配,无生育能力,原因是精子产生中断,附睾扩张,精子活力低,形态差。大多数大鼠在治疗后 6 周恢复生育能力。

小鼠用约 3 倍 HED(所有途径)地西泮、硝西泮或氯氮䓬口服治疗
15 天,精子头部形态正常的比例低于对照组,治疗停止后 6 周异常最为
明显[128]。在单次口服约 34 倍 HED 的地西泮时,发现地西泮可增加小
鼠的精子二体性和二倍体[129],同一研究小组以约 0.34 倍 HED(口服剂
量)地西泮口服治疗小鼠 14 天,并在治疗停止后 22 天检查附睾精子,研
究结果显示,二倍体比对照组更高[130]。对使用地西泮成瘾的男性精子评
估表明,男性对地西泮诱导的精子非整倍体的敏感性比小鼠高一个数量
级[131]。但是这个结论是基于毫克/千克剂量,从体表面积来看,人和鼠的
剂量相似。可以得到的结论是地西泮增加了对这种药物上瘾的男性的精
子非整倍体。

8.3 抗精神病药

抗精神病药物(既往文献中称为“精神安定药”)用于治疗精神分裂症
和相关疾病以及治疗双相情感障碍患者的躁狂症。最近,它们已应用于
其他不涉及精神病的精神疾病。所有年龄段的成年男性都接受这些疾病
的治疗,所以这类药物在已有孩子或准备备孕的男性中的使用并不少见。

这类药物会导致 PRL 水平升高,包括 hyperPRL 风险增加。其他不
良反应包括运动障碍(不自主运动障碍),男性乳房发育症和代谢综合征。
第一代这类药物,通常被称为“典型”的,具有更明显的不良反应。第二代
称为“非典型”的,总体而言,具有同第一代相同的药效,但是不良反应较小。

8.3.1 抗精神病药物与外周 PRL 水平的增加

PRL 的升高有可能抑制 HPG 轴。第一代(典型)抗精神病药物是药
物诱导高泌乳素症最常见的原因[132,133]。PRL 水平升高与剂量有关,而且
对于一个限定的适应证,不同药物之间的影响程度不同[133,134]。据报道,在
接受治疗的男性患者中,高泌乳素症发生率为 23%~72%[135]。PRL 水平
在治疗后立即上升,一般在治疗停止后 1 个月内恢复正常。大量文献证

明，抗精神病药物可能导致患者 PRL 水平升高。这里大多数的讨论来自综述和 Meta 分析，也包含一些不适合此规则的药物案例。

在评估抗精神病药物对 PRL 的影响时，双相型躁狂症、精神分裂症和其他精神障碍可伴有高泌乳素症、低睾酮水平、高 LH 水平、性功能障碍、射精功能障碍和精液质量差，是一个需要着重考虑的因素[136-144]。在一项研究中，62 名精神分裂症患者接受氟哌啶醇治疗 30 天[145]，他们治疗前 FSH、LH 和睾酮的水平很低，但在治疗期间增加到正常值。此外，精神分裂症患者伴有内分泌疾病，与其他诊断的患者或健康志愿者相比，抗精神病药物的不良内分泌作用可能会"减弱"。该药似乎对仅有抑郁的患者精液质量的影响较小[146]，但是一些试验显示 PRL 增加。

除由精神病自身引起的混淆外，研究抗精神病作用的另一个复杂因素是这些患者通常服用其他药物。这可能包括苯二氮䓬类药物，抗惊厥药，β 受体阻滞剂，抗抑郁药，抗炎药，谷氨酸类药物和其他可影响 PRL 水平的药物[147]。在已发表的研究中有时会提到使用其他药物，但是在分析抗精神病药物的影响时，通常不包括这些干扰因素。一些研究把已知可增加 PRL 水平的药物作为排除标准。

抗精神病药是多巴胺 D_2 受体的拮抗剂。早期的"典型"或第一代抗精神病药物非特异性地作用于多种多巴胺受体，其中一些具有比多巴胺本身更强的亲和力。这种多巴胺能阻滞引起一系列不良反应，包括运动障碍（锥体外系症状）、镇静、体重增加、心脏 Q－T 间期延长、性功能障碍和血清 PRL 升高。长期以来人们一直认为，许多抗精神病药物通常会在 1 小时内增加血清 PRL，整个治疗期间 PRL 持续存在[147-152]。随着长期使用，PRL 水平有不同程度的正常化趋势，对某些抗精神病药更是如此。

曾经认为 PRL 增加是抗精神病药物的有效标志物。1978 年的一份报道列出了健康男性使用氯丙嗪、氟奋乃静、氟哌啶醇、洛沙平、奋乃静、丙氯拉嗪、甲硫哒嗪、硫代噻吩和三氟拉嗪 2 小时后 PRL 增加。这些研究者指出，具有弱抗精神病活性的丙嗪和异丙嗪对 PRL 水平的影响也很小。此后，一些抗精神病药被证实具有有效的抗精神病活性和最小的 PRL 增加活性。

大多数新的、"非典型的"或第二代抗精神病药对 D_2 受体具有更高的特异性和更低的占有率，因此表现为"PRL 储备"，对血清 PRL 的影响不显著或者短暂存在[133,152-155]。大多数非典型抗精神病药物也是 5-羟色胺受体拮抗剂，增加了 PRL 储备的特性[156]。氯氮平和利培酮也可作为 α_1 和 α_2 受体阻滞剂[157]。虽然非典型抗精神病药物总体上是 PRL 储备，但它们却显著不同[134]。在一项高泌乳素症的流行病学研究中，搜集了医学和药学数据库，服用抗精神病药物的 289 名男性中 70%患有 hyperPRL，这些药物包括：氯丙嗪、氟奋乃静、氟哌啶醇、奋乃静、硫利达嗪、氯氮平、齐拉西酮、利培酮、喹硫平或奥氮平[158]。尽管服用氯氮平的患者数量非常少，一些患者服用各种药物后出现高泌乳素症。相比之下，第二代抗精神病药帕潘立酮、利培酮和氨磺必利诱导有效和持久的 PRL 升高[159-163]。左旋磺胺吡啶还可增加 PRL 水平[164]。

所有抗精神病药物都会表现出增加 PRL 水平，并在一些患者中导致高泌乳素症。在这方面，阿立哌唑和氯氮平具有独特的 PRL 储备功能。阿立哌唑已成功替代高泌乳素症患者的抗精神病药物，引起 PRL 水平降低[165-172]。氯氮平也具有类似的效果[173,174]。对男性青少年的荟萃分析显示，服用阿立哌唑的精神分裂症患者 PRL 水平下降[175-178]，甚至低于 2 纳克/毫升[179]。与此相同，在最近的一项随机试验中，包括 140 名患有首发精神分裂症或相关疾病的男性，基线 PRL 水平为 29 纳克/毫升，阿立哌唑治疗 2 周后 PRL 降至 9 纳克/毫升，而使用利培酮患者增加至 55 纳克/毫升[180]。其他一些研究则发现，使用阿立哌唑或氯氮平治疗时 PRL 没有变化，有些研究中发现在一定比例的治疗患者中 PRL 升高，尽管 PRL 低于其他正在研究的抗精神病药物。总体而言，服用阿立哌唑的患者中 PRL 升高的比例为 3%～9%[134]，氯氮平为 5%～11%。

还有其他抗精神病药物诱导 PRL 升高的程度较低。在一项精神分裂症患者的前瞻性试验中，服用阿塞那平的 475 名男性和服用奥氮平长达一年的 311 名患者的 PRL 水平中位数，维持在略高于奥氮平正常 PRL 的上限水平，略低于阿塞那平的正常 PRL[181]。在 RDBPCT 的荟萃分析中，布南色林也显示出比其他抗精神病药具有更低的 PRL 升高作用[182]。

　　一些最好的抗精神病药的循证医学评价正在进行中，其中包括 PRL 水平的比较。与阿立哌唑、氯氮平、奥氮平、喹硫平和齐拉西酮进行随机对照试验，利培酮增加的 PRL 水平高于其他所评估的抗精神病药物[183]。齐拉西酮增加 PRL 的水平比喹硫平高，而且比利培酮低[184]。奥氮平增加 PRL 水平可能比阿立哌唑，氯氮平和喹硫平高，但比利培酮低得多[185]。喹硫平增加 PRL 水平低于齐拉西酮、帕潘立酮和利培酮[186]，比氟哌啶醇和奋乃静也要低[187]。在一项基于 RCT 的 Meta 分析中，氯氮平没有增加 PRL 水平，PRL 的增加低于奥氮平、利培酮和佐替平[188]。这些 Meta 分析很有价值，但也有局限性。这些 RCT 仅包括精神分裂症和精神分裂症样精神病患者，因此对于双相情感障碍或其他疾病患者，结果可能不同。该分析还包括男性和女性，但没有将结果按性别分开。尽管性别和 PRL 反应之间通常没有相互作用，但女性对抗精神病药的 PRL 升高更为显著。最后，许多纳入的 RCT 研究均由对结果有经济利益的制药公司赞助的。

　　在最近的贝叶斯方法中，由同一研究小组进行的循证医学评价的多重 Meta 分析，超过 43 000 名精神分裂症患者纳入了 212 项已发表和未发表的随机对照试验，比较了 11 种抗精神病药物的 PRL 增加情况[155]。研究发现，增加 PRL 从最高到最低的顺序是：帕潘立酮＞利培酮＞氟哌啶醇＞舍吲哚＞鲁拉西酮＞齐拉西酮＞伊潘立酮＞氯丙嗪＞奥氮平＞阿塞那平＞喹硫平＞阿立哌唑。遗憾的是，男性和女性患者的结果没有分别进行分析。

　　并非所有抗精神病药都有足够数量的随机对照试验纳入 Meta 分析。除了最新增加的，"典型"或第一代抗精神病药在最近的研究中受到的关注较少，并且没有倾向于通过探究高质量 Meta 分析进行研究[189]。一些抗精神病药，对男性精神分裂症患者或健康男性进行了队列研究，横断面研究和其他观察性研究，研究显示，PRL 水平随着其使用而增加，但在某些情况下仅是短暂的。这些药物包括：苯哌利多[190]，溴哌利多[160,191]，氟哌噻吨[160,192]，氟奋乃静[76,193]，美索哒嗪[194]，吗啉吲酮[195]，齐拉西酮[196]，五氟利[197]，哌罗匹隆[198]，匹莫齐特[199]，舒必利[200-203]，硫利达嗪[194,204]。

尚未发现美哌隆[205]和哌罗匹隆[206]使 PRL 升高。

大多数关于抗精神病药物不良反应的临床试验都研究了精神分裂症患者。最初开发的抗精神病药物利舍平现在更常用作高血压的低成本替代疗法。在精神分裂症患者中,利舍平导致 PRL 水平显著且持久的增加。然而,在 27 名高血压男性的早期临床试验中,利舍平治疗 3 个月,PRL、睾酮、LH、二氢睾酮(DHT)或雌二醇(E2)水平并未改变[207]。在没有精神疾病的患者中用抗精神病药丙氯拉嗪控制恶心,它也增加了癌症患者 PRL 水平[208]。

在健康的男性志愿者中也进行了抗精神病药物治疗效果的研究。这些效果通常持续时间较短,但它们消除了未经治疗的精神分裂症或躁狂症患者中基础 PRL 的增加。据报道,健康男性服用以下药物时 PRL 水平都会增加:氯丙嗪[209],氟哌啶醇[210,211],美哌隆[212],美索哒嗪[213],哌罗匹隆[214],丙氯拉嗪[215],利舍平[210,211],舒必利[216,217],硫利达嗪[213,218],替沃噻吨[218],硫必利[219],齐拉西酮[220],佐替平[221,222]。健康男性服用阿立哌唑[211]和布南色林[223]后,PRL 水平几乎没有增加。在早期研究中[224],12 名健康男性每周给予单次静脉注射抗精神病药物治疗,并在数小时内测量 PRL,PRL 水平升高的顺序:硫代噻吩>氟奋乃静>氟哌啶醇>奋乃静>三氟拉嗪>丙氯拉嗪>氯丙嗪。虽然这是一项小型研究,但它具有在每个人身上观察每种药物的优势。有趣的是,本研究中每种药物增加 PRL 水平的程度与精神分裂症患者的程度不同。

8.3.2 抗精神病药和 HPG

男性 PRL 高被认为与抑制 HPG 轴有关。然而,据报道,服用抗精神病药物 PRL 升高的男性雄激素会产生变化。例如,一项对 74 名服用抗精神病药物的精神分裂症患者的研究显示[225],高催乳素患者($n = 64$)和 PRL 水平正常的患者($n = 10$)的睾丸激素水平分别为 582 和 549 纳克/分升。然而,高催乳素组的 LH、FSH 和雌二醇水平较低,表明 HPG 紊乱。类似的,在对 9 名精神分裂症患者的研究中,匹莫齐特治疗导致 PRL 增加,LH 和 FSH 降低,睾酮没有变化[226]。

多数用单一抗精神病药治疗的男性患者（即单药治疗）的纵向和横断面的研究报道了 PRL 增加和睾酮减少。在一项包含 53 名男性精神分裂症和服用固定的抗精神病药物的研究中：氨磺必利、氯丙嗪、氟哌噻嗪、氟奋乃静、氟哌啶醇、奥氮平、匹莫齐特、哌噻嗪、喹硫平、利培酮、舒必利、三氟拉嗪、齐拉西酮或氯哌噻吨[227]，19% 有高催乳素，28% 有低睾酮水平，4% 有低游离睾酮；平均值在正常范围内。研究没有提及单一药物的数据。

正如抗精神病药物在诱导高 PRL 水平方面不同，它们对雄激素和促性腺激素水平的影响也不同。例如，89 名未经治疗的精神分裂症男性患者接受利培酮或奥氮平治疗[228]，服用利培酮 3 周的患者 PRL 和抑制素 B 水平较高，与服用奥氮平的患者相比，睾酮水平较低，促性腺激素和雌二醇水平，两种药物相当。对于利培酮和奥氮平，PRL 高于正常值的比例分别是 78% 和 49%；睾酮低于正常值的比例分别是 10% 和 3%；抑制素 B 低于正常值的比例分别是 2% 和 8%；后者与睾丸支持细胞功能受损一致。经过 8 周治疗后，利培酮对抑制素 B 和睾酮的差异已经消退，PRL 和 FSH 水平仍然较高。在一项针对长期服用单药治疗精神分裂症的男性横断面研究中，服用硫利哒嗪的患者的 LH 和睾酮水平低于服用三氟拉嗪、氯丙嗪、其他抗精神病药物或无药物治疗的对照患者[229]。一项随机对照研究评估通过换用不同药物以改善不良反应，26 名患有精神分裂症和高催乳素的男性被随机分配到目前的治疗维持组或改为奥氮平治疗组[230]，奥氮平治疗组 4 周后首次随访时 PRL 显著下降，游离睾酮增加而总睾酮水平不变。

一些研究报道了抗精神病药物对健康男性志愿者的睾酮水平的影响。7 名志愿者用舒必利治疗 12 天后，与 6 名未治疗的对照组及治疗组男性基线值相比，治疗组 PRL 升高并伴随睾酮水平升高和 DHT（二氢睾酮）对 hCG 反应增加。研究者认为是高 PRL 增强了睾酮的诱导分泌[200]。相反，在健康男性中使用舒必利的类似研究发现 PRL 增加，睾酮水平低，而人绒毛膜促性腺激素（hCG）诱导的睾酮水平没有差异[231]。

8.3.3　抗精神病药物和射精功能障碍

包括勃起功能障碍和射精功能障碍在内的性功能障碍是抗精神病药

物的常见不良反应[232,233]，大约19%的男性患者经历过这种情况[234]。这包括射精延迟，其中一些药物甚至已被用于治疗早泄。在某些情况下，尽管射精功能障碍患病率的增加似乎与药物有关，但射精问题可能是精神疾病治疗的一部分[235,236]。不同抗精神病药物导致性功能障碍的倾向不同，对某些药物来说可能非常常见。在一项服用硫利达嗪的男性患者的研究中，60%患有性功能障碍，20%患有逆行性射精[237]。在另一项临床研究中[238]，70%服用利培酮的患者报道了性功能相关的不良反应，但服用氟哌啶醇（14%）、奥氮平（8%）或氯氮平（0%）的患者不太常见。一项对8种抗精神病药物的"性高潮功能障碍"的Meta分析显示[239]，对患有精神分裂症或相关疾病的男性发生率如下：利培酮29%[224]、氟哌啶醇25%[106]、奥氮平18%[310]、喹硫平7%[275]。对于本研究中其他药物，未给出男性详细的数据，但是总体来说性高潮功能障碍最严重的，依次是硫利哒嗪＞利培酮＞奥氮平＞齐拉西酮＞氯氮平＞氟哌啶醇＞喹硫平＞阿立哌唑。

　　射精功能障碍的患病率也因药物而异。众所周知，具有抗胆碱能和α肾上腺素能阻断活性的硫利哒嗪会引起射精功能障碍[240]，氯噻嗪、苯并二氮杂、氯氮卓和氯丙嗪[241,242]也有类似的作用。一项关于精神分裂症患者的研究[243]报道了33%服用利培酮（$n = 129$），28%服用氟哌啶醇（$n = 65$），20%服用奥氮平（$n = 118$），11%服用喹硫平的男性患者（$n = 18$），发生了射精功能障碍。

　　包括未经治疗的健康对照受试者在内的研究发现，射精功能障碍在这一人群中可能很显著。据报道，服用利培酮、奥氮平、阿立哌唑、氟哌啶醇或其他抗精神病药的93名精神分裂症患者存在射精功能障碍；其中轻度36%，中度/重度19%，药物之间无显著差异[244]。本研究中，健康对照组（$n = 89$）的轻度射精功能障碍为10%，中度/重度为5%。另一项包括一组健康且未经治疗的对照组，尤其是自述射精功能障碍在这一组中出人意料地高。据报告，利培酮（$n = 25$）的射精功能障碍为32%，喹硫平（$n = 25$）为32%，奥氮平（$n = 22$）为27%，未治疗的健康志愿者（$n = 30$）为21%，$P = 0.70$；因此，药物治疗组与对照组无差异[245]。

正如第三章讨论的内容，自述的射精功能障碍包括各种症状，其中射精延迟和精液量低最有可能对精液质量产生负面影响。在一项精神分裂症患者的随机试验中，服用利培酮的 104 名男性患者中有 12% 出现射精延迟，而服用奥氮平的 107 名男性则为 3%[246]。一项服用经典抗精神病药物（溴苯吡啶、氟哌啶醇、匹莫齐特、舒必利或氯哌噻吨；$n = 27$）、利培酮（$n = 55$）或奥氮平（$n = 30$），治疗男性精神分裂症的研究中，性高潮紊乱分别为 20%，43% 和 4%；PRL 水平分别为 26 纳克/毫升，38 纳克/毫升和 14 纳克/毫升[247]。在早期的研究报道中，会导致射精延迟的药物还包括氟奋乃静、三氟拉嗪、氯噻嗪、奋乃静[92]，一项随机对照试验显示，左旋舒利会增加早泄男性的射精延迟[248]。

在某些情况下，调整抗精神病药物可以成功治疗性功能障碍。当患者把利培酮改为奥氮平时，性功能相关不良反应减少[249]，在 2 项有关精神分裂症患者临床试验中，阿立哌唑改善了性功能相关不良反应，尤其是延迟射精/性高潮[166,232]。

8.3.4　抗精神病药和精液质量

除 PRL 增加、HPG 轴破坏和性功能障碍外，关于抗精神病药物对男性生殖终点影响的研究很少，尚无研究关注人类的生育结果。在动物实验中，如对人类研究的综述，对男性使用抗精神病药物会导致 PRL 水平升高并引起性功能紊乱，其他结果在下一章节进行综述。

令人惊讶的是，临床试验很少包括人类的精液质量。在一项包括 32 名患有精神病的患者的研究中，使用氟奋乃静、氟哌啶醇或联合抗精神病药至少进行了 6 个月的治疗，在治疗期间和清洗期后对激素和精液质量进行了评估[250]，停药后，PRL 下降；睾酮增加；精液量和精子浓度增加。与本研究一致，服用舍吲哚治疗精神分裂症时，男性精液质量低于利培酮、氟哌啶醇和安慰剂[251-253]。

8.3.5　实验动物模型中的抗精神病药物

与人类一样，抗精神病药物对大鼠和家兔的 PRL 水平的影响也已被研究。大鼠单次皮下（SC）给药剂量低于 HED 的研究中[254]，氯丙嗪或丙氯拉嗪使 PRL 水平在 1 小时内增加 4 倍以上，并维持 6 小时；氟哌啶醇使 PRL 水平在 1 小时内加倍；氟哌利多使 PRL 水平在 1 小时内增加 4 倍，3 小时降至基线水平。在一项关于洛沙平及其异构体异洛沙平的研究中，给予单次注射 0.001～0.1 倍 HED（口服剂量）洛沙平的雄性大鼠显示高出 D_2 受体占有率，而且在 0.01 倍 HED 或更高的剂量下显著增加 PRL，而异洛沙平对 PRL 水平没有明显的影响[255]。当对意识清醒、自由活动的雄兔静脉注射（IV）给药时，约 2.5 倍 HED（口服剂量）氟哌啶醇，0.3 倍 HED（口服剂量）匹莫齐特，0.1 倍 HED（口服剂量）舒必利和 1 倍 HED（口服剂量）氯丙嗪[256]使 PRL 水平增加。

在给予抗精神病药物的大鼠中，插入和射精之间的时间也增加。在一项大鼠研究中，大约 0.2 倍 HED（口服剂量）硫利达嗪导致射精延迟[80]。随着每种药物的剂量跨越 HED（口服剂量），长期灌胃给予氟哌啶醇 3 周增加了大鼠的射精潜伏期，而利培酮或喹硫平没有出现这种情况[257]。在该团队的早期研究中，生理剂量的氟哌啶醇和利培酮可增加大鼠射精潜伏期；降低 LH 和睾酮水平；并减少了附睾的重量；氟哌啶醇还可降低精囊和前列腺的重量[258]。

抗精神病药物的 HED 的研究报告，抗精神病药物对锯齿动物的精子生成和生育能力会产生负面影响。在一项研究中，给予大鼠皮下注射大约 1 倍、2 倍、4 倍或 8 倍 HED（口服剂量）奥氮平，治疗 45 天，结果显示睾酮水平降低，睾丸、附睾和前列腺的重量减轻，而且在较高剂量下，曲细精管上皮发生组织学改变[259]。HED 导致曲细精管直径和上皮高度减少。大鼠实验表明，在 HEDs 中，与对照组相比，利舍平治疗 2 周以上会导致精子生成缺陷，附睾中的细胞碎片增加，附睾液黏度增加，前列腺大小减少和生育能力下降[260-262]。在通过灌胃给予雄性小鼠大约 HED 的三氟拉嗪的试验中，检测到治疗组小鼠精子中的细胞遗传学和形态学异常高于对照组[263]。

抗精神病药物的剂量对大鼠的生育能力影响也进行了评估。给予大鼠约 1.6～32 倍 HED（口服剂量）的氟哌啶醇治疗 9 周后，交配行为无变化，仅在高药物剂量下出现睾丸重量减少、精子生成的组织学破坏和生育率下降[264,265]。氟西嗪是一种在人体临床试验中具有有限实验信息的药物，在大鼠中以大约 10 倍 HED（口服剂量）进行评估。皮下注射治疗可以减少 FSH 而不影响睾酮水平；降低精子活力和生育能力，并与精子质子化和附睾精子 DNA 碎片有关[266,267]。在皮下（SC）注射治疗 2 周的雄性大鼠研究中，给予大约 3～10 倍 HED（口服剂量）氟奋乃静，与对照相比，在所有剂量下，PRL 均较高且促性腺激素水平更低[268]。在较高剂量时，可观察到更低的生育能力和 DNA 碎片化，而附睾尾部精子特征未受影响。

已进行的抗精神病药物对大鼠生殖组织收缩力的体外研究结果多种多样。氟哌啶醇和舒必利已被证明可以在体外阻断大鼠精囊的诱发性收缩[269,270]，研究者认为是阻断多巴胺受体的原因。大鼠用利舍平处理 2 天后，取出精囊，在电刺激或者去甲肾上腺素处理后没有发生收缩，这表明 α_1 受体受阻，可能抑制附睾转运和正常射精[271]。

总之，抗精神病药物是一类会导致 PRL 水平升高和性功能障碍，包括射精延迟的药物。有充分理由推测该类药物对一些男性的睾酮水平、精液质量和生育能力有负面影响。精液质量和生育能力尚未在人体进行评估，因此需要开展此类研究。对于服用抗精神病药物并希望生育孩子的男性，可以将药物替换为对 PRL 水平和射精功能影响不大的药物。控制精神疾病对这些男性的生育能力也很重要。

8.3.6　锂

碱金属锂盐，通常是碳酸锂（Li_2CO_3），主要用作治疗双相情感障碍的药物。尽管研究很少，但是已经观察到锂在男性生殖中具有负面作用，尤其是导致勃起功能障碍。

锂的长期使用通常与 PRL 和 LH 的适度增加以及睾酮的减少有关，尽管在没有药物治疗下，患有躁狂症的男性在这些方面也存在差异[136]。对患有双相情感障碍的男性进行的横断面研究发现，服用锂的男性的 PRL 和 LH 水平高于未经治疗的健康对照组，暴露时间长的男性的睾酮水平比接受长达 2 年治疗的更低[272]。早期的研究也发现了类似的现象[273-275]。然而,在一项横截面研究中,包含 20 例患有双相情感障碍且长期服用锂的健康男性患者、15 例服用锂不足 6 个月的患者以及 17 例年龄相仿的健康对照者,其中长期服用锂的患者的 PRL 水平显著降低,其他组的 PRL 水平相当[276]。其他研究没有发现使用锂治疗双相情感障碍的患者 PRL 增加[277]。在一项健康志愿者的研究中,使用锂治疗 1 个月,PRL、促性腺激素和睾酮没有变化[278]。在大鼠的一项研究中,通过长期腹膜内(IP)注射约 3 倍 HED(口服剂量)锂可以增强 5-羟色胺或利舍平刺激 PRL 的分泌[279]。

锂也与射精延迟和不射精增加有关,并已被用于治疗早泄。然而,在一项对 104 名服用锂和其他药物的患者进行的研究中,多变量分析发现单独使用锂并不影响自述的射精功能障碍,但约有一半的患者联合服用锂与苯二氮卓类药物时出现了射精的问题[280]。

有关锂治疗和精液质量的研究较少。在患有抑郁症但精液正常的男性的临床试验中,锂治疗 3 周后,精子活力降低,但精子数量或运动能力没有变化[84]。一项包含 10 名双相障碍患者的前瞻性研究显示,从锂治疗开始,精液质量在试验的 70 天内未受影响[281]。

在动物实验中也研究了锂暴露。大鼠经口服给药大约 HED 剂量 21 天后,生精小管上皮细胞破裂,生殖细胞从支持细胞分离,精母细胞和精子形态异常[282]。在较低的约 0.1 倍、0.2 倍和 0.3 倍 HED 灌胃 48 天,附睾尾部精子数量、运动性和正常形态呈剂量依赖性降低[283]。然而,在一项研究中,大鼠通过 IP 注射用大约 0.4 倍 HED(口服剂量)治疗 35 天,其睾丸和附睾尾部精子均正常[284]。目前尚不清楚为什么低剂量研究在结果上存在显著差异。小鼠给予 IP 注射大约 0.2 倍、0.4 倍或 0.7 倍 HED(口服剂量)2 周或 4 周,与溶媒对照组相比,睾酮水平呈剂量依赖性降低,并且在两个较高剂量下降低更为显著[285]。

也有在大鼠进行锂的药理剂量研究。在一项研究中,大鼠口服约 4 倍、7 倍或 10 倍 HED(口服剂量)碳酸锂 90 天[286],在最高剂量下,生殖器官重量降低;睾丸组织发生病理改变;精子量降低;附睾精子质量变差;生育率降低 50%。当给予大鼠约 17 倍和 35 倍 HED(口服剂量)锂 4 周时,睾酮水平降低且精子生成消失[287]。

8.4 抗惊厥药

抗惊厥药包含各类的药物。常规药物作用于电压门控钠通道和（或）调节 GABA 水平或活性。一些药物还用于治疗焦虑症、双相情感障碍、失眠和（或）神经性疼痛。一般认为，它们对生殖激素水平和精液质量有负面影响（表 8.1 和表 8.2）。更为复杂的是，癫痫发作可引起复杂的内分泌异常、精液质量下降和人类生育能力下降[288-294]，这使得很难区分疾病的影响和药物的影响[295]。男性经常在癫痫发作后出现不孕症[296]，这与该疾病本身可能引起生殖障碍的其他证据一致。

8.4.1 抗惊厥药和 HPG 轴

内分泌病可以在最后一次已知的癫痫发作后发生并持续数年，使对癫痫患者的抗惊厥药物的研究难以解释。还有一些研究表明，非癫痫患者和健康对照者之间未发现内分泌差异[297,298]。大多数研究比较了接受治疗的患者与健康对照组的生殖结局，将疾病和药物的影响混为一谈。其他研究包括一个非药物组，由尚未开始服药或正在进行停药试验的男性组成，这些群体可能代表疾病较轻的男性，因此不是理想的对照。

一些研究者已经发表了癫痫患者服用丙戊酸钠、卡马西平、苯妥英钠、拉莫三嗪、奥卡西平或左乙拉西坦的生殖内分泌结果（表 8.2）[291,292,297-321]。这些包括接受治疗和未治疗的男性的横断面研究，也包括药物治疗前和治疗中及治疗中和治疗后的纵向队列研究。睾酮、LH、FSH、雌二醇（E2）和 PRL 的影响因研究而异；但是有一点是相同，性激素结合球蛋白（SHBG）增加，游离睾酮降低，生物可利用的睾酮或游离雄激素指数下降（表 8.2）。一段时间以来，我们已经认识到服用抗惊厥药治疗癫痫发作的患者性激素结合球蛋白（SHBG）以及其他激素结合球蛋白升高[322]。性激素结合球蛋白（SHBG）的升高被认为是与某些抗惊厥药物的肝酶诱导活性有关[293,300]。对肝药酶没有诱导作用的丙戊酸钠不会增加性激素结合球蛋白（SHBG）。

表 8.2　抗惊厥药物对内分泌和精液参数的影响

来源	药品	药物治疗受试者	n	PRL	LH	FSH	T	无或有生物活性或 FAI	SHBG	E2	Semen Conc	Semen Mot	Semen Morph	生育能力
Asadi-Pooya et al. (2015)	卡马西平	癫痫[a]	8								→	→	→	
Barragry et al.(1978)	苯巴比妥、苯妥英钠、卡马西平、丙戊酸钠	癫痫[a]	16				↑		↑					
Brunet et al.(1995)	卡马西平	癫痫[a]	8				↑	→	↑					
	苯妥英钠	癫痫[a]	9				↑	→	↑					
Connell et al.(1984a)	卡马西平	健康	6				→	→	↑					
Duncan et al.(1999)	丙戊酸钠	癫痫[a,b]	18	↕			↕	→	↕	↕				
	卡马西平	癫痫[a,b]	31	↕	↓	↕	↕	→	↑	↕				
	苯妥英钠	癫痫[a,b]	21	↕	↓	↕	↑	→	↑	↕				
Elwes et al.(1985)	苯妥英钠	癫痫[b]	7	↑										
Hamed et al.(2006)	丙戊酸钠	癫痫[a]	8	↕	↓	↕	↕		↓	↓				
	卡马西平	癫痫[a]	17	↕	↓	↕	↕		↓	↓				
Herzog et al.(1991)	苯妥英钠	癫痫[a,b]	20	↕	↕	↕	↕	→	↕	↕				

（续表）

来源	药品	药物治疗受试者	n	PRL	LH	FSH	T	无或有生物活性或 FAI	SHBG	E2	Semen Conc	Semen Mot	Semen Morph	生育能力
Herzog et al.(2006)	卡马西平		25					→						
	苯妥英钠	癫痫[a,b]	25					→						
	拉莫三嗪		25					↕						
Hill et al. (2010)	丙戊酸钠	癫痫[a]	6	↕	↕	↕	→	→	↑					
	卡马西平		11	↕	↕	↕	→	→	↑					
Isojärvi et al.(1988)	卡马西平	癫痫[a,b]	23	↕	↕	↕	↕	→	←					
Isojärvi et al. (1989, 1995)	卡马西平	癫痫[a,c]	21	↕	↕	↕	↕	←	←	←				
Isojärvi et al.(1990)	丙戊酸钠		7	↕	→	→	↕	↕	↑	↕				
	卡马西平	癫痫[a]	20	→	→	↕	←	↕	←	↕				
	苯妥英钠		17	↕	↕	↕	↕	↕	↑					
Isojärvi et al.(2004)	丙戊酸钠		29	↕	↕	↕	↕	↕	↑		↕	→	→	
	卡马西平	癫痫[a]	18	↕	↕	↕	↕	↕	↑		→	↑	→	
	奥卡西平		18	↕	↕	↕	↕	↕	↑		↕	→	→	
Lossius et al.(2007)	丙戊酸钠	癫痫[d]	3					→	↕	↕				
	卡马西平		20				→	↕	↑	→				

（续表）

来源	药品	药物治疗受试者	n	PRL	LH	FSH	T	无或有生物活性或 FAI	SHBG	E2	Semen Conc	Mot	Morph	生育能力
Macphee et al.(1988)	丙戊酸钠		10	↔	↔	↔	↔	↔	↔					
	卡马西平	癫痫[a,b]	18	↑	↑	↔	↔	↓	↔					
	苯妥英钠		13	↔	↔	↔	↔	↔	↑					
Murialdo et al.(1987)	苯巴比妥	癫痫[a]	8						↑	↑				
	卡马西平		10	↑	↓	↔	↓	↓	↑	↔				
Murialdo et al.(1994)	苯妥英钠	癫痫[a]	7	↔	↔	↔	↔	↓	↑	↑				
	苯巴比妥		18	↔	↓	↓	↔	↓	↑					
Rättyä et al.(2001a)	丙戊酸钠	癫痫[c]	12	↔	↔	↓	↔	↔	↑					
	卡马西平		10		↔	↓	↔	↓	↑					
Rättyä et al.(2001b)	丙戊酸钠		21						↔					
	卡马西平	癫痫[a]	40	↔	↑	↔	↔	↓	↑					
	奥卡西平		29		↓		↔		↑					
Reis et al.(2013)	卡马西平	癫痫[a]	63	↔	↔		↑		↑		↓	↓	↓	
Røste et al.(2003, 2005)	丙戊酸钠	癫痫[a]	16						↑		↓	↔	↓	↕
	卡马西平		19						↔		↓	↓	↕	↕

（续表）

来源	药品	药物治疗受试者	n	PRL	LH	FSH	T	无或有生物活性或 FAI	SHBG	E2	Semen			生育能力
											Conc	Mot	Morph	
Stephen et al.(2001)	丙戊酸钠	癫痫c	20				↔		↔					
	拉莫三嗪		18				↔		↔					
Stoffel-Wagner et al.(1998)	卡马西平	癫痫a	26		←	←			←					
	左乙拉西坦		30		↔	↔		→	↔					
Svalheim et al.(2009)	卡马西平	癫痫a	63		←	←		→	←					
	拉莫三嗪		37		↔	↔		→	↔					
Xiaotian et al.(2013)	丙戊酸钠	癫痫a	32		→	→	↔		↔			→	→	
	左乙拉西坦		20		↔	↔	↔		↔		→	→	↔	

缩写：Conc，浓度；E2，雌二醇；FAI，游离雄激素指数；FSH，尿促卵泡素；LH，促黄体激素；Morph，形态；Mot，活力；n，研究人数；PRL，催乳素；SHBG，性激素结合球蛋白；T，睾酮

a 健康男性对照组

b 不服用抗惊厥药的癫痫患者对照组

c 队列研究比较治疗期间的值与治疗停止后的值

d 队列研究比较治疗期处理期间的值与治疗期间的值

此外,一些抗惊厥药(卡马西平、苯妥英钠和苯巴比妥)已被证实对细胞色素 P－450 酶具有诱导作用,增加睾酮的清除率[309]。尽管如此,使用抗惊厥疗法降低睾酮水平一直没有一致的结论。

甲状腺激素异常也可能与抗惊厥药物的不良生殖作用有关。当 10 名健康男性接受卡马西平治疗 14～21 天时,甲状腺结合球蛋白或 TSH 无变化,但甲状腺素和游离甲状腺素减少[323]。在一项对 56 名癫痫患者服用卡马西平、苯妥英钠或丙戊酸钠的研究中,苯妥英钠和丙戊酸钠导致生殖激素异常,与健康对照组相比,3 种药物均导致甲状腺素和游离甲状腺素水平异常[324]。甲状腺素高于正常范围,其中服用卡马西平的男性为 65%,苯妥英为 41%,丙戊酸为 14%。三碘甲腺原氨酸水平与对照组相当,卡马西平和丙戊酸钠组的促甲状腺素水平升高。正如在第三章中讨论的,甲状腺功能亢进可以破坏男性的生育能力。

8.4.2　抗惊厥药和精液质量

有几篇报道比较了服用抗惊厥药物的癫痫患者与健康男性患者的精液质量(表 8.2)[306,313,320,325,326]。与健康对照相比,接受治疗的男性的精子浓度、运动性和正常形态相对较低。因为大多数患病的男性的精液质量比健康男性差,所以这些信息必须谨慎解读。特定抗惊厥药物是否会降低精液质量尚需在构思严谨的研究中进行。

流行病学研究表明人类生育能力下降与癫痫和抗惊厥药物的使用有关。一项关于 1935—1974 年的活产记录数据库的研究发现,患有癫痫的男性约有 80% 的预期生育能力。这种情况见于部分性癫痫发作但未发生全身性发作的患者[289]。在芬兰的数据库中,一组使用奥卡西平的男性患者生育率较低,而使用丙戊酸钠或卡马西平的男性则不然[327]。

8.4.3　抗惊厥药物在实验动物模型中的应用

实验动物研究揭示了在人类治疗剂量范围内,由抗惊厥药物引起的对雄性生殖系统的一些损害。在大鼠的研究中,每日给予约 HED(口服剂量)剂量的丙戊酸钠会破坏精子生成,导致附睾和附属腺萎缩,精子数量和运动性下降,正常形态受损[328,329]。通过每周给药,2周出现上述结果,7周达到峰值,停药后10周完全恢复。每天约以HED(口服剂量)剂量的苯巴比妥喂养小鼠,在7天内导致精子形态异常[330]。在大鼠的研究中,以约HED(口服剂量)剂量苯巴比妥给药15天,结果对生殖器官重量没有影响,睾酮和促性腺激素水平保持正常,但二氢睾酮(DHT)水平下降[331]。

另一类抗惊厥药物是GABA类似物,除具有高度的药理学水平外,不会作用于GABA受体。氨己烯酸是GABA氨基转移酶的不可逆抑制剂,其功能是抑制GABA的代谢,因此,这种药物会增加GABA的脑浓度。在大鼠研究中,给予雄性大鼠约HED(口服剂量)氨己烯酸、拉莫三嗪或加巴喷丁口服治疗60天[332],研究者发现,每种研究药物,与对照组相比,所有生殖组织的重量、睾酮和FSH水平、睾丸间质细胞数量、曲细精管直径和上皮高度、每个阶段的生精细胞数量、尾部附睾精子数和运动性及生育率(妊娠率)均有所降低。

在啮齿类动物中的一些药理剂量的研究也表明雄性生殖系统的损害。在大约4倍HED(口服剂量)时,苯巴比妥导致LH和FSH降低,并导致生精小管上皮细胞滞留精子细胞[331]。当大鼠口服大约4倍HED(口服剂量)托吡酯2个月时[333],与溶媒处理的对照相比,精子生成、精子浓度、精子活力、睾丸重量、血浆睾酮和生育能力(着床和产仔数)均较低。在一项比较多种药物的研究中,大鼠持续口服大约2倍或4倍HED的丙戊酸钠4周、7周或10周[122],低剂量时,第10周睾丸重量减少;高剂量时,在第4周、第7周和第10周附睾重量减少;在第7周和第10周时,高剂量组精子浓度和活力下降;并且所有剂量下生育率都不受影响。

抗惊厥药物乙酰唑胺和醋甲唑胺是碳酸酐酶抑制剂。位于睾丸支持细胞,以及生精小管脉管系统、附睾、输精管、精囊和前列腺的上皮细胞胞质碳酸酐酶(CAII)和膜结合型碳酸酐酶(CAIV),具有调节pH和水、二氧化碳及碳酸氢盐的运输的作用。这些药物除了可能通过抑制CAII和CAIV对精液质量产生影响之外,乙酰唑胺还抑制位于附睾上皮细胞质膜上的液泡质子泵ATP酶(V-ATP酶)。V-ATP酶负责大鼠和小鼠附睾管腔的酸化[334],维持精子静止。大鼠口服约HED(口服剂量)乙酰

唑胺 2 周[335]，结果显示，附睾精子数量和运动性降低。乙酰唑胺还在体
外抑制碳酸氢盐对小鼠精子活力的刺激[336]。由于该系统也存在于人体
中，因此使用这些药物时，对人体也可能产生类似的有害影响。

参考文献

［1］Hall E，Burt VK. Male fertility：psychiatric considerations. FertilSteril. 2012；97：434 - 9. https：//doi.org/10.1016/j.fertnstert.2011.11.027. PMID：22177463.

［2］Schmidt HM，Hagen M，Kriston L，Soares-Weiser K，Maayan N，Berner MM. Managementof sexual dysfunction due to antipsychotic drug therapy. Cochrane Database Syst Rev. 2012；（11）：CD003546. https：//doi. org/10. 1002/14651858. CD003546. pub3. PMID：23152218.

［3］National Center for Health Statistics. National Ambulatory Medical Care Survey：2013 State and National Summary Tables. 2013. https：//www. cdc. gov/nchs/data/ahcd/namcs_ summary/2013_namcs_web_tables.pdf. Accessed 23 Aug 2017.

［4］Pratt LA，Brody DJ，Gu Q. Antidepressant use in persons aged 12 and over：United States，2011 - 2014. NCHS Data Brief. 2017；（283）. https：//www. cdc. gov/nchs/data/ databriefs/db283.pdf.Accessed 23 Aug 2017.

［5］Kuehner C. Why is depression more common among women than among men? Lancet Psychiatry.2017；4：146 - 58. https：//doi.org/10.1016/S2215 - 0366(16)30263 - 2. PMID：27856392.

［6］Montejo áL，Llorca G，Izquierdo JA，Rico-Villademoros F. Incidence of sexual dysfunction associated with antidepressant agents：a prospective multicenter study of 1022 outpatients. Spanish Working Group for the Study of Psychotropic-Related Sexual Dysfunction. J Clin Psychiatry.2001；62(Suppl 3)：10 - 21. PMID：11229449.

［7］Montejo áL，Montejo L，Navarro-Cremades F. Sexual side-effects of antidepressant and antipsychotic drugs. CurrOpin Psychiatry. 2015；28：418 - 23. https：//doi.org/10.1097/ YCO.0000000000000198.

［8］Althof SE，McMahon CG，Waldinger MD，Serefoglu EC，Shindel AW，Adaikan PG，Becher E，Dean J，Giuliano F，Hellstrom WJ，Giraldi A，Glina S，Incrocci L，Jannini E，McCabe M，ParishS，Rowland D，Segraves RT，Sharlip I，Torres LO. An update of the International Society of Sexual Medicine's Guidelines for the diagnosis and treatment of premature ejaculation（PE）.Sex Med. 2014；2：60 - 90. https：//doi.org/10.1002/sm2.28. PMID：24848686.

［9］Clèment P，Giuliano F. Physiology and pharmacology of ejaculation. Basic Clin PharmacolToxicol. 2016；119(Suppl 3)：18 - 25. https：//doi.org/10.1111/bcpt.12546. PMID：26709195.

［10］Kennedy SH，Dickens SE，Eisfeld BS，Bagby RM. Sexual dysfunction before antidepressant therapy in major depression. J Affect Disord. 1999；56：201 - 8. PMID：10701478.

［11］Birowo P，Uckert S，Kedia GT，Scheller F，Meyer M，Taher A，Rahardjo D，Jonas U，KuczykMA. Evaluating the role of the serotoninergic system in the control of human seminal vesiclesmooth muscle-an in vitro approach. J Sex Med. 2009；6：2672 - 9. https：// doi.org/10.1111/j.1743 - 6109.2009.01423.x. PMID：19686430.

[12] Damsa C, Bumb A, Bianchi-Demicheli F, Vidailhet P, Sterck R, Andreoli A, Beyenburg S."Dopamine-dependent" side effects of selective serotonin reuptake inhibitors: a clinical review.J Clin Psychiatry. 2004; 65: 1064 – 8. PMID: 15323590.

[13] Pratt LA, Brody DJ, Gu Q. Antidepressant use in persons aged 12 and over: United States, 2005 – 2008. NCHS Data Brief. 2011; (76). PMID: 22617183.

[14] Trenque T, Herlem E, Auriche P, Dramé M. Serotonin reuptake inhibitors and hyperprolactinaemia: a case/non-case study in the French pharmacovigilance database. Drug Saf. 2011; 34: 1161 – 6. https://doi.org/10.2165/11595660 – 000000000 – 00000. PMID: 22077504.

[15] Laine K, Anttila M, Heinonen E, Helminen A, Huupponen R, Mäki-Ikola O, Reinikainen K, Scheinin M. Lack of adverse interactions between concomitantly administered selegiline andcitalopram. Clin Neuropharmacol. 1997; 20: 419 – 33. PMID: 9331518.

[16] Papakostas GI, Miller KK, Petersen T, Sklarsky KG, Hilliker SE, Klibanski A, Fava M. Serum prolactin levels among outpatients with major depressive disorder during the acute phase of treatment with fluoxetine. J Clin Psychiatry. 2006; 67: 952 – 7. PMID: 16848655.

[17] Gordon C, Whale R, Cowen PJ. Sertraline treatment does not increase plasma prolactin levelsin healthy subjects. Psychopharmacology (Berl). 1998; 137(2): 201. https://doi.org/10.1007/s002130050610. PMID: 9630007.

[18] Montague DK, Jarow J, Broderick GA, Dmochowski RR, Heaton JP, Lue TF, Nehra A, SharlipID, AUA Erectile Dysfunction Guideline Update Panel. AUA guideline on the pharmacologic management of premature ejaculation. J Urol. 2004; 172: 290 – 4. https://doi.org/10.1097/01.ju.0000132159.61156.ea. PMID: 15201797.

[19] Cooper K, Martyn-St James M, Kaltenthaler E, Dickinson K, Cantrell A. Interventions to treat premature ejaculation: a systematic review short report. Health Technol Assess. 2015; 19: 1 – 180, v-vi. https://doi.org/10.3310/hta19210. PMID: 25768099.

[20] Yue FG, Dong L, Hu TT, Qu XY. Efficacy of Dapoxetine for the treatment of premature ejaculation: a meta-analysis of randomized clinical trials on intravaginal ejaculatory latency time, patient-reported outcomes, and adverse events. Urology. 2015; 85: 856 – 61. https://doi.org/10.1016/j.urology.2015.01.009.

[21] Tomita M, Kikuchi E, Maeda T, Kabeya Y, Katsuki T, Oikawa Y, Kato K, Ohashi M, Nakamura S, Oya M, Shimada A. Clinical background of patients with sperm in their urinary sediment. PLoSOne. 2015; 10: e0136844. https://doi.org/10.1371/journal.pone.0136844t. PMID: 26359862.

[22] Relwani R, Berger D, Santoro N, Hickmon C, Nihsen M, Zapantis A, Werner M, Polotsky AJ, Jindal S. Semen parameters are unrelated to BMI but vary with SSRI use and prior urologicalsurgery. Reprod Sci. 2011; 18: 391 – 7. https://doi.org/10.1177/1933719110385708. PMID: 20959643.

[23] Koyuncu H, Serefoglu EC, Yencilek E, Atalay H, Akbas NB, Sarıca K. Escitalopram treatment for premature ejaculation has a negative effect on semen parameters. Int J Impot Res.2011; 23: 257 – 61. https://doi.org/10.1038/ijir.2011.35. PMID: 21776003.

[24] El Mazoudy R, AbdelHameed N, ElMasry A. Paternal dapoxetine administration induced deterioration in reproductive performance, fetal outcome, sexual behavior and biochemistry of male rats. Int J Impot Res. 2015; 27: 206 – 2014. https://doi.org/10.1038/ijir.2015.16. PMID: 26399566.

[25] Tanrikut C, Schlegel PN. Antidepressant-associated changes in semen parameters. Urology. 2007; 69: 185.e5 – 7. PMID: 17270655.

[26] Safarinejad MR. Sperm DNA damage and semen quality impairment after treatment with selective serotonin reuptake inhibitors detected using semen analysis and sperm chromatinstructure assay. J Urol. 2008; 180: 2124 – 2128. PMID: 18804223. https://doi.org/10.1016/j.juro.2008.07.034.

[27] Tanrikut C, Feldman AS, Altemus M, Paduch DA, Schlegel PN. Adverse effect of paroxetine onsperm. FertilSteril. 2010; 94: 1021 – 6. https://doi.org/10.1016/j.fertnstert.2009.04.039. PMID: 19515367.

[28] Akasheh G, Sirati L, Noshad Kamran AR, Sepehrmanesh Z. Comparison of the effect of sertraline with behavioral therapy on semen parameters in men with primary premature ejaculation.Urology. 2014; 83: 800 – 4. https://doi.org/10.1016/j.urology.2013.12.004. PMID: 24529582.

[29] Schüle C, Baghai T, Laakmann G. Mirtazapine decreases stimulatory effects of reboxetine on cortisol, adrenocorticotropin and prolactin secretion in healthy male subjects. Neuroendocrinology.2004a; 79: 54 – 62. https://doi.org/10.1159/000076046. PMID: 14755134.

[30] Laakmann G, Schüle C, Baghai T, Waldvogel E. Effects of mirtazapine on growth hormone, prolactin, and cortisol secretion in healthy male subjects. Psychoneuroendocrinology. 1999; 24: 769 – 84. PMID: 10451911.

[31] Schüle C, Baghai T, Bidlingmaier M, Strasburger C, Laakmann G. Endocrinological effects of mirtazapine in healthy volunteers. Prog Neuropsychopharmacol Biol Psychiatry.2002; 26: 1253 – 61. https://doi.org/10.1016/S0278 – 5846(02)00264 – 6. PMID: 12502011.

[32] Waldinger MD, Zwinderman AH, Olivier B. Antidepressants and ejaculation: a double-blind, randomized, fixed-dose study with mirtazapine and paroxetine. J Clin Psychopharmacol. 2003; 23: 467 – 70. PMID: 14520123.

[33] Clayton AH, Pradko JF, Croft HA, Montano CB, Leadbetter RA, Bolden-Watson C, Bass KI, Donahue RM, Jamerson BD, Metz A. Prevalence of sexual dysfunction among newer antidepressants.J Clin Psychiatry. 2002; 63: 357 – 66. PMID: 12000211.

[34] Isaac MB, Isaac MT. Effect of pindolol and milnacipran versus milnacipran and placebo on plasmaprolactin and adrenocorticotrophic hormone in depressed subjects. Hum Psychopharmacol.2003; 18: 569 – 74. PMID: 14533141.

[35] Englisch S, Knopf U, Scharnholz B, Kuwilsky A, Deuschle M, Zink M. Duloxetine for majordepressive episodes in the course of psychotic disorders: an observational clinical trial.J Psychpharmacol. 2009; 23: 875 – 82. https://doi.org/10.1177/0269881108093586. PMID: 18583440.

[36] Dueñas H, Brnabic AJ, Lee A, Montejo ÁL, Prakash S, Casimiro-Querubin ML, Khaled M, Dossenbach M, Raskin J. Treatment-emergent sexual dysfunction with SSRIs and duloxetine: effectiveness and functional outcomes over a 6-month observational period. Int J Psychiatry Clin Pract. 2011; 15: 242 – 54. https://doi.org/10.3109/13651501.2011.590209.

[37] Ozcan L, Polat EC, Otunctemur A, Ozbek E. Duloxetine, dual serotonin and norepinephrine reuptakeinhibitor, versus paroxetine, selective serotonin reuptake inhibitor, in the treatment for premature ejaculation. Int UrolNephrol. 2015; 47: 283 – 7. https://doi.org/10.1007/s11255 – 014 – 0905 – 9. PMID: 25557853.

[38] Montejo áL, Perahia DG, Spann ME, Wang F, Walker DJ, Yang CR, Detke MJ. Sexual function during long-term duloxetine treatment in patients with recurrent major depressive disorder.J Sex Med. 2011; 8: 773 – 82. https://doi.org/10.1111/j.1743 – 6109.2010.02113.x. PMID: 21091877.

[39] Citrome L. Levomilnacipran for major depressive disorder: a systematic review of the efficacy and safety profile for this newly approved antidepressant-what is the number needed to treat, number needed to harm and likelihood to be helped or harmed? Int J Clin Pract. 2013; 67: 1089 - 104. https://doi.org/10.1111/ijcp.12298. PMID: 24016209.

[40] Mago R, Mahajan R, Thase ME. Levomilnacipran: a newly approved drug for treatment of major depressive disorder. Expert Rev Clin Pharmacol. 2014; 7: 137 - 45. https://doi.org/10.1586/17512433.2014.889563. PMID: 24524592.

[41] Sambunaris A, Bose A, Gommoll CP, Chen C, Greenberg WM, Sheehan DV. A phase III, double-blind, placebo-controlled, flexible-dose study of levomilnaciparanextended-release inpatients with major depressive disorder. J Clin Psychopharmacol. 2014; 34: 47 - 56. https://doi.org/10.1097/JCP.0000000000000060. PMID: 24172209.

[42] Kiliç S, Ergin H, Baydinç YC. Venlafaxine extended release for the treatment of patients with premature ejaculation: a pilot, single-blind, placebo-controlled, fixed-dose crossover study on short-term administration of an antidepressant drug. Int J Androl. 2005; 28: 47 - 52. PMID: 15679621.

[43] Camporeale A, Day KA, Ruff D, Arsenault J, Williams D, Kelsey DK. Profile of sexual and genitourinary treatment-emergent adverse events associated with atomoxetine treatment: a pooledanalysis. Drug Saf. 2013; 36: 663 - 71. https://doi.org/10.1007/s40264 - 013 - 0074 - 2. PMID: 23775507.

[44] Roelands B, Goekint M, Heyman E, Piacentini MF, Watson P, Hasegawa H, Buyse L, PauwelsF, De Schutter G, Meeusen R. Acute norepinephrine reuptake inhibition decreases performancein normal and high ambient temperature. J Appl Physiol. 2008; 105: 206 - 12. https://doi.org/10.1152/japplphysiol.90509.2008. PMID: 18499777.

[45] Moeller O, Hetzel G, Michael N, Rothermundt M, Arolt V, Erfurth A. Basal prolactin values correlate with response to reboxetine treatment in major depression, but not with response to citalopram. Neuropsychobiology. 2005; 51: 67 - 71. https://doi.org/10.1159/000084162. PMID: 15741746.

[46] Schüle C, Baghai T, Schmidbauer S, Bidlingmaier M, Strasburger CJ, Laakmann G. Reboxetineacutely stimulates cortisol, ACTH, growth hormone and prolactin secretion in healthy male subjects. Psychoneuroendocrinology. 2004b; 29: 185 - 200. https://doi.org/10.1016/S0306 - 4530(03)00022 - 2. PMID: 14604600.

[47] Montejo áL, Deakin JF, Gaillard R, Harmer C, Meyniel F, Jabourian A, Gabriel C, Gruget C, Klinge C, MacFayden C, Milligan H, Mullings E, Goodwin G. Better sexual acceptability of agomelatine (25 and 50 mg) compared to escitalopram (20 mg) in healthy volunteers. A 9-week, placebo-controlled study using the PRSexDQ scale. J Psychopharmacol. 2015; 29: 1119 - 28. https://doi.org/10.1177/0269881115599385.

[48] Montejo ÁL, Prieto N, Terleira A, Matias J, Alonso S, Paniagua G, Naval S, Parra DG, Gabriel C, Mocaër E, Portolés A. Better sexual acceptability of agomelatine (25 and 50 mg) compared with paroxetine (20 mg) in healthy male volunteers. An 8-week, placebo-controlled study using the PRSEXDQ - SALSEX scale. J Psychopharmacol. 2010b; 24: 111 - 20. https://doi.org/10.1177/0269881108096507.

[49] Benelli A, Frigeri C, Bertolini A, Genedani S. Influence of mirtazapine on the sexual behavior of male rats. Psychopharmacology (Berl). 2004; 171(3): 250 - 8. PMID: 14615872

[50] Molitch ME. Medication-induced hyperprolactinemia. Mayo Clin Proc. 2005; 80: 1050 - 7. https://doi.org/10.4065/80.8.1050. PMID: 16092584.

[51] Schlienger JL, Kapfer MT, Singer L, Stephan F. [Different effects of tricyclic (clomipramine

and amitriptyline) and tetracyclic (maprotiline) antidepressors on the release of thyroid stimulatinghormone, prolactin and growth hormone to thyrostimulating releasing hormone in patients with psychoaffective disorders (author's transl)]. Acta Psychiatr Belg. 1980; 80: 584 – 99. PMID: 6786002.

[52] Cordes J, Kahl KG, Werner C, Henning U, Regenbrecht G, Larisch R, Schmidt-Kraepelin C, Thünker J, Agelink MW, Löffler S, Hohlfeld T, Gaebel W, Klimke A. Clomipramine-induced serum prolactin as a marker for serotonin and dopamine turnover: results of an open label study. Eur Arch Psychiatry Clin Neurosci. 2011; 261: 567 – 73. https://doi.org/10.1007/s00406 – 011 – 0201-y. PMID: 21404115.

[53] Apiquian R, Fresan A, Ulloa RE, de la Fuente-Sandoval C, Herrera-Estrella M, Vazquez A, Nicolini H, Kapur S. Amoxapine as an atypical antipsychotic: a comparative study vs risperidone.Neuropsychopharmacology. 2005; 30: 2236 – 44. PMID: 15956984.

[54] Chaudhry IB, Husain N, Khan S, Badshah S, Deakin B, Kapur S. Amoxapine as an antipsychotic: comparative study versus haloperidol. J Clin Psychopharmacol. 2007; 27: 575 – 81. PMID: 18004123.

[55] Lisansky J, Fava GA, Buckman MT, Kellner R, Fava M, Zielezny M, Peake GT. Prolactin, amitriptyline, and recovery from depression. Psychopharmacology (Berl). 1984; 84: 331 – 5. PMID: 6440179.

[56] Nutt D, Middleton H, Franklin M. The neuroendocrine effects of oral imipramine. Psychoneuroendocrinology. 1987; 12: 367 – 75. PMID: 3432499.

[57] Calil HM, Lesieur P, Gold PW, Brown GM, Zavadil AP III, Potter WZ. Hormonal responses tozimelidine and desipramine in depressed patients. Psychiatry Res. 1984; 13: 231 – 42. PMID: 6098913.

[58] Walsh AE, Cowen PJ. Attenuation of the prolactin-stimulating and hyperthermic effects of nefazodone after subacute treatment. J Clin Psychopharmacol. 1994; 14: 268 – 73. PMID: 7962683.

[59] Clayton AH, Croft HA, Handiwala L. Antidepressants and sexual dysfunction: mechanisms and clinical implications. Postgrad Med. 2014; 126: 91 – 9. https://doi.org/10.3810/pgm.2014.03.2744. PMID: 24685972.

[60] Kaneda Y, Fujii A. Effects of tandospirone, a serotonin-1A agonist, on the hypothalamo-pituitary-gonadalaxis of male patients. Neuro Endocrinol Lett. 2001; 22: 243 – 7. PMID: 11524630.

[61] Otani K, Yasui N, Kaneko S, Ishida M, Ohkubo T, Osanai T, Sugawara K, FukushimaY. Trazodone treatment increases plasma prolactin concentrations in depressed patients. IntClin Psychopharmacol. 1995; 10: 115 – 7. PMID: 7673654.

[62] Sonntag A, Rothe B, Guldner J, Yassouridis A, Holsboer F, Steiger A. Trimipramine and imipramineexert different effects on the sleep EEG and on nocturnal hormone secretion during treatment of major depression. Depression. 1996; 4: 1 – 13. PMID: 9160649.

[63] Baumgartner A, Gräf KJ, Kürten I. Prolactin in patients with major depressive disorder and in healthy subjects. II. Longitudinal study of basal prolactin and post-TRH-stimulated prolactin levels. Biol Psychiatry. 1988; 24: 268 – 85. PMID: 3135848.

[64] Koizumi K, Aono T, Tanizawa O. The acute effects of antidepressants, maprotiline and amoxapine on serum prolactin and gonadotropin levels in normal women. Asia Oceania J ObstetGynaecol. 1986; 12: 517 – 21. PMID: 3103591.

[65] Meltzer HY, Maes M. Effects of buspirone on plasma prolactin and cortisol levels in major depressed and normal subjects. Biol Psychiatry. 1994; 35: 316 – 23. PMID: 8011800.

［66］Navinés R, Gómez-Gil E, Martín-Santos R, de Osaba MJ, Escolar G, Gastó C. Hormonal responseto buspirone is not impaired in major depression. Hum Psychopharmacol. 2007; 22: 389 - 95.https://doi.org/10.1002/hup.862. PMID: 17563921.

［67］Cubała WJ, Landowski J. Prolactin response to buspirone is not impaired in drug-naïve first episode patients with major depressive disorder. J Affect Disord. 2014; 152 - 154: 468 - 73. https://doi.org/10.1016/j.jad.2013.08.005. PMID: 24035672.

［68］Hockl PF, Diaz GS, Libertun C. Prolactin-releasing effect of buspirone in developing and adultmale and female rats. Proc Soc Exp Biol Med. 1993; 202: 447 - 50. PMID: 8456109.

［69］Monteiro WO, Noshirvani HF, Marks IM, Lelliott PT. Anorgasmia from clomipramine in obsessive-compulsive disorder. A controlled trial. Br J Psychiatry. 1987; 151: 107 - 12. PMID: 3315086.

［70］Girgis SM, El-Haggar S, El-Hermouzy S. A double-blind trial of clomipramine in premature ejaculation.Andrologia. 1982; 14: 364 - 8. PMID: 6751156.

［71］Kim SC, Seo KK. Efficacy and safety of fluoxetine, sertraline and clomipramine in patients with premature ejaculation: a double-blind, placebo controlled study. J Urol. 1998; 159: 425 - 7. PMID: 9649255.

［72］Strassberg DS, de Gouveia Brazao CA, Rowland DL, Tan P, Slob AK. Clomipramine in the treatment of rapid (premature) ejaculation. J Sex Marital Ther. 1999; 25(2): 89 - 101. https://doi.org/10.1080/00926239908403982. PMID: 10327378.

［73］Waldinger MD, Zwinderman AH, Olivier B. On-demand treatment of premature ejaculation with clomipramine and paroxetine: a randomized, double-blind fixed-dose study with stopwatch assessment. Eur Urol. 2004; 46: 510 - 515. PMID: 15363569. https://doi.org/10.1016/j.eururo.2004.05.005.

［74］McMahon CG, Porst H. Oral agents for the treatment of premature ejaculation: review of efficacy and safety in the context of the recent International Society for Sexual Medicine criteria for lifelong premature ejaculation. J Sex Med. 2011; 8: 2707 - 25. https://doi.org/10.1111/j.1743 — 6109.2011.02386.x. PMID: 21771283.

［75］Philipp M, Kohnen R, Benkert O. A comparison study of moclobemide and doxepin in major depression with special reference to effects on sexual dysfunction. Int Clin Psychopharmacol. 1993; 7: 149 - 53. PMID: 8468436.

［76］Waldinger MD, Zwinderman AH, Olivier B. Antidepressants and ejaculation: a double-blind, randomized, placebo-controlled, fixed-dose study with paroxetine, sertraline, and nefazodone.J Clin Psychopharmacol. 2001; 21: 293 - 7. PMID: 11386492.

［77］Harrison WM, Rabkin JG, Ehrhardt AA, Stewart JW, McGrath PJ, Ross D, Quitkin FM. Effects of antidepressant medication on sexual function: a controlled study. J Clin Psychopharmacol. 1986; 6: 144 - 9. PMID: 3711364.

［78］Bonierbale M, Lançon C, Tignol J. The ELIXIR study: evaluation of sexual dysfunction in 4557 depressed patients in France. Curr Med Res Opin. 2003; 19(2): 114 - 24. https://doi.org/10.1185/030079902125001461. PMID: 12740155.

［79］Hueletl-Soto ME, Carro-Juárez M, Rodríguez-Manzo G. DMI-induced sexual effects in male rats: analysis of DMI's acute and chronic actions on copulatory behavior and on the genital motorpattern of ejaculation. PharmacolBiochemBehav. 2010; 94: 423 - 30. https://doi.org/10.1016/j.pbb.2009.10.004. PMID: 19850062.

［80］Ahlenius S, Heimann M, Larsson K. Prolongation of the ejaculation latency in the male rat by thioridazine and chlorimipramine. Psychopharmacology (Berl). 1979; 65: 137 - 40. PMID: 117481.

[81] Arafa M, El Tabie O. Medical treatment of retrograde ejaculation in diabetic patients: a hope for spontaneous pregnancy. J Sex Med. 2008; 5: 194 - 8. https://doi.org/10.1111/j. 1743 - 6109.2007.00456.x. PMID: 17433085.

[82] Hu J, Nagao K, Tai T, Kobayashi H, Nakajima K. Randomized crossover trial of amoxapine versusvitamin B12 for retrograde ejaculation. Int Braz J Urol. 2017; 43: 496 - 504. https://doi.org/10.1590/S1677 - 5538.IBJU.2016.0468. PMID: 28266821.

[83] Kurland AA, Pinto A, Destounis N, Babikow PW. Effects of trimeprimine (surmontil) on spermatogenesisand mood in normal volunteers. CurrTher Res Clin Exp. 1970; 12: 186 - 91. PMID: 4990098.

[84] Levin RM, Amsterdam JD, Winokur A, Wein AJ. Effects of psychotropic drugs on human spermmotility. FertilSteril. 1981; 36: 503 - 6. PMID: 6793407.

[85] Padrón RS, Nodarse M. Effects of amitriptyline on semen of infertile men. Br J Urol. 1980; 52: 226 - 8. PMID: 7426983.

[86] Maier U, Koinig G. Andrological findings in young patients under long-term antidepressive therapy with clomipramine. Psychopharmacology (Berl). 1994; 116: 357 - 9. https://doi.org/10.1007/BF02245340. PMID: 7892427.

[87] Hassanane MS, Hafiz N, Radwan W, El-Ghor AA. Genotoxic evaluation for the tricyclic antidepressant drug, amitriptyline. Drug Chem Toxicol. 2012; 35: 450 - 5. https://doi.org/10.3109/01480545.2011.642382. PMID: 22251041.

[88] Chowdary PS, Rao MS. Cytogenetic effects of amitriptyline hydrochloride in somatic and germcells of mice. Toxicol Lett. 1987; 39: 199 - 204. PMID: 3686550.

[89] Koulu M, Scheinin M, Kaarttinen A, Kallio J, Pyykk? K, Vuorinen J, Zimmer RH. Inhibition of monoamine oxidase by moclobemide: effects on monoamine metabolism and secretion of anteriorpituitary hormones and cortisol in healthy volunteers. Br J Clin Pharmacol. 1989; 27: 243 - 55. PMID: 2469451.

[90] Juruena MF, Pires ML, Calil HM. Moclobemide effects on prolactin plasma levels in healthy individuals: the hormonal increase induced by a single dose is maintained during a 4-week periodof drug intake. Int Clin Psychopharmacol. 1997; 12: 317 - 21. PMID: 9547133.

[91] Meltzer HY, Fang VS, Tricou BJ, Robertson A. Effect of antidepressants on neuroendocrine axis in humans. Adv BiochemPsychopharmacol. 1982; 32: 303 - 16. PMID: 6124090.

[92] Munjack DJ, Kanno PH. Retarded ejaculation: a review. Arch Sex Behav. 1979; 8: 139 - 50. PMID: 112949.

[93] Lee MG, Wynder C, Schmidt DM, McCafferty DG, Shiekhattar R. Histone H3 lysine 4 demethylationis a target of nonselective antidepressive medications. Chem Biol. 2006; 13: 563 - 7. https://doi.org/10.1016/j.chembiol.2006.05.004. PMID: 16793513.

[94] Geigerseder C, Doepner R, Thalhammer A, Frungieri MB, Gamel-Didelon K, Calandra RS, Köhn FM, Mayerhofer A. Evidence for a GABAergic system in rodent and human testis: local GABA production and GABA receptors. Neuroendocrinology. 2003; 77: 314 - 23. PMID: 12806177.

[95] Duparc C, Lefebvre H, Tonon MC, Vaudry H, Kuhn JM. Characterization of endozepines in the human testicular tissue: effect of triakontatetraneuropeptide on testosterone secretion.J Clin Endocrinol Metab. 2003; 88: 5521 - 8. https://doi.org/10.1210/jc.2003 - 030783. PMID: 14602800.

[96] Ritta MN, Calandra RS. Testicular interstitial cells as targets for peripheral benzodiazepines. Neuroendocrinology. 1989; 49: 262 - 6. PMID: 2716952.

[97] Katz Y, Amiri Z, Weizman A, Gavish M. Identification and distribution of peripheral benzodiazepinebinding sites in male rat genital tract. BiochemPharmacol. 1990; 40: 817 – 20. PMID: 2167096.

[98] Zemishlany Z, McQueeney R, Gabriel SM, Davidson M. Neuroendocrine and monoaminergicresponses to acute administration of alprazolam in normal subjects. Neuropsychobiology.1990 – 1991; 23: 124 – 8.

[99] Patel AX, Miller SR, Nathan PJ, Kanakaraj P, Napolitano A, Lawrence P, Koch A, Bullmore ET. Neuroendocrine and sympathetic responses to an orexin receptor antagonist, SB-649868, and alprazolam following insulininduced hypoglycemia in humans. Psychopharmacology. 2014; 231: 3817 – 28. https://doi.org/10.1007/s00213 – 014 – 3520 – 7. PMID: 24770625.

[100] Ajlouni K, El-Khateeb M. Effect of glucose of growth hormone, prolactin and thyroid-stimulatinghormone response to diazepam in normal subjects. Horm Res. 1980; 13: 160 – 4. PMID: 7203397.

[101] Laakmann G, Treusch J, Eichmeier A, Schmauss M, Treusch U, Wahlster U. Inhibitory effect of phentolamine on diazepam-induced growth hormone secretion and lack of effect of diazepamon prolactin secretion in man. Psychoneuroendocrinol. 1982; 7: 135 – 9. PMID: 7178369.

[102] D'Armiento M, Bisignani G, Reda G. Effect of bromazepam on growth hormone and prolactinsecretion in normal subjects. Horm Res. 1981; 15: 224 – 7. PMID: 6152844.

[103] Copinschi G, Van Onderbergen A, L'Hermite-Balériaux M, Szyper M, Caufriez A, Bosson D, L'Hermite M, Robyn C, Turek FW, Van Cauter E. Effects of the short-acting benzodiazepinetriazolam, taken at bedtime, on circadian and sleep-related hormonal profiles in normal men.Sleep. 1990; 13: 232 – 44. PMID: 2356395.

[104] teBeek ET, Chen X, Jacobs GE, Nahon KJ, de Kam ML, Lappalainen J, Cross AJ, van GervenJMA, Hay JL. The effects of the nonselective benzodiazepine lorazepam and the α_2/α_3subunit-selective GABAA receptor modulators AZD7325 and AZD6280 on plasma prolactinlevels. Clin Pharmacol Drug Dev. 2015; 4: 149 – 54. https://doi.org/10.1002/cpdd.134. PMID: 27128218.

[105] Guldner J, Trachsel L, Kratschmayr C, Rothe B, Holsboer F, Steiger A. Bretazenil modulates sleep EEG and nocturnal hormone secretion in normal men. Psychopharmacology. 1995; 122: 115 – 21. PMID: 8848526.

[106] Grandison L. Suppression of prolactin secretion by benzodiazepines in vivo. Neuroendocrinology. 1982; 34: 369 – 73. PMID: 6979001.

[107] Boyadjieva N, Ovcharov R, Visheva N, Milanov S. Effect of diazepam and medazepam on prolactinsecretion. Acta PhysiolPharmacol Bulg. 1986; 12: 3 – 6. PMID: 2876582.

[108] Järvinen A, Rägo L, Männistö PT. Effects of central and peripheral type benzodiazepine ligands on thyrotropin and prolactin secretion. Neuropeptides. 1992; 21: 183 – 91. PMID: 1321364.

[109] Barbieri A, Giuliani E, Genazzani A, Baraldi E, Ferrari A, D'Amico R, Coppi G. Analgesia andendocrine surgical stress: effect of two analgesia protocols on cortisol and prolactin levels duringabdominal aortic aneurysm endovascular repair. Neuro Endocrinol Lett. 2011; 32: 526 – 9.PMID: 21876518.

[110] Nutt DJ, Cowen PJ, Franklin M, Murdock P, Gosden B, Fraser S. The effect of diazepam onindices of 5 – HT function in man. Pharmacol BiochemBehav. 1986; 24: 1491 – 5. https://doi.org/10.1016/0091 – 3057(86)90217 – 0. PMID: 3088611.

[111] Boyadjieva N, Ovtcharov R. Effect of some benzodiazepines on the secretion of

thyrotropic hormoneand prolactin under conditions of experimental stress. Acta Physiol Pharmacol Bulg.1987; 13: 18 - 21. PMID: 2890258.

[112] Argüelles AE, Rosner J. Letter: diazepam and plasma-testosterone levels. Lancet. 1975; 2(7935): 607.PMID: 51432.

[113] Thomas G, Thalabard JC, Duet M, Girre C, Fournier PE. Clobazam increases pulsatile luteinizinghormone secretion in normal men. Acta Endocrinol. 1989; 120: 485 - 9. https://doi.org/10.1530/acta.0.1200485. PMID: 2566248.

[114] Cook PS, Notelovitz M, Kalra PS, Kalra SP. Effect of diazepam on serum testosterone and the ventral prostate gland in male rats. Arch Androl. 1979; 3: 31 - 5. PMID: 384947.

[115] Taher MA, Anber ZNH. Effect of diazepam on the reproductive system in male rats. World J PharmPharm Sci. 2015; 4: 60 - 78.

[116] Kawamoto H, Ueno K, Li CK, Kitagawa H, Ohmori S, Igarashi T, Kitagawa H. Effects of repeateddosing of zopiclone on endocrine system in male rats. Res Commun Chem Pathol Pharmacol.1989; 64: 255 - 71. PMID: 2740618.

[117] Satoh T, Feng P, Kim UJ, Wilber JF. Identification of thyrotropin-releasing hormone receptor in the rat testis. Neuropeptides. 1994; 27: 195 - 202. PMID: 7816190.

[118] Hinkle PM, Shanshala ED. Pituitary thyrotropin-releasing hormone (TRH) receptors: effects ofTRH, drugs mimicking TRH action, and chlordiazepoxide. Mol Endocrinol. 1989; 3: 1337 - 44.PMID: 2481818.

[119] Calogero AE, Hall J, Fishel S, Green S, Hunter A, D'Agata R. Effects of gamma-aminobutyricacid on human sperm motility and hyperactivation. Mol Hum Reprod. 1996; 2: 733 - 8. PMID: 9239690.

[120] Calogero AE, Burrello N, Ferrara E, Hall J, Fishel S, D'Agata R. Gamma-aminobutyric acid(GABA) A and B receptors mediate the stimulatory effects of GABA on the human sperm acrosomereaction: Interaction with progesterone. FertilSteril. 1999; 71: 930 - 6. PMID: 10231059.

[121] Meizel A. Amino acid neurotransmitter receptor/chloride channels of mammalian sperm and theacrosome reaction. Biol Reprod. 1997; 56: 569 - 74. https://doi.org/10.1095/biolreprod56.3.569.PMID: 9046998.

[122] Ban Y, Naya M, Nishimura T, Kaneto M, Kishi K, Inoue T, Yoshizaki H, Ooshima Y. Collaborativestudy on rat sperm motion analysis using CellSoft Series 4000 semen analyzer. J Toxicol Sci.2001; 26: 9 - 24. PMID: 11255794.

[123] Tartaglione CM, Ritta MN. On the presence of 3H - GABA uptake mechanism in bovine spermatozoa. AnimReprod Sci. 2008; 108: 247 - 58. https://doi.org/10.1016/j.anireprosci.2007.08.010.PMID: 17954017.

[124] Martino V, Mas M, Davidson JM. Chlordiazepoxide facilitates erections and inhibits seminal emissionin rats. Psychopharmacology (Berl). 1987; 91: 85 - 9. PMID: 3103162.

[125] Kishi K, Kanamori S, Maruyama T, Sasaki K, Hara K, Kawai M, Ikeuchi K. Potential parameters of male reproductive toxicity: reproductive performance, histopathology and sperm evaluationin SD rats given nitrazepam. J Toxicol Sci. 1995; 20: 329 - 39. PMID: 8667457.

[126] Sanbuissho A, Terada S, Suzuki K, Masuda N, Teranishi M, Masuda H. Male reproductive toxicity study of nitrazepam in rats. J Toxicol Sci. 1995; 20: 319 - 28. PMID: 8667456.

[127] Kaneto M, Kanamori S, Hara K, Kishi K. Characterization of epididymal sperm motion and itscorrelation with stages of target cells in rats given alpha-chlorohydrin, cyclophosphamide ornitrazepam. J Toxicol Sci. 1999; 24: 187 - 97. PMID: 10478333.

［128］Kar RN, Das RK. Induction of sperm head abnormalities in mice by three tranquilizers. Cytobios.1983; 36: 45 - 51. PMID: 17880297.

［129］Schmid TE, Xu W, Adler ID. Detection of aneuploidy by multicolor FISH in mouse sperm afterin vivo treatment with acrylamide, colchicine, diazepam or thiabendazole. Mutagenesis. 1999; 14: 173 - 9. https://doi.org/10.1093/mutage/14.2.173. PMID: 10229918.

［130］Baumgartner A, Schmid TE, Schuetz CG, Adler ID. Detection of aneuploidy in rodent and humansperm by multicolor FISH after chronic exposure to diazepam. Mutat Res. 2001; 490: 11 - 9.PMID: 11152967.

［131］Adler ID, Schmid TE, Baumgartner A. Induction of aneuploidy in male mouse germ cells detected by the sperm-FISH assay: a review of the present data base. Mutat Res. 2002; 504: 173 - 82.https://doi.org/10.1016/S0027 - 5107(02)00090 - 8. PMID: 12106657.

［132］Molitch ME. Medication-induced hyperprolactinemia. Mayo Clin Proc. 2005; 80: 1050 - 7. https://doi.org/10.4065/80.8.1050. PMID: 16092584.

［133］Madhusoodanan S, Parida S, Jimenez C. Hyperprolactinemia associated with psychotropics—areview. Hum Psychopharmacol. 2010; 25: 281 - 97. https://doi.org/10.1002/hup.1116. PMID: 20521318.

［134］Peuskens J, Pani L, Detraux J, De Hert M. The effects of novel and newly approved antipsychoticson serum prolactin levels: a comprehensive review. CNS Drugs. 2014; 28: 421 - 53. https://doi.org/10.1007/s40263 - 014 - 0157 - 3.

［135］Bushe C, Shaw M. Prevalence of hyperprolactinaemia in a naturalistic cohort of schizophrenia and bipolar outpatients during treatment with typical and atypical antipsychotics. J Psychopharmacol. 2007; 21: 768 - 73. https://doi. org/10. 1177/0269881107078281. PMID: 17606473.

［136］Whalley LJ, Christie JE, Bennie J, Dick H, Blackburn IM, Blackwood D, Sanchez Watts G, FinkG. Selective increase in plasma luteinising hormone concentrations in drug free young menwith mania. Br Med J (Clin Res Ed). 1985; 290: 99 - 102. PMID: 3917741.

［137］Halbreich U, Kinon BJ, Gilmore JA, Kahn LS. Elevated prolactin levels in patients with schizophrenia: mechanisms and related adverse effects. Psychoneuroendocrinology. 2003; 28(Suppl1): 53 - 67. PMID: 12504072.

［138］Taherianfard M, Shariaty M. Evaluation of serum steroid hormones in schizophrenic patients.Indian J Med Sci. 2004; 58: 3 - 9. PMID: 14960795.

［139］Segal M, Avital A, Berstein S, Derevenski A, Sandbank S, Weizman A. Prolactin and estradiol serum levels in unmedicated male paranoid schizophrenia patients. Prog Neuropsychopharmacol Biol Psychiatry. 2007; 30(31): 378 - 82. PMID: 17110010.

［140］Kahn RS, Fleischhacker WW, Boter H, Davidson M, Vergouwe Y, Keet IP, Gheorghe MD, Rybakowski JK, Galderisi S, Libiger J, Hummer M, Dollfus S, López-Ibor JJ, Hranov LG, Gaebel W, Peuskens J, Lindefors N, Riecher-Rössler A, Grobbee DE, EUFEST Study Group. Effectiveness of antipsychotic drugs in first-episode schizophrenia and schizophreniform disorder: an open randomised clinical trial. Lancet. 2008; 371 (9618): 1085 - 97. https://doi. org/10. 1016/S0140 - 6736 (08) 60486 - 9. PMID: 18374841.

［141］Aston J, Rechsteiner E, Bull N, Borgwardt S, Gschwandtner U, Riecher-RslerA. Hyperprolactinaemia in early psychosis-not only due to antipsychotics. Prog Neuropsychopharmacol Biol Psychiatry. 2010; 34: 1342 - 4. https://doi.org/10.1016/j. pnpbp.2010.02.019. PMID: 20188136.

［142］Tsigkaropoulou E, Peppa M, Zompola C, Rizos E, Xelioti I, Chatziioannou S, Filippopoulou

A, Lykouras L. Hypogonadism due to hyperprolactinemia and subsequent first episode of psychosis.Gend Med. 2012; 9; 56 - 60. https;//doi.org/10.1016/j.genm.2012.01.001.

[143] Garcia-Rizo C, Fernandez-Egea E, Oliveira C, Justicia A, Parellada E, Bernardo M, Kirkpatrick B. Prolactin concentrations in newly diagnosed, antipsychotic-naïve patients with nonaffective psychosis. Schizophr Res. 2012; 134; 16 - 9. https;//doi.org/10.1016/j.schres.2011.07.025. PMID; 21831600.

[144] Riecher-Rössler A, Rybakowski JK, Pflueger MO, Beyrau R, Kahn RS, Malik P, Fleischhacker WW, EUFEST Study Group. Hyperprolactinemia in antipsychotic-naive patients with first-episode psychosis. Psychol Med. 2013; 43; 2571 - 82. https;//doi.org/10.1017/S0033291713000226.

[145] Brambilla F, Guerrini A, Guastalla A, Rovere C, Riggi F. Neuroendocrine effects of haloperidoltherapy in chronic schizophrenia. Psychopharmacologia. 1975; 44; 17 - 22. PMID; 172929.

[146] Amsterdam J, Winokur A, Levin R. Sperm function in affective illness. Psychosom Med. 1981; 43; 183 - 5. PMID; 7267939.

[147] Correll CU, Rummel-Kluge C, Corves C, Kane JM, Leucht S. Antipsychotic combinations vsmonotherapy in schizophrenia; a meta-analysis of randomized controlled trials. Schizophr Bull. 2009; 35; 443 - 57. https;//doi.org/10.1093/schbul/sbn018. PMID; 18417466.

[148] Meltzer HY, Fang VS. The effect of neuroleptics on serum prolactin in schizophrenic patients.Arch Gen Psychiatry. 1976; 33; 279 - 86. PMID; 1259521.

[149] Rivera JL, Lal S, Ettigi P, Hontela S, Muller HF, Friesen HG. Effect of acute and chronic neurolectictherapy on serum prolactin levels in men and women of different age groups. Clin Endocrinol (Oxf). 1976; 5; 273 - 82. PMID; 954220.

[150] Molitch ME. Drugs and prolactin. Pituitary. 2008; 11; 209 - 18. https;//doi.org/10.1007/s11102 - 008 - 0106 - 6. PMID; 18404390.

[151] Busch DA, Fang VS, Meltzer HY. Serum prolactin levels following intramuscular chlorpromazine; two- and three-hour response as predictors of six-hour response. Psychiatry Res. 1979; 1; 153 - 9. PMID; 45130.

[152] Ajmal A, Joffe H, Nachtigall LB. Psychotropic-induced hyperprolactinemia; a clinical review.Psychosomatics. 2014; 55; 29 - 36. https;//doi.org/10.1016/j.psym.2013.08.008. PMID; 24140188.

[153] Misra M, Papakostas GI, Klibanski A. Effects of psychiatric disorders and psychotropic medicationson prolactin and bone metabolism. J Clin Psychiatry. 2004; 65; 1607 - 18. PMID; 15641865.

[154] La Torre D, Falorni A. Pharmacological causes of hyperprolactinemia. Ther Clin Risk Manag.2007; 3; 929 - 51. PMID; 18473017.

[155] Leucht S, Cipriani A, Spineli L, Mavridis D, Orey D, Richter F, Samara M, Barbui C, Engel RR, Geddes JR, Kissling W, Stapf MP, Lässig B, Salanti G, Davis JM. Comparative efficacy and tolerability of 15 antipsychotic drugs in schizophrenia; a multiple-treatments meta-analysis. Lancet. 2013; 382; 951 - 62. https;//doi.org/10.1016/S0140 - 6736(13) 60733 - 3. PMID; 23810019.

[156] Meltzer HY, Massey BW. The role of serotonin receptors in the action of atypical antipsychoticdrugs. Curr OpinPharmacol. 2011; 11; 59 - 67. https;//doi.org/10.1016/j.coph.2011.02.007.PMID; 21420906.

[157] Svensson TH. Alpha-adrenoceptor modulation hypothesis of antipsychotic atypicality. Prog Neuropsychopharmacol Biol Psychiatry. 2003; 27; 1145 - 58. https;//doi. org/

10.1016/j.pnpbp.2003.09.009. PMID: 14642973.

[158] Montgomery J, Winterbottom E, Jessani M, Kohegyi E, Fulmer J, Seamonds B, JosiassenRC. Prevalence of hyperprolactinemia in schizophrenia: association with typical and atypicalantipsychotic treatment. J Clin Psychiatry. 2004; 65: 1491–8. https://doi. org/10.1002/hup.

[159] Kinon BJ, Gilmore JA, Liu H, Halbreich UM. Prevalence of hyperprolactinemia in schizophrenicpatients treated with conventional antipsychotic medications or risperidone. Psychoneuroendocrinology. 2003; 28(Suppl 2): 55–68. PMID: 12650681.

[160] Schlösser R, Gründer G, Anghelescu I, Hillert A, Ewald-Gründer S, Hiemke C, Benkert O. Longterm effects of the substituted benzamide derivative amisulpride on baseline and stimulated prolactin levels. Neuropsychobiology. 2002; 46: 33–40. PMID: 12207145.

[161] Juruena MF, de Sena EP, de Oliveira IR. Safety and tolerability of antipsychotics: focus on amisulpride.Drug Healthc Patient Saf. 2010; 2: 205–11. https://doi.org/10.2147/ DHPS.S6226. PMID: 21701632.

[162] Kim EY, Kim SH, Lee NY, Jung DC, Kim YS, Ahn YM. Relationship between prolactin levels and subjective endocrine-related adverse effects in patients with schizophrenia receiving long-term treatment with amisulpride. Pharmacopsychiatry. 2012; 45: 57–63. https://doi.org/10.1055/s-0031–1291175. PMID: 22411694.

[163] Voicu V, Medvedovici A, Ranetti AE, Rădulescu FŞ. Drug-induced hypo- and hyperprolactinemia: mechanisms, clinical and the rapeutic consequences. Expert Opin Drug Metab Toxicol.2013; 9: 955–68. https://doi.org/10.1517/17425255.2013.791283. PMID: 23600946.

[164] Mucci A, Nolfe G, Maj M. Levosulpiride: a review of its clinical use in psychiatry. Pharmacol Res.1995; 31: 95–101. PMID: 7596960.

[165] Shim JC, Shin JG, Kelly DL, Jung DU, Seo YS, Liu KH, Shon JH, Conley RR. Adjunctive treatmentwith a dopamine partial agonist, aripiprazole, for antipsychotic-induced hyperprolactinemia: a placebo-controlled trial. Am J Psychiatry. 2007; 164: 1404–10. PMID: 17728426.

[166] Mir A, Shivakumar K, Williamson RJ, McAllister V, O'Keane V, Aitchison KJ. Change in sexual dysfunction with aripiprazole: a switching or add-on study. J Psychopharmacol. 2008; 22: 244–53. https://doi.org/10.1177/0269881107082901. PMID: 18308789.

[167] Hanssens L, L'Italien G, Loze JY, Marcus RN, Pans M, Kerselaers W. The effect of antipsychoticmedication on sexual function and serum prolactin levels in community-treated schizophrenicpatients: results from the Schizophrenia Trial of Aripiprazole (STAR) study (NCT00237913).BMC Psychiatry. 2008; 8: 95. https://doi.org/10.1186/ 1471–244X-8–95. PMID: 19102734.

[168] Kim SW, Shin IS, Kim JM, Lee JH, Lee YH, Yang SJ, Yoon JS. Effectiveness of switching toaripiprazole from atypical antipsychotics in patients with schizophrenia. Clin Neuropharmacol.2009; 32: 243–9. https://doi.org/10.1097/WNF.0b013e31819a68b5. PMID: 19620849.

[169] Byerly MJ, Marcus RN, Tran QV, Eudicone JM, Whitehead R, Baker RA. Effects of aripiprazoleon prolactin levels in subjects with schizophrenia during cross-titration with risperidoneor olanzapine: analysis of a randomized, open-label study. Schizophr Res. 2009; 107: 218–22.https://doi.org/10.1016/j.schres.2008.09.019. PMID: 19038534.

[170] Chen CY, Lin TY, Wang CC, Shuai HA. Improvement of serum prolactin and sexual functionafter switching to aripiprazole from risperidone in schizophrenia: a case series.

Psychiatry Clin Neurosci. 2011; 65: 95 - 7. https://doi.org/10.1111/j.1440 - 1819.2010. 02156.x. PMID: 21265942.

[171] Jeong HG, Lee MS, Lee HY, Ko YH, Han C, Joe SH. Changes in sexual function and gonadal axishormones after switching to aripiprazole in male schizophrenia patients: a prospective pilot study.Int Clin Psychopharmacol. 2012; 27: 177 - 83.

[172] Lee BJ, Lee SJ, Kim MK, Lee JG, Park SW, Kim GM, Kim YH. Effect of aripiprazole on cognitivefunction and hyperprolactinemia in patients with schizophrenia treated with risperidone. Clin Psychopharmacol Neurosci. 2013; 11: 60 - 6. https://doi.org/10.9758/ cpn.2013.11.2.60. PMID: 24023549.

[173] Breier AF, Malhotra AK, Su TP, Pinals DA, Elman I, Adler CM, Lafargue RT, Clifton A, Pickar D. Clozapine and risperidone in chronic schizophrenia: effects on symptoms, parkinsonianside effects, and neuroendocrine response. Am J Psychiatry. 1999; 156: 294 - 8. PMID: 9989566.

[174] Volavka J, Czobor P, Cooper TB, Sheitman B, Lindenmayer JP, Citrome L, McEvoy JP, LiebermanJA. Prolactin levels in schizophrenia and schizoaffective disorder patients treated with clozapine, olanzapine, risperidone, or haloperidol. J Clin Psychiatry. 2004; 65: 57 - 61. PMID: 14744169.

[175] Potkin SG, Saha AR, Kujawa MJ, Carson WH, Ali M, Stock E, Stringfellow J, Ingenito G, MarderSR. Aripiprazole, an antipsychotic with a novel mechanism of action, and risperidone vsplacebo in patients with schizophrenia and schizoaffective disorder. Arch Gen Psychiatry.2003; 60: 681 - 90. PMID: 12860772.

[176] Hoffer ZS, Roth RL, Mathews M. Evidence for the partial dopamine-receptor agonist aripiprazoleas a first-line treatment of psychosis in patients with iatrogenic or tumorogenic hyperprolactinemia.Psychosomatics. 2009; 50: 317 - 24. https://doi.org/10. 1176/appi.psy.50.4.317. PMID: 19687170.

[177] Belgamwar RB, El-Sayeh HG. Aripiprazole versus placebo for schizophrenia. Cochrane Database Syst Rev. 2011; (8): CD006622. https://doi.org/10.1002/14651858.CD006622. pub2. PMID: 21833956.

[178] Dhillon S. Aripiprazole: a review of its use in the management of mania in adults with bipolarI disorder. Drugs. 2012; 72: 133 - 62. https://doi.org/10.2165/11208320 - 000000000 - 00000.PMID: 22191800.

[179] Brown R, Taylor MJ, Geddes J. Aripiprazole alone or in combination for acute mania. Cochrane Database Syst Rev. 2013; (12): CD005000. https://doi.org/10.1002/ 14651858. CD005000.pub2. PMID: 24346956.

[180] Robinson DG, Gallego JA, John M, Petrides G, Hassoun Y, Zhang JP, Lopez L, Braga RJ, Sevy SM, Addington J, Kellner CH, Tohen M, Naraine M, Bennett N, Greenberg J, Lencz T, CorrellCU, Kane JM, Malhotra AK. A randomized comparison of aripiprazole and risperidone for the acute treatment of first-episode schizophrenia and related disorders: 3-month outcomes.Schizophr Bull. 2015; 41: 1227 - 36. https://doi. org/10.1093/schbul/sbv125.

[181] Schoemaker J, Naber D, Vrijland P, Panagides J, Emsley R. Long-term assessment of Asenapinevs. Olanzapine in patients with schizophrenia or schizoaffective disorder. Pharmacopsychiatry.2010; 43: 138 - 46. https://doi.org/10.1055/s-0030 - 1248313.

[182] Kishi T, Matsuda Y, Nakamura H, Iwata N. Blonanserin for schizophrenia: systematic review andmeta-analysis of double-blind, randomized, controlled trials. J Psychiatr Res. 2013; 47: 149 - 54.https://doi.org/10.1016/j.jpsychires.2012. PMID: 23131856.

[183] Komossa K, Rummel-Kluge C, Schwarz S, Schmid F, Hunger H, Kissling W, Leucht S. Risperidoneversus other atypical antipsychotics for schizophrenia. Cochrane Database Syst Rev. 2011; (1): CD006626. https://doi.org/10.1002/14651858.CD006626.pub2. PMID: 21249678.

[184] Komossa K, Rummel-Kluge C, Hunger H, Schwarz S, Bhoopathi PS, Kissling W, LeuchtS. Ziprasidone versus other atypical antipsychotics for schizophrenia. Cochrane Database Syst Rev. 2009; (4): CD006627. https://doi.org/10.1002/14651858.CD006627. pub2. PMID: 19821380.

[185] Komossa K, Rummel-Kluge C, Hunger H, Schmid F, Schwarz S, Duggan L, Kissling W, LeuchtS. Olanzapine versus other atypical antipsychotics for schizophrenia. Cochrane Database Syst Rev. 2010; (3): CD006654. https://doi.org/10.1002/14651858.CD006654. pub2. PMID: 20238348.

[186] Asmal L, Flegar SJ, Wang J, Rummel-Kluge C, Komossa K, Leucht S. Quetiapine versus otheratypical antipsychotics for schizophrenia. Cochrane Database Syst Rev. 2013; (11): CD006625.https://doi.org/10.1002/14651858.CD006625.pub3. PMID: 24249315.

[187] Suttajit S, Srisurapanont M, Xia J, Suttajit S, Maneeton B, Maneeton N. Quetiapine versus typicalantipsychotic medications for schizophrenia. Cochrane Database Syst Rev. 2013; (5): CD007815.https://doi.org/10.1002/14651858.CD007815.pub2.

[188] Asenjo Lobos C, Komossa K, Rummel-Kluge C, Hunger H, Schmid F, Schwarz S, Leucht S. Clozapine versus other atypical antipsychotics for schizophrenia. Cochrane Database Syst Rev. 2010; (11): CD006633. https://doi.org/10.1002/14651858.CD006633.pub2. PMID: 21069690.

[189] Dold M, Tardy M, Samara MT, Li C, Kasper S, Leucht S. Are all first-generation antipsychoticsequally effective in treating schizophrenia? A meta-analysis of randomised, haloperidol-controlledtrials. World J Biol Psychiatry. 2016; 17: 1 – 11. https://doi.org/10.3109/15622975.2015.1083616. PMID: 26919194. [Epub ahead of print].

[190] Seiler W, Wetzel H, Hillert A, Schöllnhammer G, Benkert O, Hiemke C. Plasma levels of benperidol, prolactin, and homovanillic acid after intravenous versus two different kinds of oral applicationof the neuroleptic in schizophrenic patients. Exp Clin Endocrinol. 1994; 102: 326 – 33.PMID: 7813605.

[191] Yasui-Furukori N, Kondo T, Ishida M, Furukori H, Suzuki A, Kaneko S, Inoue M, Otani K. Therapeutic effects of bromperidol on the five dimensions of schizophrenic symptoms. Prog Neuropsychopharmacol Biol Psychiatry. 2002; 26: 53 – 7. PMID: 11853119.

[192] Gründer G, Wetzel H, Schlösser R, Anghelescu I, Hillert A, Lange K, Hiemke C, Benkert O. Neuroendocrine response to antipsychotics: effects of drug type and gender. Biol Psychiatry. 1999; 45: 89 – 97. PMID: 9894580.

[193] Kelly DL, Conley RR. A randomized double-blind 12-week study of quetiapine, risperidone orfluphenazine on sexual functioning in people with schizophrenia. Psychoneuroendocrinology. 2006; 31: 340 – 6. PMID: 16198059.

[194] Johnson GF, Hunt GE. The effect of thioridazine on prolactin levels in acutely schizophrenic patients: challenge-dose and steady-state levels. Aust N Z J Psychiatry. 1980; 14: 127 – 31. PMID: 6932868.

[195] Pandurangi AK, Narasimhachari N, Blackard WG, Landa BS. Relation of serum molindone levels to serum prolactin levels and antipsychotic response. J Clin Psychiatry. 1989; 50: 379 – 81.PMID: 2676994.

[196] Kondo T, Ishida M, Tokinaga N, Mihara K, Yasui-Furukori N, Ono S, Kaneko S.

Associations between side effects of nemonapride and plasma concentrations of the drug and prolactin.Prog Neuropsychopharmacol Biol Psychiatry. 2002; 26; 287 – 91. https://doi.org/10.1016/S0278 – 5846(01)00267 – 6. PMID: 11817505.

[197] Nathan RS, Sachar EJ, Ostrow L, Asnis GM, Halbreich U, Halpern F, Renzi NL, Slotnick V. A preliminarystudy of sex-related differences in prolactin responses to dopamine blockade and insulinhypoglycemia and in penfluridol plasma levels in schizophrenic patients. Psychopharmacology(Berl). 1983; 80; 46 – 9. https://doi.org/10.1007/BF00427494. PMID: 6408670.

[198] Suzuki Y, Sugai T, Fukui N, Watanabe J, Ono S, Tsuneyama N, Saito M, Someya T. Differences in plasma prolactin levels in patients with schizophrenia treated on monotherapy with fivesecond-generation antipsychotics. Schizophr Res. 2013; 145; 116 – 9. https://doi.org/10.1016/j.schres.2012.12.027.

[199] Silverstone T, Cookson J, Ball R, Chin CN, Jacobs D, Lader S, Gould S. The relationship of dopaminereceptor blockade to clinical response in schizophrenic patients treated with pimozide orhaloperidol. J Psychiatr Res. 1984; 18; 255 – 68. PMID: 6387105.

[200] Bernini GP, Gasperi M, Franchi F, Luisi M. Effects of sulpiride induced hyperprolactinemia on testosteronesecretion and metabolism before and after HCG in normal men. J Endocrinol Invest.1983; 6; 287 – 91. https://doi.org/10.1007/BF03347591. PMID: 6643949.

[201] Nakano R, Yagi S, Nishi T. Pituitary and testicular response to luteinizing hormone releasinghormone in normal and sulpiride-induced hyperprolactinaemic men. Exp Clin Endocrinol.1988; 91; 191 – 6. https://doi.org/10.1055/s-0029 – 1210743. PMID: 3137082.

[202] von Bahr C, Wiesel FA, Movin G, Eneroth P, Jansson P, Nilsson L, Ogenstad S. Neuroendocrineresponses to single oral doses of remoxipride and sulpiride in healthy female and male volunteers.Psychopharmacology (Berl). 1991; 103; 443 – 8. PMID: 1676524.

[203] Markianos M, Hatzimanolis J, Lykouras L. Neuroendocrine responsivities of the pituitary dopaminesystem in male schizophrenic patients during treatment with clozapine, olanzapine, risperidone, sulpiride, or haloperidol. Eur Arch Psychiatry Clin Neurosci. 2001; 251; 141 – 6.PMID: 11697576.

[204] Rao ML, Brown WA. Stability of serum neuroleptic and prolactin concentrations during short- and long-term treatment of schizophrenic patients. Psychopharmacology (Berl). 1987; 93; 237 – 42.https://doi.org/10.1007/BF00179941. PMID: 2892222.

[205] Bobo WV, Jayathilake K, Lee MA, Meltzer HY. Melperone, an aytpical antipsychotic drugwith clozapine-like effect on plasma prolactin; contrast with typical neuroleptics. Hum Psychopharmacol. 2009; 24; 415 – 22. https://doi.org/10.1002/hup.1036. PMID: 19551763.

[206] Togo T, Iseki E, Shoji M, Oyama I, Kase A, Uchikado H, Katsuse O, Kosaka K. Prolactin levelsin schizophrenic patients receiving perospirone in comparison to risperidone. J Pharmacol Sci.2003; 91; 259 – 62. PMID: 12686750.

[207] Boyden TW, Nugent CA, Ogihara T, Maeda T. Reserpine, hydrochlorothiazide and pituitary-gonadalhormones in hypertensive patients. Eur J Clin Pharmacol. 1980; 17; 329 – 32. PMID: 7418711.

[208] Tashiro M, Naito T, Ohnishi K, Kagawa Y, Kawakami J. Impact of genetic and non-genetic factorson clinical responses to prochlorperazine in oxycodone-treated cancer patients. Clin ChimActa. 2014; 429; 175 – 80. https://doi.org/10.1016/j.cca.2013.12.011.

[209] Bagli M, Süverkrüp R, Quadflieg R, Höflich G, Kasper S, Möller HJ, Langer M, Barlage U, Rao ML. Pharmacokinetic-pharmacodynamic modeling of tolerance to the

prolactin-secreting effect of chlorprothixene after different modes of drug administration. J Pharmacol Exp Ther. 1999; 291: 547 – 54. PMID: 10525070.

[210] Asnis GM, Sachar EJ, Halbreich U, Ostrow LC, Nathan RS, Halpern FS. The prolactin-stimulatingpotency of reserpine in man. Psychiatry Res. 1981; 5: 39 – 45. PMID: 6944708.

[211] VeselinovićT, Schorn H, Vernaleken IB, Schiffl K, Klomp M, Gründer G. Impact of differentantidopaminergic mechanisms on the dopaminergic control of prolactin secretion. J ClinPsychopharmacol. 2011; 31: 214 – 20. https://doi.org/10.1097/JCP.0b013e31820e4832.

[212] Molander L, Borgström L. Sedative effects and prolactin response to single oral doses of melperone. Psychopharmacology (Berl). 1983; 79: 142 – 7. https://doi.org/10. 1007/BF00427801. PMID: 6133301.

[213] Nikitopoulou G, Thorner M, Crammer J, Lader M. Prolactin and psychophysiologic measures after single doses of thioridazine. Clin Pharmacol Ther. 1977; 21: 422 – 9. PMID: 849673.

[214] Iwakawa M, Terao T, Soya A, Kojima H, Inoue Y, Ueda N, Yoshimura R, Nakamura J. A novelantipsychotic, perospirone, has antiserotonergic and antidopaminergic effects in human brain: findings from neuroendocrine challenge tests. Psychopharmacology (Berl). 2004; 176: 407 – 11.https://doi.org/10.1007/s00213 – 004 – 1905 – 8. PMID: 15160263.

[215] Isah AO, Rawlins MD, Bateman DN. Clinical pharmacology of prochlorperazine in healthy youngmales. Br J Clin Pharmacol. 1991; 32: 677 – 84. PMID: 1768559.

[216] Hagen C, Pedersen PB, Jensen SB, Faber OK, Jensen T. The effect of sulpiride induced hyperprolactinaemiaon glucose tolerance and insulin secretion in normal subjects. Clin Endocrinol(Oxf). 1979; 10: 55 – 60. PMID: 436305.

[217] Arakawa R, Okumura M, Ito H, Takano A, Takahashi H, Takano H, Maeda J, Okubo Y, SuharaT. Positron emission tomography measurement of dopamine D2 receptor occupancy in thepituitary and cerebral cortex: relation to antipsychotic-induced hyperprolactinemia. J ClinPsychiatry. 2010; 71: 1131 – 7. https://doi.org/10.4088/JCP.08m04307yel. PMID: 20361897.

[218] Crowley TJ, Hydinger-Macdonald M. Motility, Parkinsonism, and prolactin with thiothixene and thioridazine. Arch Gen Psychiatry. 1981; 38: 668 – 75. PMID: 7247630.

[219] L'Hermite M, MacLeod RM, Robyn C. Effects of two substituted benzamides, tiapride and sultopride, on gonadotrophins and prolactin. Acta Endocrinol (Copenh). 1978; 89: 29 – 37. PMID: 696174.

[220] Miceli JJ, Wilner KD, Hansen RA, Johnson AC, Apseloff G, Gerber N. Single- and multiple-dosepharmacokinetics of ziprasidone under non-fasting conditions in healthy male volunteers. BrJ Clin Pharmacol. 2000; 49(Suppl 1): 5S-13S. PMID: 10771448.

[221] Otani K, Kondo T, Kaneko S, Ishida M, Fukushima Y. Correlation between prolactin responseand therapeutic effects of zotepine in schizophrenic patients. Int Clin Psychopharmacol. 1994; 9: 287 – 9. PMID: 7868851.

[222] Tanaka O, Kondo T, Otani K, Yasui N, Tokinaga N, Kaneko S. Single oral dose kinetics of zotepineand its relationship to prolactin response and side effects. Ther Drug Monit. 1998; 20: 117 – 9.PMID: 9485566.

[223] Chen X, Wang H, Jiang J, Chen R, Zhou Y, Zhong W, Liu H, Hu P. The pharmacokinetic andsafety profiles of blonanserin in healthy Chinese volunteers after single fasting doses and single and multiple postprandial doses. Clin Drug Investig. 2014; 34: 213 – 22. https://doi.org/10.1007/s40261 – 013 – 0167 – 9. PMID: 24399453.

[224] Langer G, Sachar EJ, Gruen PH, Halpern FS. Human prolactin responses to neuroleptic

drugs correlate with antischizophrenic potency. Nature. 1977; 266; 639 – 40. PMID: 193037.

[225] Kishimoto T, Watanabe K, Shimada N, Makita K, Yagi G, Kashima H. Antipsychotic-inducedhyperprolactinemia inhibits the hypothalamo-pituitary-gonadal axis and reduces bone mineraldensity in male patients with schizophrenia. J Clin Psychiatry. 2008; 69: 385 – 91. https://doi.org/10.4088/JCP.v69n0307. PMID: 18278991.

[226] Siris SG, Siris ES, van Kammen DP, Docherty JP, Alexander PE, Bunney WE Jr. Effects of dopamineblockade on gonadotropins and testosterone in men. Am J Psychiatry. 1980; 137: 211 – 4.PMID: 7352577.

[227] Howes OD, Wheeler MJ, Pilowsky LS, Landau S, Murray RM, Smith S. Sexual function and gonadal hormones in patients taking antipsychotic treatment for schizophrenia or schizoaffectivedisorder. J Clin Psychiatry. 2007; 68: 361 – 7. PMID: 17388704.

[228] Konarzewska B, Wołczyński S, Szulc A, Galińska B, Popławska R, Waszkiewicz N. Effect of risperidone and olanzapine on reproductive hormones, psychopathology and sexual functioningin male patients with schizophrenia. Psychoneuroendocrinology. 2009; 34: 129 – 39. https://doi.org/10.1016/j.psyneuen.2008.08.015. PMID: 18838228.

[229] Brown WA, Laughren TP, Williams B. Differential effects of neuroleptic agents on the pituitary-gonadalaxis in men. Arch Gen Psychiatry. 1981; 38: 1270 – 2. PMID: 6118109.

[230] Kinon BJ, Ahl J, Liu-Seifert H, Maguire GA. Improvement in hyperprolactinemia and reproductivecomorbidities in patients with schizophrenia switched from conventional antipsychoticsor risperidone to olanzapine. Psychoneuroendocrinology. 2006; 31: 577 – 88. PMID: 16488084.

[231] Oseko F, Oka N, Furuya H, Morikawa K. Effects of chronic sulpiride-induced hyperprolactinemiaon plasma testosterone and its responses to hCG in normal men. J Androl. 1988; 9: 231 – 3.PMID: 3182393.

[232] Montejo áL, Majadas S, Rico-Villademoros F, Llorca G, De La Gándara J, Franco M, Martín-CarrascoM, Aguera L, Prieto N, Spanish Working Group for the Study of Psychotropic-RelatedSexual Dysfunction. Frequency of sexual dysfunction in patients with apsychotic disorder receiving antipsychotics. J Sex Med. 2010; 7: 3404 – 13. https://doi.org/10.1111/j.1743 – 6109.2010.01709.x.

[233] Montejo áL, Deakin JF, Gaillard R, Harmer C, Meyniel F, Jabourian A, Gabriel C, Gruget C, Klinge C, MacFayden C, Milligan H, Mullings E, Goodwin G. Better sexual acceptability ofagomelatine (25 and 50 mg) compared to escitalopram (20 mg) in healthy volunteers. A 9-week, placebo-controlled study using the PRSexDQ scale. J Psychopharmacol. 2015; 29: 1119 – 28.https://doi.org/10.1177/0269881115599385.

[234] Cutler AJ. Sexual dysfunction and antipsychotic treatment. Psychoneuroendocrinology. 2003; 28(Suppl 1): 69 – 82. https://doi.org/10.1016/S0306 – 4530(02)00113 – 0. PMID: 12504073.

[235] Aizenberg D, Zemishlany Z, Dorfman-Etrog P, Weizman A. Sexual dysfunction in male schizophrenicpatients. J Clin Psychiatry. 1995; 56: 137 – 41. PMID: 7713851.

[236] Baggaley M. Sexual dysfunction in schizophrenia: focus on recent evidence. Hum Psychopharmacol. 2008; 23: 201 – 9. https://doi.org/10.1002/hup.924. PMID: 18338766.

[237] Kotin J, Wilbert DE, Verburg D, Soldinger SM. Thioridazine and sexual dysfunction. AmJ Psychiatry. 1976; 133: 82 – 5. https://doi.org/10.1176/ajp.133.1.82. PMID: 1247127.

[238] Montejo áL, Riesgo Y, Luque J, Barber I, Spanish Working Group for the Study of Psychotropic-RelatedSexual Dysfunction. Observational, open-label, prospective multicenter study of sexualfunction in patients starting treatment with aripiprazole. ActasEspPsiquiatr.

2010; 38: 13 – 21.PMID: 20931406.

[239] Serretti A, Chiesa A. A meta-analysis of sexual dysfunction in psychiatric patients takingantipsychotics. Int Clin Psychopharmacol. 2011; 26: 130 – 40. https://doi.org/10. 1097/YIC.0b013e328341e434.

[240] Smith PJ, Talbert RL. Sexual dysfunction with antihypertensive and antipsychotic agents. ClinPharm. 1986; 5: 373 – 84. PMID: 2872991.

[241] Hughes JM. Failure to ejaculate with chlordiazepoxide. Am J Psychiatry. 1964; 121: 610 – 1. https://doi.org/10.1176/ajp.121.6.610. PMID: 14239471.

[242] Greenberg HR. Inhibition of ejaculation by chlorpromazine. J NervMent Dis. 1971; 152: 364 – 6.PMID: 5557274.

[243] Bobes J, Garc A – Portilla MP, Rejas J, Hern Ndez G, Garcia-Garcia M, Rico-Villademoros F, Porras A. Frequency of sexual dysfunction and other reproductive side-effects in patients withschizophrenia treated with risperidone, olanzapine, quetiapine, or haloperidol: the results of the EIRE study. J Sex Marital Ther. 2003; 29: 125 – 47. https://doi.org/10.1080/713847170. PMID: 12623765.

[244] Fujii A, Yasui-Furukori N, Sugawara N, Sato Y, Nakagami T, Saito M, Kaneko S. Sexualdysfunction in Japanese patients with schizophrenia treated with antipsychotics. ProgNeuropsychopharmacol Biol Psychiatry. 2010; 34: 288 – 93. https://doi. org/10. 1016/j.pnpbp.2009.11.022. PMID: 19951735.

[245] Nagaraj AK, Pai NB, Rao S. A comparative study of sexual dysfunction involving risperidone, quetiapine, and olanzapine. Indian J Psychiatry. 2009; 51: 265 – 71. https://doi.org/10. 4103/0019 – 5545.58291.PMID: 20048451.

[246] Tran PV, Hamilton SH, Kuntz AJ, Potvin JH, Andersen SW, Beasley C Jr, Tollefson GD. Double-blindcomparison of olanzapine versus risperidone in the treatment of schizophrenia and other psychotic disorders. J Clin Psychopharmacol. 1997; 17: 407 – 18. PMID: 9315992.

[247] Knegtering H, van der Moolen AE, Castelein S, Kluiter H, van den Bosch RJ. What are the effects of antipsychotics on sexual dysfunctions and endocrine functioning? Psychoneuroendocrinology. 2003; 28(Suppl 2): 109 – 23. https://doi.org/ 10.1016/S0306 – 4530(02)00130 – 0. PMID: 12650685.

[248] Greco E, Polonio-Balbi P, Speranza JC. Levosulpiride: a new solution for premature ejaculation? Int J Impot Res. 2002; 14: 308 – 9. https://doi.org/10.1038/sj.ijir.3900901. PMID: 12152121.

[249] Schmidt HM, Hagen M, Kriston L, Soares-Weiser K, Maayan N, Berner MM. Management of sexual dysfunction due to antipsychotic drug therapy. Cochrane Database Syst Rev.2012; (11): CD003546. https://doi.org/10.1002/14651858.CD003546.pub3. PMID: 23152218.

[250] Rocco A, Falaschi P, Pompei P, D'Urso R, Frajese G. Reproductive parameters in prolactinaemicmen. Arch Androl. 1983; 10: 179 – 83. PMID: 6134501.

[251] Lewis R, Bagnall AM, Leitner M. Sertindole for schizophrenia. Cochrane Database Syst Rev.2005; (3): CD001715. https://doi.org/10.1002/14651858.CD001715.pub2. PMID: 16034864.

[252] Lindström E, Levander S. Sertindole: efficacy and safety in schizophrenia. Expert Opin Pharmacother. 2006; 7: 1825 – 34. https://doi.org/10.1517/14656566.7.13. 1825. PMID: 16925508.

[253] Azorin JM, Strub N, Loft H. A double-blind, controlled study of sertindole versus risperidone

inthe treatment of moderate-to-severe schizophrenia. Int Clin Psychopharmacol. 2006;
21: 49 - 56.PMID: 16317317.

[254] Hayashi T, Tadokoro S. Parallelism between avoidance-suppressing and prolactin-increasing effects of antipsychotic drugs in rats. Jpn J Pharmacol. 1984; 35: 451 - 6.
PMID: 6150130.

[255] Natesan S, Vanderspek S, Nobrega JN, McClelland RA, Kapur S. Contrasting loxapine
to its isomerisoloxapine—the critical role of in vivo D₂ blockade in determining
atypicality. SchizophrRes. 2005; 77: 189 - 99. PMID: 15925489.

[256] Kaji H, Chihara K, Minamitani N, Kodama H, Kita T, Fujita T. Effect of various
catecholamineantagonists on prolactin secretion in conscious male rabbits. Proc Soc Exp
Biol Med.1985; 180: 144 - 8. PMID: 2863827.

[257] Zhang XR, Zhang ZJ, Jenkins TA, Cheng WR, Reynolds GP. The dose-dependent
effect of chronicadministration of haloperidol, risperidone, and quetiapine on sexual
behavior in the malerat. J Sex Med. 2011; 8: 3345 - 53. https://doi.org/10.1111/j.1743 -
6109.2010.01740.x. PMID: 20233290.

[258] Zhang X, Zhang Z, Cheng W, Mou X, Reynolds GP. The effect of chronic antipsychotic
treatment on sexual behaviour, hormones and organ size in the male rat. J Psychopharmacol.
2007; 21: 428 - 34. https://doi.org/10.1177/0269881106068702. PMID: 17050660.

[259] de Siqueira Bringel S, de Amorim Júnior AA, Amorim MJ, Brito LT, Morais RN, de
Torres SM, Tenorio BM, da Silva Junior VA. Endocrine and testicular changes induced
by olanzapine inadult Wistar rats. J Appl Toxicol. 2013; 33: 24 - 31. https://doi.org/10.
1002/jat.1702. PMID: 21780154.

[260] Wen RQ, Wong PY. Reserpine treatment increases viscosity of fluid in the epididymis of
rats. BiolReprod. 1988; 38: 969 - 74. PMID: 2970271.

[261] Kishimoto K, Fukuyado T, Sawamoto O, Kurisu K. Influence of daily subcutaneous
administration of reserpine for 4 weeks or 9 weeks before mating on testis, sperm and
male fertility in rats.J Toxicol Sci. 1995; 20: 367 - 74. PMID: 8667460.

[262] Yamauchi K, Takaura Y, Noto T, Saegusa T, Nakatsuji S, Ohishi Y. Collaborative work
to evaluatetoxicity on male reproductive organs by repeated dose studies in rats 7). Effects
of reserpine in 2- and 4-weeks studies. J Toxicol Sci. 2000; 25 Spec No: 79 - 85. PMID:
11349458.

[263] Suryanarayana A, Rita P, Reddy PP. Cytogenetic effects of trifluoperazine in mice. Food
Chem Toxicol. 1987; 25: 615 - 7. PMID: 3623353.

[264] Imanishi M, Yoneyama M, Takagi S, Takeuchi M. Collaborative work to determine an
optimaladministration period and optimal parameters for detection of effects on male
fertility in rats-male reproductive toxicity study of haloperidol. J Toxicol Sci. 1995; 20:
297 - 307. PMID: 8667454.

[265] Kohge S, Hagi S, Utsumi H, Takegawa K, Takagi S, Nagaoka T, Takeuchi M, Hanada
S. Collaborative work to evaluate toxicity on male reproductive organs by repeated dose
studiesin rats 6). 2- and 4-weeks administration study of haloperidol. J Toxicol Sci. 2000;
25 SpecNo: 71 - 7. PMID: 11349457.

[266] Aleem M, Choudhari J, Padwal V, Balasinor N, Parte P, Gill-Sharma MK.
Hyperprolactinemiaaffects spermiogenesis in adult male rats. J Endocrinol Invest. 2005;
28: 39 - 48. PMID: 15816370.

[267] Gill-Sharma MK, Choudhuri J, D'Souza S. Sperm chromatin protamination: an endocrine
perspective.Protein Pept Lett. 2011; 18: 786 - 801. PMID: 21443490.

[268] Gill-Sharma MK, Aleem M, Sethi G, Choudhary J, Padwal V, D'Souza S, Balasinor N, ParteP, Juneja HS. Antifertility effects of fluphenazine in adult male rats. J Endocrinol Invest.2003; 26; 316 - 26. PMID; 12841539.

[269] Castelli M, Rossi T, Baggio G, Bertolini A, Ferrari W. Characterization of the contractile activity of dopamine on the rat isolated seminal vesicle. Pharmacol Res Commun. 1985; 17; 351 - 9.PMID; 2989954.

[270] Sharif SI. Dopamine contracts the rat isolated seminal vesicle by activation of postjunctionalalpha-1-adrenoceptors. Pharmacology. 1994; 48; 328 - 34. PMID; 7912441.

[271] Iravani MM, Zar MA. Presence of neuropeptide Y in the rat seminal vesicle and its effects onnoradrenaline- and nerve-induced contractions. Br J Pharmacol. 1994; 113; 877 - 82. https;//doi.org/10.1111/j.1476 - 5381.1994.tb17074.x. PMID; 7858880.

[272] Kusalic M, Engelsmann F. Effect of lithium maintenance treatment on hypothalamic pituitarygonadal axis in bipolar men. J Psychiatry Neurosci. 1996; 21; 181 - 6. PMID; 8935330.

[273] Sanchez RS, Murthy GG, Mehta J, Shreeve WW, Singh FR. Pituitary-testicular axis in patients onlithium therapy. FertilSteril. 1976; 27; 667 - 9. PMID; 1278461.

[274] Sheard MH, Marini JL, Giddings SS. The effect of lithium on luteinizing hormone and testosteronein man. Dis Nerv Syst. 1977; 38; 765 - 9. PMID; 332471.

[275] Hunter R, Christie JE, Whalley LJ, Bennie J, Carroll S, Dick H, Goodwin GM, Wilson H, Fink G. Luteinizing hormone responses to luteinizing hormone releasing hormone (LHRH) in acutemania and the effects of lithium on LHRH and thyrotroph in releasing hormone tests in volunteers.Psychol Med. 1989; 19; 69 - 77. PMID; 2498919.

[276] Baştürk M, Karaaslan F, Esel E, Sofuoğlu S, TutuşA, Yabanoğlu I. Effects of short and long-term lithium treatment on serum prolactin levels in patients with bipolar affective disorder. Prog Neuropsychopharmacol Biol Psychiatry. 2001; 25; 315 - 22. PMID; 11294478.

[277] Lanng Nielsen J, Amdisen A, Darling S, Pedersen EB. Plasma prolactin during lithium treatment.Neuropsychobiology. 1977; 3; 30 - 4. PMID; 895996.

[278] Baptista T, Alastre T, Contreras Q, Martinez JL, Araujo de Baptista E, Burguera JL, de Burguera M, Hernández L. Effects of lithium carbonate on reproductive hormones in healthy men; relationship with body weight regulation-a pilot study. Prog Neuropsychopharmacol Biol Psychiatry.1997; 21; 937 - 50. PMID; 9380790.

[279] Meltzer HY, Fang VS, Tricou BJ, Robertson A. Effect of antidepressants on neuroendocrine axis inhumans. Adv Biochem Psychopharmacol. 1982; 32; 303 - 16. PMID; 6124090.

[280] Ghadirian AM, Annable L, Bélanger MC. Lithium, benzodiazepines, and sexual function in bipolarpatients. Am J Psychiatry. 1992; 149; 801 - 5. https;//doi.org/10.1176/ajp.149. 6.801. PMID; 1590497.

[281] Tollefson G, Garvey MJ. Spermatogenesis during extended lithium treatment. Hillside J Clin Psychiatry. 1989; 11; 35 - 41. PMID; 2693306.

[282] Zarnescu O, Zamfirescu G. Effects of lithium carbonate on rat seminiferous tubules; anultrastructural study. Int J Androl. 2006; 29; 576 - 582. PMID; 17121655. https;//doi. org/10.1111/j.1365 - 2605.2006.00697.x.

[283] Toghyani S, Dashti GR, Roudbari NH, Rouzbehani S, Monajemi R. Lithium carbonate inducing disorders in three parameters of rat sperm. Adv Biomed Res. 2013; 2; 55. https;//doi.org/10.4103/2277 - 9175.115793.

[284] Perez Romera E, Muñoz E, Mohamed F, Dominguez S, Scardapane L, Villegas O,

García Aseff S, Guzmán JA. Lithium effect on testicular tissue and spermatozoa of viscacha (Lagostomus maximus maximus). A comparative study with rats. J Trace Elem Med Biol. 2000; 14: 81 - 3. PMID: 10941717.

[285] Nciri R, Allagui M, Vincent C, Murat JC, Croute F, El Feki A. The effects of subchronic lithiumadministration in male Wistar mice on some biochemical parameters. Hum Exp Toxicol.2009; 28: 641 - 6. https://doi.org/10.1177/0960327109106486. PMID: 19767329.

[286] Thakur SC, Thakur SS, Chaube SK, Singh SP. Subchronic supplementation of lithium carbonateinduces reproductive system toxicity in male rat. ReprodToxicol. 2003; 17: 683 - 90. PMID: 14613820.

[287] Allagui MS, Hfaiedh N, Vincent C, Guermazi F, Murat JC, Croute F, El Feki A. Changes in growth rate and thyroid- and sex-hormones blood levels in rats under sub-chronic lithium treatment.Hum Exp Toxicol. 2006; 25: 243 - 50. PMID: 16758766.

[288] Herzog AG, Seibel MM, Schomer DL, Vaitukaitis JL, Geschwind N. Reproductive endocrine disorders in men with partial seizures of temporal lobe origin. Arch Neurol. 1986; 43: 347 - 50. PMID: 3082313.

[289] Webber MP, Hauser WA, Ottman R, Annegers JF. Fertility in persons with epilepsy: 1935 - 1974. Epilepsia. 1986; 27: 746 - 52. PMID: 3780612.

[290] Taneja N, Kucheria K, Jain S, Maheshwari MC. Effect of phenytoin on semen. Epilepsia. 1994; 35: 136 - 40. PMID: 8112236.

[291] Bauer J, Blumenthal S, Reuber M, Stoffel-Wagner B. Epilepsy syndrome, focus location, and treatment choice affect testicular function in men with epilepsy. Neurology. 2004; 62: 243 - 6.PMID: 14745061.

[292] Hill M, Zárubová J, MarusičP, Vrbíková J, Velíková M, Kancheva R, Kancheva L, Kubátová J, Dušková M, Zamrazilová L, Kazihnitková H, Simůnková K, Stárka L. Effects of valproate and carbamazepine monotherapy on neuroactive steroids, their precursors and metabolites in adultmen with epilepsy. J Steroid Biochem Mol Biol. 2010; 122: 239 - 52. https://doi.org/10.1016/j.jsbmb.2010.06.003. PMID: 20541012.

[293] Verrotti A, Loiacono G, Laus M, Coppola G, Chiarelli F, Tiboni GM. Hormonal and reproductive disturbances in epileptic male patients: emerging issues. Reprod Toxicol. 2011; 31: 519 - 27.https://doi.org/10.1016/j.reprotox.2011.02.002. PMID: 21338669.

[294] Calabrò RS, Marino S, Bramanti P. Sexual and reproductive dysfunction associated with antiepilepticdrug use in men with epilepsy. Expert Rev Neurother. 2011; 11: 887 - 95. https://doi.org/10.1586/ern.11.58. PMID: 21651335.

[295] Isojärvi J. Disorders of reproduction in patients with epilepsy: antiepileptic drug related mechanisms. Seizure. 2008; 17: 111 - 9. https://doi.org/10.1016/j.seizure. 2007.11.007. PMID: 18164216.

[296] Schupf N, Ottman R. Reproduction among individuals with idiopathic/cryptogenic epilepsy: riskfactors for reduced fertility in marriage. Epilepsia. 1996; 37: 833 - 40. PMID: 8814095.

[297] Macphee GJ, Larkin JG, Butler E, Beastall GH, Brodie MJ. Circulating hormones and pituitaryresponsiveness in young epileptic men receiving long-term antiepileptic medication. Epilepsia.1988; 29: 468 - 75. https://doi.org/10.1111/j.1528 - 1157.1988.tb03747.x. PMID: 3134193.

[298] Duncan S, Blacklaw J, Beastall GH, Brodie MJ. Antiepileptic drug therapy and sexual functionin men with epilepsy. Epilepsia. 1999; 40: 197 - 204. https://doi.org/10.1111/j. 1528 - 1157.1999.tb02075.x. PMID: 9952267.

［299］Barragry JM, Makin HL, Trafford DJ, Scott DF. Effect of anticonvulsants on plasma testosteroneand sex hormone binding globulin levels. J Neurol Neurosurg Psychiatry. 1978; 41: 913 – 4.PMID: 569688.

［300］Connell JM, Rapeport WG, Beastall GH, Brodie MJ. Changes in circulating and rogens during short term carbamazepine therapy. Br J Clin Pharmacol. 1984a; 17: 347 – 51. PMID: 6231939.

［301］Elwes RD, Dellaportas C, Reynolds EH, Robinson W, Butt WR, London DR. Prolactin and growth hormone dynamics in epileptic patients receiving phenytoin. Clin Endocrinol (Oxf).1985; 23: 263 – 70. PMID: 4075538.

［302］Murialdo G, Manni R, De Maria A, Bonura ML, Polleri A, Tartara A. Luteinizing hormone pulsatilesecretion and pituitary response to gonadotropin releasing hormone and to thyrotropinreleasing hormone in male epileptic subjects on chronic phenobarbital treatment. J Endocrinol Invest. 1987; 10: 27 – 31. https://doi.org/10.1007/BF03347145. PMID: 3110250.

［303］Isojärvi JI, Pakarinen AJ, Myllylä VV. Effects of carbamazepine therapy on serum sex hormone levels in male patients with epilepsy. Epilepsia. 1988; 29: 781 – 6. PMID: 3191895.

［304］Isojärvi JI, Pakarinen AJ, Myllylä VV. Effects of carbamazepine on the hypothalamic-pituitarygonadal axis in male patients with epilepsy: a prospective study. Epilepsia. 1989; 30: 446 – 52. PMID: 2526730.

［305］Isojärvi JI, Repo M, Pakarinen AJ, Lukkarinen O, Myllylä VV. Carbamazepine, phenytoin, sex hormones, and sexual function in men with epilepsy. Epilepsia. 1995; 36: 366 – 70. PMID: 7607115.

［306］Isojärvi JI, Löfgren E, Juntunen KS, Pakarinen AJ, Päivänsalo M, Rautakorpi I, Tuomivaara L. Effect of epilepsy and antiepileptic drugs on male reproductive health. Neurology. 2004; 62: 247 – 53. PMID: 14745062.

［307］Herzog AG, Levesque LA, Drislane FW, Ronthal M, Schomer DL. Phenytoin-induced elevation ofserum estradiol and reproductive dysfunction in men with epilepsy. Epilepsia. 1991; 32: 550 – 3.PMID: 1868812.

［308］Murialdo G, Galimberti CA, Fonzi S, Manni R, Costelli P, Parodi C, Torre F, Solinas GP, Polleri A, Tartara A. Sex hormones, gonadotropins and prolactin in male epileptic subjects in remission: role of the epileptic syndrome and of antiepileptic drugs. Neuropsychobiology. 1994; 30: 29 – 36.PMID: 7969856.

［309］Brunet M, Rodamilans M, Martinez-Osaba MJ, Santamaria J, To-Figueras J, Torra M, CorbellaJ, Rivera F. Effects of long-term antiepileptic therapy on the catabolism of testosterone.Pharmacol Toxicol. 1995; 76: 371 – 5. PMID: 7479578.

［310］Stoffel-Wagner B, Bauer J, Flügel D, Brennemann W, Klingmüller D, Elger CE. Serum sex hormonesare altered in patients with chronic temporal lobe epilepsy receiving anticonvulsantmedication. Epilepsia. 1998; 39: 1164 – 73. https://doi.org/10.1111/j.1528 – 1157.1998.tb01307.x.PMID: 9821980.

［311］Rättyä J, Pakarinen AJ, Knip M, Repo-Outakoski M, Myllylä VV, Isojärvi JI. Early hormonal changes during valproate or carbamazepine treatment: a 3-month study. Neurology. 2001a; 57: 440 – 4. PMID: 11502910.

［312］Rättyä J, Turkka J, Pakarinen AJ, Knip M, Kotila MA, Lukkarinen O, Myllylä VV, Isojärvi JI. Reproductive effects of valproate, carbamazepine, and oxcarbazepine in men with epilepsy. Neurology. 2001b; 56: 31 – 6. https://doi.org/10.1212/WNL.56.1. 31. PMID: 11148232.

[313] Røste LS, Taubøll E, Haugen TB, Bjørnenak T, Saetre ER, Gjerstad L. Alterations in semen parameters in men with epilepsy treated with valproate or carbamazepine monotherapy. Eur J Neurol. 2003; 10; 501–6. PMID; 12940829.

[314] Røste LS, Taubøll E, Mørkrid L, BjørnenakT, Saetre ER, Mørland T, Gjerstad L. Antiepileptic drugs alter reproductive endocrine hormones in men with epilepsy. Eur J Neurol. 2005; 12; 118–24. https://doi.org/10.1111/j.1468–1331.2004.00899.x. PMID; 15679699.

[315] Hamed S, Mohamed K, El-Taher A, Hamed E, Omar H. The sexual and reproductive health in men with generalized epilepsy; a multidisciplinary evaluation. Int J Impot Res. 2006; 18; 287–95.https://doi.org/10.1038/sj.ijir.3901406. PMID; 16254569.

[316] Herzog AG, Drislane FW, Schomer DL, Pennell PB, Bromfield EB, Dworetzky BA, Farina EL, Frye CA. Differential effects of antiepileptic drugs on neuroactive steroids in men with epilepsy.Epilepsia. 2006; 47; 1945–8. https://doi.org/10.1111/j.1528–1167. 2006.00826.x. PMID; 17116037.

[317] Lossius MI, Taubøll E, Mowinckel P, Mørkrid L, Gjerstad L. Reversible effects of antiepileptic drugs on reproductive endocrine function in men and women with epilepsy — a prospective randomized double-blind withdrawal study. Epilepsia. 2007; 48; 1875–82. https://doi.org/10.1111/j.1528–1167.2007.01147.x. PMID; 17555526.

[318] Stephen LJ, Kwan P, Shapiro D, Dominiczak M, Brodie MJ. Hormone profiles in young adults with epilepsy treated with sodium valproate or lamotrigine monotherapy. Epilepsia. 2001; 42; 1002–6. PMID; 11554885.

[319] Svalheim S, Taubøll E, Luef G, Lossius A, Rauchenzauner M, Sandvand F, Bertelsen M, Mørkrid L, Gjerstad L. Differential effects of levetiracetam, carbamazepine, and lamotrigine on reproductive endocrine function in adults. Epilepsy Behav. 2009; 16; 281–7. https://doi.org/10.1016/j.yebeh.2009.07.033. PMID; 19716343.

[320] Reis RM, de Angelo AG, Sakamoto AC, Ferriani RA, Lara LA. Altered sexual and reproductive functions in epileptic men taking carbamazepine. J Sex Med. 2013; 10; 493–9. https://doi.org/10.1111/j.1743–6109.2012.02951.x. PMID; 23057419.

[321] Xiaotian X, Hengzhong Z, Yao X, Zhipan Z, Daoliang X, Yumei W. Effects of antiepileptic drugson reproductive endocrine function, sexual function and sperm parameters in Chinese Han menwith epilepsy. J Clin Neurosci. 2013; 20; 1492–7. https://doi.org/10.1016/j.jocn.2012.11.028.PMID; 23938015.

[322] Beastall GH, Cowan RA, Gray JM, Fogelman I. Hormone binding globulins and anticonvulsant therapy. Scott Med J. 1985; 30; 101–5. https://doi.org/10.1177/003693308503000206. PMID; 3925547.

[323] Connell JM, Rapeport WG, Gordon S, Brodie MJ. Changes in circulating thyroid hormonesduring short-term hepatic enzyme induction with carbamazepine. Eur J Clin Pharmacol.1984b; 26; 453–6. PMID; 6428915.

[324] Isojärvi JI, Pakarinen AJ, Ylipalosaari PJ, Myllylä VV. Serum hormones in male epileptic patients receiving anticonvulsant medication. Arch Neurol. 1990; 47; 670–6. https://doi.org/10.1001/archneur.1990.00530060082023x. PMID; 2135734.

[325] Chen SS, Shen MR, Chen TJ, Lai SL. Effects of antiepileptic drugs on sperm motility of normalcontrols and epileptic patients with long-term therapy. Epilepsia. 1992; 33; 149–53. https://doi.org/10.1111/j.1528–1157.1992.tb02298.x. PMID; 1733750.

[326] Asadi-Pooya A, Farazdaghi M, Ashjazadeh N. Effects of carbamazepine on semen parameters inmen with newly diagnosed epilepsy. Iran J Neurol. 2015; 14; 168–70. PMID; 26622983.

[327] Artama M, Isojärvi JI, Auvinen A. Antiepileptic drug use and birth rate in patients with epilepsy — a population-based cohort study in Finland. Hum Reprod. 2006; 21: 2290 - 5. https://doi.org/10.1093/humrep/del194. PMID: 16751648.

[328] Bairy L, Paul V, Rao Y. Reproductive toxicity of sodium valproate in male rats. Indian J Pharmacol.2010; 42: 90 - 4. https://doi.org/10.4103/0253 - 7613.64503. PMID: 20711373.

[329] Girish C, Shweta O, Raj V, Balakrishnan S, Varghese RG. Ellagic acid modulates sodium valproateinduced reproductive toxicity in male Wistar rats. Indian J Physiol Pharmacol. 2014; 58: 416 - 22. PMID: 26215011.

[330] Biswas SJ, Pathak S, Khuda-Bukhsh AR. Assessment of the genotoxic and cytotoxic potential of an anti-epileptic drug, phenobarbital, in mice: a time course study. Mutat Res. 2004; 563: 1 - 11.PMID: 15324744.

[331] O'Connor JC, Frame SR, Ladics GS. Evaluation of a 15-day screening assay using intact malerats for identifying steroid biosynthesis inhibitors and thyroid modulators. Toxicol Sci.2002; 69: 79 - 91. PMID: 12215662.

[332] Daoud AS, Bataineh H, Otoom S, Abdul-Zahra E. The effect of Vigabatrin, Lamotrigine and Gabapentin on the fertility, weights, sex hormones and biochemical profiles of male rats. NeuroEndocrinol Lett. 2004; 25: 178 - 83. PMID: 15349082.

[333] Otoom S, Batieneh H, Hassan Z, Daoud A. Effects of long-term use Topiramate on fertility and growth parameter in adult male rats. Neuro Endocrinol Lett. 2004; 25: 351 - 5. PMID: 15580169.

[334] Paunescu TG, Da Silva N, Marshansky V, McKee M, Breton S, Brown D. Expression of the 56-kDa B2 subunit isoform of the vacuolar H(+)-ATPase in proton-secreting cells of the kidney and epididymis. Am J Physiol Cell Physiol. 2004; 287: C149 - 62. https://doi.org/10.1152/ajpcell.00464.2003. PMID: 15013950.

[335] Yu HM, Sun BM, Bai Q, Koide SS, Li XJ. Influence of acetazolamide on AQP1 gene expression intestis and on sperm count/motility in epididymis of rats. Arch Androl. 2002; 48: 281 - 94. PMID: 12137589.

[336] Carlson AE, Hille B, Babcock DF. External Ca^{2+} acts upstream of adenylyl cyclase SACY in the bicarbonate signaled activation of sperm motility. Dev Biol. 2007; 312: 183 - 92. PMID: 17950270.

第九章
心血管／呼吸系统药物和男性生殖

摘要 处于育龄期的男性通常会使用心血管和呼吸系统药物,其中,心血管药物在高龄的男性中使用最为普遍。这些药物许多都与性功能障碍有关,包括勃起和射精功能障碍,但对于大多数药物来说,没有足够的证据表明它们能导致睾丸功能障碍,精液质量下降或不育。但也有一些例外,如不可逆的 α_1 受体拮抗剂酚苄明是逆行射精的高风险因素;特异性 α_{1A} 受体拮抗剂西洛多辛和坦索罗辛,主要用于治疗良性前列腺增生(BPH)／下尿路症状,也可导致逆行射精;用于治疗高血压的外周 β_1 受体拮抗剂阿替洛尔可以降低睾酮／游离睾酮水平。在本章中,我们回顾了肾上腺素能受体激动剂／拮抗剂,钙通道阻滞剂,血管紧张素转换酶(ACE)抑制剂,利尿剂,地高辛和肼屈嗪的男性生殖不良反应。对于其中的一些药物,有证据表明其对雄性生殖有影响,同时实验或伴生动物的一些可靠数据提示药物可能有负面影响。相比之下,特别值得注意的是钙通道阻滞剂,这些药物长期以来一直被当作有可能导致男性不育的药物。事实证明,钙通道阻滞剂在体外对精子功能有重大影响,但在体内对精液质量或生育能力影响的证据有限,动物实验也得出了相同结果。我们希望这一章提供的证据将激发对这些重要类别药物的更多研究。

呼吸系统疾病在年轻和老年男性中均可见,但心血管疾病在老年男性中更常见。男性心血管疾病引起关注的一个原因是晚育,而且他们往往在年轻时就已出现肥胖、糖尿病等症状。在某种程度上,由于不育症和代谢综合征(包括高血压)[1]之间的关系;服用这些药物的男性在需要进行生育能力评估的患者中很常见。患有高血压的男性不育患者即使没有使用抗高血压药物,精液质量仍低于血压正常的男性[2,3],这也使研究抗高血压药物对男性生殖的影响变得很困难。心血管/呼吸系统药物中,已经针对药物的男性生殖影响做了研究的药物有:肾上腺素能受体激动剂/拮抗剂,钙通道阻滞剂,ACE 抑制剂和利尿剂(表 9.1)。

9.1　肾上腺素能药物

我们在第三章节讨论过,交感神经系统在控制男性生殖道平滑肌收缩中起着重要作用,包括生精小管壁(肌样细胞)、睾丸包膜、输出管、附睾、输精管、精囊、膀胱颈和前列腺的收缩。除了众所周知的作用于勃起功能外,拟交感神经药/交感神经药可以干扰精子运输和射精,还可能降低精液质量。相反,其中一些控制心血管症状的药物也用来治疗射精功能障碍[4],如脊髓损伤患者因射精诱发的自主神经反射异常[5]。在流出道、附睾、输精管和前列腺尿道中涉及平滑肌收缩的外周肾上腺素能受体通常为 α_{1A},α_{1B},α_{1D},β_1,β_2 和 β_3 类。对于作用于外周受体的药物,由于受体的选择性和位置不同,拟交感神经药/抗交感神经药可对男性生殖道中的精子运输产生各种作用。此外,交感神经系统破坏也可能引起迟发性射精、不射精和逆行射精。

由于 α 受体在男性生殖道平滑肌收缩中起重要作用,因此肾上腺素能药物可以刺激或阻断影响射精功能。已经做了大量的工作来评估这些药物在附睾,输精管,前列腺和精囊这些生殖道组织的体外作用。体外实验证实,α 受体激动剂和拮抗剂能诱发这些组织的强直或收缩状态;这些研究已经说明它们可能导致射精功能障碍,为此我们做了以下总结。

9.2　α-肾上腺素能受体激动剂

α-肾上腺素能受体激动剂有两种类型:(1)α 受体激动剂,去氧肾上

表 9.1　作用于精子和(或)男性生殖器官的心血管/呼吸系统药物(另见表 5.1)

药　物	类　别	男性主要适应证	对雄性生殖的体内作用在 HED 下的动物实验观察结果(另有说明的除外)
肾上腺素能受体激动剂			
可乐定	中枢 α₂ 受体激动剂和咪唑啉-i1 受体激动剂	高血压(HTN)、多动症(ADHD)、焦虑症、偏头痛、腹泻	人类：射精潜伏期延长。大鼠：性功能下降，包括射精潜伏期延长、排放减少。狗：射精潜伏期延长；增加前列腺尿道的收缩；无逆行射精。
甲基多巴	中枢多巴胺合成抑制剂；间接 α₂ 受体激动剂	妊娠期高血压(HTN)，难治性高血压(HTN)	人类：一项研究中发现其增加 PRL 水平，在另一项研究中无此发现；对睾酮(T)或促性腺激素水平无影响；射精潜伏期延长；可能导致逆行射精。大鼠：睾酮(T)水平降低，精子数量、活力和生育能力下降。狗：抑制射精。
去氧肾上腺素	α₁ 受体激动剂	呼吸道充血、低血压	用于刺激附睾、输精管、精囊和前列腺中的平滑肌收缩。
在 HED 下，与雄性或男性动物生殖有关的信息很少或没有：肌那平、肌法新、肌诺沙宁、非西定、利美尼定、洛非尼定、替托尼定、替托定。			
α 受体拮抗剂(注意：氯氮平利培酮在表 8.1 中列为抗精神病药)			
阿呋唑嗪	α₁ 受体拮抗剂	BPH/下尿路症状(LUTS)	人类：射精功能障碍(低风险)；精液量低，无精症；对精液质量没有影响。大鼠：对生育没有影响。
多沙唑嗪	α₁ 受体拮抗剂	高血压(HTN)，BPH/下尿路症状(LUTS)	人类：射精功能障碍的风险与安慰剂相似。大鼠：1.6 倍 HED 的药物持续使用 15 天；睾酮减少。
胍那决尔	消除突触前囊泡中的去甲肾上腺素	高血压(HTN)	人类：射精功能障碍高达 58%。

（续表）

药　物	类　　别	男性主要适应证	对雄性生殖的体内作用 HED 下的动物实验观察结果（另有说明的除外）
胍乙啶	消除突触前囊泡中的去甲肾上腺素	高血压（HTN）	大鼠：2 倍 HED 的药物可减缓附睾转运；导致射精失败；附睾精子通过宫腔内人工授精具有正常的生育能力。
吲哚拉明	α₁ 受体拮抗剂	高血压（HTN），BPH/下尿路症状（LUTS）	人类：一项数据库研究中出现过高催乳素血症。
萘哌地尔	α₁ 受体拮抗剂	BPH/下尿路症状（LUTS）	人类：射精功能障碍（低风险）；精液量低（低风险）。大鼠：在 HED 下对生育能力没有影响。
酚苄明	不可逆的 α₁ 受体拮抗剂；α₂ 受体拮抗剂	高血压（HTN），BPH/下尿路症状（LUTS）	人类：不孕；射精但没有高潮，无精症（高风险）。
酚妥拉明	α₁，α₂ 受体拮抗剂	高血压（HTN）（注射），勃起功能障碍（ED）（阴茎注射）	大鼠：在体外能降低附睾内压。
哌唑嗪	α₁ 受体拮抗剂	高血压（HTN），焦虑；创伤后应激障碍（PTSD）；勃起功能障碍（ED）	狗：在体内抑制由 α 受体拮抗剂诱导的前列腺尿道收缩。大鼠：射精潜伏期延长；精子射出较少。而尾部附睾中的精子较多；输精管远端精子数量较少；运动能力和运动速度较低；生育率下降；植入前胚胎的损失增加。
西洛多辛	α₁ 受体拮抗剂	BPH/下尿路症状（LUTS）	人类：射精功能障碍（高风险）；精液量低（高风险）；无精症；可能导致逆行射精。大鼠：对生育没有影响。
坦索罗辛	α₁A 受体拮抗剂；一些 α₁D 拮抗作用	BPH/下尿路症状（LUTS）	人类：射精功能障碍（高风险：30%）；精液量低，无精症，可能出现逆行射精；精子浓度低，活动性差，形态正常；精液黏度过高。大鼠：对生育功能没有影响。

（续表）

药物	类别	男性主要适应证	对雄性生殖的体内作用在 HED 下的动物实验观察结果（另有说明的除外）
特拉唑嗪	α₁ₐ受体拮抗剂	BPH，尤其是高血压（HTN）并发 BPH	人类：射精功能障碍的风险与安慰剂相似；一项试验发现，患有少精症的男性精子浓度增加。

在 HED 下，与人类或动物的雄性生殖有关的信息很少或没有：丁咯地尔，乌拉地尔。

β肾上腺素能受体激动剂

药物	类别	男性主要适应证	对雄性生殖的体内作用在 HED 下的动物实验观察结果（另有说明的除外）
异丙肾上腺素	β₁，β₂受体激动剂	心动过缓；哮喘；慢性阻塞性肺病（COPD）	大鼠：药物使用 10 天后睾酮（T）水平降低；卵泡生成素（FSH）水平增加；曲细精管上皮受损；静脉推注增加体内附睾的收缩。

在 HED 下，与人类或动物的雄性生殖有关的信息很少或没有：异丙舒令、左沙丁胺醇、同羟异丙肾上腺、甲氧那明、米拉贝隆、瑞普特罗、沙美特罗、特布他林，

β受体拮抗剂（β受体阻滞剂）

药物	类别	男性主要适应证	对雄性生殖的体内作用在 HED 下的动物实验观察结果（另有说明的除外）
阿替洛尔	外周β₁受体拮抗剂	高血压（HTN）；心动过速；心绞痛；QT 间期延长	人类：睾酮（T）、游离睾酮（T）、尿促卵泡素（FSH）、黄体生成素（LH）、雌二醇（E₂）水平降低；射精功能障碍。大鼠：使用后睾酮（T）水平迅速降低；精子活力下降。
拉贝洛尔	β－α－受体拮抗剂	高血压（HTN）	人类：射精失败；射精潜伏期延长
美托洛尔	β1受体拮抗剂	高血压（HTN）；心绞痛；偏头痛预防	人类：睾酮（T）和游离睾酮（T）水平下降。大鼠：精子活力下降，精子形态改变，曲细精管结构被破坏；药物使用 30 天之后睾酮（T）水平迅速降低。
吲哚洛尔	非选择性β受体拮抗剂，高剂量产生α₂受体激动作用	高血压（HTN）；心绞痛	人类：睾酮（T）和游离睾酮（T）水平下降。

（续表）

药　物	类　别	男性主要适应证	对雄性生殖的体内作用 HED 下的动物实验观察结果（另有说明的除外）
普萘洛尔	非选择性 β 受体拮抗剂	高血压(HTN)；室性心律失常；心绞痛；甲亢；原发性震颤；偏头痛预防	人类：睾酮(T)和游离睾酮(T)水平下降。大鼠：精子活力下降，曲细精管结构破坏，药物使用30天后睾酮(T)水平迅速降低；在高血压大鼠中，使用4周后睾酮(T)水平降低。小鼠：药物使用35天后：附睾、前列腺和精囊重量减少；睾酮(T)、卵泡刺激素(FSH)和LH水平降低；精子受损；精子浓度和运动能力下降；生育能力下降。
在 HED 下，与人类或动物的雄性生殖有关的信息很少或没有：醋丁洛尔、阿普洛尔、倍他洛尔、比索洛尔、卡维地洛、塞利洛尔、纳多洛尔、奈必洛尔、氧烯洛尔、喷布洛尔、索他洛尔、噻吗洛尔。			
钙通道阻滞剂			
氨氯地平	二氢吡啶类	高血压(HTN)；心绞痛	大鼠：0.5倍HED的药物使用30天后睾酮(T)和卵泡刺激素(FSH)水平降低；破坏精子形成；睾丸和附睾精子数量减少
桂利嗪	组胺 H1 受体激动剂；T 型通道阻滞剂；多巴胺 D₂ 受体拮抗剂	眩晕；恶心	大鼠：1.4倍HED的药物使用30天后睾酮(T)水平降低。
地尔硫草	非二氢吡啶类	高血压(HTN)；心绞痛；室性心律失常	人类：健康志愿者的催乳素(PRL)、卵泡刺激素(FSH)或LH水平没有变化。大鼠：0.2倍HED的药物使用30天后睾酮(T)水平降低，等同于HED的药物使用后附睾重量降低；精子数量和活力下降；睾丸二醇(MDA)水平升高，超氧化物歧化酶(SOD)、谷胱甘肽(GSH)和过氧化氢酶水平下降；生育能力下降。

（续表）

药　物	类　别	男性主要适应证	对雄性生殖的体内作用 HED 下的动物实验观察结果（另有说明的除外）
氟桂利嗪	L-N-T 型通道；多巴胺 D₂ 受体拮抗剂	偏头痛预防；外周动脉疾病（PAD）；癫痫	人类：催乳素（PRL）水平升高。
尼卡地平	二氢吡啶类	高血压（HTN）；心绞痛；充血性心力衰竭（CHF）	大鼠：给药后 2 小时睾酮（T）水平降低 50%。
硝苯地平	二氢吡啶类；盐皮质激素拮抗剂	高血压（HTN）；心绞痛；充血性心力衰竭（CHF）	人类：射精功能障碍。 大鼠：0.1 倍 HED 的药物使用 30 天后附睾和睾丸重量减少；附睾精子浓度和运动能力下降；睾酮（T）水平和睾丸组织学正常；生育能力下降。
维拉帕米	非二氢吡啶类	心律失常；心绞痛；偏头痛	人类：PRL 水平升高，实验组升高 8.5%，对照组为 0.3%；升高 PRL 水平的同时降低睾酮（T）水平。 大鼠：0.1 倍 HED 的药物持续使用 30 天后，附睾重量减少；精子数量减少；精子活力降低；睾丸丙二醇（MDA）水平升高、超氧化物歧化酶（SOD）、谷胱甘肽（GSH）和过氧化氢酶水平下降；生育能力下降。

在 HED 下，与人类或动物的雄性生殖有关的信息很少或没有：阿雷地平、阿折地平、巴尼地平、贝尼地平、西尼地平、非洛地平、戈洛帕米、伊拉地平、拉西地平、乐卡地平、马尼地平、尼索地平、尼莫地平、尼索地平、尼群地平、普拉地平。

血管紧张素转换酶（ACE）抑制剂

药　物	类　别	男性主要适应证	对雄性生殖的体内作用 HED 下的动物实验观察结果（另有说明的除外）
卡托普利		高血压（HTN）；充血性心力衰竭（CHF）	人类：使用 1 年后少精症的男性精子浓度增加，但总精子数、运动性、形态或生育能力没有变化。
赖诺普利		高血压（HTN）；充血性心力衰竭（CHF）	人类：在一项针对老年男性的小型研究中，游离睾酮（T）水平减少。 大鼠：精子数量和运动性增加。

（续表）

药　物	类　别	男性主要适应证	对雄性生殖的体内作用 HED 下的动物实验观察结果（另有说明的除外）
在 HED 下，与人类或动物的雄性生殖有关的信息很少或没有：贝那普利、西拉普利、依那普利、福辛普利、培哚普利、喹那普利、雷米普利、群多普利、佐芬普利			
利尿剂			
依普利酮	醛固酮受体拮抗剂	预防心肌梗死（MI）	人类：**男性乳房发育的风险较低**。
氢氯噻嗪	噻嗪类利尿剂	高血压（HTN）；水肿	射精功能障碍风险增加。
螺内酯	醛固酮受体拮抗剂	水肿；高血压（HTN）；充血性心力衰竭（CHF）	人类：**男子乳房发育（7%～52%），基于有限的临床和实验数据：睾酮（T）、游离睾酮（T）和 LH 水平降低；黄体酮，PRL 和雌二醇（E2）水平增加**。大鼠：治疗 4～17 天后，附睾精子浓度下降。
在 HED 下，与人类或动物的雄性生殖有关的信息很少或没有：阿尔噻嗪、阿米洛利、苄氟噻嗪、布美他尼、坎利酸钾氯噻嗪、氯噻酮、西氯噻宁、氯非那胺、氯帕胺、环戊甲噻嗪、依匹噻嗪、依他尼酸、呋塞米、氢氯噻嗪、美夫西特、甲氯噻嗪、美替克仑、美托拉宗、吡咯他尼、泊利噻嗪、喹乙宗、托伐普坦、托拉塞米、氨苯蝶啶、三氯甲氢氯噻嗪、希帕胺			
其他心血管药物			
地高辛	强心苷类	房颤；充血性心力衰竭（CHF）	人类：**一些研究中发现，睾酮（T）和 LH 水平降低；雌二醇（E2）水平升高**。大鼠：单剂量使用：基础睾酮（T）水平和人绒毛膜促性腺激素（HCG）诱导的睾酮（T）水平都降低。
肼屈嗪	肼屈嗪	高血压（HTN）	大鼠：单剂量使用：2 小时后睾酮（T）水平降低。

最重要的用**加粗字体**

缩写：ADHD，注意缺陷多动障碍，BPH，良性前列腺增生，CHF，充血性心力衰竭，COPD，慢性阻塞性肺病，E2，雌二醇，hCG，人绒毛膜促性腺激素，HTN，高血压，HED，人体等效剂量，LH，黄体生成素，LUTS，下尿路症状，MI，心肌梗死，PAD，外周动脉疾病，PRL，催乳素，T，睾酮。

腺素,主要作用于平滑肌细胞,增加血管阻力,导致男性生殖道收缩;(2)α_2
受体激动剂,可乐定和甲基多巴,主要作用为减少交感递质传输,用于治
疗高血压和焦虑症。

9.2.1　α受体激动剂和男性生殖道组织的体外研究

内源性 α 受体激动剂去甲肾上腺素和去氧肾上腺素在体外应用时,
刺激大鼠、兔、人前列腺组织[6-11]和大鼠精囊组织[12]的平滑肌收缩。在啮
齿类动物实验中使用高浓度药物后,周围神经受到去甲肾上腺素刺激,通
过血管收缩来抑制勃起[13]。利用这一机制,可将去氧肾上腺素注射到患
者阴茎海绵体中来治疗阴茎异常勃起[14]。

在体外“对半分割”输精管,可以区分各种药物对近端附睾输精管和
远端前列腺输精管的电诱发作用。可乐定偏向刺激 α_2 受体,其次为 α_1 受
体。在体外观察对半分割的人类输精管,可以发现去甲肾上腺素,去氧肾
上腺素,或甲氧西明(但不是可乐定)可刺激两端输精管,均产生相动性收
缩,而可乐定可减少附睾端输精管的电诱发收缩,但不能抑制前列腺端的
收缩。在体外,可乐定偏向抑制由去甲肾上腺素诱发的人输精管纵向平
滑肌收缩,而 α_1 受体拮抗剂哌唑嗪则同时抑制其环向和纵向收缩[15]。体
外大鼠附睾组织的研究表明,去甲肾上腺素、去氧肾上腺素或可乐定可增
加平滑肌收缩的幅度和频率,但经可乐定预处理的组织对去甲肾上腺素
或肾上腺素的刺激反应降低[16]。这些研究支持可乐定占用了附睾中的肾
上腺素能受体。在另一项体外研究中,可乐定阻断了大鼠精囊的紧张性
和诱发性收缩[17],而去氧肾上腺素则诱导了精囊的收缩[18]。总之,这些
研究表明,去氧肾上腺素可以刺激附睾和输精管平滑肌收缩,可乐定与 α_1
受体结合,在化学或电诱发的收缩中起弱激动剂和竞争性拮抗剂的作用。

9.2.2　α受体激动剂和 HPG 轴

虽然可乐定有很强的内分泌活性,但其对 HPG 轴的影响很小。可乐
定对内分泌的主要影响是增高生长激素的水平。10 名健康男性在随机双
盲安慰剂对照试验(RDBPCT)中服用可乐定后,LH 浓度、LH 脉冲频率

或脉冲幅度均无明显变化[19]。其他研究也取得了类似结果。与可乐定的作用机制不同,甲基多巴在中枢抑制多巴胺合成,是间接的中枢 α_2 受体激动剂,其抗多巴胺作用可以增加 PRL 水平。在一项研究中,7 名高血压男性患者服用甲基多巴普通片后 3～6 小时,发现 PRL 水平显著升高,而缓释制剂则未见显著升高[20]。在另一项小规模试验中,11 名患者接受甲基多巴单药治疗,睾酮、LH、FSH、PRL 和性功能障碍的水平与对照组无差异[21]。

9.2.3　α 受体激动剂和射精功能障碍

α_2 受体激动剂可乐定和甲基多巴能使血管平滑肌松弛,可能与勃起功能障碍有关。大鼠在交配前 6 分钟口服 HED 的可乐定[22]即出现勃起功能障碍,同时,射精量减少,射精潜伏期延长。尽管没有关于人类使用可乐定的报告,但在犬身上的实验表明,可乐定可阻断去甲肾上腺素活性而导致射精功能障碍,与体外附睾组织实验结果相一致。单次腹腔注射约 3 倍 HED 的可乐定[23],可以使犬射精延迟,精液量减少。该小组早期的一项研究中,大约有 9 只狗使用 HED(口服剂量)可乐定后,射精潜伏期同样延长,但勃起功能没有影响,射精后膀胱中也没有精子[24]。另一项有趣的研究在 18 只狗的前列腺尿道植入了食管压力传感器,并记录其对静脉注射药物的反应[25]。人体等效口服剂量的可乐定能引起前列腺尿道收缩,而哌唑嗪(特异性 α_1 受体拮抗剂)可阻断肾上腺素或可乐定诱导引起收缩。一种尚在实验中的特异性 α_2 受体拮抗剂对犬膀胱颈部的收缩没有影响,证明低剂量可乐定能通过刺激 α_1 受体引起狗膀胱颈收缩。遗憾的是,研究人员没有确定可乐定是否能阻止肾上腺素引起的收缩,因此,当存在更强的激动剂时,尚不清楚其微弱的 α_1 受体激动剂活性是否会发挥竞争性的 α_1 受体拮抗作用。α_1 受体拮抗剂引起膀胱颈松弛可能导致逆行性射精。

据报道,甲基多巴可引起逆行性射精[26]和射精功能障碍[27]。在大鼠中,口服甲基多巴约 0.3 倍、0.5 倍、1 倍或 2 倍 HED(口服最大剂量)2 个月后,两个高剂量组大鼠的精子计数、活力、睾酮水平和生育能力均较对照组下降[28];停药 13 周后,这些作用完全逆转。在狗身上,甲基多巴也有抑制射精的报道[29]。

9.3 α受体拮抗剂

　　非特异性α受体阻滞剂拮抗突触前α₂受体，抑制去甲肾上腺素释放；直接阻断平滑肌细胞α₁和α₂受体。特异性α₁受体阻断药用于治疗高血压，焦虑，创伤后应激障碍（PTSD），惊恐障碍，下尿路症候群（LUTS）和BPH，阻断突触后肾上腺素能受体。α₁受体有多种亚型：1A，1B和1D。特异性α₁ₐ受体药物对血管的影响最小，对BPH和LUTS的治疗更具特异性。阿夫唑嗪、多沙唑嗪、吲哚拉明、萘哌地尔、酚妥拉明、哌唑嗪、特拉唑嗪缺乏亚型特异性，而西洛多辛和坦索罗辛对α₁ₐ肾上腺素能受体更具特异性。

9.3.1 α受体拮抗剂与雄性生殖道组织的体外研究

　　一项体外分离人类输精管的研究发现[30]，多沙唑嗪是一种强有力的阻断剂，可以阻断去甲肾上腺素引起的输精管两端收缩；阿夫唑嗪的效果较弱，但对两端都起作用；而特拉唑嗪则在前列腺端输精管中表现出更多的抑制作用。类似的实验中[31]，去甲肾上腺素刺激输精管两端发生相动性收缩，酚妥拉明和哌唑嗪可减少附睾端的电诱发收缩，但不影响前列腺端的收缩。在体外，哌唑嗪可抑制去甲肾上腺素诱发的人输精管环行和纵行平滑肌收缩[15]。人体前列腺组织的实验表明，在抑制去甲肾上腺素诱发的收缩时，酚妥拉明＞吲哚拉明[7]，而哌唑嗪能够在体外完全阻断人前列腺组织的电刺激收缩[32]。

　　对啮齿动物雄性生殖道组织进行了更详细的实验。通常，α受体拮抗剂可以抑制被分离的双侧输精管的收缩。一项针对大鼠的研究[33]报道，电诱发的收缩是双相的，第一相表现在前列腺端输精管上，对α受体拮抗剂耐受，第二相在附睾端输精管，药物对其电诱发收缩有抑制作用：作用效果：哌唑嗪＞酚妥拉明＞拉贝洛尔，拉贝洛尔具有α、β受体双重拮抗作用。在最近的一项针对大鼠的研究中,坦索罗辛竞争性地抑制了输精管近端去甲肾上腺素引起的收缩(附睾 1 厘米内),但增加远端输精管收缩(距前列腺尿道 1 厘米内);阿夫唑嗪抑制输精管两端的收缩[34]。这种差异可能成为坦索罗辛抑制射精的基础,因此认为坦索罗辛比阿夫唑嗪更容易引起射精功能障碍。在豚鼠身上进行的类似实验发现,酚妥拉明和哌唑嗪抑制前列腺端输精管的诱发收缩[35]和附睾的收缩[35]。酚妥拉明也已显示在体外阻断大鼠和豚鼠附睾的收缩[37-39]。此外,酚妥拉明和哌唑嗪在体外阻断了强直性收缩和诱发大鼠精囊的收缩[17,18,40],这可能导致精液量减少。

9.3.2　α 受体拮抗剂和 HPG 轴

α 受体拮抗剂对 HPG 轴的作用很小。法国国家药物不良反应数据库,就男性和女性发生药源性高泌乳素血症(hyperPRL)不良事件的报告显示,α₁ 受体拮抗剂吲哚拉明,引起高泌乳素血症的比值比为 79(95% CI:34～182)[41]。

大多数研究报告表明,接受 α 受体拮抗剂治疗的男性睾酮水平没有改变或略有增加。在一项对 110 例患有 BPH 的老年男性的观察性研究中,西洛多辛在 1 年多的时间内将睾酮水平从 509 纳克/分升增加到 552 纳克/分升[42]。同样,在一项包括 5-α 还原酶抑制剂(5ARI)和联合治疗的研究中,37 例 BPH 男性,在单独服用坦索罗辛 1 年后睾酮水平增加 0.3%[43]。在一项对高血压男性的研究中,多沙唑嗪治疗 22 周不会影响睾酮水平[44]。16 例健康男性用特拉唑嗪治疗 18 天后,没有改变睾酮或双氢睾酮(DHT)水平[45]。

一些动物实验表明,α 受体拮抗剂治疗可能会降低睾酮水平。雄性大鼠皮下注射约 1.6 倍 HED(口服剂量)剂量 α1-肾上腺素受体拮抗剂多沙唑嗪 15 天后,与溶媒对照组相比,实验组大鼠睾酮水平降低[46]。在接受酚妥拉明治疗的小鼠中,处于发情期的雌鼠的睾酮水平会缓慢增加,提示 α₁ 受体参与了这种内分泌唤醒反应[47,48]。

9.3.3   α 受体拮抗剂和人类射精功能障碍

α 受体拮抗剂引起生殖方面的关注，主要是因为它们对射精功能具有普遍的负面影响。那些对 α_{1A}-受体选择性高的药物最有可能出现这种不良反应，也是治疗 BPH 和 LUTS 效果最好的药物[49,50]。苯氧苄胺是 α_1 受体的不可逆拮抗剂，通过抑制射精[51]导致人类男性不育[52]。事实上，这种药物被当成潜在的男性避孕药[53]。健康志愿者使用苯氧苄胺后，在勃起和射精期间测量球海绵体肌和坐骨海绵体肌的肌电图（EMG），发现苯氧苄胺不影响通过肌电图（EMG）测量到的肌肉收缩，但精液量显著降低[54]。苯氧苄胺已在早期研究中证实可导致射精延迟[27]。

尽管通常能保持性高潮的感觉，使用 α_1 受体拮抗剂后出现少精症（精液量低）和无精子症（干射精或无顺行精液量）十分常见[55,56]。应该注意的是，一些 LUTS 和 BPH 患者在没有治疗的情况下也会经常出现这些症状。在一项有关 LUTS 和疑似 BPH 的性活跃男性研究中[57]，365 例患者服用阿夫唑嗪，311 例患者服用坦索罗辛，3 278 例患者未进行治疗，研究结果报告，出现无精症的患者占比分别为 26%、52% 和 32%，精液量减少的患者占比分别为 64%、79% 和 73%，这项研究表明未经治疗组中自述的无精症和精液量减少非常高。其他大型研究报道，LUTS/BPH 患者的射精功能障碍和（或）精液量低，其中大多数未经治疗[58]。少精症是老年男性较常见的不良反应，这是正常现象，即使在健康男性中，睾丸激素水平和精液量也会随着年龄的增长而下降[59]。

使用 α 受体拮抗剂患者在射精功能和少精子症方面的差异与 α_1 受体的选择性有关。西洛多辛，对 α_{1A} 受体具有高度选择性，产生心血管不良反应的可能性最小，治疗 BPH 和下尿路症候群（LUTS）非常有效；然而，它最常见的不良反应与射精功能障碍有关，包括无精子症[49]。最近的一项基于 RCTs 的 Meta 分析表明，与安慰剂相比，西洛多辛引起射精功能障碍的比值为 33（1 022 例），坦索罗辛（1 454 名患者）为 9，特拉唑嗪（1 358 名患者）或多沙唑嗪（1 031 名患者）无显著的统计学意义，这是与 α_{1A}-肾上腺素受体特异性有关[60]。对 BPH 男性患者的其他研究表明，非特异性 α_1

受体阻滞剂萘哌地尔[61]和阿夫唑嗪[62-64]与特异性 α_{1A}-阻滞剂坦索罗辛和西洛多辛相比,引起射精功能障碍的可能性较小[65-67]。

虽然有服用坦索罗辛[66,68]和西洛多辛[66,69-72]后逆行射精的报道,然而这些报道是患者"自行报告"的。在随机、安慰剂对照试验临床试验(RPCTs)中,健康志愿者服用了坦索罗辛[73]和西洛多辛[74]后,经实验室研究结果发现,健康志愿者出现了精液量少或无精子症,射精后尿液中没有精子。这一功能障碍主要表现为精子排出阻塞,但不影响性高潮的出现。治疗后很快出现这一症状,停药后可恢复。在一个交叉的 RDBPCT 中,15 名健康男性服用西洛多辛或安慰剂 3 天,所有男性在给药后都出现了无精子症,但性高潮不受影响,对射精后尿液进行检测,发现没有精子。一项设计严谨的 RPCT 中,进行为期 5 天的坦索罗辛、阿夫唑嗪和安慰剂三交叉试验,48 名健康男性在治疗期间住在研究中心,服用每种药物之间有 10 天的洗脱期[73,75]。在每次治疗前后分析精液标本。坦索罗辛组受试者精液量平均减少为 2.4 毫升,而阿夫唑嗪组没有显著的变化。在坦索罗辛治疗组中,90%的男性患者精液量减少 $\geqslant 20\%$,阿夫唑嗪治疗组减少 21%,安慰剂治疗组减少 13%;35%的男性在坦索罗辛治疗期间出现无精子症,而其他治疗未见此现象。这三组射精后尿液中精子数差异没有统计学意义(分别为 1.6/毫升,1.3/毫升和 0.9×10^6/毫升)。有趣的是,高黏血症的发生率分别为 36%、2%和 8%,这可能与精囊分泌精液减少有关[76]。在 RDBPCT 中,50 名健康志愿者采用西洛多辛和安慰剂进行交叉服用,两种药物服用之间有 3 天的洗脱期,并在口服给药后 4 小时收集精液[77]。精液量平均减少 1.8 毫升,78%的男性与基线相比至少减少 50%。其他对健康男性的研究表明,坦索罗辛的精液量会减少,而萘哌地尔则没有[78]。在射精后精液中未发现精子,表明了特异性 α_{1A} 阻断了射精。

在服用 α_1 受体阻滞剂的男性中,逆行射精并不是导致精液减少的主要原因。然而,一项有趣的研究表明,这些药物的不良后果可能会有所增加。有一项研究对所有在医院实验室进行尿沉降试验的成年男性的样本检测发现($n = 5\,005$),5.6%的尿液中可检测出精子数量,表明可能出现逆行射精:相关因素之一($P = 0.003$)是服用 α_1 受体阻滞剂[79]。

胍那决尔和胍乙啶通过取代突触前囊泡中的去甲肾上腺素起作用，使去甲肾上腺素耗竭并抑制去甲肾上腺素的活性。胍那决尔与男性射精功能障碍的风险[80]有关，在一项研究中，477 名高血压男性中有 58% 出现了这种不良反应[81]。参考资料（e.g, PubChem）常提到逆行射精是胍那决尔的一种不良反应。在大鼠中，每日腹腔注射约 2 倍 HED（口服剂量）胍乙啶可以减缓附睾转运[82-84]。服用过该药的大鼠由于射精失败（未形成阴道栓）而致不育；然而，从附睾尾部采集的精子在放入子宫时活性正常。附睾尾部精子中的 DNA 碎片也与溶媒对照组相当。

9.3.4　α 受体拮抗剂对其他动物的射精的影响

动物实验已经阐明了雄性射精功能障碍病因的某些方面。有趣的是，α_1 受体基因敲除的小鼠可以正常生成精子、交配和生育，使用附睾精子进行体外授精（IVF）后，精子活性正常；然而，α_{1A} 受体基因敲除（KO）的小鼠附睾精子数量增加了一倍，自然生育能力降低了 50%，而没有 α_{1A}，B，D 受体基因的小鼠生育能力进一步降低[85]。α_1 受体拮抗剂的缺点是它阻断了在睾丸囊[86,87]，附睾[16]，输精管[88]，前列腺[89]和精囊[78]中的 α_1 受体，因此阻碍了精子的运输和排放。射精时因为精子的运输和排出都被抑制，所以精液量变少。

对大鼠使用约 HED（口服剂量）的哌唑嗪，其射精潜伏期延长[90]。在另一项大鼠研究中，一组皮下注射（SC）约为 1.6 倍 HED（口服剂量）的哌唑嗪，与溶媒对照组相比，交配行为未受到影响，但射精量减少[91]。远端输精管中的精子数量减少，精子活力和运动速度降低。附睾尾部中的精子数量不变，表明精子从附睾到远端输精管的运输受到抑制。

使用压力传感器的体内实验已经证明了肾上腺素能药物可使男性生殖道平滑肌产生收缩。一项实验在麻醉大鼠中使用微穿刺植入压力传感器，通过静脉注射肾上腺素能药物，比较药物增加附睾压力的作用强弱：肾上腺素＞去甲肾上腺素＞去氧肾上腺素＞异丙肾上腺素。用非特异性 α 受体阻断剂酚妥拉明预处理可以完全抑制这些作用[92]。一个类似的研究，对麻醉的大鼠进行静脉给予 α_1 受体拮抗剂，同时测量了通过刺激下腹神经引起膀胱颈和精囊所产生的压力[93]。坦索罗辛使两个部位的压力均降低，而阿夫唑嗪降低幅度则较小，尽管后者的剂量在人体中低于治疗剂量[94]。在麻醉犬体内植入压力传感器进行体内实验，比较前列腺尿道和输精管中 5 种 α_{1A} 受体阻断剂的特异性[95]，发现静脉注射这些药物均能剂量依赖性地阻断去氧肾上腺素诱发的前列腺尿道和输精管肌肉收缩。对输精管和骨盆尿道诱导 50% 抑制（选择性）所需的剂量比例从高到低为：西洛多辛（7.5×）＞萘哌地尔（4.3×）＞阿夫唑嗪（3.8×）＞坦索罗辛（2.6×）＞哌唑嗪（2.5×）最高。笔者得出结论，选择性抑制输精管收缩比尿道收缩更能解释这些药源性射精异常的发生率差异。

9.3.5 α 受体拮抗剂和精液质量

α 受体拮抗剂导致精液体积减小而精子浓度无变化，因此每次射精的精子总数减少。除了对精液质量的影响外，也会影响精液的其他性质。在一个交叉的随机、安慰剂对照试验临床试验（RPCT）中，48 名健康且精子正常男性在研究中心使用坦索罗辛、阿夫唑嗪和安慰剂三种药物治疗 5天，每次更换药物之间有 10～14 天的洗脱期[73,75]。在每次治疗周期前后分别对精液样品进行分析。接受坦索罗辛治疗的男性中有 35% 患有射精障碍。此外，与安慰剂组相比，坦索罗辛组受试者的精液质量变差，包括精液量减少，精子浓度降低，精子活力降低，高黏度标本的比例较高，但阿夫唑嗪组没有出现类似的变化。受试者服用了坦索罗辛、阿夫唑嗪和安慰剂后，每次射精精子数的基线变化分别为 $55×10^6$、$46×10^6$ 和 $82×10^6$，而在所有治疗中，射精后尿液中的精子数量平均 $<1×10^6$/毫升。有趣的是，在一项不同的随机试验中，15 名患有少精症的男性用特拉唑嗪治疗 6个月[96]；精子密度增加，精液的其他性质保持不变。因此，少精子症患者的精液质量得到了改善。

9.3.6 α 受体拮抗剂和生育能力

除了已知苯氧苄胺可导致不育以外，一些研究还将生育能力作为其他 α 受体拮抗剂的终点事件。在 34 名患有少精症的男性中用 α 受体拮抗剂布那唑嗪(曾治疗 BPH)进行了为期 6 个月的随机、安慰剂对照试验临床试验(RPCT),这些患者促性腺激素、睾酮水平均正常,其伴侣也有正常的生育能力。与服用安慰剂治疗的对照组相比,服用布那唑嗪治疗的男性总精子数和伴侣妊娠率增加(25% vs 7%)[97]。

将 4 种 α_1 受体拮抗剂用于雄性大鼠,在 HED 范围内,西洛多辛,坦索罗辛,萘哌地尔或阿夫唑嗪对妊娠率和窝产仔数没有影响[98]。在同一项研究中,体外治疗阻断了去甲肾上腺素诱发的离体精囊,输精管,膀胱和前列腺收缩,阻断作用大小依次为:坦索罗辛＞西洛多辛＞阿夫唑嗪＞萘哌地尔。在早期的一项研究中,在大鼠交配前 7 小时内给予大约 1.6 倍 HED(口服剂量)哌唑嗪,阴道内精子数量和生育能力下降;植入前胚胎损耗增加[99]。因此笔者得出结论,哌唑嗪使射精功能和授精能力受到了抑制。关于授精能力,尚未使用受试男性附睾尾部精子进行人工授精或体外授精(IVF)进行试验。

9.4 β肾上腺素能受体激动剂

作为药物靶点的 β 肾上腺素能受体主要有两种:β_1 和 β_2 受体。肾上腺素作用于 β_1 受体可以增加血管内皮细胞的收缩,使血压升高,心率加快。作用于 β_2 受体可使呼吸道平滑肌松弛。β 受体激动剂主要用于治疗哮喘、慢性阻塞性肺疾病(COPD),心动过缓,心力衰竭和休克;β 受体激动剂对男性生殖的不利影响鲜有报告。然而,异丙肾上腺素的动物实验说明其对生殖存在不利影响。

异丙肾上腺素是一种 β_1 和 β_2 受体激动剂,对住院患者以最大推荐剂量的异丙肾上腺素单次静脉注射和通过 MDI(每日多次注射)给药一天以上的硫酸盐类制剂的 HED 大致相同。在大鼠中用大约 HED[IV;MDI(每日多次注射)]的异丙肾上腺素处理 10 天,睾酮水平下降而 FSH 水平升高,生精小管上皮也发生损伤[100]。通过联合使用内皮素抑制剂可以减少睾丸损伤,因为内皮素抑制剂可以减少心肌氧化应激,同理假设其也可减少睾丸氧化应激。在最近的一项大鼠研究中,服用异丙肾上腺素剂量约为 100 倍 HED[IV;MDI(每日多次注射)],持续服用 3 天会导致睾丸和附睾重量下降;附睾尾部精子数,活力,存活率和形态下降;并使睾酮、LH 和 FSH 的水平降低。抗氧化治疗减轻了这些负面影响[101]。在麻醉大鼠中使用微穿刺植入压力传感器,静脉注射异丙肾上腺素引起了附睾压力增加[92]。

在体外,异丙肾上腺素和各种其他 β 受体激动剂诱导人类生精小管中以及不同物种的附睾或前列腺组织中的平滑肌松弛。在大鼠体内,间羟异丙肾上腺素(奥西那林)降低了大鼠附睾组织的紧张性收缩[38]。对于体外培养的大鼠前列腺组织,沙丁胺醇(又名:舒喘灵;β₂ 受体激动剂)可阻断电诱发的收缩[102]。去氧肾上腺素诱发的离体豚鼠附睾收缩被异丙肾上腺素阻断高达 50%,而沙丁胺醇的阻断作用很弱[36]。米拉贝隆是一种独特的药物,作为 β₃ 肾上腺素能受体的特异性激动剂,它被认为是治疗 BPH 的一种可能的药物。该药物在体外阻断兔和人前列腺组织的电刺激收缩[10],不依赖于 β₁ 和 β₂ 受体的阻断。

9.5　β 受体阻断剂

β 受体阻断剂作单一疗法或与其他药物联合广泛用于控制高血压。大多有处方权的医生意识到的,性功能障碍是该类药物的常见不良反应[103],已证实一些 β 受体阻断剂对男性生殖有其他负面影响。主要包括:(1) 改变生殖组织平滑肌的肾上腺素能刺激,(2) 降低睾丸激素水平,(3) 降低精液质量。除了对男性生殖系统的作用外,精子还具有 β 肾上腺素能受体,可以调节 cAMP 水平,并参与体外获能的调节[104]。

最近有证据表明服用 β 受体阻断剂会降低精液质量并增加不孕的可能。一项对一家诊所患有高血压的不育男性($n = 1\,167$)的研究发现,与非药物治疗或服用钙通道阻滞剂,血管紧张素受体阻滞剂,血管紧张素转化酶(ACE)抑制剂或利尿剂的患者相比,服用 β 受体阻断剂的患者的精子浓度,运动能力和总计数都较低[3]。该小组最近的一份摘要报告了 2001 年至 2009 年美国国家保险索赔数据库中获得的包含更多人口的研究结果,该数据库研究了在初始抗高血压药物治疗后 1 年内被诊断患有不孕症的男性。使用 β 受体阻断剂($n = 261\,849$)与不育风险增加 11% 相关[105]。

β 受体阻断剂在体外对男性生殖道组织具有抑制作用,与其对射精功能的影响一致。普萘洛尔和阿替洛尔阻断离体豚鼠附睾的电刺激[36]。在体外大鼠附睾组织研究中,阿普洛尔减少了附睾的自发性底部收缩[38]。

在几项临床试验中,用 β 受体阻断剂治疗的男性睾酮水平较低。在一项交叉 RDBPCT 研究中,30 名健康男性接受了为期 1 周的 β 受体阻断剂治疗[106],不管使用何种药物,患者睾酮和游离睾酮水平均下降,这些药物包括阿替洛尔,美托洛尔,吲哚洛尔和普萘洛尔,使用后两者的受试者变化最大,是因为他们是非选择性 β 受体阻断剂的缘故。在一项对 110 例新诊断为高血压患者进行的临床试验中[107],与接受缬沙坦或安慰剂相比,随机接受 16 周阿替洛尔治疗的患者在治疗后睾酮水平较低(398 vs 524 纳克/分升)。在早期的一项研究中,39 名患有新发高血压的男性随机接受阿替洛尔治疗 1 个月[108],患者报告射精功能障碍更多,而睾酮、FSH、LH 和雌二醇(E2)水平显著低于对照组。其他三种药物的临床试验中未见这些激素变化。在一项长期试验中,与基线值相比,接受阿替洛尔治疗 22 周的高血压患者睾酮水平下降[44]。

拉贝洛尔是一种独特的 β 受体阻断剂,也具有 α 受体阻断活性。在一项案例报道中,3 名男性服用拉贝洛尔治疗高血压,没有人出现勃起功能障碍,但每个人都报告了射精失败[109]。另一项关于 6 名健康男性的小型研究,每人隔 1 周给予 3 次拉贝洛尔,通过阴茎体积描记法测量,勃起没有受到影响,但所有受试者均出现与剂量相关的延迟射精[110]。

β 受体阻断剂对生殖激素,精子生成和精液的影响已经在动物实验中进行了评估。在一项研究中,雄性大鼠接受大约 HED(口服剂量)或 2 倍 HED 的阿替洛尔、美托洛尔或普萘洛尔治疗 60 天[111];在停止治疗后的 1 天、30 天以及 60 天来评估生殖终点。治疗结束后,与安慰剂治疗的对照组相比,各剂量组的附睾精子活动率均低于对照组;美托洛尔和普萘洛尔治疗剂量组正常形态的精子下降,而阿替洛尔在 2 倍 HED 剂量组出现了正常形态精子较治疗前明显下降。伴随着精子质量的改变,睾丸、附睾和精囊的病理组织学也发生改变。在给药后不久和停药后 30 天,美托洛尔和普萘洛尔的治疗剂量以及阿替洛尔的双倍剂量下睾酮水平降低。另一项对自发性高血压大鼠的研究,用大约 HED(口服剂量)普萘洛尔口服治疗 4 周后发现[112],与对照组相比,睾酮水平降低。在小鼠中给予大约 HED 普萘洛尔 35 天,观察到与大鼠相似的现象:附睾,前列腺腹侧和精囊重量减少;睾酮,LH 和 FSH 降低;生精能力降低;精子浓度和活力下降,生育能力下降[113]。

上文对磷酸二酯酶(PDE)抑制剂和 α 受体激动剂讨论过,卡维地洛减少与控制氧化应激相关的酶的活性,可抑制大鼠睾丸扭转后的再灌注损伤[114]。

9.6　钙通道阻滞剂

钙通道阻滞剂与电压依赖性的 L 形钙通道结合,减少肌肉细胞的收缩。通过减少内皮平滑肌的收缩,从而可减少高血压,并且还可以降低心肌收缩力和心脏起搏信号的传导。另外,它们还能减少醛固酮分泌。

9.6.1　钙通道阻滞剂和人类男性生殖

人们普遍认为钙通道阻滞剂对男性生育能力有影响。已有大量文献报道钙通道阻滞剂在体外对精子获能、与透明带的结合以及包括人类在内的许多物种的顶体反应存在干扰;然而,这些事件通常发生在女性生殖道中,在其中停留数小时即可发生。从药物的角度来看,我们的兴趣在于男性治疗后精子功能的改变。最近的摘要报告了大量人口的结果,这些结果来自 2001—2009 年美国国家保险索赔数据库,其中查看了在服用抗高血压药 1 年内被诊断患有不孕症的男性。钙通道阻滞剂的处方($n = 109\,903$)与不育风险增加无关[105],而 β 受体阻滞剂或血管紧张素转化酶(ACE)抑制剂与后续不育的风险增加有关。

钙通道阻滞剂损害男性生育能力的假设最早由 1994 年的一项研究提出，该研究报告了服用钙通道阻滞剂的男性精子性质与普通人不同。该研究比较了 10 名已证实有生育能力但未服用钙通道阻滞剂的男性和 10 名服用硝苯地平或维拉帕米的精子性质正常的不育患者[115]，结果发现（1）精子膜中甘露糖配体迁移发生异常（显示伴随体外获能），（2）在获能条件下孵育后缺乏自发的顶体反应。有四名男性在停用硝苯地平或维拉帕米后改用其他抗高血压药物，精子获能即恢复正常。后来，该小组发表了一篇被广为引用的案例研究[116]，报告称一对患有不孕症 2 年的夫妇在 7 个周期的控制性卵巢刺激宫腔内人工授精（IUI）均告失败，在丈夫停用硝苯地平后，经过 3 个宫腔内人工授精（IUI）周期后怀孕。丈夫服用硝苯地平期间，可以观察到精子有与上述相同的生理异常，停药后即可恢复。一项后来的研究认为，药物并不能导致生育能力受损。这是一项回顾性观察服用钙通道阻滞剂的男性患者的研究，11 人在体外授精（IVF）时用药，11 例在使用非体外授精（IVF）方法时［如宫腔内人工授精（IUI），控制性卵巢刺激和（或）黄体期支持］用药，受精率和（或）妊娠率与使用其他人工方法授孕成功的男性相当[117]。另一项研究中，虽然有 73% 男性服用维拉帕米，这在早期研究中尚未进行过评估，但是那些服用硝苯地平或地尔硫草的人还是怀孕成功了。这是一项小型回顾性研究，没有同时设置对照组，体外授精（IVF）的妊娠成功率很低[118]，但它确实证明服用钙通道阻滞剂的男性可以通过体外授精（IVF）或体内授精实现怀孕。

尽管钙通道阻断药物可能不会直接影响体内精子功能，但对生殖系统平滑肌接受肾上腺素刺激的功能有抑制作用，因此对精液质量有间接影响。这些药物可拮抗平滑肌细胞中的细胞外钙内流，而这些钙通道主要由 α_{1A} 肾上腺素受体刺激介导。硝苯地平在体外可以使去甲肾上腺素刺激介导的人类精囊组织收缩减少 33%[119]，去氧肾上腺素在体外可诱导人类前列腺基质细胞收缩[120]，并且在体外完全抑制人类前列腺平滑肌的电诱发收缩[32]。在大鼠和豚鼠中，硝苯地平在体外几乎消除了去氧肾上腺素介导刺激的输精管收缩[121,122]。在一项对新诊断为高血压的男性进行的研究中,39 名男性被随机分配接受硝苯地平治疗 1 个月,另有 39 名男性服用其他 3 种抗高血压药物[108]。服用硝苯地平的患者报告射精功能障碍发生率最高,而服用卡托普利的受试者射精功能没有变化。

有 2 种钙通道阻滞剂与高泌乳素症有关,可能是钙通道阻断机制减少了中枢多巴胺。一项横断面临床试验纳入了未服用其他致催乳素升高药物且无肾功能衰竭的男性门诊患者,维拉帕米组 449 名和对照组 166 名[123]。服用维拉帕米和安慰剂的患者,出现高泌乳素症的男性比例分别为 8.5% 和 0.3%;平均 PRL 水平分别为 22 和 17 纳克/毫升。在高泌乳素症的男性中进行随访,9 名患者停用维拉帕米后 PRL 正常,平均睾酮为 271 纳克/立升,15 例继续使用维拉帕米者,平均睾酮为 178 毫克/立升。氟桂利嗪属于钙通道阻滞剂,具有多巴胺 D_2 受体拮抗剂活性。该药物引起的高泌乳素症与氟哌啶醇相似[124]。一项临床研究表明,12 名接受高剂量地尔硫卓治疗至少 6 个月的男性与 12 名健康志愿者相比,LH,FSH 和 PRL 水平[125]相似。尽管没有看到明显差异,但这表明服用地尔硫䓬对体内促性腺激素水平没有太大影响。

9.6.2　钙通道阻滞剂和雄性大鼠生殖

在对大鼠精子生成和附睾精子质量的研究中已大致发现钙通道阻滞剂的抑制作用。对雄性大鼠腹腔注射约 0.2 倍 HED(口服剂量)地尔硫䓬或 1.4 倍 HED(口服剂量)桂利嗪 30 天,睾酮分别降低了 36% 和 52%[126]。使用大约 HED 的尼卡地平对雄性大鼠进行快速皮下注射(SC),大鼠睾酮分泌在注射后第 2 个小时降低超过 50%[127]。雄性大鼠口服大约 0.5 倍 HED(口服剂量)氨氯地平治疗 30 天,睾酮和 FSH 水平下降,但 LH 水平没有变化[128]。生精小管每个横截面的支持细胞和精子细胞的数量均减少,同时尾部附睾中的精子浓度也降低。在最近的一项研究中[129],雄性大鼠口服约 0.1 倍 HED(口服剂量)硝苯地平或溶媒 30 天;硝苯地平治疗组睾丸和附睾重量减少;精子总数和运动能力下降;睾酮水平没有变化;睾丸组织学检查正常。在类似的研究中,雄性大鼠口服约 0.05 倍,0.1

倍或 0.15 倍 HED（口服剂量）氨氯地平治疗 6 周，睾酮水平呈剂量依赖性降低[130]。另一些研究中，评估了通过口服胃管饲法予以约 0.2 倍 HED（口服剂量）硝苯地平，0.1 倍 HED（口服剂量）维拉帕米或 HED（口服剂量）地尔硫卓分别治疗大鼠 30 天[131,132]。与溶媒对照组相比，三种钙通道阻滞剂的药物均未影响睾酮水平，促性腺激水平或睾丸重量；或改变生精小管组织学；但每种药物都会降低附睾重量；降低附睾精子数量和运动能力；升高睾丸丙二醛（MDA）水平；降低睾丸超氧化物岐化酶（SOD），谷胱甘肽（GSH）和过氧化氢酶活性。交配行为没有改变，但繁殖力和产仔数显著减少，而这种作用在治疗停止后 30 天是可逆的。有趣的是，使用硝苯地平、维拉帕米、地尔硫卓或溶媒对照的雄性大鼠的窝重相当，因此较低的产仔数并不表示胚胎/胎儿异常。

钙离子通道阻滞剂在药理剂量下也会对生育能力产生影响。这些研究主要关注钙通道阻滞剂在男性生殖障碍中对附睾功能的影响。药理学剂量为 5.3 倍或 8 倍 HED（口服剂量）尼莫地平给药 2 周后，大鼠附睾和血管中精子浓度和活力降低；这些精子不太可能在体外获能后发生顶体反应，或在体外受精后穿过透明带[133]。这些结果表明，尽管在药理剂量下，给药后体内精子功能也发生了类似于在体外精子治疗中所看到的变化，这些变化可能是由于药物对男性的治疗作用造成的。

钙通道阻滞剂对雄性大鼠生殖的抑制作用是强大的，甚至在亚治疗剂量下也会发生。虽然在人类身上几乎没有证据，但啮齿类动物的研究结果是值得关注的。需要对服用这些药物的男性进行强有力的前瞻性研究来解答这个问题。

9.7　血管紧张素转换酶（ACE）抑制剂

血管紧张素转换酶（ACE）是一种在细胞表面的组织中表达的锌肽酶，最有可能的作用靶点是血管内皮细胞。血管紧张素转化酶抑制剂降低肾素-血管紧张素系统（RAS）的活性，RAS 通常会通过收缩血管增加外周阻力对血容量的减少作出补偿。ACE 将血管紧张素 I 转化为血管紧张素 II，这是一种强效的血管收缩剂，并能帮助降解血管缓激肽。它有两种同工酶：(1) 体细胞 ACE(ACE1，s ACE)存在于许多细胞中，特别是在这一章中讨论的血管内皮细胞、睾丸间质细胞、附睾、输精管和前列腺；(2) 生发 ACE(睾丸 ACE，ACE2，t ACE)仅在减数分裂后的生殖细胞(包括精子)中表达。RAS 系统有一部分存在于男性生殖器官中，主要通过自分泌和旁分泌机制[134]调节睾丸间质细胞、附睾、前列腺和输精管的功能。

多个研究者已经证实了 ACE2 对雄性小鼠生育能力的重要性。Ace 基因敲除(Ace KO)的雄性小鼠(注：ACE 是指人类基因，Ace 是指小鼠对应基因)能产生正常数量的精子，具有正常的运动、获能和体外诱导顶体反应的能力[135]。然而，Ace KO(Ace 基因敲除)小鼠的生育能力下降[135]，包括在体外精子在输卵管的转运减少、精子与透明带结合减少[136,137]。当这种酶的精子相关形式在 KO(基因敲除)小鼠中被取代时，生殖力恢复正常[138]。只有 Ace1 被破坏的小鼠具有正常的生育能力[137]。ACE 除了具有裂解血管紧张素 I 和缓激肽的活性外，还具有糖基磷脂酰肌醇酶(GPIase)活性，可释放糖基磷脂酰肌醇(GPI)锚定蛋白，包括数百种膜蛋白。在敲除 Ace 小鼠的精子中，一些重要的蛋白质不会从精子表面释放出来，包括 TESP5 和 PH - 20。细菌磷脂酰肌醇特异性磷脂酶(PI - PLC)是一种释放糖基磷脂酰肌醇(GPI)锚定蛋白的酶，类似于 ACE 释放的糖基磷脂酰肌醇(GPI)锚定蛋白，它对 Ace KO 小鼠精子的处理恢复了精子与透明带结合的能力[140]。

在人类中，ACE 基因内含子的自然插入/缺失多态性与精子数低，活动率低，正常形态和其他异常相关，尽管一些生育能力正常的男性也有这种缺陷[141]。最近，一项研究观察了无生育能力或体外受精(IVF)生育能力低(<25%)的男性[142]。在 38%(15/40)的不育男性和 20%(10/50)的低生育能力男性中，ACE2 的表达非常低。在 92%(23/25)的男性精子中发现了 ACE 基因多态性 rs4316，这些男性的 ACE2 检测不到或非常低。

服用 ACE 抑制药物男性的现有研究结果不明确。在一项临床研究中，10 名平均年龄为 65 岁的原发性高血压男性患者接受了 6 个月的赖诺普利治疗[143]；患者体内的睾酮、SHBG（性激素结合球蛋白）和雌二醇水平无变化，但游离睾酮浓度（通过放射免疫分析测定）从 13.8 微克/毫升降至 9.9 微克/毫升。58 名患有少精症和（或）弱精症的不孕男性的 RDBPCT[144]，其中一半患者随机接受卡托普利治疗 1 年。卡托普利能提高精子的浓度，但精子总数、活力和形态没有改变；睾酮、黄体生成素和尿促卵泡素水平没有改变；与安慰剂治疗的男性相比，妊娠成功率无明显差异。一项交叉的 RPCT 中使用赖诺普利治疗少精子症时产生了相似的结果，取得了一定的成功[145]。然而，最近的一篇摘要报道了从 2001—2009 年美国国家保险索赔数据库中获得的大量人群的结果，这些人在服用抗高血压药物后 1 年内被诊断为不孕症。服用 ACE 抑制剂（$n = 347\ 634$）与继发不孕风险增加 9% 相关[105]。

在一项研究中，大鼠口服赖诺普利 35 天[剂量约为 0.1～20 倍 HED（口服剂量）]，与溶媒对照组相比，精子计数和活力以剂量依赖的方式增加，最大剂量时改善最明显[145]；与对照组相比，HED 组的精子数量没有增加。另一项研究中，雄性大鼠口服灌胃 2.4～24 倍 HED（口服剂量）药理剂量的喹那普利 60 天，生育能力没有改变[146]。大鼠口服药理学剂量约为 13 倍 HED（口服剂量）卡托普利 4 周[112]睾酮降低，但效果不如普萘洛尔。大鼠口服约 5 倍或 10 倍 HED（口服剂量）赖诺普利 2 周或 6 周后，精子浓度、活力、顶体反应和透明带穿透力均显著降低[147]。高脂饮食诱导的高血压小鼠，引起睾酮和黄体生成素水平下降[148]，分别用 2.6 倍 HED（口服剂量）阿利吉仑、1.6 倍 HED（口服剂量）氯沙坦或 12 倍 HED（口服剂量）依那普利；只有依那普利能将这些激素水平恢复到治疗前水平。

由此可见，ACE2 低表达的男性精子质量虽然相对正常，但生育能力较低。因为人工授精（IUI），甚至试管婴儿（IVF）都不能克服这种疾病，卵胞质内单精子注射（ICSI）可能是这些患者的最佳治疗方法，因此对这种疾病进行诊断测试是有益的。对于 ACE2 表达正常的男性，考虑到高血压对男性生育结果的灾难性影响，ACE 抑制剂似乎对男性生殖功能相对安全[149]。

9.8 利尿剂

钠通道阻滞型利尿剂或袢利尿剂在体外对精子功能有影响,但是否在体内对男性生殖功能形成干扰,这方面证据很少。研究最多的利尿剂是螺内酯和噻嗪类利尿剂。

9.8.1 螺内酯

保钾利尿剂螺内酯是一种竞争性的盐皮质激素受体拮抗剂,与雄激素、黄体酮和糖皮质激素受体的交叉反应性有限。作为雄激素受体部分激动剂,几十年来我们已经知道螺内酯是一种竞争性睾酮[二氢睾酮(DHT)]拮抗剂[150-152]。此外,螺内酯会降低睾丸的细胞色素 P - 450 酶的数量,这是一种在大鼠、豚鼠、兔子、狗和小鼠睾丸中 17 -羟化酶和脱糖酶产生活性所必需的微粒体酶[153]。这一变化可能会抑制睾酮的生物合成,同时增加服用这种药物男性的黄体酮和 17α - OHP(17α -羟孕酮)水平[154]。在接受癌症治疗和服用螺内酯的男性中,肾上腺雄激素水平也有所下降[155]。依普利酮与螺内酯属于同一类药,但其对盐皮质激素受体的选择性更高,对雄激素、黄体酮、雌激素或糖皮质激素受体的抑制作用很小。

9.8.1.1 螺内酯与男性乳房发育症

男性乳房发育和(或)乳痛症(乳房疼痛)是男性服用螺内酯的常见不良反应,也是性激素失衡的一个迹象[156]。例如,在 1 663 名服用 ACE 抑制剂和袢利尿剂的心衰患者的 RDBPCT 中,随机分配到螺内酯组的患者中有 10%的男性出现乳房发育,而安慰剂组这一比例只有 1%的患者发生男性乳房发育[157]。一个相似的 RPCT 中纳入了心肌梗死后左心室功能不全的男性。在这些患者中,没有发现依普利酮治疗会增加男性乳房发育的发生率。一项对 699 名服用螺内酯的高血压男性的研究[158]发现,共有 13%的男性发生乳房发育;其中 7%的男性每天服用 50 毫克或以下剂量;52%的男性每天服用 150 毫克或更多。雌二醇(E2)与睾酮比值的增加是该不良反应的病因。然而,药物诱导男性乳房发育/乳痛的发病机制尚未阐明[156]。

9.8.1.2　螺内酯和激素水平异常

服用螺内酯的患者勃起功能障碍和男性乳房发育的发生率很高,提示内分泌发生异常,但支持该药物对外周睾酮水平影响的数据有限且相互矛盾。临床试验表明,接受螺内酯治疗的高血压患者睾酮水平总体呈下降趋势,但并非所有研究结果都是如此。一项小型研究中纳入了 6 名使用螺内酯治疗 12 周的原发性高血压男性患者,其睾酮、LH 和催乳素浓度在基线水平没有变化[159]。然而,两个病情相似的病人使用高剂量螺内酯(300 毫克/天)治疗至少 40 周,E2 水平升高,男性乳房发育,但睾酮、LH 和 PRL 水平没有变化。在另一项对 16 名高血压男性进行的小型研究中,与不服药的男性相比,6 名服用螺内酯的男性在用药第 2 周时 E2 水平升高,男性乳房发育,睾酮和 LH 水平较低[160]。为测定睾酮和 E2 的代谢清除率,研究者使用标记类固醇注射后发现,与对照组相比,在螺内酯治疗期间,睾酮的清除率显著增高,而 E2 的清除率没有变化。血液中睾酮的生成率不变,而 E2 的生成率翻了一番。研究人员得出结论,服用螺内酯的男性体内睾酮水平较低的原因是睾酮清除增加和转化成了 E2。在一项对 179 名小于 60 岁的男性心衰患者进行的横断面研究中,使用多变量分析确定低睾酮或 DHEAS 水平与并发症/治疗之间的关系[161]。睾酮降低与螺内酯的使用无关(30%的患者服用该药),但是对于 60 岁以上的男性而言,服用螺内酯的患者 DHEAS 水平更低。

螺内酯也被用于治疗痤疮,与高血压患者相比,这一患者群体更年轻、更健康,服用其他药物的数量也更少。一些分析使用螺内酯 12～16周治疗普通痤疮或酒渣鼻男性患者的试验显示[162,163],试验组男性的睾酮、DHEA 和雄烯二酮水平均有所降低。

一些试验是在健康受试者身上使用了螺内酯。早期一项小型试验中纳入了 6 名志愿者,予以螺内酯治疗 5 天[154],到第二天,黄体酮、17α-OHP、E2、LH 和 FSH 水平显著升高;睾酮和 PRL 水平没有显著改变。停药后 5 天促性腺激素水平恢复正常。一项类似的研究发现,螺内酯治疗后,促性腺激素和睾酮没有改变,但是游离睾酮水平增高[164];服用该药的 9 名志愿者中有 6 名在 24 周内出现了男性乳房发育,2 名患者的精子数量减少。在一项对 6 名正常男性进行的 6 周螺内酯治疗的小型研究中,PRL 水平升高[165]。在一项纳入 5 名健康男性的 RCT 中,睾酮和 DHT 随着尿液中的雄激素和雌激素分泌增加而短暂增加;治疗 10 天后睾酮水平和 DHT 排泄恢复正常[166]。综上所述,这些小型试验中,健康男性短期使用螺内酯治疗后,体内的激素反应不一致,但往往睾酮水平稳定,E2、促性腺激素、黄体酮、17α - OHP 和 PRL 水平可能升高。

对 8 只雄性犬进行的早期研究发现,与 2 只对照组的雄性犬相比,试验组雄性犬在使用螺内酯 8 倍 HED(口服剂量)20 天后,体内黄体酮增加,睾酮下降。在一项短期研究中,6 只雄性犬接受静脉注射大约 HED(口服剂量)的螺内酯,并在 4 小时后进行评估。螺内酯未引起外周睾酮,睾丸睾酮或睾丸 E2 水平增加;然而,在剂量约为 8 倍 HED(口服剂量)时,外周睾酮和睾丸 E2 水平下降了 60%～75%[167]。

9.8.1.3 螺内酯和精液质量

如上所述,在一项小型研究中,9 名服用螺内酯的健康志愿者中,有 6 人在 24 周内出现了男性乳房发育,其中 2 人(22%)治疗后精子计数下降[164]。雄性大鼠口服 4～17 天约 HED(口服剂量)螺内酯后[168],附睾精子浓度下降,但精子活力和生育能力没有变化。虽然螺内酯常被认为是男性不育的原因之一,但尚无可靠的实验支持这一假设。显然,这是一个临床试验中值得关注的领域。对雄性犬使用约 3 倍 HED(口服剂量)或更高剂量的依普利酮,可见前列腺发育不良,但性欲、精子活力、每日精子生成量、附睾转运时间、睾酮、DHT、LH 或激素对 hCG 的反应没有变化[169]。

9.8.2 噻嗪类利尿剂

据报道,噻嗪类利尿剂对男性性功能的不良影响主要表现为影响勃起功能。一项早期研究报告称,氢氯噻嗪在其他抗高血压药物使用时添加以维持血压时,会增加性功能障碍的发生率,包括射精功能障碍[26,170]。

一项 RDBPCT 中,轻度高血压男性患者使用氢氯噻嗪或安慰剂治疗 2 个月,此前患者进行了 1 个月的利尿剂洗脱期。153 名服用利尿剂的男性中报告的射精功能障碍多于安慰剂组。然而,经过验证的问题是专门针对"完成性行为(能够'高潮'或射精)"的问题,这可能意味着无精症,但很可能表明没有达到高潮。服用噻嗪类利尿剂的对男性精液质量或生育能力有影响的数据暂缺。

9.9　地高辛

地高辛是从洋地黄属植物中提取的一种植物雌激素糖苷。它通常用于心律失常或心力衰竭,但仅在其他治疗失败的情况下使用。它与雌激素受体结合,可引起男性乳房发育。

这种药物干扰男性生殖激素的证据有限。在一项横断面研究中,18 名男性服用地高辛至少 2 年,与 64 名健康男性相比,服药患者睾酮和 LH 水平较低,而 E2 水平较高[171]。目前尚不能确定,观察到的差异是否由这种疾病或治疗引起。类似人群的一些较小研究中,对照组患者的心功能与病例组相当,也发现服用地高辛的男性体内睾酮和 LH 水平较低,而 E2 水平较高[172,173]。在一项对 17 名心力衰竭患者的研究中,心输出量减少与睾酮、LH 和 E2 水平低下相关,而这些激素水平,尤其是 E2,在服用地高辛的患者中更高,而与心输出量无关[174]。在一项对 179 名年龄小于 60 岁的心力衰竭男性患者的研究中,用多变量分析方法确定睾酮和 DHEAS 水平低下并发症/治疗之间的关系[161];控制其他影响因素后,服用地高辛的男性(29%)体内酮水平较低,OR 值为 2.1(1.0~4.4),DHEAS 水平也较低,OR 值为 2.3(1.1~4.4)。

单次静脉注射约 HED(口服剂量)地高辛的大鼠,与溶媒对照组相比,在治疗后 30 分钟内,基础睾酮和 hCG 诱导的睾酮水平均降低[175],并在接下来的 24 小时中保持较低水平。地高辛对体外培养的睾丸间质细胞睾酮分泌也有抑制作用。

9.10　肼屈嗪

用大约 20 倍 HED（笔者确定的剂量）肼屈嗪治疗自发性高血压大鼠 12 周，睾丸精子生成不受影响[176]。大鼠急性腹腔注射（IP）约 HED（口服剂量）肼屈嗪 2 小时后，睾酮分泌下降[127]。暂无人类的相关数据。

参考文献

［1］ Morrison CD，Brannigan RE. Metabolic syndrome and infertility in men. Best Pract Res Clin ObstetGynaecol. 2015；29；507－15.https://doi.org/10.1016/j.bpobgyn.2014.10.006. PMID；25487258.

［2］ Eisenberg ML，Li S，Behr B，Pera RR，Cullen MR. Relationship between semen production and medical comorbidity. FertilSteril. 2015a；103；66－71. https://doi.org/10.1016/j.fertnstert.2014.10.017. PMID；25497466.

［3］ Guo D，Li S，Behr B，Eisenberg ML. Hypertension and male fertility. World J Mens Health.2017；35；59－64.

［4］ Kamischke A，Nieschlag E. Update on medical treatment of ejaculatory disorders. Int J Androl. 2002；25；333－44. PMID；12406365.

［5］ Courtois F，Charvier K. Sexual dysfunction in patients with spinal cord lesions. Handb Clin Neurol.2015；130；225－45. https://doi.org/10.1016/B978－0－444－63247－0.00013－4. PMID；26003247.

［6］ Burt RP，Chapple CR，Marshall I. Evidence for a functional alpha 1A－（alpha 1C－）adrenoceptormediating contraction of the rat epididymal vas deferens and an alpha 1B－adrenoceptormediating contraction of the rat spleen. Br J Pharmacol. 1995；115；467－75. https://doi.org/10.1111/j.1476－5381.1995.tb16356.x. PMID；7582458.

［7］ Marshall I，Burt RP，Chapple CR. Noradrenaline contractions of human prostate mediated by alpha 1A－（alpha 1c－）adrenoceptor subtype. Br J Pharmacol. 1995；115；781－6. https://doi. org/10.1111/j.1476－5381.1995.tb15001.x. PMID；8548177.

［8］ Buono R，Briganti A，Freschi M，Villa L，La Croce G，Moschini M，Benigni F，Castiglione F，Montorsi F，Hedlund P. Silodosin and tadalafil have synergistic inhibitory effects on nervemediated contractions of human and rat isolated prostates. Eur J Pharmacol. 2014；744；42－51. https://doi.org/10.1016/j.ejphar.2014.09.030. PMID；25261033.

［9］ Zarifpour M，Nomiya M，Sawada N，Andersson KE. Protective effect of tadalafil on the functional and structural changes of the rat ventral prostate caused by chronic pelvic ischemia. Prostate. 2015；75；233－41.https://doi.org/10.1002/pros.22909.

［10］ Calmasini FB，Candido TZ，Alexandre EC，D'Ancona CA，Silva D，de Oliveira MA，De Nucci G，Antunes E，Mónica FZ. The beta-3 adrenoceptor agonist，mirabegron relaxes isolated prostate from human and rabbit；new therapeutic indication？ Prostate. 2015；75；

440 – 7. https://doi. org/10.1002/pros.22930. PMID: 25417911.

[11] Wang Y, Kunit T, Ciotkowska A, Rutz B, Schreiber A, Strittmatter F, Waidelich R, Liu C, Stief CG, Gratzke C, Hennenberg M. Inhibition of prostate smooth muscle contraction and prostate stromal cell growth by the inhibitors of Rac, NSC23766 and EHT1864. Br J Pharmacol. 2015b; 172: 2905 – 17. https://doi.org/10.1111/bph.13099.

[12] Hsieh JT, Kuo YC, Chang HC, Liu SP, Chen JH, Tsai VF. The role of sympathetic and parasympathetic nerve systems on the smooth muscle of rat seminal vesicles — experimental results and speculation for physiological implication on ejaculation. Andrology. 2014; 2: 59 – 64. https://doi. org/10.1111/j.2047 – 2927.2013.00146.x. PMID: 24166981.

[13] Clark JT, Smith ER. Clonidine suppresses copulatory behavior and erectile reflexes in male rats: lack of effect of naloxone pretreatment. Neuroendocrinology. 1990; 51: 357 – 64. PMID: 2109274.

[14] Salonia A, Eardley I, Giuliano F, Hatzichristou D, Moncada I, Vardi Y, Wespes E, Hatzimouratidis K, European Association of Urology. European Association of Urology guidelines on priapism. Eur Urol. 2014; 65: 480 – 9. https://doi.org/10.1016/j.eururo. 2013.11.008. PMID: 24314827.

[15] Amobi NI, Smith IC. Differential inhibition in the human vas deferens by phenoxybenzamine: a possible mechanism for its contraceptive action. J ReprodFertil. 1995; 103: 215 – 21. PMID: 7616492.

[16] da Silva Júnior ED, Palmieri de Souza B, QuintellaDantas Rodrigues J, Caricati-Neto A, Jurkiewicz A, Jurkiewicz NH. Effects of clonidine in the isolated rat testicular capsule. Eur J Pharmacol. 2014b; 726C: 16 – 26. PMID: 24485887.

[17] Castelli M, Rossi T, Baggio G, Bertolini A, Ferrari W. Characterization of the contractile activity of dopamine on the rat isolated seminal vesicle. Pharmacol Res Commun. 1985; 17: 351 – 9. PMID: 2989954.

[18] Sharif SI. Dopamine contracts the rat isolated seminal vesicle by activation of postjunctional alpha-1-adrenoceptors. Pharmacology. 1994; 48: 328 – 34. PMID: 7912441.

[19] Kaufman JM, Vermeulen A. Lack of effect of the alpha-adrenergic agonist clonidine on pulsatile luteinizing hormone secretion in a double blind study in men. J Clin Endocrinol Metab. 1989; 68: 219 – 22. https://doi.org/10.1210/jcem-68 – 1 – 219. PMID: 2642486.

[20] Baldini M, Cornelli U, Molinari M, Cantalamessa L. Effect of methyldopa on prolactin serum concentration. Comparison between normal and sustained-release formulations. Eur J Clin Pharmacol. 1988; 34: 513 – 5. PMID: 3203713.

[21] Taylor RG, Crisp AJ, Hoffbrand BI, Maguire A, Jacobs HS. Plasma sex hormone concentrations in men with hypertension treated with methyldopa and/or propranolol. Postgrad Med J. 1981; 57(669): 425 – 6. PMID: 6796950.

[22] Clark JT, Smith ER. Clonidine suppresses copulatory behavior and erectile reflexes in malerats: lack of effect of naloxone pretreatment. Neuroendocrinology. 1990; 51: 357 – 64. PMID: 2109274.

[23] Yonezawa A, Yoshizumii M, Ebiko M, Amano T, Kimura Y, Sakurada S. Long-lasting effects of yohimbine on the ejaculatory function in male dogs. Biomed Res. 2005; 26: 201 – 6. https://doi. org/10.2220/biomedres.26.201. PMID: 16295696.

[24] Yonezawa A, Andoh R, Tadano T, Kisara K, Miyamoto A, Kimura Y. Evidence for central alpha2 adrenergic mechanism of clonidine-induced ejaculatory disturbance in dogs. J Pharmacobiodyn. 1986; 9: 1032 – 5. PMID: 2883275.

[25] Somers WJ, Felsen D, Chou TC, Marion DN, Chernesky CE, Vaughan ED Jr. An in vivo

evaluation of alpha adrenergic receptors in canine prostate. J Urol. 1989; 141: 1230 - 3. PMID: 2565408.

[26] Croog SH, Levine S, Sudilovsky A, Baume RM, Clive J. Sexual symptoms in hypertensive patients. A clinical trial of antihypertensive medications. Arch Intern Med. 1988; 148: 788 - 94. PMID: 3281619.

[27] Munjack DJ, Kanno PH. Retarded ejaculation: a review. Arch Sex Behav. 1979; 8: 139 - 50. PMID: 112949.

[28] Dunnick JK, Harris MW, Chapin RE, Hall LB, Lamb JC IV. Reproductive toxicology of methyldopa in male F344/N rats. Toxicology. 1986; 41: 305 - 18. PMID: 3775779.

[29] Kimura Y, Tadano T, Urano S, Yonezawa A, Watanabe H, Kisara K. Role of the spinal monoaminergic systems in suppression of ejaculation by alpha-methyldopa. Andrologia. 1985; 17: 16671. PMID: 2408502.

[30] Colabufo NA, Pagliarulo V, Berardi F, Contino M, Perrone R, Niso M, Albo G, de Rienzo G, Pagliarulo A. Human epididymal and prostatic tracts of vas deferens: different contraction response to noradrenaline stimulation in isolated organ bath assay. Eur J Pharmacol. 2007; 577: 150 - 5. PMID: 17900563.

[31] Hedlund H, Andersson KE, Larsson B. Effect of drugs interacting with adrenoreceptors and muscarinic receptors in the epididymal and prostatic parts of the human isolated vas deferens. J Auton Pharmacol. 1985; 5: 261 - 70. PMID: 2997231.

[32] Guh JH, Chueh SC, Ko FN, Teng CM. Characterization of alpha 1-adrenoceptor subtypes in tension response of human prostate to electrical field stimulation. Br J Pharmacol. 1995; 115: 142 - 6. PMID: 7647968.

[33] Brown CM, McGrath JC, Summers RJ. The effects of alpha-adrenoceptor agonists and antagonists on responses of transmurally stimulated prostatic and epididymal portions of the isolated vas deferens of the rat. Br J Pharmacol. 1979; 66: 553 - 64. PMID: 37964.

[34] Tambaro S, Ruiu S, Dessi C, Mongeau R, Marchese G, Pani L. Evaluation of tamsulosin and alfuzosin activity in the rat vas deferens: relevance to ejaculation delays. J Pharmacol Exp Ther. 2005; 312: 710 - 7. PMID: 15470085.

[35] Haynes JM, Alexander SP, Hill SJ. A1 adenosine receptor modulation of electrically-evoked contractions in the bisected vas deferens and cauda epididymis of the guinea-pig. Br J Pharmacol. 1998; 124: 964 - 70. https://doi.org/10.1038/sj.bjp.0701909. PMID: 9692782.

[36] Haynes JM, Hill SJ. Beta-adrenoceptor-mediated inhibition of alpha 1-adrenoceptor-mediated and field stimulation-induced contractile responses in the prostate of the guinea pig. Br J Pharmacol. 1997; 122: 1067 - 74. PMID: 9401771.

[37] Da Silva e Souza MC, Gimeno MF, Gimeno AL. Physiologic and pharmacologic studies on the motility of isolated guinea pig cauda epididymidis. FertilSteril. 1975; 26: 1250 - 6. PMID: 803041.

[38] Hib J. Effects of autonomic drugs on epididymal contractions. FertilSteril. 1976; 27: 951 - 6. PMID: 8341.

[39] Laitinen L, Talo A. Effects of adrenergic and cholinergic drugs on electrical and mechanical activities of the rat cauda epididymidis in vitro. J ReprodFertil. 1981; 63: 205 - 9. https://doi. org/10.1530/jrf.0.0630205. PMID: 6115943.

[40] Wali FA, Greenidge E. Effect of noradrenaline on rubidium (86Rb) efflux in the rat isolated seminal vesicle. Pharmacology. 1989; 39: 185 - 91. PMID: 2587623.

[41] Petit A, Piednoir D, Germain ML, Trenque T. [Drug-induced hyperprolactinemia: a case-noncase study from the national pharmacovigilance database]. Therapie. 2003; 58: 59 - 63.

PMID: 12942857.

[42] Matsukawa Y, Takai S, Funahashi Y, Kato M, Yamamoto T, Hirakawa A, Gotoh M. The change of testosterone secretion during the treatment of alpha-1 blocker in patients with benign prostatic hyperplasia. Urology. 2016; 88: 149 - 54. https://doi.org/10.1016/j. urology.2015.11.010. PMID: 26592467.

[43] Hong SK, Min GE, Ha SB, Doo SH, Kang MY, Park HJ, Yoon CY, Jeong SJ, Byun SS, Lee SE. Effect of the dual 5alpha-reductase inhibitor, dutasteride, on serum testosterone and body mass index in men with benign prostatic hyperplasia. BJU Int. 2010; 105: 970 - 4. https://doi. org/10.1111/j.1464 - 410X.2009.08915.x. PMID: 19793378.

[44] Andersen P, Seljeflot I, Herzog A, Arnesen H, Hjermann I, Holme I. Effects of doxazosin and atenolol on atherothrombogenic risk profile in hypertensive middle-aged men. J Cardiovasc Pharmacol. 1998; 31: 677 - 83. PMID: 9593066.

[45] Samara EE, Hosmane B, Locke C, Eason C, Cavanaugh J, Granneman GR. Assessment of the pharmacokinetic-pharmacodynamic interaction between terazosin and finasteride. J Clin Pharmacol. 1996; 36(12): 1169 - 78. PMID: 9013375.

[46] de la Chica-Rodríguez S, Cortés-Denia P, Ramírez-Expósito MJ, de Saavedra JM, Sánchez-Agesta R, PérezMdel C, Martínez-Martos JM. In vivo administration of doxazosin in rats highly decreases serum circulating levels of testosterone through a mechanism involving the testicular renin-angiotensin system. Int J Androl. 2008; 31: 364 - 70. https://doi.org/10.1111/j.13652605.2007.00771.x. PMID: 17573849.

[47] Naumenko EV, Amstislavskaya TG, Osadchuk AV. Involvement of the catecholamine mechanisms in the activation of mouse hypophyseotesticular complex induced by the female presence effect. Neurosci Behav Physiol. 1987; 17: 179 - 83. PMID: 3627407.

[48] Naumenko EV, Amstislavskaja TG, Osadchuk AV. The role of the adrenoceptors in the activation of the hypothalamic-pituitary-testicular complex of mice induced by the presence of a female. Exp Clin Endocrinol. 1991; 97: 1 - 11. PMID: 1677892.

[49] Kaplan SA. Side effects of alpha-blocker use: retrograde ejaculation. Rev Urol. 2009; 11 (Suppl1): S14 - 8. PMID: 20126607.

[50] Gacci M, Andersson KE, Chapple C, Maggi M, Mirone V, Oelke M, Porst H, Roehrborn C, Stief C, Giuliano F. Latest evidence on the use of phosphodiesterase type 5 inhibitors for the treatment of lower urinary tract symptoms secondary to benign prostatic hyperplasia. Eur Urol. 2016; 70(1): 124 - 33. https://doi.org/10.1016/j.eururo.2015.12.048. PMID: 26806655.

[51] Kedia KR, Persky L. Effect of phenoxybenzamine (dibenzyline) on sexual function in man.Urology. 1981; 18: 620 - 1. PMID: 6118973.

[52] Zdrojewicz Z, Konieczny R, Papier P, Szten F. Brdt Bromodomains Inhibitors and Other Modern Means of Male Contraception. Adv Clin Exp Med. 2015; 24: 705 - 14. PMID: 26469117.

[53] Homonnai ZT, Shilon M, Paz GF. Phenoxybenzamine-an effective male contraceptive pill. Contraception. 1984; 29: 479 - 91. PMID: 6430643.

[54] Gerstenberg TC, Levin RJ, Wagner G. Erection and ejaculation in man. Assessment of the electromyographic activity of the bulbocavernosus and ischiocavernosus muscles. Br J Urol. 1990; 65: 395 - 402. PMID: 2340374.

[55] Kobayashi K, Masumori N, Kato R, Hisasue S, Furuya R, Tsukamoto T. Orgasm is preserved regardless of ejaculatory dysfunction with selective alpha1A-blocker administration. Int J Impot Res. 2009; 21: 306 - 10. https://doi.org/10.1038/ijir.2009.27. PMID: 19536124.

［56］Bozkurt O, Demir O, Sen V, Esen A. Silodosin causes impaired ejaculation and enlargement of seminal vesicles in sexually active men treated for lower urinary tract symptoms suggestive of benign prostatic hyperplasia. Urology. 2015; 85: 1085 - 9. https://doi.org/10.1016/j. urology.2015.01.011. PMID: 25744372.

［57］Rosen RC, Fitzpatrick JM, ALF - LIFE Study Group. Ejaculatory dysfunction in men with lower urinary tract symptoms suggestive of benign prostatic hyperplasia. BJU Int. 2009; 104: 974 - 83. https://doi.org/10.1111/j.1464 - 410X.2009.08503.x.

［58］Rosen R, Altwein J, Boyle P, Kirby RS, Lukacs B, Meuleman E, O'Leary MP, Puppo P, Robertson C, Giuliano F. Lower urinary tract symptoms and male sexual dysfunction: the multinational survey of the aging male (MSAM - 7). Eur Urol. 2003; 44: 637 - 49. PMID: 14644114.

［59］Johnson KJ. Testicular histopathology associated with disruption of the Sertoli cell cytoskeleton.Spermatogenesis. 2015; 4: e979106. PMID: 26413393.

［60］Gacci M, Carini M, Salvi M, Sebastianelli A, Vignozzi L, Corona G, Maggi M, McVary KT, Kaplan SA, Oelke M, Serni S. Management of benignprostatichyperplasia: role of phosphodiesterase-5 inhibitors. DrugsAging. 2014b; 31: 425 - 39. https://doi.org/10.1007/ s40266 - 0140177 - 1. PMID: 24811735.

［61］Masumori N, Tsukamoto T, Iwasawa A, Furuya R, Sonoda T, Mori M, Hokkaido Urological Disorders Conference Writing Group. Ejaculatory disorders caused by alpha-1 blockers for patients with lower urinary tract symptoms suggestive of benign prostatic hyperplasia: comparison of naftopidil and tamsulosin in a randomized multicenter study. Urol Int. 2009; 83: 49 - 54. https://doi.org/10.1159/000224868. PMID: 19641359.

［62］van Moorselaar RJ, Hartung R, Emberton M, Harving N, Matzkin H, Elhilali M, Alcaraz A, Vallancien G, ALF - ONE Study Group. Alfuzosin 10 mg once daily improves sexual function in men with lower urinary tract symptoms and concomitant sexual dysfunction. BJU Int. 2005; 95: 603 - 8. https://doi.org/10.1111/j.1464 - 410X.2005.05347.x. PMID: 15705088.

［63］Elhilali M, Emberton M, Matzkin H, van Moorselaar RJ, Hartung R, Harving N, Alcaraz A, Vallancien G, ALF - ONE Study Group. Long-term efficacy and safety of alfuzosin 10 mg once daily: a 2-year experience in "real-life" practice. BJU Int. 2006; 97: 513 - 9. https://doi. org/10.1111/j.1464 - 410X.2005.05962.x. PMID: 16469018.

［64］Rosen R, Seftel A, Roehrborn CG. Effects of alfuzosin 10 mg once daily on sexual function in men treated for symptomatic benign prostatic hyperplasia. Int J Impot Res. 2007; 19: 480 - 485. PMID: 17717526. https://doi.org/10.1038/sj.ijir.3901554.

［65］Höfner K, Claes H, De Reijke TM, Folkestad B, Speakman MJ. Tamsulosin 0.4 mg oncedaily: effect on sexual function in patients with lower urinary tract symptoms suggestive of benign prostatic obstruction. Eur Urol. 1999; 36: 335 - 41. PMID: 10473995.

［66］Yokoyama T, Hara R, Fukumoto K, Fujii T, Jo Y, Miyaji Y, Nagai A, Sone A. Effects of three types of alpha-1 adrenoceptor blocker on lower urinary tract symptoms and sexual function in males with benign prostatic hyperplasia. Int J Urol. 2011; 18: 225 - 30. https://doi.org/10.1111/j.1442 - 2042.2010.02708.x. PMID: 21272091.

［67］Yamaguchi K, Aoki Y, Yoshikawa T, Hachiya T, Saito T, Takahashi S. Silodosin versus naftopidil for the treatment of benign prostatic hyperplasia: a multicenter randomized trial. Int J Urol. 2013; 20: 1234 - 8. https://doi.org/10.1111/iju.12160.

［68］Goktas S, Kibar Y, Kilic S, Topac H, Coban H, Seckin B. Recovery of abnormal ejaculation by intermittent tamsulosin treatment. J Urol. 2006; 175(2): 650. https://doi.

org/10.1016/S00225347(05)00157 - 6. PMID: 16407016.

[69] Marks LS, Gittelman MC, Hill LA, Volinn W, Hoel G. Rapid efficacy of the highly selective alpha1A-adrenoceptor antagonist silodosin in men with signs and symptoms of benign prostatic hyperplasia: pooled results of 2 phase 3 studies. J Urol. 2009a; 181: 2634 - 40. https://doi. org/10.1016/j.juro.2009.02.034. PMID: 19371887.

[70] Marks LS, Gittelman MC, Hill LA, Volinn W, Hoel G. Silodosin in the treatment of the signs and symptoms of benign prostatic hyperplasia: a 9-month, open-label extension study. Urology. 2009b; 74: 1318 - 22. https://doi.org/10.1016/j.urology.2009.06.072. PMID: 19815265.

[71] Miyakita H, Yokoyama E, Onodera Y, Utsunomiya T, Tokunaga M, Tojo T, Fujii N, Yanada S. Short-termeffects of crossover treatment with silodosin and tamsulosinhydrochloride for lower urinary tract symptoms associated with benignprostatichyperplasia. Int J Urol. 2010; 17: 869 - 75. PMID: 20735791. DOI: 10.1111/j.1442 - 2042.2010.02614.x.

[72] Roehrborn CG, Kaplan SA, Lepor H, Volinn W. Symptomatic and urodynamic responses in patients with reduced or no seminal emission during silodosin treatment for LUTS and BPH. Prostate Cancer Prostatic Dis. 2011; 14: 143 - 148. PMID: 21135869. https://doi. org/10.1038/pcan.2010.46.

[73] Hellstrom WJ, Sikka SC. Effects of acute treatment with tamsulosin versus alfuzosin on ejaculatory function in normal volunteers. J Urol. 2006; 176(4 Pt 1): 1529 - 33. PMID: 16952675.

[74] Kobayashi K, Masumori N, Hisasue S, Kato R, Hashimoto K, Itoh N, Tsukamoto T. Inhibition of seminal emission is the main cause of anejaculation induced by a new highly selective alpha1A-blocker in normal volunteers. J Sex Med. 2008; 5: 2185 - 90. https:// doi.org/10.1111/j.1743 - 6109.2008.00779.x. PMID: 18399947.

[75] Hellstrom WJ, Sikka SC. Effects of alfuzosin and tamsulosin on sperm parameters in healthy men: results of a short-term, randomized, double-blind, placebo-controlled, crossover study. J Androl. 2009; 30: 469 - 74. https://doi.org/10.2164/jandrol.108.006874. PMID: 19201696.

[76] Gonzales GF, Kortebani G, Mazzolli AB. Hyperviscosity and hypofunction of the seminal vesicles. Arch Androl. 1993; 30: 63 - 8. PMID: 8420506.

[77] Shimizu F, Taguri M, Harada Y, Matsuyama Y, Sase K, Fujime M. Impact of dry ejaculation caused by highly selective alpha1A-blocker: randomized, double-blind, placebo-controlled crossover pilot study in healthy volunteer men. J Sex Med. 2010; 7: 1277 - 83. https://doi. org/10.1111/j.1743 - 6109.2009.01663.x.

[78] Hisasue S, Furuya R, Itoh N, Kobayashi K, Furuya S, Tsukamoto T. Ejaculatory disorder caused by alpha-1 adrenoceptor antagonists is not retrograde ejaculation but a loss of seminal emission. Int J Urol. 2006; 13: 1311 - 6. PMID: 17010010.

[79] Tomita M, Kikuchi E, Maeda T, Kabeya Y, Katsuki T, Oikawa Y, Kato K, Ohashi M, Nakamura S, Oya M, Shimada A. Clinical background of patients with sperm in their urinary sediment. PLoS One. 2015; 10: e0136844. https://doi.org/10.1371/journal.pone. 0136844t. PMID: 26359862.

[80] McComb MN, Chao JY, Ng TM. Direct vasodilators and sympatholytic agents. J Cardiovasc PharmacolTher. 2016; 21: 3 - 19. https://doi.org/10.1177/1074248415587969. PMID: 26033778.

[81] Bulpitt CJ, Dollery CT. Side effects of hypotensive agents evaluated by a self-administered questionnaire. Br Med J. 1973; 3(5878): 485 - 90. PMID: 4726158.

［82］Kempinas WD, Suarez JD, Roberts NL, Strader L, Ferrell J, Goldman JM, Klinefelter GR. Rat epididymal sperm quantity, quality, and transit time after guanethidine-induced sympathectomy. Biol Reprod. 1998a; 59: 890 - 6. PMID: 9746740.

［83］Kempinas WD, Suarez JD, Roberts NL, Strader LF, Ferrell J, Goldman JM, Narotsky MG, Perreault SD, Evenson DP, Ricker DD, Klinefelter GR. Fertility of rat epididymal sperm after chemically and surgically induced sympathectomy. Biol Reprod. 1998b; 59: 897 - 904. PMID: 9746741.

［84］Fernandez CD, Porto EM, Arena AC, Kempinas Wde G. Effects of altered epididymal sperm transit time on sperm quality. Int J Androl. 2008; 31: 427 - 37. PMID: 17822422.

［85］Sanbe A, Tanaka Y, Fujiwara Y, Tsumura H, Yamauchi J, Cotecchia S, Koike K, Tsujimoto G, Tanoue A. Alpha1-adrenoceptors are required for normal male sexual function. Br J Pharmacol. 2007; 152: 332 - 340. PMID: 17603545. https://doi.org/10.1038/sj.bjp.0707366.

［86］Jukiewicz NH, Caricati-Neto A, Verde LF, Avellar MCW, Reuter HR, Jukiewicz A. Sympathetic neurotransmission in the rat testicular capsule: functional characterization and identification of mRNA encoding α1-adrenoceptor subtypes. Eur J Pharmacol. 2006; 543: 141 - 50. PMID: 16822496.

［87］da Silva Júnior ED, de Souza BP, Vilela VV, Rodrigues JQ, Nichi M, de Agostini Losano JD, Dalmazzo A, Barnabe VH, Jurkiewicz A, Jurkiewicz NH. Epididymalcontraction and spermparameters are affected by clonidine. Andrology. 2014a; 2: 955 - 66. https://doi.org/10.1111/andr.283. PMID: 25270366.

［88］Koslov DS, Andersson KE. Physiological and pharmacological aspects of the vas deferens- an update. Front Pharmacol. 2013; 4(101): 1 - 11. PMID: 17985448.

［89］Nasu K, Moriyama N, Kawabe K, Tsujimoto G, Murai M, Tanaka T, Yano J. Quantification and distribution of alpha 1-adrenoceptor subtype mRNAs in human prostate: comparison of benign hypertrophied tissue and non-hypertrophied tissue. Br J Pharmacol. 1996; 119: 797 - 803. PMID: 8922723.

［90］Clark JT, Smith ER, Davidson JM. Evidence for the modulation of sexual behavior by alphaadrenoceptors in male rats. Neuroendocrinology. 1985; 41: 36 - 43. PMID: 2991794.

［91］Solomon HM, Wier PJ, Ippolito DL, Toscano TV. Effect of prazosin on spermtransport in male rats. ReprodToxicol. 1997; 11: 627 - 31. PMID: 9241685.

［92］Pholpramool C, Triphrom N. Effects of cholinergic and adrenergic drugs on intraluminal pressures and contractility of the rat testis and epididymis in vivo. J ReprodFertil. 1984; 71: 181 - 8. https://doi.org/10.1530/jrf.0.0710181. PMID: 6144794.

［93］Giuliano F, Clèment P. Pharmacology for the treatment of premature ejaculation. Pharmacol Rev. 2012; 64: 621 - 44. https://doi.org/10.1124/pr.111.004952. PMID: 22679220.

［94］Michel MC. Ejaculatory dysfunction and alpha-adrenoceptor antagonists. BJU Int. 2004; 94: 4434. PMID: 15291886.

［95］Noguchi Y, Ohtake A, Suzuki M, Sasamata M. In vivo study on the effects of alpha1-adrenoceptor antagonists on intraurethral pressure in the prostatic urethra and intraluminal pressure in the vas deferens in male dogs. Eur J Pharmacol. 2008; 580: 256 - 61. PMID: 18078926.

［96］Gregoriou O, Vitoratos N, Papadias C, Gargaropoulos A, Konidaris S, Giannopoulos V, Chryssicopoulos A. Treatment of idiopathic oligozoospermia with an alpha-blocker: a placebocontrolled double-blind trial. Int J FertilWomens Med. 1997; 42: 301 - 5. PMID: 9406835.

［97］Yamamoto M，Hibi H，Miyake K. Comparison of the effectiveness of placebo and alpha-blocker therapy for the treatment of idiopathic oligozoospermia. FertilSteril. 1995；63：396－400. PMID：7843449.

［98］Tatemichi S，Kobayashi K，Yokoi R，Kobayashi K，Maruyama K，Hoyano Y，Kobayashi M，Kuroda J，Kusama H. Comparison of the effects of four alpha1-adrenoceptor antagonists on ejaculatory function in rats. Urology. 2012；80：486.e9－16. https://doi.org/10.1016/j.urology.2012.01.039.

［99］Ratnasooriya WD，Wadsworth RM. Impairment of fertility of male rats with prazosin. Contraception. 1990；41：441－7. PMID：2335107.

［100］Cheng CY，Mruk DD. A local autocrine axis in the testes that regulates spermatogenesis. Nat Rev Endocrinol. 2010；6：380－95. https://doi.org/10.1038/nrendo.2010.71. PMID：20571538.

［101］Ghanbarzadeh S，Garjani A，Ziaee M，Khorrami A. Effects of L-carnitine and coenzyme q10 on impaired spermatogenesis caused by isoproterenol in male rats. Drug Res（Stuttg）. 2014；64：449－53. https://doi.org/10.1055/s-0033－1361103. PMID：24285403.

［102］Kalodimos PJ，Ventura S. Beta2-adrenoceptor-mediated inhibition of field stimulation induced contractile responses of the smooth muscle of the rat prostate gland. Eur J Pharmacol. 2001；431：81－9. PMID：11716846.

［103］Ko DT，Hebert PR，Coffey CS，Sedrakyan A，Curtis JP，Krumholz HM. Beta-blocker therapy and symptoms of depression，fatigue，and sexual dysfunction. JAMA. 2002；288：351－7. PMID：12117400.

［104］Adeoya-Osiguwa SA，Gibbons R，Fraser LR. Identification of functional alpha2- and betaadrenergic receptors in mammalian spermatozoa. Hum Reprod. 2006；21：1555－63. https://doi.org/10.1093/humrep/del016. PMID：16488904.

［105］Eisenberg ML，Li S. Special research presentation：the association between antihypertensives and male infertility using insurance claims data. FertilSteril. 2016；106（Suppl 3）：e75.

［106］Rosen RC，Kostis JB，Jekelis AW. Beta-blocker effects on sexual function in normal males. Arch Sex Behav. 1988b；17：241－55. PMID：2900627 timing and whether TT and FT decreased below normal.

［107］Fogari R，Preti P，Derosa G，Marasi G，Zoppi A，Rinaldi A，Mugellini A. Effect of antihypertensive treatment with valsartan or atenolol on sexual activity and plasma testosterone in hypertensive men. Eur J Clin Pharmacol. 2002；58：177－80. PMID：12107602.

［108］Suzuki H，Tominaga T，Kumagai H，Saruta T. Effects of first-line antihypertensive agents on sexual function and sex hormones. J Hypertens Suppl. 1988；6：S649－51. PMID：3149291.

［109］O'Meara J，White WB. Ejaculatory failure and urinary dysfunction secondary to labetalol. J Urol.1988；139：371－2. PMID：3339748.

［110］Riley AJ，Riley EJ，Davies HJ. A method for monitoring drug effects on male sexual response：the effect of single dose labetalol. Br J Clin Pharmacol. 1982；14：695－700. PMID：7138749.

［111］el-Sayed MG，el-Sayed MT，Elazab Abd el S，Hafeiz MH，el-Komy AA，Hassan E. Effects of some beta-adrenergic blockers on male fertility parameters in rats. DtschTierarztlWochenschr. 1998；105：10－2. PMID：9499626.

［112］Segarra AB，Prieto I，Villarejo AB，Banegas I，Wangensteen R，de Gasparo M，Vives F，RamírezSánchez M. Effects of antihypertensive drugs on angiotensinase activities in the testis of spontaneously hypertensive rats. HormMetab Res. 2013; 45: 344 - 8. https://doi.org/10.105 5/s-0032 - 1329988.

[113] Nusier MK, Bataineh HN, Daradka HM. Adverse effects of propranolol on reproductive function in adult male mice. Pak J Biol Sci. 2007; 10: 2728 - 31. PMID: 19070091.

[114] Parlaktas BS, Atilgan D, Gencten Y, Akbas A, Markoc F, Erdemir F, Ozyurt H, Uluocak N. The effects of carvedilol on ischemia-reperfusion injury in the rat testis. Int Braz J Urol. 2014; 40: 109 - 17. https://doi.org/10.1590/S1677 - 5538.IBJU.2014.01.16.

[115] Benoff S, Cooper GW, Hurley I, Mandel FS, Rosenfeld DL, Scholl GM, Gilbert BR, Hershlag A. The effect of calcium ion channel blockers on sperm fertilization potential. FertilSteril. 1994; 62: 606 - 17. PMID: 8062958.

[116] Hershlag A, Cooper GW, Benoff S. Pregnancy following discontinuation of a calcium channel blocker in the male partner. Hum Reprod. 1995; 10: 599 - 606. PMID: 7782439.

[117] Katsoff D, Check JH. A challenge to the concept that the use of calcium channel blockers causes reversible male infertility. Hum Reprod. 1997; 12: 1480 - 2. PMID: 9262281.

[118] Brezina PR, Yunus FN, Zhao Y. Effects of pharmaceutical medications on male fertility. J ReprodInfertil. 2012; 13: 3 - 11. PMID: 23926519.

[119] Birowo P, Uckert S, Kedia GT, Sonnenberg JE, Thon WF, Rahardjo D, Kuczyk MA. Characterization of the effects of various drugs likely to affect smooth muscle tension on isolated human seminal vesicle tissue. Urology. 2010a; 75: 974 - 8. https://doi.org/10.1016/j.urology.2009.09.034. PMID: 19969333.

[120] Haynes JM, Cook AL. Protein kinase G-induced activation of K(ATP) channels reduces contractility of human prostate tissue. Protein kinase G-induced activation of K(ATP) channels reduces contractility of human prostate tissue. Prostate. 2006; 66: 377 - 85. PMID: 16302263.

[121] Teng CM, Guh JH, Ko FN. Functional identification of alpha 1-adrenoceptor subtypes in human prostate: comparison with those in rat vas deferens and spleen. Eur J Pharmacol. 1994; 265: 616. PMID: 7883030.

[122] Haynes JM, Hill SJ. Alpha-adrenoceptor mediated responses of the cauda epididymis of the guinea-pig. Br J Pharmacol. 1996; 119: 1203 - 10. PMID: 8937724.

[123] Romeo JH, Dombrowski R, Kwak YS, Fuehrer S, Aron DC. Hyperprolactinaemiaandverapamil: prevalence and potential association with hypogonadism in men. Clin Endocrinol (Oxf). 1996; 45: 571 - 5. PMID: 8977754.

[124] Bisol LW, Brunstein MG, Ottoni GL, Ramos FL, Borba DL, Daltio CS, de Oliveira RV, Paz GE, de Souza SE, Bressan RA, Lara DR. Is flunarizine a long-acting oral atypical antipsychotic? A randomized clinical trial versus haloperidol for the treatment of schizophrenia. J Clin Psychiatry. 2008; 69: 1572 - 9. PMID: 19192440.

[125] Velardo A, Ricci S, Zironi C, Pantaleoni M, Zizzo G, Badiali A, Marrama P. Effects of prolonged treatment with diltiazem on pituitary secretion of luteinizing hormone, follicle-stimulating hormone, thyrotropin and prolactin. Horm Res. 1992; 37: 137 - 40. PMID: 1490655.

[126] Morad F, Elsayed EM, Mahmoud SM. Inhibition of steroid sex hormones release in rats by two Ca2 + channel blockers. Pharmacol Res. 1997; 35: 177 - 80. PMID: 9229405.

[127] Adams ML, Meyer ER, Sewing BN, Cicero TJ. Effects of nitric oxide-related agents on rat testicular function. J Pharmacol Exp Ther. 1994; 269: 230 - 7. PMID: 7513358.

[128] Almeida SA, Teófilo JM, Anselmo Franci JA, Brentegani LG, Lamano-Carvalho TL. Antireproductive effect of the calcium channel blocker amlodipine in male rats. Exp

ToxicolPathol. 2000; 52; 353 – 6. PMID; 10987190.

[129] Iranloye BO, Morakinyo AO, Uwah J, Bello O, Daramola OA. Effect of nifedipine on reproductive functions in male rats. Nig Q J Hosp Med. 2009; 19; 165 – 8. PMID; 20836324.

[130] Onwuka FC, Wuanyanwu KP, Nnodu CK, Erhabor O. Effect of amlodipine, a calcium channel antagonist, on gonadal steroid of male Wistar albino rats. J Exp Pharmacol. 2010; 2; 55 – 8. PMID; 27186091.

[131] Morakinyo AO, Iranloye BO, Adegoke OA. Antireproductive effect of calcium channel blockers on male rats. Reprod Med Biol. 2009; 8; 97 – 102.

[132] Morakinyo AO, Iranloye BO, Daramola AO, Adegoke OA. Antifertility effect of calcium channel blockers on male rats; association with oxidative stress. Adv Med Sci. 2011; 56; 95 – 105. PMID; 21596665. https://doi.org/10.2478/v10039 – 011 – 0018-y.

[133] Saha L, Bhargava VK, Garg SK, Majumdar S. Effect of nimodipine on male reproductive functions in rats. Indian J PhysiolPharmacol. 2000a; 44; 449 – 55. PMID; 11214500.

[134] Leung PS, Sernia C. The renin-angiotensin system and male reproduction; new functions for old hormones. J Mol Endocrinol. 2003; 30; 263 – 70. PMID; 12790798.

[135] Krege JH, John SW, Langenbach LL, Hodgin JB, Hagaman JR, Bachman ES, Jennette JC, O'Brien DA, Smithies O. Male-female differences in fertility and blood pressure in ACE-deficient mice. Nature. 1995; 375; 146 – 8. PMID; 7753170.

[136] Esther CR Jr, Howard TE, Marino EM, Goddard JM, Capecchi MR, Bernstein KE. Mice lacking angiotensin-converting enzyme have low blood pressure, renal pathology, and reduced male fertility. Lab Invest. 1996; 74; 953 – 65. PMID; 8642790.

[137] Hagaman JR, Moyer JS, Bachman ES, Sibony M, Magyar PL, Welch JE, Smithies O, Krege JH, O'Brien DA. Angiotensin-converting enzyme and male fertility. Proc Natl Acad Sci U S A. 1998; 95; 2552 – 7. PMID; 9482924.

[138] Ramaraj P, Kessler SP, Colmenares C, Sen GC. Selective restoration of male fertility in mice lacking angiotensin-converting enzymes by sperm-specific expression of the testicular isozyme. J Clin Invest. 1998; 102; 371 – 8. PMID; 9664078.

[139] Kondoh G, Tojo H, Nakatani Y, Komazawa N, Murata C, Yamagata K, Maeda Y, Kinoshita T, Okabe M, Taguchi R, Takeda J. Angiotensin-converting enzyme is a GPI-anchored protein releasing factor crucial for fertilization. Nat Med. 2005; 11; 160 – 6. https://doi.org/10.1038/nm1179. PMID; 15665832.

[140] Zalata AA, Morsy HK, Ael-N B, Elhanbly S, Mostafa T. ACE gene insertion/deletion polymorphism seminal associations in infertile men. J Urol. 2012; 187; 1776 – 80. https://doi.org/10.1016/j.juro.2011.12.076. PMID; 22425118.

[141] Li LJ, Zhang FB, Liu SY, Tian YH, Le F, Wang LY, Lou HY, Xu XR, Huang HF, Jin F. Human sperm devoid of germinal angiotensin-converting enzyme is responsible for total fertilization failure and lower fertilization rates by conventional in vitro fertilization. Biol Reprod. 2014; 90; 125. https://doi.org/10.1095/biolreprod.113.114827. PMID; 24790158.

[142] Koshida H, Takeda R, Miyamori I. Lisinopril decreases plasma free testosterone in male hypertensive patients and increases sex hormone binding globulin in female hypertensive patients. Hypertens Res. 1998; 21; 279 – 82. PMID; 9877521.

[143] Schill WB, Parsch EM, Miska W. Inhibition of angiotensin-converting enzyme—a new concept of medical treatment of male infertility? FertilSteril. 1994; 61; 1123 – 8. PMID; 8194628.

[144] Mbah AU, Ndukwu GO, Ghasi SI, Shu EN, Ozoemena FN, Mbah JO, Onodugo OD,

Ejim EC, Eze MI, Nkwo PO, Okonkwo PO. Low-dose lisinopril in normotensive men with idiopathic oligospermia and infertility: a 5-year randomized, controlled, crossover pilot study. Clin PharmacolTher. 2012; 91: 582 - 9. https://doi.org/10.1038/clpt.2011. 265. PMID: 22378155.

[145] Okeahialam BN, Amadi K, Ameh AS. Effect of lisnopril, an angiotensin converting enzyme (ACE) inhibitor on spermatogenesis in rats. Arch Androl. 2006; 52: 209 - 13. PMID: 16574603.

[146] Dostal LA, Kim SN, Schardein JL, Anderson JA. Fertility and perinatal/postnatal studies in rats with the angiotensin-converting enzyme inhibitor, quinapril. Fundam Appl Toxicol. 1991; 17: 684 - 95. PMID: 1778358.

[147] Saha L, Garg SK, Bhargava VK, Mazumdar S. Role of angiotensin-converting enzyme inhibitor, lisinopril, on spermatozoal functions in rats. Methods Find Exp Clin Pharmacol. 2000b; 22: 15962. PMID: 10893698.

[148] Alves-Pereira JL, Frantz ED, da Fonte Ramos C. Beneficial effects of Renin-Angiotensin system blockers on testicular steroidogenesis. J Urol. 2014; 192: 1878 - 83. https://doi. org/10.1016/j. juro.2014.05.093. PMID: 24880039.

[149] Lorenzini F. Editorial comment. Comment on beneficial effects of renin-angiotensin system blockers on testicular steroidogenesis. J Urol. 2014; 192: 1883. https://doi.org/ 10.1016/j. juro.2014.05.131. PMID: 25240222.

[150] Steelman SL, Brooks JR, Morgan ER, Patanelli DJ. Anti-androgenic activity of spironolactone. Steroids. 1969; 14: 449 - 50. PMID: 5344274.

[151] Basinger GT, Gittes RF. Antiandrogenic effect of spironolactone in rats. J Urol. 1974; 111: 77 - 80.PMID: 4813557.

[152] Corvol P, Michaud A, Menard J, Freifeld M, Mahoudeau J. Antiandrogenic effect of spirolactones: mechanism of action. Endocrinology. 1975; 97: 52 - 8. https://doi.org/10. 1210/endo-97 - 1 - 52. PMID: 166833.

[153] Menard RH, Stripp B, Gillette JR. Spironolactone and testicular cytochrome P - 450: decreased testosterone formation in several species and changes in hepatic drug metabolism. Endocrinology. 1974; 94: 1628 - 36. https://doi.org/10.1210/endo-94 - 6 - 1628. PMID: 4831127.

[154] Stripp B, Taylor AA, Bartter FC, Gillette JR, Loriaux DL, Easley R, Menard RH. Effect of spironolactone on sex hormones in man. J Clin Endocrinol Metab. 1975; 41: 777 - 81. https://doi. org/10.1210/jcem-41 - 4 - 777. PMID: 1176584.

[155] Walsh PC, Siiteri PK. Suppression of plasma androgens by spironolactone in castrated men with carcinoma of the prostate. J Urol. 1975; 114: 254 - 6. PMID: 125803.

[156] Nuttall FQ, Warrier RS, Gannon MC. Gynecomastia and drugs: a critical evaluation of the literature. Eur J Clin Pharmacol. 2015; 71: 569 - 78. https://doi.org/10.1007/s00228 - 015 - 1835-x. PMID: 25827472.

[157] Pitt B, Zannad F, Remme WJ, Cody R, Castaigne A, Perez A, Palensky J, Wittes J. The effect of spironolactone on morbidity and mortality in patients with severe heart failure. Randomized Aldactone Evaluation Study Investigators. N Engl J Med. 1999; 341: 709 - 17. https://doi. org/10.1056/NEJM199909023411001. PMID: 10471456.

[158] Jeunemaitre X, Chatellier G, Kreft-Jais C, Charru A, DeVries C, Plouin PF, Corvol P, Menard J. Efficacy and tolerance of spironolactone in essential hypertension. Am J Cardiol. 1987; 60: 820 - 5. https://doi.org/10.1016/0002 - 9149(87)91030 - 7. PMID: 3661395.

[159] Miyatake A, Noma K, Nakao K, Morimoto Y, Yamamura Y. Increased serum oestrone and oestradiol following spironolactone administration in hypertensive men. Clin Endocrinol (Oxf). 1978; 9: 523 – 33. https://doi.org/10.1111/j.1365 – 2265.1978.tb01510.x. PMID: 747893.

[160] Rose L, Underwood RH, Newmark SR, Kisch ES, Williams GH. Pathophysiology of spironolactoneinduced gynecomastia. Ann Intern Med. 1977; 87: 398 – 403. PMID: 907238.

[161] Kalicińska E, Wojtas K, Majda J, Doehner W, von Haehling S, Banasiak W, Ponikowska B, Borodulin-Nadzieja L, Anker SD, Ponikowski P, Jankowska EA. Anabolic deficiencies in men with systolic heart failure: do co-morbidities and therapies really contribute significantly? Aging Male. 2013; 16: 123 – 31. https://doi.org/10.3109/13685538.2013. 807427. PMID: 23803163.

[162] Hatwal A, Bhatt RP, Agrawal JK, Singh G, Bajpai HS. Spironolactone and cimetidine in treatment of acne. Acta DermVenereol. 1988; 68: 84 – 7. PMID: 2449021.

[163] Aizawa H, Niimura M. Oral spironolactone therapy in male patients with rosacea. J Dermatol.1992; 19: 293 – 7. PMID: 1386614.

[164] Caminos-Torres R, Ma L, Snyder PJ. Gynecomastia and semen abnormalities induced by spironolactone in normal men. J Clin Endocrinol Metab. 1977; 45: 255 – 60. https://doi. org/10.1210/jcem-45 – 2 – 255. PMID: 885991.

[165] Gooren LJ, van der Veen EA, van Kessel H, Harmsen-Louman W, Wiegel AR. Prolactin secretion in the human male is increased by endogenous oestrogens and decreased by exogenous/endogenous androgens. Int J Androl. 1984; 7: 53 – 60. PMID: 6715064.

[166] Tidd MJ, Horth CE, Ramsay LE, Shelton JR, Palmer RF. Endocrine effects of spironolactone in man. Clin Endocrinol (Oxf). 1978; 9: 389 – 99. PMID: 152681.

[167] Menard RH, Loriaux DL, Bartter FC, Gillette JR. The effect of the administration of spironolactone on the concentration of plasma testosterone, estradiol and cortisol in male dogs (1). Steroids. 1978; 31: 771 – 82. PMID: 694966.

[168] Wong PY, Lee WM. Effects of spironolactone (aldosterone antagonist) on electrolyte and water content of the cauda epididymidis and fertility of male rats. Biol Reprod. 1982; 27: 771 – 7. PMID: 7171664.

[169] Levin S, McMahon E, John-Baptiste A, Bell RR. Prostate effect in dogs with the aldosterone receptor blocker eplerenone. ToxicolPathol. 2013; 41: 271 – 9. https://doi. org/10.1177/ 0192623312468516. PMID: 23242577.

[170] Williams GH, Croog SH, Levine S, Testa MA, Sudilovsky A. Impact of antihypertensive therapy on quality of life: effect of hydrochlorothiazide. J Hypertens Suppl. 1987; 5: S29 – 35. PMID: 3553493.

[171] Stoffer SS, Hynes KM, Jiang NS, Ryan RJ. Digoxin and abnormal serum hormone levels. JAMA.1973; 225: 1643 – 4. https://doi.org/10.1001/jama.1973.03220410045010. PMID: 4740739.

[172] Neri A, Aygen M, Zukerman Z, Bahary C. Subjective assessment of sexual dysfunction of patients on long-term administration of digoxin. Arch Sex Behav. 1980; 9: 343 – 7. PMID: 7416947.

[173] Neri A, Zukerman Z, Aygen M, Lidor Y, Kaufman H. The effect of long-term administration of digoxin on plasma androgens and sexual dysfunction. J Sex Marital Ther. 1987; 13: 58 – 63. https://doi.org/10.1080/00926238708403879. PMID: 2952803.

[174] Tappler B, Katz M. Pituitary-gonadal dysfunction in low-output cardiac failure. Clin Endocrinol (Oxf). 1979; 10: 219 – 26. https://doi. org/10.1111/j.1365 – 2265.1979.

tb02075.x. PMID：455737.

[175] Lin H，Wang SW，Tsai SC，Chen JJ，Chiao YC，Lu CC，Huang WJ，Wang GJ，Chen CF，Wang PS. Inhibitory effect of digoxin on testosterone secretion through mechanisms involving decreases of cyclic AMP production and cytochrome P450scc activity in rat testicular interstitial cells. Br J Pharmacol. 1998；125：1635 – 40. https：//doi.org/10.1038/sj.bjp.0702229. PMID：9886754.

[176] Evenson DP，Fasbender AJ. In vivo and in vitro effects of hydralazine on cellular growth，differentiation，and chromatin structure. Toxicol Appl Pharmacol. 1988；93：339 – 50. PMID：3358268.

第十章
抗微生物药和男性生殖

摘要 长期以来,抗菌药物一直有导致男性不育的"嫌疑";然而,支持这一假设的数据非常有限。评估抗菌药疗效的一个主要难点在于,原有疾病往往对男性生育能力有负面影响,因此使用抗菌药物治疗可以改善生育结局。对于男性生殖道疾病尤其如此。抗寄生虫类药物对真核细胞有毒性作用,因此可能有很大的生殖毒性。这些药物中很多品种也可用于宠物或食用动物;在这一章中,我们回顾了抗寄生虫药物对雄性动物生殖力影响的文献。在人类数据中,只有尼立达唑已被证明在 20 名男性血吸虫病患者中引起了可逆性生精障碍。在抗真菌药物中,一些研究显示,酮康唑可短暂降低男性睾酮水平,但缺乏对精液质量或生育能力影响研究。在这一章中,我们回顾了抗菌药物的研究,在服用呋喃妥因、环丙沙星、氧氟沙星或磺胺甲噁唑的男性精液质量下降方面,我们获得的人类数据很少。这些药物和其他一些抗菌药物已经在其他动物中进行了研究,结果表明它们对雄性生殖终点有负面影响。鉴于对抗菌药物普遍有生殖毒性"嫌疑"但又缺乏证据支持,因此需要设计良好的临床试验来证实。

广义地说,抗微生物药包括治疗寄生虫、真菌、细菌和病毒感染的药物(表 10.1)。我们将在第 11 章中单独讨论抗病毒药物。在抗微生物药中,一些治疗的寄生虫药物似乎对男性生殖有非常不利的影响。可惜的是,尽管我们怀疑抗菌药物对男性生殖有负面影响[1],但很少有对人类进行的充分研究。

表 10.1　对精子和（或）男性生殖系统有影响的抗微生物药

药　物	类别/治疗疾病	对男性生殖的体内影响及人体等效剂量（人体等效剂量）下的动物实验观察结果（另有说明的除外）
抗寄生虫药		
阿苯达唑	苯并咪唑类/驱虫剂	牛：在一项研究中，给予单剂量阿苯达唑对精液质量没有影响，但在另一项研究中，接受阿苯达唑治疗的公牛的冷冻精子的生育能力降低
青蒿素	倍半萜烯内酯类 抗疟药	大鼠：治疗 7 天对睾丸或精子无影响
青蒿琥酯	倍半萜烯内酯类 抗疟药	小鼠：给予单次低剂量人体等效剂量：附睾精子数量低及形态降低达 35 天；治疗后第二天出现高水平的 DNA 断裂片段
氯喹	喹诺酮类抗疟药	大鼠：给予人体等效剂量或低于人体等效剂量 30 天：睾酮水平降低；输精管结构破坏；睾丸、附睾、输精管、精囊和前列腺重量减少；睾丸精子数量减少；附睾精子形态下降；同胞产仔数减少 小鼠：给予＜人体等效剂量的急性中毒剂量：脂质过氧化反应增加超氧化物歧化酶活性降低；GSH 含胱甘肽和 SOD
伊维菌素	大环内酯类	牛：经该药处理的牛冷冻精子具有正常的生育能力 马：精液质量提高 羊：对精液质量无影响 狗：对精液质量和生育能力无影响
左旋咪唑	烟碱型乙酰胆碱受体激动剂/驱虫剂	牛：经该药处理的公牛的冷冻精子具有正常的生育能力
甲苯达唑	苯并咪唑类/驱虫剂	小鼠：每日给药连续 5 天，对精子形态无影响
氯硝柳胺	水杨酰苯胺类 驱虫剂	小鼠：给予 5 天低人体等效剂量：形态下降；精子计数正常

（续表）

药　物	类别/治疗疾病	对男性生殖的体内影响人体等效剂量（人体等效剂量）下的动物实验观察结果（另有说明的除外）
尼立达唑	噻唑类 抗血吸虫药	人类：部分精母细胞被阻断；停药3个月后精子恢复正常；豚鼠：给予连续5天0.5倍的人体等效剂量；第8天输精管上皮受损；第15天部分恢复正常；大鼠：连续5天给药；输精管上皮细胞破坏、精子计数下降、不育；小鼠：（1）连续给药5天，暴露后第5～10周精子形态下降；（2）给予人体等效剂量引起输精管上皮细胞破坏、精子计数下降、不育
氯胍	喹诺酮类/抗疟药	大鼠：给予低人体等效剂量：5天后引起一定程度损害：6周治疗引起重度损害；睾丸、附睾、精囊重量减径；睾丸组织破坏；精子数量、活力、活率下降 6周后未完全恢复
噻吩嘧啶（双羟萘酸噻嘧啶）	抗线虫药	小鼠：连续给药5天，暴露后第5～10周精子形态下降
乙胺嘧啶	嘧啶类/抗原虫药，抗疟药	大鼠：给予3～10倍人体等效剂量对生殖器官或精子没有影响；小鼠：单次注射人体等效剂量：在2～5周后的精子数量降低；中期染色体细胞遗传学异常
奎宁	喹诺酮类抗疟药	大鼠：在两项独立的研究中连续8周每日给予0.1倍人体等效剂量：睾丸组织脂质的过氧化，附睾的精子数量增加，输精管上皮破裂；附睾精子计数减少，精子活力降低；小鼠：给予一次低人体等效剂量：精子形态下降，21天后仅部分恢复
苏拉明	有机硫/嘌呤能P2X拮抗剂，抗原虫驱虫剂	人类：在14例难治性癌症患者中，有8例患者T（睾酮）水平升高，且高于正常值；促卵泡激素水平升高，LH促黄体激素和FSH促卵泡激素水平降低；大鼠：每周给予2次低人体等效剂量药物共8周，引起T睾酮水平降低、输精管结构破坏

（续表）

药物	类别/治疗疾病	对男性生殖的体内影响/人体等效剂量（人体等效剂量（人体等效剂量下的动物实验观察结果（另有说明的除外）
噻苯咪唑（噻苯达唑）碱、甲氟喹、普马唑	苯并咪唑类/驱虫剂	大鼠：长期治疗：对F0代或F1代生育能力无影响 小鼠：（1）停药后22天精子数量增加2倍；（2）连续给药5天，对精子形态无影响
在人体等效剂量下，与男性或雌性动物生殖有关的信息很少或没有：阿莫地喹、青蒿醚、阿托伐醌、双氢青蒿素/阿替尼摩尔、氟麻黄碱、甲氟喹、普马唑		
抗真菌药		
氟康唑	三唑类（口腔鹅口疮、念珠菌病、预防真菌性心内膜炎、感染性关节炎、植入物感染）	人类：（1）T（睾酮）水平降低42%（2）治疗1年未受影响 大鼠：对T（睾酮）水平、器官重量、精子运动无影响 狗：对T（睾酮）水平无影响
灰黄霉素	β-葡聚糖合成酶抑制剂/皮肤和指甲真菌感染	人类：给予高剂量该药3~6个月，精液质量无变化 狗：治疗剂量下对精液无不良影响
伊曲康唑	三唑类（口腔鹅口疮、念珠菌病、预防真菌性心内膜炎、感染性关节炎、植入物感染）	人类：小型研究显示对T（睾酮）水平无影响 狗和老鼠：对T（睾酮）水平无影响
酮康唑	咪唑类	人类：减少T（睾酮）和游离T（睾酮）的水平；使T睾酮对hCG（人绒毛膜促性腺激素）反应降低；在一些研究中使LH（促黄体激素）升高，但在另一项研究中没有；在多项长期治疗的研究中，精子浓度降低，精子浓度降低；在治疗期间T（睾酮）水平恢复正常（瞬时效应），且没有恢复 狗：治疗期间T（睾酮）水平降低，且没有恢复 大鼠：28天：附睾、前列腺、精囊重量减轻；精子形态失败；降低T（睾酮）、DHT（二氢睾酮）水平；LH（促黄体激素）、FSH（促卵泡激素）水平升高；有报道称附睾附睾精子质量下降

（续表）

药　物	类别/治疗疾病	对男性生殖的体内影响/人体等效剂量（人体等效剂量）下的动物实验观察结果（另有说明的除外）
咪康唑	咪唑类	大鼠：给予0.5倍人体等效剂量：更多初级精母细胞出现中期异常；精子形态下降
特比萘芬	烯丙胺类/甲真菌病	人类：多项研究表明，与酮康唑相比，对T（睾酮）水平无影响
在人体等效剂量下，与男性或雄性动物生殖有关的信息很少或没有：阿尼芬净、卡泊芬净、米卡芬净、甲磺唑、枯草菌素、艾沙康唑、泊沙康唑、伏立康唑、氟胞嘧啶		
具有抗结核分枝杆菌作用的抗菌药物		
乙胺丁醇	TB结核病；MAC鸟型结合菌	大鼠：连续给药1年，输精管上皮受损，不育
异烟肼	抗结核分枝杆菌	大鼠：T（睾酮）、LH（促黄体激素）、FSH（促卵泡激素）水平升高；睾丸结构破坏
甲硝唑	硝基咪唑类/抗菌药物，抗原虫药	人类：(1)治疗毛滴虫感染男性时对精液质量无负面影响(2)50例精液质量较差的男性不育患者，毛滴虫检测阴性，治疗后精子活性和形态均有改善　大鼠：睾丸和附睾重量降低；T（睾酮）水平降低；睾丸精子降低，支持细胞和间质细胞数量减少；附睾精子浓度、运动能力、形态降低；T（睾酮）水平升高，不育　小鼠：睾丸、附睾、前列腺和精囊重量减轻；T（睾酮）水平降低；染色体缺陷的精原细胞有丝分裂指数下降；输精管组织学破坏；附睾精子计数和运动能力下降；生育能力降低；着床前胚胎丢失数增加
奥硝唑	抗原虫药	大鼠：1.6倍剂量连续给药2周：精子的运动能力降低，前进运动精子数、速度、怀孕率、数量和产仔数减少；精子到输卵管的数量减少　小鼠：给予0.13倍人体等效剂量：IVF体外受精减少
吡嗪酰胺	结核病	小鼠：精子形态下降

（续表）

药　物	类别/治疗疾病	对男性生殖的体内影响人体等效剂量（人体等效剂量）下的动物实验观察结果（另有说明的除外）
利福平	结核病；麻风病；军团菌病	**人类：T（睾酮）、E2（雌二醇）、SHBG（性激素结合球蛋白）水平升高** 大鼠：连续3个月每日给药，精子计数、运动能力和形态学正常。 小鼠：染色体异常的精子细胞数量增加
在人体等效剂量下，与男性或雄性动物生殖有关的信息很少或没有：阿托伐醌，醋氨苯砜，苯硝唑，卷曲霉素，氯法齐明，氨苯砜/二氨基二苯砜，乙硫异烟胺，氟胞嘧啶，皮四氢地阿唑，硝呋莫司，喷他脒，利福布汀，利福喷汀，利福昔明牛磺罗定，替硝唑		

抗菌药物

药物	类别	对男性生殖的体内影响
双氢链霉素		牛：一项研究表明对精液质量无影响
庆大霉素	氨基糖苷类	**人类：接受前列腺手术的男性生精停止** 大鼠：(1) 8天：部分减数分裂停止。精母细胞细胞核肿胀，小管腔内精子数少；(2) 2周：精子浓度，运动能力，生存能力下降，输精管生殖细胞凋亡增加；(3) 10天：第11天睾丸重量减轻，精子日产量，精子数量，运动能力及形态下降。第35天：输精管上皮厚度，精囊重量，精囊直径减少；酶活性发生变化，提示氧化应激反应
新霉素（弗氏菌丝素）		大鼠：(1) 10天：第一次减数分裂的前中期减数分裂停止。精母细胞核在第一次和第二次减数分裂时变化；(2) 2周：精子浓度，运动能力，生存能力下降；精子形态降低
链霉素		大鼠：(1) 形态下降；睾丸水肿；(2) 2周：精子浓度，运动能力，精子形态态降低；(3) 形态凋亡增加；(3) 0.3倍剂量连续45天给药
在人体等效剂量下，与男性或雄性动物生殖有关的信息很少或没有：阿司米星，卡那霉素，卡那霉素 B，潮霉素 B，潮霉素 a，卡那霉素，巴龙霉素，大观霉素，奈替米星，威大霉素		

（续表）

药　物	类别/治疗疾病	对男性生殖的体内影响人体等效剂量（人体等效剂量）下的动物实验观察结果（另有说明的除外）
氯霉素	**砜类**	大鼠：给予 2.5 倍人体等效剂量：在人体等效剂量水平没有研究
甲砜（甲砜霉素）		大鼠：给予 2 倍人体等效剂量，3 周：精小管的精子数下降，生育能力下降；给予 0.3 倍人体等效剂量，13 周：精子生成减少
在人体等效剂量下，与男性或雄性动物生殖有关的信息很少或没有：叠氮氯霉素，氟苯尼考		
	碳青霉烯类	
在（人体等效剂量）下，与男性或雄性动物生殖有关的信息很少或没有：多利培南，厄他培南，亚胺培南，美罗培南		
头孢噻吩（头孢氨苄）	**头孢菌素** **β-内酰胺类**	大鼠：给予 0.25 倍人体等效剂量，8 天：第一次减数分裂的前中期分裂停止。精母细胞核在第一次和第二次减数分裂时变性
头孢泊肟		大鼠：给予人体等效剂量，7 天：附睾尾部存活精子数减少
头孢他啶		大鼠：每日一次，10 天：附睾尾部精子运动能力降低 84%
头孢曲松钠		羊：注射 2 天精子浓度和运动能力下降。从第二天开始，持续治疗 12 天，第 14 天精子正常
在人体等效剂量下，与男性或雄性动物生殖有关的信息很少或没有：希刻劳（头孢克洛），头孢乙腈，头孢地洛，头孢克肟，头孢来星，头孢孟多，头孢曲嗪，头孢氨氟，头孢西酮，头孢拉宗，头孢卡品，头孢达肟，头孢妥仑，头孢吡肟，头孢他仑，头孢美唑，头孢尼西，头孢尼西，头孢哌酮，头孢噻利，头孢替坦，头孢替安，头孢孟，头孢西丁，头孢唑兰，头孢咪唑，头孢匹罗，头孢沙定，头孢洛林，头孢特仑，头孢布烯，头孢噻肟，头孢丁，头孢洛普，头孢洛宁，头孢噻唑，头孢洛扎，头孢洛宁，头孢匹林，头孢拉定，氟氧头孢，拉氧头孢，羟羧氧酰胺菌素		
	糖肽类	

（续表）

药　物	类别/治疗疾病	对男性生殖的体内影响实验观察结果（人体等效剂量）（另有说明的除外）
		在人体等效剂量下，与男性或雄性动物生殖有关的信息很少或没有：达巴万星、奥利万星、替拉万星、特拉万星、万古霉素
	林可酰胺类抗生素	
		在人体等效剂量下，与男性或雄性动物生殖有关的信息很少或没有：克林霉素、林可霉素、嘧呤霉素
	大环内酯类（免疫部分 见表11.1）	
红霉素		大鼠：10天：精原细胞有丝分裂降低
螺旋霉素		大鼠：给予0.4倍人体等效剂量，8天：第一次减数分裂的前中期分裂停止。精母细胞核在第一次和第二次减数分裂时变性
		在人体等效剂量下，与男性或雄性动物生殖有关的信息很少或没有：阿奇霉素、喹红霉素、克拉霉素、地红霉素、氟红霉素、交沙霉素、麦迪霉素、米卡霉素、竹桃霉素、罗他霉素、泰利霉素、泰利霉素
呋喃妥因	**硝基呋喃类** 呋喃唑酮	山羊：治疗剂量给药5天，精液量减少，精子总活性下降 人类：健康男性接受治疗2周后，精子数量在5~8周下降55%，13~32周恢复正常 大鼠：（1）1个月：输精管中精子的数量减少，精子浓度降低，运动能力下降；（2）8天：部分减数分裂停止。精母细胞核肿胀，小腔内精子稀少；（3）给予0.7倍的人体等效剂量，10天：睾丸单倍体细胞的比例在第11天和第56天降低，精子生成受破坏
	恶唑烷酮类	在（人体等效剂量）下，与男性或雄性动物生殖有关的信息很少或没有：伊皮唑胺、利奈唑胺、雷得唑胺（radezolid）ranbezolid、sutezolid
青霉素 G	**青霉素β-内酰胺类**	人类：一项研究提示不育风险增加 大鼠：0.3倍的人体等效剂量给药8天，大多数精母细胞减数分裂被扰乱

（续表）

药物	类别/治疗疾病	对男性生殖的体内影响人体等效剂量（人体等效剂量）下的动物实验观察结果（另有说明的除外）
		在人体等效剂量下，与男性或雄性动物生殖有关的信息很少或没有：阿莫西林，氨苄西林，巴氨西林，羧苄西林，氯唑西林，双氯西林，伊匹西林，海他西林，美坦西林，甲氧西林，美洛西林，萘夫西林，苯唑西林，哌拉西林，匹氨西林，酞氨西林，替卡西林
粘菌素（多粘菌素E、硫酸粘菌素、多粘菌素E甲磺酸钠）	多肽类	大鼠：2倍人体等效剂量给药8天：第一次减数分裂的前中期分裂停止。精母细胞核在第一次和第二次减数分裂时变性
		在人体等效剂量下，与男性或雄性动物生殖有关的信息很少或没有：杆菌肽，多粘菌素B
环丙沙星	氟喹诺酮类	人类：在治疗2个月后，小型RCT研究提示弱精症男性的精子形态下降 大鼠：人体等效剂量给药2天，15天：睾丸LDH-X睾丸乳酸脱氢酶活性；精子数，运动能力和日产量降低；每日给药连续10天：睾丸质量变小，精子浓度下降，输精管受破坏；给予0.3倍人体等效剂量，10天：单倍体睾丸细胞比例无变化，表明精子形成未受影响小鼠；10天：74%初级精母细胞联合复合体受到破坏，停药后第36天畸形细胞数量仍在升高
左氧氟沙星		人类：在一项治疗2周的小型RCT随机对照试验对白细胞精子症不育患者中，精子数量和运动能力未受影响 大鼠：给予0.6倍的人体等效剂量，60天：T睾酮，LH促黄体激素，附睾的精子浓度降低
洛美沙星		大鼠：给予0.2倍人体等效剂量，10天：单倍体睾丸细胞的比例无变化表明精子生成受破坏 小鼠：给予1.3倍人体等效剂量，5天：治疗后第3周着床率下降，第4周正常生育

（续表）

药物	类别/治疗疾病	对男性生殖的体内影响（人体等效剂量（人体等效剂量）下的动物实验观察结果（另有说明的除外））
诺氟沙星		大鼠：给予 0.3 倍人体等效剂量，10 天；单倍体睾丸细胞的比例未改变，表明精子生成未受破坏
氧氟沙星	氟喹诺酮类	人类：在一项针对白细胞精子症男性的小型研究中，治疗 1 个月后精子运动能力下降；治疗 3 个月时回到基线水平，在治疗后第 6 个月上升大鼠：（1）给予低人体等效剂量，10 天：第 11 天单倍体睾丸细胞数减少，精子生成受破坏；（2）2 周：部分输精管发生退行性改变；（3）4 周：精子浓度、运动能力、生存能力下降、输精管生殖细胞凋亡数增加；（4）15 天：睾丸 LDH-X 睾丸乳酸脱氢酶活性、精子数、运动能力及每日精子产量下降；（5）2 周：精子浓度、运动能力、生存能力下降、生精细胞凋亡数增加
培氟沙星		大鼠：15 天：睾丸 LDH-X 睾丸乳酸脱氢酶活性、精子计数、运动能力和每日精子产量下降
普卢利沙星		人类：121 例沙眼衣原体前列腺炎患者治疗 6 个月后，运动能力和形态改善
在人体等效剂量下，与男性或雄性动物生殖有关的信息很少或没有：查氮氯霉素、巴洛沙星、西诺沙星、克林沙星、依诺沙星、氟罗沙星、加替沙星、吉米沙星、格帕沙星、莫西沙星、萘啶酸、帕珠沙星、吡哌酸、吡咯酸、芦氟沙星、司帕沙星、西他沙星、马沙星、妥舒沙星、曲伐沙星		
链阳菌素		在人体等效剂量下，与男性或雄性动物生殖有关的信息很少或没有：普那霉素、奎奴普丁/达福普丁、维及霉素
磺胺嘧啶	磺胺类药（注：柳氮磺胺嘧啶见表 12.1）	人类：9 名精液正常的健康男性给药 15 天；停药后 6 周，精子浓度或精子总数无变化

（续表）

药　物	类别/治疗疾病	对男性生殖的体内实验影响人体等效剂量（人体等效剂量）下的动物实验观察结果（另有说明的除外）
磺胺甲噁唑（与复方新诺明，TMP/SMX，复方磺胺甲噁唑）	磺胺类药（注：柳氮磺胺吡啶见表12.1）	人类：（1）在1例RCT随机对照试验中，13例给予TMP/SMX复方新诺明治疗2周的白细胞精子症患者，精液特征无差异；（2）TMP/SMX复方新诺明联合头孢氨苄治疗50例有前列腺炎患者的患者精子运动能力改善；（3）40例不育患者治疗2周后，37%的患者精子浓度下降 羊：单次肌内注射治疗剂量或TMP/SMX复方新诺明，精子总数降低持续2周，但精子运动能力升高 大鼠：给予0.5倍的人体等效剂量的TMP/SMX复方新诺明10天；在第11天单倍体睾丸细胞数减少，精子生成受破坏，单倍体数在停药后第46天恢复正常
在人体等效剂量下，与男性或雄性动物生殖有关相关的信息很少或没有：磺胺醋酰，磺胺地索辛，磺胺异噁唑磺胺甲氧嗪，磺胺多辛，磺胺异噁唑磺胺甲氧嗪，磺胺林，磺胺甲氧嘧啶，磺胺对甲氧嘧啶（磺胺二甲基嘧啶）		
四环素类		
多西环素		人类：在一些研究中，发现白细胞精子症患者的精液质量和（或）生育能力得到改善，但在另一些研究中未发现；在一项RCT随机对照试验研究中，30对不明原因不孕的夫妇接受了4周的治疗，他们的生育能力与安慰剂对照组无差异 大鼠：每日给药连续10天；第11天和第56天等丸单倍体细胞比例下降，精子生成受破坏
美他环素		
米诺环素		人类：对69例前列腺炎患者精液质量无影响
土霉素		人类：在25名患有白细胞精子症者的不育男性中，精子数量和运动能力改善，精液中的白细胞数减少 大鼠：给予0.5倍人体等效剂量，8天；部分减数分裂停止，精母细胞核肿胀，精曲细胞精子运动力升高 稀少（较其他10种抗生素相比影响小） 牛：治疗5天的两头公牛精液正常；接受治疗的9头公牛精子运动力升高

（续表）

药　物	类别/治疗疾病	对男性生殖的体内影响人体等效剂量（人体等效剂量）下的动物实验观察结果（另有说明的除外）
四环素	四环素类	人类：9 名痤疮患者在为期 3 天的治疗过程中，T 睾酮值和游离 T 睾酮值下降，其中 8 名患者低于正常值，次日恢复正常；早期的研究报告显示，四环素对生殖道感染的男性患者精液质量没有变化或改善 大鼠：（1）给予 0.5 倍的人体等效剂量，2 周：降低睾丸，附睾重量；T 睾酮水平降低；附睾精子计数，活力活率，正常形态学下降；输精管结构受到破坏；睾丸组织抗氧化活性降低 （2）幼鼠断奶后开始每天给药，共 18 个月：对睾丸组织无影响 狗：给予 30 只狗 3 倍的人体等效剂量，2 年：与对照组相比，睾丸组织未受影响

在人体等效剂量下，与男性或雄性动物生殖有关的信息很少或没有：金霉素、地美环素、甲氯环素、赖甲环素、青眯环素、罗利环素、替加环素

其他抗菌药物

在人体等效剂量下，与男性或雄性动物生殖有关的信息很少或没有：氨曲南（单环β内酰胺类）、达托霉素（环脂肽类）、非达霉素（大环）、磷霉素、甲氧苄啶

Most concerning—bold

缩写词：E2，雌二醇；FSH，促卵泡激素；GSH，谷胱甘肽；hCG，人绒毛膜促性腺激素；人体等效剂量；LDH‐X，睾丸乳酸脱氢酶亚型；LH，促黄体激素；促黄体激素促黄体激素；MAC，鸟型结核菌；PRL，催乳素；RCT，随机对照试验；MI，第一次减数分裂

10.1　抗寄生虫药

抗寄生虫药物可以归为化疗药物,因为它们攻击真核细胞,有些具有抗肿瘤活性。大多数抗寄生虫药主要在寄生虫感染流行的热带和亚热带地区使用,温带气候国家的管理机构不批准这类药物供人类使用。

长期以来,一直认为噻唑类抗血吸虫药尼立达唑会破坏小鼠和大鼠的精子生成。在一项对 20 名血吸虫病患者的研究中,尼立达唑引起局部精母细胞阻滞;停药 3 个月后精子生成恢复正常[2],提示其对人性腺的毒性可能与啮齿动物相似。在给予大鼠和小鼠大约人体等效剂量口服 5 天后,输精管上皮细胞受到破坏,精子数量减少,导致不育,仅部分大鼠在第 13 周时恢复生育能力[3]。雄性豚鼠口服 5 天大约 0.5 倍人体等效剂量(口服剂量)的尼立达唑[4],停药后一段时间对睾丸进行组织学检查。停药后第 5 天,输精管腔内精子数量减少;第 8 天,输精管上皮细胞出现明显受损;到第 15 天,部分损伤已经恢复。

抗寄生虫药物苏拉明是一种 P2X-嘌呤受体拮抗剂,将寄生虫麻痹后从体内清除。14 例难治性癌症患者服用苏拉明后,睾酮水平显著下降,8 例(57%)患者的 LH 和 FSH 水平也上升到正常范围以上[5]。在同一研究中,大约每周两次给予大鼠低人体等效剂量(静脉注射剂量),持续 8 周,可降低睾酮水平并破坏输精管结构。苏拉明在体外也能抑制大鼠间质细胞的产生。另一项研究也发现,给予大鼠药理剂量的苏拉明后,输精管上皮细胞遭到破坏[6]。

小鼠给予腹腔内注射 5 天大约人体等效剂量的抗线虫药物噻吩嘧啶[7]后发现,与对照组相比,在停药后 5、7 和 10 周,附睾尾部精子的正常形态均下降;给予尼立达唑后精子形态也发生了改变,但给予阿苯达唑、左旋咪唑、甲苯达唑或噻苯达唑精子形态没有改变。在人体等效剂量(口服剂量)较低的情况下口服驱虫药尼氯胺 5 天,小鼠正常精子形态下降,精子数量没有变化[8]。

　　人们认为,青蒿素抗疟药及其衍生物的作用是通过共价结合疟原虫蛋白,然后产生 ROS 和其他自由基,导致细胞死亡。也可能致宿主组织的氧化损伤。在一项研究中,大鼠接受了为期一周的口服青蒿素治疗,而人类疗程通常为 2 天。总剂量大约为低人体等效剂量和 2 倍高人体等效剂量[9]。给予低人体等效剂量治疗后无明显变化。给予较高剂量后,睾丸和精子超氧化物歧化酶;睾丸过氧化氢酶;精子谷胱甘肽过氧化物酶和 GSH 谷胱甘肽-s-转移酶活性高于对照组。生殖器官重量、睾酮或促性腺激素水平没有差异。青蒿素剂量越高,附睾精子数量、活力和正常形态也越低,睾丸精子数量越少。在小鼠的一项研究中,雄鼠给予腹腔内注射大约 0.75 倍人体等效剂量(口服剂量)的青蒿素衍生物青蒿琥酯 1 天,或者 0.25 倍人体等效剂量(口服剂量)3 天[10]。在两种方案实施后第 1 天和第 35 天,检测到附睾精子数和正常形态均低于对照组;用药 1 天后精子 DNA 碎片明显增多。青蒿素和青蒿琥酯在这些研究中的快速起效表明附睾精子受到损伤,而后者的持续存在意味着生精细胞受到损伤。

　　在实验动物的精子形成过程中,已证实抗寄生虫药对减数分裂的染色体有负面影响。在一项研究中,给大鼠服用药理学剂量的乙胺嘧啶(用于治疗弓形虫病和孢子虫病的药物)一个月后,其生殖器官重量、睾丸组织学或精子特征均未发生变化[11];然而,这种药物对雄性小鼠有显著的影响。在一项研究中,小鼠单次腹腔注射约 0.3 倍、0.6 倍、1.2 倍、2.4 倍人体等效剂量(口服剂量)的乙胺嘧啶,治疗 22 小时后进行评估[12]。在 0.6 倍人体等效剂量组中,小鼠精原细胞中期染色体畸变高于对照组,且最高治疗剂量组的差别十分明显。使用相同单剂量的乙胺嘧啶并在治疗后第 1~5 周评估终点[13],治疗后 2~5 周精子正常形态低于对照组;第 4 周和第 5 周附睾精子数量减少,表明乙胺嘧啶对精子形成的精母细胞阶段有影响。通过使用多色荧光原位杂交(multicolor FISH),一项研究发现,小鼠在口服大约人体等效剂量的 P2X-嘌呤受体拮抗剂噻苯达唑 11 天,停药 22 天后,精子数量增加 2 倍[14]。

　　一项对大鼠生育能力的研究显示,长期给予约等于人体等效剂量的噻苯达唑,F0 代或 F1 代的生育能力参数未受到影响[15]。公牛接受两剂伊维菌素、左旋咪唑或阿苯达唑治疗,每次换药时需间隔 8 周,并将每次给药后获得的精液在 8 周内冷冻[16]。使用阿苯达唑的公牛的精液比使用其他抗寄生虫药物和对照组公牛的精液相比,生育能力低。与对照组相比,伊维菌素组和左旋咪唑组精子解冻后,运动能力提高、顶体和 DNA 完好。在早期对公牛的研究中,阿苯达唑对生殖器官重量、精子产量、精液质量或睾酮水平均无影响[17],但是该研究中治疗组仅有 12 例,对照组仅有 14 例,数据太少,论证不够充分。伊维菌素对雄马[18]、犬[19]和羊[20]的精液质量和(或)生育能力没有影响,甚至有益。

喹诺酮类抗疟药物对雄性性腺有毒性,已在动物实验中得到证明。对大鼠使用低于人体等效剂量(口服剂量)磷酸氯喹[21]连续 30 天,睾丸组织受破坏,组织间质区异常,输精管上皮体积缩小。在早期的一项使用光学解剖模型的研究中[22],大鼠口服低人体等效剂量的氯喹 7 周,睾丸重量、每日精子产量和睾丸中的精子数量都下降,睾丸中的精母细胞数增加。在一项研究中,大鼠腹腔内注射大约低人体等效剂量(口服剂量)的磷酸氯喹 14 天[23],附睾精子数量和产仔数下降。大鼠在不同的时间给予大约低人体等效剂量(口服剂量)氯喹[24],相比对照组,睾丸、附睾、输精管、精囊和前列腺重量减轻;精子数量和正常形态下降;睾酮水平降低。在另一项研究中,持续 16 周、每周 5 天给大鼠腹腔内注射低人体等效剂量(口服剂量)的氯喹[25];产仔量减少。给予大鼠低水平人体等效剂量(口服剂量)的喹诺酮类抗疟药氯胍(通常联合用药用于预防疟疾)5 天或 6 周,随后恢复 6 周[26]。在给药 5 天后,睾丸重量,精子活力和存活率下降,但是精子数量和形态没有变化。治疗 6 周后,睾丸、附睾和精囊重量明显下降;睾丸组织受到破坏;精子数量、运动能力和形态下降;与对照组相比,产仔量也下降。恢复 6 周后,所有参数均有改善,但与对照组相比仍显著降低。给予老鼠大约 0.1 倍人体等效剂量(口服剂量)硫酸奎宁 8 周后[27],超氧化物歧化酶和过氧化氢酶活性升高,睾丸组织和附睾精子丙二醛(MDA)水平升高;附睾精子数目和正常形态也减少。另一项研究,给予小鼠连续 8 周、每周 5 次肌内注射大约 0.1 倍人体等效剂量(口服剂量)的奎宁[28]发现,与对照组相比,睾丸 MDA 丙二醛升高,睾酮水平降低;附睾精子计数和运动能力降低;输精管上皮细胞遭到破坏。在一项小鼠研究中,雄性小鼠给予一个低于人体等效剂量水平的急性剂量的氯喹[29],24 小时后精子正常,头部形态下降,大部分在 21 天内恢复。

关于抗寄生虫药物对男性生殖影响的研究很少。啮齿类动物和家畜的研究结果对人类有一定参考意义的。

10.2 抗真菌药

在抗真菌药物中,酮康唑是一种睾酮生物合成抑制剂,对男性生殖功能的负面影响最为显著。它通过与细胞色素 P - 450 结合抑制麦角甾醇的合成,也抑制哺乳动物 CYP3A4,影响睾丸和其他组织中 P - 450 依赖性的酶,并作为自由基的来源。酮康唑通过抑制 17、20 碳链酶和 17α - 羟化酶合成,进而抑制睾酮合成[30]。

相当多的小型研究表明,酮康唑可以干扰男性的性腺轴。在一项早期研究[31,32]中,5 名健康男性口服一剂酮康唑后睾酮水平低于正常范围,LH、FSH 或 PRL 水平均无变化。在后来一项的双盲交叉研究中,10 名健康男性接受酮康唑或特比萘芬治疗 8 天[33],3 周后交叉给药。服药后几小时内,酮康唑治疗的男性睾酮水平明显降低,但特比萘芬治疗的睾酮水平保持正常;酮康唑也能减弱睾酮对注射 hCG 后的应答。6 名健康志愿者接受一剂酮康唑、特比萘芬或安慰剂的随机双盲安慰剂对照实验,每个人每隔 2 周接受一次治疗;治疗前 12 小时和治疗后 12 小时分别采血[34]。特比萘芬组未检测到激素水平异常。相比之下,酮康唑能够快速降低睾酮的含量且增加 17α - OHP 的含量,且在给药 5 小时后达到峰值。LH 峰值、FSH、E2 雌二醇、PRL 的振幅和频率均未见变化。在一项研究中,给 6 名健康男性每人口服一剂酮康唑,在给药 6 小时后,自由睾酮和 E2 雌二醇水平分别下降到原来的 18% 和 60%[35]。LH 和 FSH 水平未受影响。在一项对 10 名健康男性的随机交叉研究中,给予单剂量安慰剂或酮康唑,酮康唑给药后 2 小时内,总睾酮和游离睾酮急剧降低至正常范围以下[36];LH 水平在 8 小时后缓慢上升,而 17α - OHP 水平在 4 小时后缓慢增加,并且在 24 小时内都保持增加的趋势。在 4 名健康志愿者的研究中[37],酮康唑治疗后睾酮含量迅速下降,但在 24 小时内恢复正常,然而 LH 的含量逐渐增加,并在 24 小时内持续增加。另一组 15 名因真菌感染患者接受了为期 1～5 周的酮康唑治疗,在接受内分泌评估的 5 名患者中,所有患者在服药后 4～8 小时睾酮水平均较低,但除 1 名患者外,其余患者在 24 小时内均恢复正常水平。在 10 例健康男性和 10 例甲癣患者服用酮康唑 1 年期间,睾酮含量短暂下降,12 个月后恢复正常,各组间无差异[37]。当这个研究小组对男性患者使用更高剂量时发现,由于睾酮合成被长期抑制从而导致男性乳房发育更加普遍,一些患者的精子浓度下降[38]。在另一组研究中,在至少 60 名长期接受酮康唑治疗的男性中,8% 的人出现持续性男性乳房发育并伴有短暂性乳房疼痛[39,40]。在一项 9 名健康男性的随机、安慰剂对照交叉临床试验中[41],用 400 毫克酮康唑治疗 4 天后发现睾酮含量降低了 42%,但对雄烯二酮,17α - OHP,或 LH 的含量没有影响。

在一项对 4 只接受酮康唑治疗 15 天的犬的研究中[42],给药后 3～4 小时后睾酮水平下降,10 小时内恢复正常;这在 15 天的治疗中是固定规律。结果显示,其对皮质醇和雌二醇水平没有影响。其他在狗身上进行的研究也报告了类似的睾酮水平的结果。给犬或恒河猴服用药理剂量的酮康唑,在给药后 4 小时内采集的精液活力较低,结果显示,酮康唑对附睾转运或射精功能障碍有影响。

也有大量在啮齿类动物中使用酮康唑(人体等效剂量)的文献,尽管这些研究所得结果不一致。雄性大鼠口服超过人体等效剂量(口服剂量)的酮康唑 28 天,与对照组相比,附睾、前列腺和精囊重量降低;精子形成失败;睾酮水平降低,但 LH、FSH 和雌二醇水平升高[43]。精子生成组织、附睾精子总数、精子运动和形态均未受影响。在一项类似的早期研究中,给大鼠口服酮康唑约 0.5、1、3 和 6 倍的人体等效剂量(口服剂量)15 天,所有剂量组的大鼠 DHT 双氢睾酮水平均较低;中、高剂量时 LH、FSH、

PRL 水平降低；在最高剂量时，附睾，前列腺和精囊和潴留精子的输精管上皮细胞重量均下降。单次口服人体等效剂量（口服剂量）酮康唑的大鼠在 2 小时内，睾酮和双氢睾酮水平下降，FSH 和 LH 没有变化[44]。治疗一个星期后，附睾尾部的精子数量和活性降低，此外，治疗 3 个月后精子形态下降。在另一项研究中，大鼠给予大约人体等效剂量酮康唑（口服剂量）5 天[45]，结果发现，睾酮水平显著降低但 LH，PRL、17α‐OHP 含量没有改变。一项关于在大鼠和小鼠中长期使用酮康唑不良反应的研究，给予大鼠剂量约 1、4 或 8 倍人体等效剂量（口服剂量）65 日，剂量约 3.4 倍人体等效剂量（口服剂量）76 日[46]；与对照组相比，两种动物的睾酮水平、精子活力和生育能力均无下降。

在大鼠模型中进行了酮康唑的药理剂量评估。在一项研究中，大鼠每天肌内注射约 12 倍人体等效剂量（口服剂量）酮康唑 21 天[47]；笔者指出，这一剂量下大鼠血药浓度低于人类男性治疗剂量下血药浓度，睾丸和外周睾酮水平下降 50%，前列腺和精囊重量也下降，睾丸组织、睾丸、附睾或副腺重量未见改变。在另一项研究中，在大鼠中使用大约 10 倍人体等效剂量（口服剂量）酮康唑，3 天后其生育能力降低[48]。给小鼠使用大约 4.5 倍人体等效剂量（口服剂量）酮康唑 60 天，其生育能力（50% 不育）和尾附睾精子运动均降低[49]。研究大鼠和小鼠在服用酮康唑的急性影响的研究中，大鼠给予一次口服剂量约 12 倍人体等效剂量，小鼠给予一次口服剂量约 3.4 倍人体等效剂量[50]。与对照组相比，给予急性药物剂量酮康唑的雄性大鼠睾酮水平降低，精子活力略有下降，1 天后恢复，而在小鼠和对照组之间没有发现差异。

β‐葡聚糖合成酶抑制剂灰黄霉素可以干扰有丝分裂和减数分裂纺锤体所需的微管的生成。它对微管的破坏性经常被应用于细胞生物学实验中。在对健康男性的早期研究中，14 名男性服用 2 克/天的灰黄霉素 3 个月，另外 12 名男性服用该剂量 6 个月[51]；在治疗期间，精子浓度、总数量和精子形态均无差异。病例报道了一名接受灰黄霉素治疗 5 年的男子的精子细胞遗传学评估结果[52]。一项研究采用仓鼠卵母细胞融合后精子染色质解凝评估 290 个精子核型，染色体异常频率与未处理对照组相当。

在对雄性小鼠的药理剂量研究中已证实,灰黄霉素可以降低精子形态[53],增加精子异倍体性[54,55]。在一项筛选61种致突变性化合物的实验中,分别用1/8、1/4、1/2和1倍的LD50(半数致死量)剂量灰黄霉素给小鼠使用35天[56],在大约8.5倍人体等效剂量时,与对照组小鼠相比,干预组精子形态异常增加。最近的一项对照试验中,4只犬接受了30天灰黄霉素的治疗,在停药后100天内对其进行精液分析,结果显示对精液质量没有任何影响[57]。

其他抗真菌药物已经在人类男性中进行了评估。在一项的随机、安慰剂对照交叉临床研究中[41],9名健康男性使用400毫克氟康唑治疗4天后,与安慰剂组相比,没有显著影响睾酮水平,但雄烯二酮,17α-OHP及LH水平显著增加。在早期的一项研究中,20名男性志愿者每天服用25或50毫克的氟康唑(亚治疗剂量)28天[58],睾酮水平与服用安慰剂的对照组男性相当。在一项对15名服用伊曲康唑一年的着色芽生菌病患者的长期研究中,睾酮水平在治疗过程中没有变化[59]。早期的研究未发现伊曲康唑对男性肝脏代谢和睾酮水平有影响[60]。

对其他抗真菌药物也需要进行动物实验研究。对犬使用2.6人体等效剂量(口服剂量)伊曲康唑,或对大鼠使用1.6人体等效剂量(口服剂量)20天,治疗期间,睾酮水平未见变化[60]。在一项针对大鼠的研究中[61],氟康唑在大约人体等效剂量(口服,静脉)或药理剂量下不影响激素水平、睾丸重量、睾丸组织学或精子运动。在雄性家兔[62]中,每日口服6倍人体等效剂量氟康唑约(口服,静脉)1个月,睾酮水平下降;PRL、FSH、LH水平升高;精子浓度和运动能力降低,但不影响睾丸组织。这些变化在停药后1个月内未恢复。给家兔静脉注射18～36倍人体等效剂量(静脉)两性霉素B10天[63],未发现精子生成受到干扰,但精子从输精管上皮细胞释放延迟。在小鼠基因毒性研究中,单次注射约0.5倍人体等效剂量(口服剂量)咪康唑并于12天后检测到雄性小鼠中的初级精母细胞中期异常中数量高于对照组;与对照组相比,给药30天后检测得到正常形态精子的数量减少[64]。

10.3　抗菌药物

　　抗菌药物已被经验性用于治疗男性不育,并提高了部分患者的生育能力[65]。但是,在一项包含 92 例生育能力正常男性和 73 例生育能力"亚健康"男性的病例对照研究中[66],如果患者报告在最近 3 个月内有抗菌药物暴露史,发生不育的比值比为 15.4(1.4~163)(95% 置信区间),近期使用抗菌药物成为最大的影响因素。在这项研究人群中,笔者注意到多西环素和青霉素是使用最多的抗菌药物。虽然多变量模型能够控制许多已知影响男性生育能力的重要因素,但仍有理由怀疑因疾病使用抗生素治疗可能是导致男性不育的可疑混杂因素,因此生育能力正常男性可能不是最合适的对照组。为此抗菌药物仍然被视作最可能导致男性不育的药物种类之一。

　　一般情况下,生育能力亚健康男性仍需经验性使用的抗菌药物治疗的适应证为白细胞精子症、和细菌培养阳性的患者(较少使用)。例如一项研究中,243 名男性使用多西环素或者四环素治疗生殖道解脲支原体感染,结果精子活力、精子计数和精子形态得到了改善[67]。精液中的白细胞表明男性附腺感染(MAGI),通常包括前列腺、附睾和或精囊感染。当研究 MAGI 对生育能力的影响和抗菌药物治疗的疗效时,研究人员很少考虑到抗菌药物潜在的生殖毒性。反过来说,尽管人们缺乏证据,人们普遍认为一些抗生素对男性生殖系统有害[68-70]。

　　总的来说,目前缺乏研究抗菌药物对男性精液质量和生育能力影响的临床试验资料。一篇值得注意的文献报道了一些常用抗菌药物的负面影响,先观察大鼠使用 10 种抗菌药物中的 1 种,约人体等效剂量治疗 8天,然后评估睾丸的组织病理学[71]。实验中所有的抗菌药物均使精子生成部分或者完全停止,包括以下:庆大霉素、呋喃妥因、土霉素、螺旋霉素、头孢菌素、粘菌素、新霉素、青霉素 G、氯霉素和甲氧苄啶,但研究缺少对照组。这些抗菌药物中的一部分药物已经有其他研究人员报道具有性腺毒性作用,另一些则没有,这是描述了这些药物的男性生殖毒性的唯一一篇文献。但由于这项研究缺少对照组和其他研究对比来证实其可靠性,因此在其他工作中需要强调这篇文献的研究背景。

很多抗菌药物的作用靶点为细菌的核糖体 RNA,干扰蛋白合成中的翻译阶段[72],且大多特异性作用于原核细胞 RNA。其中一些抗菌药物可以结合到真核细胞中的线粒体 RNA,抑制线粒体功能以及增加氧化产物的生成。大多数抗菌药物不能透过线粒体膜;但是,一些抗菌药物在体内可以导致线粒体损伤,特别是在高剂量和(或)长时间持续治疗。

氨基糖苷类、两性霉素和四环素类抗菌药物可以不同程度的抑制线粒体合成蛋白质。虽然成熟精子的转录几乎是静止的,但是线粒体 RNA 翻译是持续进行的且对精子功能维持具有重要作用。在人类、家畜、大鼠和小鼠的体外精子实验均发现了这点[73,74]。大部分证据表明抗菌药物能抑制线粒体 RNA 翻译,导致精子功能减退,但是研究仅限于雄性大鼠。

10.3.1　氨基糖苷类

据报道,在人体等效剂量下,氨基糖苷类药物对雄性大鼠的生殖力有严重的不良影响。在一项无对照组的描述性研究中,给予大鼠口服约人体等效剂量(口服剂量)8 天的抗菌药物,庆大霉素导致生殖细胞减数分裂(M I)期部分甚至完全中止,生殖细胞细胞核肿胀,生精小管腔内精子减少[71]。在同一研究中,使用约人体等效剂量(口服剂量)的新霉素 8 天可致减数分裂完全中止在 M I 前中期,所有的生殖细胞核均发生退化。该研究团队也观察了前列腺手术术前使用庆大霉素的男性术中的睾丸组织活检结果;他们也报告了发现精子生成停止,和大鼠实验结果类似。在一项有对照的抗菌药物对照研究中[75],与溶媒对照组相比,给雄性大鼠腹腔注射约人体等效剂量(口服剂量)的链霉素、庆大霉素或者新霉素 2 周后,不但引起雄性大鼠附睾精子密度、活力和存活率下降,生精小管上皮生殖细胞凋亡也增加。在另一项研究中,给雄性大鼠腹腔注射约 0.5 倍或 1 倍人体等效剂量[肌注,静注剂量]的庆大霉素 10 天,然后随访至 35 天[76]。停药后的第 2 天,在高剂量组小鼠睾丸重量、精子日生成量、精子计数、活力和正常形态均明显低于溶媒对照组。35 天后,除上述以外,两个剂量组还发生了生精上皮组织高度、精囊重量和精囊直径降低。表明还出现了氧化应激的酶活力改变。还有一个研究观察给予大鼠肌内注射约 0.3 倍人体等效剂量(口服剂量)链霉素 45 天,与溶媒对照组相比,形态正常的精子数量减少。

据报道,给予大鼠约 2 倍或 5 倍人体等效剂量(肌注,静注剂量)的庆大霉素后,大鼠睾酮水平下降[77,78]。在一项研究中,给予大鼠腹腔注射约 5 倍人体等效剂量(肌注,静注剂量)的庆大霉素 6 天后,第 7 天与溶媒对照组评估对比,治疗组的前列腺、精囊、睾丸重量,附睾精子计数和活力,精原细胞和粗线期精母细胞以及睾丸谷胱甘肽还原酶、GSH-S-转移酶、GSH 和过氧化氢酶均降低,但丙二醛含量增加。褪黑激素治疗减轻了高剂量庆大霉素引起对性腺产生的毒性。

在家畜实验中,9 头健康的公牛给予双氢链霉素治疗后,与未治疗组相比,精子生成和精液质量不受影响[79]。

虽然在人类男性中没有足够的证据,但是约人体等效剂量的氨基糖苷类药物在雄性大鼠上已出现明显的生殖毒性。因此人类的临床试验仍然是非常必要的。

10.3.2 酰胺醇类

氯霉素是安全指数较高药物治疗失败后的备选药物。它是线粒体 DNA 翻译抑制剂,具有生殖毒性。和上文讨论的庆大霉素一样,氯霉素是 RNA 翻译阶段的抑制剂,而一些 RNA 翻译出现在发育成熟的精子细胞内。在一项无对照的描述性研究中,给予雄性大鼠约 5 倍人体等效剂量(静注,口服剂量)的氯霉素 8 天,大多数精母细胞的减数分裂受到干扰[71]。一项最近的研究,给予雄性大鼠约 2.5 倍人体等效剂量的氯霉素 20 或者 25 天[80],附睾精子计数、精子活力、精子存活率和形态正常的精子均比对照组低,而且这种损害随着给药时间延长而增加。在另一个近期研究中,给予雄性大鼠口服约 4.5 倍人体等效剂量(静注,口服剂量)的氯霉素[81],与溶媒对照组相比,睾丸重量未受影响,但是精子计数和活力下降。不幸的是，没有大鼠使用接近人体等效剂量氯霉素的数据。

甲砜霉素对大鼠性腺具有高度毒性，当给予大鼠口服约 2 倍人体等效剂量（口服剂量）的甲砜霉素 3～4 周，睾丸组织受到破坏[82]。治疗 21 天后，输精管中的精子数量下降，生育率下降，虽然产仔大小未见改变。另一项研究中，给予雄性大鼠约 0.3 倍人体等效剂量 13 周，也发现类似的性腺毒性作用[83]。

10.3.3　头孢菌素(β-内酰胺类)

一些头孢菌素类抗菌药物包含 N-甲基硫代四氮唑（NMTT）侧链，该侧链在体内药物代谢过程被释放出来。NMTT 的不良反应包括干扰维生素 K 相关凝血因子的激活。出血风险导致这些药物在一些国家退市。NMTT 侧链在体内也能和乙醇发生反应，引起不适，类似使用双硫仑戒酒时诱发的相关症状。

一些有趣的文献对幼年大鼠进行研究，探讨了 NMTT 的部分作用。在一项对 10 种 β-内酰胺类药物的研究中[84]，所有药物都静注或肌注用于治疗人类严重感染，在人体等效剂量下用药 30 天后，只有暴露于含有 NMTT 侧链的药物导致睾丸退化，如头孢拉宗、头孢孟多和头孢哌酮，而没有 NMTT 这一侧链的药物如氨苄西林、头孢唑啉、头孢噻吩、头孢西丁、哌拉西林和头孢雷特没有显示出对性腺有毒性作用。另一组评估了 NMTT 对男性生殖毒性的作用，比较了头孢菌素中无 NMTT 侧链的头孢噻吩，有 NMTT 侧链的拉氧头孢，以及 NMTT 侧链经过修饰的头孢尼西。大鼠从 6～36 天开始每天给药，第 37 天时，拉氧头孢组大鼠的睾丸、精囊重量均下降，附睾和前列腺无明显变化，生精小管多病灶性萎缩。拉氧头孢组和头孢尼西组没有显示不良作用。青春期前使用拉氧头孢治疗的大鼠，成年后附睾尾重量和精子计数减少，生育能力下降。但是，在另一项类似的研究中，幼年大鼠暴露于含有 NMTT 侧链的头孢美唑，即使在药理作用剂量下，也没有观察到睾丸组织病理改变[85]。

很少有研究关注头孢菌素对成年男性的生殖毒性。在一项研究中，给予成年雄性大鼠口服 7 天约人体等效剂量的头孢泊肟，并在治疗的最后一天进行了检测[86]。与溶媒对照组相比,治疗组小鼠活精子计数下降,但是总精子计数没有明显下降。在另一项研究中,给予成年大鼠约 0.4 倍或 1 倍人体等效剂量(肌注,静注剂量)的头孢他啶治疗 10 天[87];附睾尾部精子活力与对照组相比下降了 84%。在一项无对照的描述性研究中,给予成年大鼠约 0.25 倍人体等效剂量(肌注,静注剂量)的头孢菌素 8 天,可导致 M I 前中期的减数分裂停止和所有精母细胞核变性[71]。

给予健康雄性绵羊每日注射 2 次治疗剂量的头孢曲松,从治疗后第 1 天起到治疗后 12 天,精子浓度和精子活力均低于对照组,并在治疗后 14 天恢复正常[88]。这一时间进程表明头孢曲松对男性生殖道中的精子运送和(或)射精功能障碍有影响。

10.3.4 大环内酯类

在已发表的文献中,很少有证据表明大环内酯类抗菌药物对男性生殖有不良影响。红霉素可与多西环素联合应用于治疗男性生殖道感染,改善精液质量[89]。在一项交叉对照设计的随机双盲临床试验(RPCT)研究中,红霉素或者安慰剂用于治疗 78 名不育和精子活力低下的男性,一个月后,精子活力增加,治疗组和对照组相当。群体间的生育率也相当[90]。

在一项无对照的描述性研究中,给予大鼠约 0.4 倍人体等效剂量的螺旋霉素 8 天可引起减数分裂停止在 M I 前中期和所有的精母细胞核变性[71]。给予大鼠肌内注射约人体等效剂量(口服,静注剂量)的红霉素 10 天,与对照组相比,精原细胞的减数分裂减少,停药 18 天后恢复正常[91]。

10.3.5 硝基呋喃类

50 多年前就已认识到硝基呋喃类抗生素对精子生成具有抑制作用[92,93]。在一项早期研究中[94],36 名男性使用治疗剂量的呋喃妥因治疗 2 周。半数的男性在精液质量和睾丸组织病理学方面没有变化。从治疗开始,随着时间推移,精子总数的中位数分别为 2.22 亿(0 周)、1.85 亿(1～4 周)、1.21 亿(5～8 周)、1.42 亿(9～12 周)和 2.25 亿(13～32 周),5～12 周时明显下降,13～32 周恢复正常。其中 8 人(22%)的精子计数明显减少和病理组织学证据显示精子生成障碍,包括精子生成停止。

在一项早期的大鼠研究中,观察了给予大鼠灌胃口服 1 个月约人体等效剂量(口服剂量)的呋喃妥因后精子生成的情况[95],在停止治疗后 2、20 和 48 天对动物进行评估。含有精子的生精小管数量、附睾精子密度和精子活力在治疗后即均低于对照组,在第 20 天仍处于下降状态,精原细胞有丝分裂减少,精子生成停止于初级精母细胞期。治疗结束后第 48 天,精子发生几乎恢复至正常。在一项无对照的描述性研究中,给予大鼠约 0.2 倍人体等效剂量的呋喃妥因 8 天,可导致生殖细胞部分甚至完全停止在 M I 期,精母细胞核肿胀,生精小管腔内少精子[71]。后来的一项研究使用 DNA 流式细胞技术检测大鼠睾丸抽吸物[96],结果显示,口服约 0.7 倍人体等效剂量(口服剂量)的呋喃妥因 10 天,第 11 天和第 56 天的单倍体细胞比例较溶媒对照组减少,符合精子生成中断。美国国家环境健康科学研究所(NIEHS)的一项研究显示给予小鼠约 4 倍人体等效剂量的呋喃妥因可导致小鼠产仔减少[97]。

在一项研究中,给予大鼠灌胃口服 2.5 和 5 倍人体等效剂量(口服剂量)的呋喃唑酮 5 天后[98],两组大鼠的精子活力、睾丸重量、附睾重量和附睾中精子数量均降低,高剂量组下降幅度更大。另一项研究给雄性山羊服用治疗剂量或 4 倍剂量呋喃唑酮 5 天[99];治疗剂量组的精液量、活动精子总数、存活精子总数和形态正常精子数均较治疗前明显减少。

虽然没有来自设计严谨、有力的临床试验的研究证据,但硝基呋喃类抗菌药物被认为具有男性生殖毒性,不建议推荐用于备孕的男性。

10.3.6 青霉素(β-内酰胺类)

在一项无对照的描述性研究中,给予大鼠约 0.3 倍人体等效剂量青霉素 G 共 8 天,可使大多数精母细胞的减数分裂受到干扰[71]。除本报告外,没有证据表明青霉素类抗菌药物对男性有生殖毒性。

10.3.7 多肽类

在一项无对照的描述性研究中,给予大鼠约 2 倍人体等效剂量的多粘菌素(Polyymyxin E)8 天后,可导致减数分裂停滞于MⅠ前-中期,并使所有精母细胞退化[71]。该研究中使用的多粘菌素是黏菌素硫酸盐或多黏菌素甲磺酸盐,可用于胃肠道感染和局部治疗,但有相当大的肾脏毒性。人们使用多黏菌素最广泛的形式是多粘菌素甲磺酸盐,肠外给药,主要用于多重耐药菌的感染。

10.3.8　氟喹诺酮类

氟喹诺酮类是广谱抗菌药物,通常用于泌尿生殖系统感染,包括前列腺炎,或用于对其他抗菌药物耐药的感染。由于拓扑异构酶Ⅱ与细菌DNA 回旋酶相似,因此这类药物可以作用于真核细胞核中的拓扑异构酶Ⅱ。在高剂量下,氟喹诺酮类抗菌药物在多种细胞系统中具有遗传毒性作用。已证实氟喹诺酮类在男性和实验动物中对生育和生殖具有负面影响。

8 名健康男性每 12 小时服用环丙沙星 4 天,睾酮水平与基础值相比没有改变[100]。在一项临床研究中,13 例有感染证据的孤立性弱精子症患者精液白细胞增多、精子凝集、精液 pH 升高,随机给予环丙沙星或磺胺甲恶唑/甲氧苄啶治疗 2 周,在治疗开始后 60 天进行精液分析[101];接受环丙沙星治疗患者形态正常的精子减少。2 种治疗均不能明显改善精子活力、精子凝集和精液白细胞增多。在一项 RCT 中,观察左氧氟沙星治疗36 例不育症和输精管结扎术后患者白细胞精子症的疗效[102],患者接受10 天的治疗或不治疗,停药 2 周后,左氧氟沙星治疗组精子浓度和活力无明显差异。在一项纵向研究中,氧氟沙星治疗 14 例无症状感染 20天[103],精子密度和精子形态保持稳定,但精子活力在治疗后 1 个月开始下降,3 个月后恢复正常,6 个月时高于治疗前水平。在一项临床研究中,121 名有症状的沙眼衣原体前列腺炎和少精子症的男性接受普鲁利沙星治疗 14 天,在 6 个月随访时发现精子活力和形态(Cai et al. 2012)得到了改善。综上所述,这些研究表明,这些药物在精母细胞阶段可能产生的有害影响在给药后几周内就看不到了,在一个生精周期后就会消失。

一项用纵向 DNA 流式细胞技术对大鼠睾丸抽吸物进行的研究表

明[104]，给予大鼠灌胃口服约 0.3 倍人体等效剂量（口服剂量）的氧氟沙星 10 天后，与溶媒对照组相比，在第 11 天和第 56 天单倍体细胞的比例降低。这些结果符合药物干扰精子生成的标准。在同一研究中，约 0.3 倍人体等效剂量（口服剂量）的环丙沙星，0.2 倍人体等效剂量（口服剂量）的洛美沙星，或 0.3 倍人体等效剂量（口服剂量）的诺氟沙星没有显示出这种效果。在一项针对环丙沙星、氧氟沙星、培氟沙星的研究中，给予大鼠灌胃口服约 2 倍人体等效剂量（口服剂量）的环丙沙星，1 倍人体等效剂量（口服剂量）的氧氟沙星，或 1 倍人体等效剂量（口服剂量）的培氟沙星治疗 15 天[105]，与溶媒对照组相比，每种药物均能使睾丸乳酸脱氢酶异构体（LDH - X）的活性、精子计数、精子活力和日精子量降低。给予同一组大鼠口服 0.6 倍、1 倍或 6 倍人体等效剂量（口服剂量）的氧氟沙星进行了补充研究[106]。他们报道，最低剂量组即出现睾丸细胞单倍体、精子计数和精子活力降低，且呈剂量依赖性。另一项给予雄性大鼠约 2.5 倍人体等效剂量（口服剂量）的环丙沙星灌胃 10 天的研究中[107]，与对照组相比，大鼠的睾丸体积、精子浓度和睾丸组织（生精小管萎缩和血管充血）均受到影响。大鼠使用约 1 或 3.5 倍人体等效剂量（口服剂量）的氧氟沙星治疗 2 周或者 4 周，用药 2 周后，在两种药理剂量下，生精小管总活动力下降，部分生精小管组织变性，生精细胞脱落进入管腔内[108]。用药 4 周后，睾丸重量、精子数量和活动力均低于对照组。此外，在药理学剂量下，睾酮水平、精子形态、精子运动速度和线性度均降低。在一项对照研究中比较了 4 种抗生素[75]，大鼠腹腔注射约人体等效剂量的氧氟沙星 2 周后，精子密度、活力和运动能力下降，生精小管上皮细胞凋亡增加。在药理学剂量研究中，大鼠灌胃给予 5.3 倍、11 倍、16 倍人体等效剂量（口服，静注剂量）的左氧氟沙星 60 天[109]，即使在最低剂量时，在睾酮水平与溶媒照组的情况相当的情况下下，也可以看到 FSH 和 LH 水平较高；尾侧精子浓度较低；生精小管中生殖细胞减少，且呈剂量依赖性。

最后，雄性大鼠给予约 60 倍人体等效剂量依诺沙星处理 14 天后[110]，生精小管组织受到严重破坏。这些大鼠的体内研究结果表明，氟喹诺酮类药物在人体等效剂量下具有显著的生殖毒性，但是生育能力尚未进行评估。

也有研究报告氟喹诺酮类对小鼠也有生殖毒性，但并不一致。给予小鼠口服接近人体等效剂量（口服剂量）的环丙沙星 45 天后，小鼠的生精小管上皮组织出现异常，睾酮水平低于溶媒对照组[111]。小鼠接受腹腔注射约人体等效剂量（口服剂量）环丙沙星 10 天，停药后一段时间内进行评估初级精母细胞联会复合体[112]，在第 1 天，74% 的精母细胞联会复合体正常结构受到破坏，42% 的联会复合体表现为复杂的染色体重排。停药 36 天后，受破坏的联会复合体数量仍保持较高水平。给予小鼠灌胃约 3.5 倍或 7 倍人体等效剂量的诺氟沙星 1～5 天后[113]，低剂量组治疗 1 周和 4 周时形态正常精子数量减少，4 周时精子计数减少。

雄性的生育能力可能不受氟喹诺酮类抗菌药物的影响。给予雄性小鼠约 1.3 倍人体等效剂量（口服剂量）的洛美沙星治疗 5 天，与未经治疗的雌性小鼠交配超过 5 周，生育指数未受影响，着床率在停药后第 3 周恢复正常，如果第 3 周着床率下降，第 4 周则会恢复正常[114]；实验中任意时间点均未检测到显性致死突变。在较高剂量下，给予转基因、诱变小鼠腹腔注射约 1.8 倍或 3.7 倍人体等效剂量（口服剂量）的左氧氟沙星 1 次，在治疗后第 1 天或第 10 天，睾丸组织或精子中的基因突变频率没有增加[115]。在另一项研究中，给予小鼠一次口服剂量约为 18 倍人体等效剂量（口服剂量）的环丙沙星[116]，与阳性对照组和阴性对照组相比，未观察到雄性小鼠生育率降低。

奥索利酸是主要用于家养动物的一种氟喹诺酮类抗菌药物，尤其是鱼类。奥索利酸是一种多巴胺再吸收抑制剂。大鼠使用含有一定比例奥索利酸的饲料喂养（饲料中添加的奥索利酸含量未知），奥索利酸会增加 LH 水平，导致睾丸间质细胞增生和良性肿瘤，并伴有生精小管萎缩；在小鼠中没有发现类似的结果[117,118]。另一项研究使用添加奥索利酸的饲料喂养青年和老年大鼠（每日剂量未知）52 周，观察到 LH 水平升高，睾丸间质细胞轻度增生，但未见生精小管组织发生病理学改变[119]。奥索利酸可能作用于 HPG 轴。

10.3.9 磺胺类

磺胺类药物柳氮磺胺吡啶对雄性生殖有明显的负面影响。它不是作为抗菌药物使用的,我们在第十二章中作为抗炎药物讨论。

有个别磺胺类抗菌药物进行过对男性生育影响的评估试验,很少有严重毒性相关的报道。在一项 70 多年以前的研究中[120],9 名精液质量正常的健康年轻男性(先由治疗前的 5 个样本确定),然后每日 4 次,每次使用 1 000 毫克磺胺嘧啶治疗 15 天(在现在使用的正常剂量范围内)。每周评估精液质量 2 次直到停药后 6 周。实验期间中精子浓度或总计数没有明显改变。尽管这个研究不足以证明磺胺嘧啶对精液质量没有影响,但也没有显示出该药对精液质量产生了很大的影响。

甲氧苄啶/磺胺甲噁唑(也叫 TMP/SMZ,复方新诺明)是一种常用的由磺胺药物磺胺甲噁唑和二氢叶酸还原酶制剂甲氧苄啶组成的复合抗菌药物。在一项早期的观察研究中,40 名不育男性使用 TMP/SMX 治疗 2 周者,37% 的男性精子浓度减少,但 42% 的人精子浓度增加[121]。随后的一项研究对 50 例确诊前列腺炎的患者使用 TMP/SMX 治疗,改善了患者精液质量[122]。在一项合并白细胞精子症的不育夫妇 RCT 研究中[123],11 名男性接受疗程 2 周的 TMP/SMX 治疗,与未治疗组相比,精液质量无明显差异。在这些研究中,虽然感染的清除改善了一些男性的精液质量,但可能掩盖了药物的负面影响。

给予雄性绵羊单次肌内注射治疗剂量的 TMP/SMX[124],精子活力在随后的 16 天高于安慰剂组,但是精子浓度和精子总数从治疗后第 2 天开始明显降低,在 16 天期间始终保持较低的水平。在一项利用 DNA 流式细胞技术研究大鼠睾丸吸取物的研究显示给予口服约 0.5 倍人体等效剂量(口服剂量)的 TMP/SMX10 天,与溶媒对照组相比,在第 11 天时睾丸单倍体细胞比例降低,符合精子生成停止的标准[96]。单倍体细胞数量在停药后 46 天恢复正常。

这些研究结果表明,甲氧苄啶/磺胺甲噁唑复合制剂可能导致精子生成暂停。任何一种磺胺类抗菌药物对男性生育能力影响的信息都非常有限。

10.3.10　四环素类

多西环素是治疗白细胞精子症的常用药物,已报道的适应证:(1)改善精液质量和精子活力[89,125]；（2）改善生育能力，但不改变精液性质参数[65,126]；或者（3）相当于未经治疗或安慰剂治疗的男性[123,127]。在一个典型的随机双盲安慰剂对照实验（RDBPCT）研究中，33 个伴有异常精液和附睾、前列腺或者精囊感染的男性不育症患者服用多西环素，精液质量改善，白细胞精子症治愈；然而同样的效果也发生在应用安慰剂的患者身上[127]。在早期的一项 89 对不明原因的不孕夫妇的 RPCT 研究中[128]，其中 30 对接受多西环素治疗 4 周，12 个月内生育能力与安慰剂或未治疗者相当（22.5%全部怀孕）。在一项双盲交叉研究中，69 例前列腺炎患者使用美他环素治疗后精液质量均无改善[129]。其他的四环素类药物在男性生殖道感染患者中普遍改善了精液质量，包括 25 例使用米诺环素治疗的白细胞精子症患者[130]和四环素治疗的解脲支原体感染患者[131]。

如上所述，已知生殖器感染或炎症会对精液质量产生负面作用；因此，难以区分治疗药物的负面影响和治疗后的改善。用于治疗痤疮则不会出现这种问题，因为对生育能力影响最小。一项研究观察了 9 名痤疮青年患者给予四环素治疗[132]。所有患者的睾酮和游离睾酮在治疗的 3 天内显著下降（从开始的 599 纳克/分升到第 3 天的 496 纳克/分升），项目 9 名患者中有 8 名下降到正常值以下，并在停药后的第 1 天恢复到正常范围；血清性激素结合球蛋白（SHBG）水平未受影响。

一些研究表明四环素类药物对大鼠有负面影响。在一项无对照的描述性研究中，给予大鼠约 0.5 倍人体等效剂量的土霉素 8 天可致大鼠初级精母细胞部分甚至完全停止分裂，精母细胞核肿胀，生精小管腔内精子减少。然而，相比研究中使用的其他 10 种抗菌药物，土霉素的负面影响最小[71]。随后，一项安慰剂对照研究使用 DNA 流式细胞技术检测大鼠睾丸吸取物[96]，给予大鼠口服约人体等效剂量（口服剂量）的多西环素 10 天，与对照组相比，单倍体细胞比例在 11 天和 56 天时降低，符合精子生成停止的标准。

和氯霉素一样，四环素类药物是线粒体转录抑制剂，可导致肝脏氧化应激损伤。在一项研究中[133]，给予成年大鼠约 0.5 倍人体等效剂量（口服剂量）的四环素灌胃 2 周的，与溶媒对照组相比，大鼠睾丸尺寸、附睾重量减少，睾酮水平降低，同时附睾精子计数、精子活力、精子存活率和形态正常精子均减少，睾丸抗氧化酶活性降低。联合使用维生素 C 或 N-乙酰半胱氨酸可部分减轻这些变化。笔者认为四环素引起的氧化应激影响雄性大鼠的生殖系统。

大量实验研究了四环素对家畜、伴生动物或实验动物的影响，但没有观察到对雄性动物生殖力有任何变化。综上所述，这些研究仍然不足以排除这些药物对精液质量的影响。两头健康雄性牛使用治疗剂量或者 2 倍治疗剂量的土霉素治疗 5 天，电射精法采集它们的精液，与未治疗组质量相当[134]。另一项研究包括 9 头雄性牛，使用土霉素治疗 3 天，在随后的一周内精液质量参数没有变化[79]。50 多年前的一项研究观察给予断奶大鼠添加四环素的饲料喂养至断奶后 18 个月，四环素剂量为约 0.5 倍人体等效剂量（口服剂量）、1 倍人体等效剂量（口服剂量）、或 4 倍人体等效剂量（口服剂量）[135]；睾丸退行性改变与喂养任何剂量的对照饲料的大鼠无明显差异。在同一研究中，每剂量 2 只雄性犬给予对照饲料，或含有约 3 倍或 9 倍人体等效剂量（口服剂量）土霉素，或者约 1 倍、1.5 倍、3 倍人体等效剂量（口服剂量）四环素的饲料喂养 1 年。每种抗生素的低剂量对睾丸无影响。高剂量土霉素引起生精小管上皮组织退行性改变。喂养四环素的犬在睾丸组织学或精液质量方面与溶媒对照组无差异。他们进行了第二次研究，每种药物 24 只雄性狗，给予类似浓度的土霉素或者四环素喂养 2 年，睾丸组织学和精液质量与对照组无明显差异。

人们还对四环素类药物的保护作用进行了研究，如果动物服用毒性更强的药物，它们有保护作用。一项研究用 0.1 倍人体等效剂量的多西环素作为抗氧化剂，以保护雄性小鼠生殖道免受阿霉素引起的氧化应激损伤[136]，显示出了部分保护作用。一项研究显示米诺环素对使用地塞米松治疗期间的小鼠生殖细胞具有类似的保护作用[137]。

总体而言，四环素对男性生殖毒性的证据尚无定论，但根据目前的文献，似乎有轻微的影响。

10.4　其他类抗菌药物

有几种具有混合的抗寄生虫和抗细菌活性的药物已被评价对男性生殖的影响。

甲硝唑用于治疗细菌、原虫和阿米巴感染。在一项早期研究中,男性滴虫患者使用甲硝唑治疗 10 天[138],精液质量与治疗前相比无明显变化。在一项针对 1 131 例无症状滴虫感染男性不育患者的临床研究中,50 例(4%)患者精液涂片滴虫检测阳性[139];与健康对照组相比,滴虫感染男性的精液质量较差,使用甲硝唑治疗 10 天后,精子活力和形态学都有所改善。在这种情况下,很难区分生育结局究竟是受疾病影响还是受治疗药物影响。

甲硝唑也在动物实验中进行了评估。在一项研究中,雄性大鼠使用甲硝唑治疗 8 周,剂量范围超过人体等效剂量(口服剂量)[140]。在较高剂量下,精子密度和活力降低一半以上;睾酮水平降低,促性腺激素水平升高;且治疗后的雄性大鼠不育。在这个小组的另一份报告,观察治疗后大鼠睾丸细胞类型数量变化[141];那些接受较高剂量甲硝唑治疗的(约常规和最大人体等效剂量),支持细胞和间质细胞数量减少,停药 8 周后恢复到正常水平。在另一项研究中,将超过人体等效剂量的甲硝唑添加到雄性大鼠的饲料中喂养 8 周,并进行 3.5 个月的随访测试[142];在 2～4 周,生育能力正常;但在 6 周时,所有高剂量的雄性大鼠睾丸和附睾重量均降低,睾丸和附睾精计数减少,正常形态精子减少和不孕症。生育能力在3.5 月时得到改善,但仍然低于对照组大鼠。

给予雄性小鼠单次腹腔注射约最低人体等效剂量(口服剂量)甲硝唑[143],睾丸组织的细胞组成没有受到影响,但在某些减数分裂阶段精母细胞的数量发生了改变,异常形态出现的频率增加了 3 倍。另一项研究灌胃给予雄性小鼠高人体等效剂量(口服剂量)甲硝唑 2 周[144];治疗导致睾丸、附睾、前列腺和精囊重量低于对照组;睾丸和附睾在治疗 4 个月后才恢复正常重量。治疗 1 个月后,睾酮水平、精子活力和形态正常精子减少,精原细胞有丝分裂指数降低,染色体出现缺陷。在另一项研究中给予小鼠人体等效剂量范围内的两种剂量之一的甲硝唑,持续 28 天,停药后48 天随访[145];低剂量不影响生殖终点,但高剂量导致睾丸和附睾重量减少,生精小管组织破坏,精子数量、精子活力和精子存活率降低,生育能力下降,包括着床前和着床后胚胎死亡。所有生殖终点均在停药 48 天后恢复正常。目前尚不清楚,在人类身上观察到类似的作用时,在啮齿类动物身上的作用更为严重;因此需要在男性中进行甲硝唑相关的设计严谨的临床试验。

奥硝唑是一种已知对大鼠睾丸具有毒性的抗原虫药物。这种药物可降低不育相关蛋白 DJ‐1(aka SP22,CAP 1)的水平;它是一种精子受精所必需的,依赖肾素‐血管紧张素系统(ras)激活的癌基因产物。DJ‐1 存在于多种组织中,但主要集中在睾丸组织中。它存在于人的生精小管、间质细胞、支持细胞、附睾、精浆和精子中,精子头后部、前中段和精子尾巴局部也有分布[146]。

虽然在大鼠身上进行了许多研究,但大多数都没有显示出人体等效剂量下对雄性有生殖毒性作用。给予大鼠口服约 4.5 倍人体等效剂量(口服剂量)的奥硝唑 14 天(成人疗程 5 天),精液 DJ‐1(CAP 1)含量下降[147];奥硝唑在体内减少精液 DJ‐1,生育能力随之下降。一项对大鼠的早期研究,在雄性大鼠的饲料中加入约 3.2 倍人体等效剂量(口服剂量)的奥硝唑治疗 61 天,其生育能力低于安慰剂对照组,虽然睾丸和附睾重量正常,睾丸组织学也正常[148];停止治疗后生育能力恢复正常。在另一项对大鼠进行类似处理的研究中[149],雄性大鼠在治疗的第二周不育。大鼠使用奥硝唑治疗 4 周后对其精子活力进行评估,虽然活动精子百分率没有变化,但治疗后雄性大鼠的精子运动速率要比溶媒对照组低。生育能力和精子速率在停止治疗 2 周后重新恢复。在一项应用计算机辅助精子分析(CASA)的研究中,给予大鼠约 1.6 倍或 3.2 倍人体等效剂量(口服剂量)的奥硝唑治疗 14 天后测定大鼠附睾精子活力[150],与溶媒对照组相比,两种剂量下的精子活力均降低,而在较高剂量时精子运动速率也降低。在另一项应用 CASA 研究中,给予雄性大鼠口服约 0.8 倍、1.6 倍或 3.2 倍人体等效剂量(口服剂量)奥硝唑治疗 4 周[151],停药后第二天检查,在最低剂量时未见任何影响。在较高剂量下,精子活力、向前活动精子、速率、妊娠率、植入部位数量和产仔数均降低。一项研究中评估了多种已知对男性生育有害的物质,给予大鼠单次口服约 7 倍人体等效剂量(最大口服剂量)或 10 倍人体等效剂量(口服剂量)的奥硝唑[152];睾丸组织学破坏;睾丸精子计数降低,附睾精子计数、运动速率和正常形态精子均降低。在较高剂量下,大鼠的生育能力、精子浓度、精子活力、睾丸重量、附睾重量和生育能力均低于溶媒对照组。在一项比较多种药物的研究中,大鼠口服约 3.2 倍人体等效剂量的奥硝唑 1～3 周[153],附睾尾侧精子数在 1 周时降低,并一直处于低水平,精子活力和活动速率在 3 周时仍较低,且着床前胚胎死亡率在 2 周和 3 周时较高;对照组和奥硝唑处理组的产仔数分别为 1 和 14 只。在另一项研究中,给予雄性大鼠约 2.2 倍人体等效剂量(口服剂量)的奥硝唑治疗 20 天或 4.4 倍人体等效剂量(口服剂量)14 天,然后进入恢复期[154]。2 种剂量下大鼠睾丸、附睾和精囊重量与溶媒对照组无明显差异,但高剂量组受精率(胚胎着床/黄体维持)在 10 天时下降到零,低剂量组在 15 天时下降到 40% 左右。在恢复期间,生殖力在第 14 天(停药后 8 天)恢复正常。该小组在后续的一项研究中报告了类似的影响[155],该小组的另一项研究发现,给予低生殖力雄性大鼠约 4.4 倍人体等效剂量(口服剂量)奥硝唑治疗 10 天,体外精子获能与对照组相比无差异[156]。然而,在一项使用相同剂量奥硝唑的生殖研究中,尽管交配后子宫内精子的数量和活力没有受到影响,但输卵管峡部的精子数量较少,穿透卵丘细胞基质的能力下降,而且奥硝唑治疗的雄性大鼠受精失败[157]。给予雄性小鼠口服约 0.13 倍人体等效剂量的奥硝唑 14 天,小鼠精子中 DJ-1 含量更低,体外受精成功率降低 50%[158]。显然,在药理剂量下对雄性啮齿动物有显著的生殖毒性,但没有数据支持对人类男性有影响。

吡嗪酰胺常与其他药物联合用于治疗肺结核(TB),因此无法进行单一疗法临床试验。在一项研究中,给予大鼠口服约 6 倍或 13 倍人体等效剂量的吡嗪酰胺,与溶媒对照组相比,特别是在较高的剂量下,大鼠的精子数量减少,减数分裂细胞形态学改变[159]。在一项小鼠遗传毒性研究中,给予小鼠单次腹腔注射 0.3 倍、0.6 倍或 1.1 倍最大人体等效剂量(口服剂量)的吡嗪酰胺,与对照组相比,形态正常的精子数量减少,且呈剂量依赖性。

利福霉素(又称利福平)主要用于治疗肺结核,是一种 P - 450 单氧化酶的诱导剂。一项针对 18 名健康男性的研究[160],连续 7 天每天使用 600 毫克利福平可使睾酮水平升高 20%。在一项更早的研究中[161],8 名健康男性连续 2 周每天服用 600 毫克利福平,他们的平均睾酮水平从 706 纳克/升上升到 1 034 纳克/升,高出正常范围;雌二醇水平在 2 周时正常,但在停药 2 周后增加了 1 倍以上,而性激素结合球蛋白(SHBG)在治疗结束时和停药后 2 周均较高。笔者认为利福平刺激 SHBG 合成,使总睾酮水平升高。

动物实验研究也显示了利福平对男性生育终点的影响。在一项研究中[162],给予大鼠口服约人体等效剂量(口服,静注剂量)的利福平 3 个月,附睾尾端精子计数、精子活力和形态正常精子均下降。给予小鼠约 2 倍人体等效剂量(口服,静注剂量)的利福平治疗 7 天后,精母细胞的染色体异常率从溶媒对照组的 3.5% 增加到 35%[163]。利福平对精子可能有细胞遗传学效应性,值得进行临床试验研究。

其他抗菌药物已在啮齿类动物中进行了研究。给予大鼠口服约人体等效剂量(口服剂量)的异烟肼 45 天后,附睾重量降低,前列腺和精囊重量增加,睾酮、黄体生成素和卵泡刺激素水平升高,生精小管结构遭到破坏[164]。氨苯砜(也称二氨基二苯砜),主要用于治疗麻风病,给予雄性大鼠口服约 8 倍人体等效剂量(口服剂量)的氨苯砜时,可降低雄性大鼠的生殖力[165]。给予大鼠口服约 180 倍人体等效剂量(口服剂量)的苄硝唑 30 天,可使精子生成停止,睾丸萎缩,FSH 水平降低,这些现象在停药后 3 个月持续存在[166];睾酮、LH 和 PRL 水平保持正常。早期的一项研究观察了大鼠单次使用 227 倍人体等效剂量(口服剂量)苄硝唑或约 160 倍人体等效剂量(口服剂量)硝呋替莫后的睾丸组织[167],发现支持细胞和生殖细胞受到损害。在另一项研究中,大鼠使用约人体等效剂量的乙胺丁醇治疗[168]，约一半雄性大鼠的生精小管萎缩、睾丸间质细胞肥大，从而导致其不育。

参考文献

［1］Schlegel PN, Chang TS, Marshall FF. Antibiotics: potential hazards to male fertility. Fertil Steril. 1991; 55: 235 - 42. PMID: 1991524.

［2］El-Beheiry AH, Kamel MN, Gad A. Niridazole and fertility in bilharzial men. Arch Androl. 1982; 8: 297 - 300. PMID: 7114959.

［3］Jones P, Jackson H, Whiting MH. Comparative effects of niridazole on spermatogenesis and reproductive capacity in the mouse, rat and Japanese quail. J Reprod Fertil. 1976; 46: 217 - 24. PMID: 946818.

［4］Etribi A, Ibrahim A, El-Haggar S, Awad H, Metawi B. Effect of Ambilhar (niridazole) on spermatogenesis in guinea-pigs. J Reprod Fertil. 1976; 48: 439 - 40. PMID: 994121.

［5］Danesi R, La Rocca RV, Cooper MR, Ricciardi MP, Pellegrini A, Soldani P, Kragel PJ, Paparelli A, Del Tacca M, Myers CE. Clinical and experimental evidence of inhibition of testosterone production by suramin. J Clin Endocrinol Metab. 1996; 81: 2238 - 46. PMID: 8964858.

［6］Soldani P, Pellegrini A, Gesi M, Lenzi P, Paparelli A. Suramin-induced ultrastructural changes in the testis of albino rats. Exp Toxicol Pathol. 1996; 48(4): 299 - 305. PMID: 8811298.

［7］Otubanjo OA, Mosuro AA. An in vivo evaluation of induction of abnormal sperm morphology by some anthelmintic drugs in mice. Mutat Res. 2001; 497: 131 - 8. PMID: 11525915.

［8］Vega SG, Guzmán P, García L, Espinosa J, Cortinas de Nava C. Sperm shape abnormality and urine mutagenicity in mice treated with niclosamide. Mutat Res. 1988; 204: 269 - 76. PMID: 3278217.

［9］Farombi EO, Adedara IA, Abolaji AO, Anamelechi JP, Sangodele JO. Sperm characteristics, antioxidant status and hormonal profile in rats treated with artemisinin. Andrologia. 2014; 46: 893901. https://doi.org/10.1111/and.12170. PMID: 24079412.

［10］Singh S, Giri A, Giri S. The antimalarial agent artesunate causes sperm DNA damage and hepatic antioxidant defense in mice. Mutat Res Genet Toxicol Environ Mutagen. 2015; 777: 1 - 6. https://doi.org/10.1016/j.mrgentox.2014.11.001. PMID: 25726169.

［11］Sakai T, Takahashi M, Mitsumori K, Yasuhara K, Kawashima K, Mayahara H, Ohno Y. Collaborative work to evaluate toxicity on male reproductive organs by repeated dose studies in rats—overview of the studies. J Toxicol Sci. 2000; 25 Spec No: 1 - 21. https://doi.org/10.2131/jts.25. SpecialIssue_1. PMID: 11349433.

［12］Çelikler S, Aydemir N, Bilaloğlu R. A comparative study on the genotoxic effect of pyrimethamine in bone marrow and spermatogonial mice cells. Z Naturforsch C. 2007; 62: 679 - 83. https://doi. org/10.1515/znc-2007 - 9 - 1009. PMID: 18069240.

［13］Aydemir N, Çelikler S, Bilaloglu R. In vivo evaluation of the toxic effects of pyrimethamine on spermatogenesis in male mice. J Environ Pathol Toxicol Oncol. 2008; 27: 287 - 93. https://doi. org/10.1615/JEnvironPatholToxicolOncol.v27.i4.50. PMID: 19105534.

［14］Schmid TE, Xu W, Adler ID. Detection of aneuploidy by multicolor FISH in mouse sperm after in vivo treatment with acrylamide, colchicine, diazepam or thiabendazole. Mutagenesis. 1999; 14: 173 - 9. https://doi.org/10.1093/mutage/14.2.173. PMID: 10229918.

[15] Wise LD, Cartwright ME, Seider CL, Sachuk LA, Lankas GR. Dietary two-generation reproduction study of thiabendazole in Sprague-Dawley rats. Food Chem Toxicol. 1994; 32: 239 - 46. PMID: 8157218.

[16] Tag El-Dein MA, Zeidan AEB, El-Desouki NI, Tabl GA, Kamel RA. Freezability, DNA integrity and fertilizing capacity of spermatozoa of Friesian bulls treated with anti-helminthic drugs. J Anim Poult Prod. 2011; 2: 311 - 26. ISSN: 2090 - 3642

[17] Berndtson WE, Chenoweth PJ, Olar TT, Pickett BW, Seidel GE Jr. Influence of albendazole on reproductive function of bulls. Am J Vet Res. 1980; 41: 640 - 4. PMID: 7406284.

[18] Janett F, Thun R, Ryhiner A, Burger D, Hassig M, Hertzberg H. Influence of Eqvalan (ivermectin) on quality and freezability of stallion semen. Theriogenology. 2001; 55: 785 - 92. https://doi.org/10.1016/S0093 - 691X(01)00443 - 5. PMID: 11245265.

[19] Daurio CP, Gilman MR, Pulliam JD, Seward RL. Reproductive evaluation of male beagles and the safety of ivermectin. Am J Vet Res. 1987; 48: 1755 - 60. PMID: 3434921.

[20] Schröder J, Swan GE, Barrick RA, Pulliam JD. Effect of ivermectin on the reproductive potential of breeding rams. J S Afr Vet Assoc. 1986; 57: 211 - 3. PMID: 3553595.

[21] Asuquo OR, Igiri AO, Olawoyin OO, Eyong EU. Correlation of histological and histometric changes in rats testes treated with chloroquine phosphate. Niger J Physiol Sci. 2007; 22: 135 - 9. PMID: 18379633.

[22] Okanlawon AO, Ashiru OA. Sterological estimation of seminiferous tubular dysfunction in chloroquine treated rats. Afr J Med Med Sci. 1998; 27: 101 - 6. PMID: 10456141.

[23] Adeeko AO, Dada OA. Chloroquine reduces fertilizing capacity of epididyma sperm in rats. Afr J Med Med Sci. 1998; 27: 63 - 4. PMID: 10456132.

[24] Nicola WG, Khayria MI, Osfor MM. Plasma testosterone level and the male genital system after chloroquine therapy. Boll Chim Farm. 1997; 136: 39 - 43. PMID: 9080720.

[25] Okanlawon AO, Noronha CC, Ashiru OA. An investigation into the effects of chloroquine on fertilityof male rats. West Afr J Med. 1993; 12: 118 - 21. PMID: 8398931.

[26] Stephen AO, Yinusa R. Prolonged administration of proguanil induces reproductive toxicity in male rats. J Toxicol Sci. 2011; 36: 587 - 99. PMID: 22008534.

[27] Farombi EO, Ekor M, Adedara IA, Tonwe KE, Ojujoh TO, Oyeyemi MO. Quercetin protects against testicular toxicity induced by chronic administration of therapeutic dose of quinine sulfate in rats. J Basic Clin Physiol Pharmacol. 2012; 23: 39 - 44. https://doi.org/10.1515/jbcpp2011 - 0029. PMID: 22865448.

[28] Osinubi AA, Daramola AO, Noronha CC, Okanlawon AO, Ashiru OA. The effect of quinine and ascorbic acid on rat testes. West Afr J Med. 2007; 26: 217 - 21. PMID: 18399338.

[29] Roy LD, Mazumdar M, Giri S. Effects of low dose radiation and vitamin C treatment on chloroquine-induced genotoxicity in mice. Environ Mol Mutagen. 2008; 49: 488 - 95. https://doi.org/10.1002/em.20408.

[30] Sikka SC, Swerdloff RS, Rajfer J. In vitro inhibition of testosterone biosynthesis by ketoconazole. Endocrinology. 1985; 116: 1920 - 5. PMID: 3872790.

[31] Schürmeyer T, Nieschlag E. Ketoconazole-induced drop in serum and saliva testosterone. Lancet.1982; 2: 1098. PMID: 6127557.

[32] Schürmeyer T, Nieschlag E. Effect of ketoconazole and other imidazole fungicides on testosterone biosynthesis. Acta Endocrinol. 1984; 105: 275 - 80. PMID: 6320571.

[33] Effendy I, Krause W. In vivo effects of terbinafine and ketoconazole on testosterone

plasma levels in healthy males. Dermatologica. 1989; 178: 103 – 6. PMID: 2924980.

[34] Nashan D, Knuth UA, Weidinger G, Nieschlag E. The antimycotic drug terbinafine in contrast to ketoconazole lacks acute effects on the pituitary-testicular function of healthy men: a placebocontrolled double-blind trial. Acta Endocrinol (Copenh). 1989; 120: 677 – 81. PMID: 2499150.

[35] De Coster R, Caers I, Haelterman C, Debroye M. Effect of a single administration of ketoconazole on total and physiologically free plasma testosterone and 17 beta-oestradiol levels in healthy male volunteers. Eur J Clin Pharmacol. 1985; 29: 489 – 93. PMID: 3937735.

[36] Santen RJ, Van den Bossche H, Symoens J, Brugmans J, DeCoster R. Site of action of low dose ketoconazole on androgen biosynthesis in men. J Clin Endocrinol Metab. 1983; 57: 732 – 6. PMID: 6309882.

[37] Pont A, Williams PL, Azhar S, Reitz RE, Bochra C, Smith ER, Stevens DA. Ketoconazole blocks testosterone synthesis. Arch Intern Med. 1982; 142: 2137 – 40. PMID: 6291475.

[38] Pont A, Graybill JR, Craven PC, Galgiani JN, Dismukes WE, Reitz RE, Stevens DA. Highdose ketoconazole therapy and adrenal and testicular function in humans. Arch Intern Med. 1984; 144: 2150 – 3. PMID: 6093722.

[39] DeFelice R, Johnson DG, Galgiani JN. Gynecomastia with ketoconazole. Antimicrob Agents Chemother. 1981; 19: 1073 – 4. https://doi.org/10.1128/AAC.19.6.1073. PMID: 6267997.

[40] DeFelice R, Galgiani JN, Campbell SC, Palpant SD, Friedman BA, Dodge RR, Weinberg MG, Lincoln LJ, Tennican PO, Barbee RA. Ketoconazole treatment of nonprimary coccidioidomycosis. Evaluation of 60 patients during three years of study. Am J Med. 1982; 72: 681 – 7. PMID: 6280499.

[41] Touchette MA, Chandrasekar PH, Milad MA, Edwards DJ. Contrasting effects of fluconazole and ketoconazole on phenytoin and testosterone disposition in man. Br J Clin Pharmacol. 1992; 34: 75 – 8. PMID: 1633070.

[42] De Coster R, Beerens D, Dom J, Willemsens G. Endocrinological effects of single daily ketoconazole administration in male beagle dogs. Acta Endocrinol (Copenh). 1984; 107: 275 – 81. PMID: 6093417.

[43] Shin JH, Moon HJ, Kang IH, Kim TS, Kim IY, Park IS, Kim HS, Jeung EB, Han SY. Repeated 28-day oral toxicity study of ketoconazole in rats based on the draft protocol for the "Enhanced OECD Test Guideline No. 407" to detect endocrine effects. Arch Toxicol. 2006; 80: 797 – 803. PMID: 16710696.

[44] Vawda AI, Davies AG. An investigation into the effects of ketoconazole on testicular function in Wistar rats. Acta Endocrinol. 1986; 111: 246 – 51. PMID: 3082101.

[45] Irsy G, Koranyi L. Neuroendocrinological effects of ketoconazole in rats. Acta Endocrinol (Copenh). 1990; 122: 409 – 13. PMID: 2327219.

[46] Heckman WR, Kane BR, Pakyz RE, Cosentino MJ. The effect of ketoconazole on endocrine and reproductive parameters in male mice and rats. J Androl. 1992; 13: 191 – 8. PMID: 1601740.

[47] Bhasin S, Sikka S, Fielder T, Sod-Moriah U, Levine HB, Swerdloff RS, Rajfer J. Hormonal effects of ketoconazole in vivo in the male rat: mechanism of action. Endocrinology. 1986; 118: 122932. https://doi.org/10.1210/endo-118 – 3 – 1229. PMID: 3081326.

[48] Waller DP, Martin A, Vickery BH, Zaneveld LJ. The effect of ketoconazole on fertility of male rats. Contraception. 1990; 41: 411 – 7. PMID: 2335105.

[49] Joshi SC, Jain GC, Lata M. Effects of ketoconazole (an imidazole antifugal agent) on the

fertility and reproductive function of male mice. Acta Eur Fertil. 1994; 25: 55 - 8. PMID: 7887081.

[50] Heckman WR, Kane BR, Pakyz RE, Cosentino MJ. The effect of ketoconazole on endocrine and reproductive parameters in male mice and rats. J Androl. 1992; 13: 191 - 8. PMID: 1601740.

[51] MacLeod J, Nelson WO. Griseofulvin and human spermatogenesis. Arch Dermatol. 1960; 81: 758 - 9. PMID: 14419588.

[52] Ko EM, Lowry RB, Martin RH. Analysis of sperm karyotypes in a patient treated with griseofulvin. Arch Androl. 2007; 53: 157 - 60. PMID: 17612874.

[53] Wyrobek AJ, Bruce WR. Chemical induction of sperm abnormalities in mice. Proc Natl Acad Sci U S A. 1975; 72: 4425 - 9. PMID: 1060122.

[54] Shi Q, Schmid TE, Adler I. Griseofulvin-induced aneuploidy and meiotic delay in male mouse germ cells: detected by using conventional cytogenetics and three-color FISH. Mutat Res. 1999; 441: 181 - 90. PMID: 10333532.

[55] Adler ID, Schmid TE, Baumgartner A. Induction of aneuploidy in male mouse germ cells detected by the sperm-FISH assay: a review of the present data base. Mutat Res. 2002; 504: 173 - 82. https://doi.org/10.1016/S0027 - 5107(02)00090 - 8. PMID: 12106657.

[56] Bruce WR, 人体等效剂量 dle JA. The mutagenic activity of 61 agents as determined by the micronucleus, Salmonella, and sperm abnormality assays. Can J Genet Cytol. 1979; 21: 319 - 34. PMID: 393369.

[57] von Heimendahl A, England GC, Sheldon IM. Influence of Griseofulvin treatment on semen quality in the dog. Anim Reprod Sci. 2004; 80: 175 - 81. PMID: 15036526.

[58] Hanger DP, Jevons S, Shaw JT. Fluconazole and testosterone: in vivo and in vitro studies. Antimicrob Agents Chemother. 1988; 32: 646 - 8. PMID: 2840013.

[59] Queiroz-Telles F, Purim KS, Boguszewski CL, Afonso FC, Graf H. Adrenal response to corticotrophin and testosterone during long-term therapy with itraconazole in patients with chromoblastomycosis. J Antimicrob Chemother. 1997; 40: 899 - 902. PMID: 9462446.

[60] Van Cauteren H, Heykants J, De Coster R, Cauwenbergh G. Itraconazole: pharmacologic studies in animals and humans. Rev Infect Dis. 1987; 9(Suppl 1): S43 - 6. PMID: 3027845.

[61] Tully DB, Bao W, Goetz AK, Blystone CR, Ren H, Schmid JE, Strader LF, Wood CR, Best DS, Narotsky MG, Wolf DC, Rockett JC, Dix DJ. Gene expression profiling in liver and testis of rats to characterize the toxicity of triazole fungicides. Toxicol Appl Pharmacol. 2006; 215: 260 - 73. PMID: 16643972.

[62] el-Medany AH, Hagar HH. Effect of fluconazole on the fertility of male rabbits. Arzneimittelforschung. 2002; 52: 636 - 40. PMID: 12236053.

[63] Swierstra EE, Whitefield JW, Foote RH. Action of amphotericin B (fungizone) on spermatogenesis in the rabbit. J Reprod Fertil. 1964; 7: 13 - 9. PMID: 14125179.

[64] Hassan NH. Miconazole genotoxicity in mice. J Appl Toxicol. 1997; 17: 313 - 9. PMID: 9339744.

[65] Hamada A, Agarwal A, Sharma R, French DB, Ragheb A, Sabanegh ES Jr. Empirical treatment of low-level leukocytospermia with doxycycline in male infertility patients. Urology. 2011; 78: 1320 - 5. https://doi.org/10.1016/j.urology.2011.08.062. PMID: 22137697.

[66] Wong WY, Zielhuis GA, Thomas CM, Merkus HM, Steegers-Theunissen RP. New evidence of the influence of exogenous and endogenous factors on sperm count in man. Eur J Obstet Gynecol Reprod Biol. 2003; 110: 49 - 54. PMID: 12932871.

[67] Toth A, Lesser ML. Ureaplasma urealyticum and infertility: the effect of different

antibiotic regimens on the semen quality. J Urol. 1982; 128; 705 - 7. PMID; 7143589.

[68] Schlegel PN, Chang TS, Marshall FF. Antibiotics; potential hazards to male fertility. Fertil Steril 1991; 55; 235 - 42. PMID; 1991524.

[69] Stearns G, Turek PJ. Avoiding toxins including spermatotoxic medications. Semin Reprod Med. 2013; 31; 286 - 92. https://doi.org/10.1055/s-0033 - 1345276. PMID; 23775384.

[70] Samplaski MK, Nangia AK. Adverse effects of common medications on male fertility. Nat Rev Urol. 2015; 12; 401 - 13. https://doi.org/10.1038/nrurol.2015.145. PMID; 26101108.

[71] Timmermans L. Influence of antibiotics on spermatogenesis. J Urol. 1974; 112; 348 - 9. PMID; 4852428.

[72] Poehlsgaard J, Douthwaite S. The bacterial ribosome as a target for antibiotics. Nat Rev Microbiol. 2005; 3; 870 - 81. https://doi.org/10.1038/nrmicro1265. PMID; 16261170.

[73] Gur Y, Breitbart H. Mammalian sperm translate nuclear-encoded proteins by mitochondrial-type ribosomes. Genes Dev. 2006; 20; 411 - 6. https://doi.org/10.1101/gad.367606. PMID; 16449571.

[74] Baker MA. The 'omics revolution and our understanding of sperm cell biology. Asian J Androl. 2011; 13; 6 - 10. https://doi.org/10.1038/aja.2010.62. PMID; 20972449.

[75] Khaki A, Novin MG, Khaki AA, Nouri M, Sanati E, Nikmanesh M. Comparative study of the effects of gentamicin, neomycin, streptomycin and ofloxacin antibiotics on sperm parameters and testis apoptosis in rats. Pak J Biol Sci. 2008; 11; 1683 - 9. PMID; 18819619.

[76] Narayana K. An aminoglycoside antibiotic gentamycin induces oxidative stress, reduces antioxidant reserve and impairs spermatogenesis in rats. J Toxicol Sci. 2008b; 33; 85 - 96. PMID; 18303187.

[77] Ghosh S, Dasgupta S. Gentamicin induced inhibition of steroidogenic enzymes in rat testis. Indian J Physiol Pharmacol. 1999; 43; 247 - 50. PMID; 10365320.

[78] Carageorgiou HK, Stratakis CA, Damoulis PD, Varonost DD, Messari ID, Sideris AC, Sfikakis AP. Reversible plasma testosterone levels reduction after gentamicin administration and freund's adjuvant arthritis in rats. Indian J Physiol Pharmacol. 2005; 49; 443 - 8. PMID; 16579398.

[79] Abbitt B, Berndtson WE, Seidel GE Jr. Effect of dihydrostreptomycin or oxytetracycline on reproductive capacity of bulls. Am J Vet Res. 1984; 45; 2243 - 6. PMID; 6084431.

[80] Oyeyemi MO, Adeniji DA. Morphological characteristics and haematological studies in wistar rats subjected to prolonged treatment of chloramphenicol. Int J Morphol. 2009; 27; 7 - 11. http://www.scielo.cl/pdf/ijmorphol/v27n1/art01.pdf.

[81] Oyagbemi AA, Adedara IA, Saba AB, Farombi EO. Role of oxidative stress in reproductive toxicity induced by co-administration of chloramphenicol and multivitaminhaematinics complex in rats. Basic Clin Pharmacol Toxicol. 2010; 107; 703 - 8. https://doi.org/10.1111/j.1742 - 7843.2010.00561.x.

[82] Maita K, Kuwahara M, Kosaka T, Inui K, Sugimoto K, Kashimoto Y, Takahashi N, Harada T. The effect of testosterone propionate supplement on testicular toxicity with thiamphenicol in male Sprague-Dawley rats. J Toxicol Sci. 2004; 29; 187 - 93. https://doi.org/10.2131/jts.29.187. PMID; 15467268.

[83] Ando J, Ishihara R, Imai S, Takano S, Kitamura T, Takahashi M, Yoshida M, Maekawa A. Thirteenweek subchronic toxicity study of thiamphenicol in F344 rats. Toxicol Lett. 1997; 91; 137 - 46. PMID; 9175850.

[84] Comereski CR, Bregman CL, Buroker RA. Testicular toxicity of N-methyltetrazolethiol cephalosporin analogs in the juvenile rat. Fundam Appl Toxicol. 1987; 8; 280 - 9. PMID;

3556839.

[85] Moe JB, Sotani K, Manabe J, Ikegami N, Tanase H, Lohrberg SM, Larsen ER, Piper RC. Differential effects of cefmetazole sodium on the reproductive system of infant and pubertal male rats. Fundam Appl Toxicol. 1989; 13: 146 - 55. PMID: 2767354.

[86] Mujeeb MA, Pardeshi ML. Pharmacokinetics of cefpodoxime proxetil with special reference to biochemical parameters, tissue residue, and spermatozoa motility in rats. Indian J Med Sci. 2011; 65: 43 - 9. https://doi.org/10.4103/0019 - 5359.103958.

[87] Antohi E, Gales C, Nechifor M. Pharmacological agents that affect sperm motility. Rev Med Chir Soc Med Nat Iasi. 2011; 115: 1183 - 8. PMID: 22276467.

[88] Tanyildizi S, Türk G. The effects of diminazene aceturate and ceftriaxone on ram sperm. Theriogenology. 2004; 61: 529 - 35. PMID: 14662149.

[89] Mićić S. Kallikrein and antibiotics in the treatment of infertile men with genital tract infections. Andrologia. 1988; 20: 55 - 9. PMID: 3369709.

[90] Baker HW, Straffon WG, McGowan MP, Burger HG, de Kretser DM, Hudson B. A controlled trial of the use of erythromycin for men with asthenospermia. Int J Androl. 1984; 7: 383 - 8. PMID: 6396236.

[91] Lastikka L, Virsu ML, Halkka O, Eriksson K, Estola T. Goniomitosis in rats affected by mycoplasma or macrolides. Med Biol. 1976; 54: 146 - 9. PMID: 1271875.

[92] Prior JT, Ferguson JH. Cytotoxic effects of a nitrofuran on the rat testis. Cancer. 1950; 3: 1062 - 72.PMID: 14783754.

[93] Paul HE, Paul MF, Kopko F, Bender RC, Everett G. Carbohydrate metabolism studies on the testis of rats fed certain nitrofurans. Endocrinology. 1953; 53: 585 - 92. https://doi. org/10.1210/endo53 - 6 - 585. PMID: 13116947.

[94] Nelson WO, Bunge RG. The effect of therapeutic dosages of nitrofurantoin (furadantin) upon spermatogenesis in man. J Urol. 1957; 77: 275 - 81. PMID: 13406877.

[95] Yunda IF, Melnik AM, Kushniruk YI. Experimental study of the gonadotoxic effect of nitrofurans and its prevention. Int Urol Nephrol. 1974; 6: 125 - 35. PMID: 4448625.

[96] Crotty KL, May R, Kulvicki A, Kumar D, Neal DE Jr. The effect of antimicrobial therapy on testicular aspirate flow cytometry. J Urol. 1995; 153: 835 - 8. PMID: 7861548.

[97] Anonymous. Reproductive toxicology. Nitrofurantoin. Environ Health Perspect. 1997; 105 (Suppl1): 329 - 30. PMID: 9114348.

[98] Zimmermann H, Golbs S, Gutte G. Some effects of furazolidone, humic acid and a combination of both on male reproduction in rats. Arch Toxicol Suppl. 1991; 14: 284 - 7. https://doi. org/10.1007/978 - 3 - 642 - 74936 - 0_61. PMID: 1839602.

[99] Mustafa AI, Ali BH, Hassan T. Semen characteristics in furazolidone-treated goats. Reprod Nutr Dev. 1987; 27: 89 - 94. PMID: 3575871.

[100] Waite NM, Edwards DJ, Arnott WS, Warbasse LH. Effects of ciprofloxacin on testosterone and cortisol concentrations in healthy males. Antimicrob Agents Chemother. 1989; 33: 1875 - 7. PMID: 2610498.

[101] Carranza-Lira S, Tserotas K, Morán C, Merino G, Barahona E, Bermúdez JA. Effect of antibiotic therapy in asthenozoospermic men associated with increased agglutination and minimal leukospermia. Arch Androl. 1998; 40: 159 - 62. PMID: 9507749.

[102] Krisp A, Hörster S, Skrzypek J, Krause W. Treatment with levofloxacin does not resolve asymptomatic leucocytospermia--a randomized controlled study. Andrologia. 2003; 35: 244 - 7. PMID: 12950410.

[103] Andreessen R, Sudhoff F, Borgmann V, Nagel R. Results of ofloxacin therapy in

andrologic patients suffering from therapy-requiring asymptomatic infections. Andrologia. 1993; 25: 377 – 83. PMID: 8279713.

[104] Crotty KL, May R, Kulvicki A, Kumar D, Neal DE Jr. The effect of antimicrobial therapy on testicular aspirate flow cytometry. J Urol. 1995; 153: 835 – 8. PMID: 7861548.

[105] Abd-Allah AR, Aly HA, Moustafa AM, Abdel-Aziz AA, Hamada FM. Adverse testicular effects of some quinolone members in rats. Pharmacol Res. 2000a; 41: 211 – 9. PMID: 10623489.

[106] Abd-Allah AR, Gannam BB, Hamada FM. The impact of ofloxacin on rat testicular DNA. application of image analysis. Pharmacol Res. 2000b; 42: 145 – 50. https://doi. org/10.1006/phrs.1999.0649. PMID: 10887043.

[107] Demir A, Türker P, Onol FF, Sirvanci S, Findik A, Tarcan T. Effect of experimentally induced Escherichia coli epididymo-orchitis and ciprofloxacin treatment on rat spermatogenesis. Int J Urol. 2007; 14: 268 – 72. PMID: 17430273.

[108] El-Harouny MA, Zalata AA, Naser ME, Abo El-Atta HM, El-Shawaf IM, Mostafa T. Long-term ofloxacin testicular toxicity: an experimental study. Andrologia. 2010; 42: 92 – 6. https://doi. org/10.1111/j.1439 – 0272.2009.00961.x. PMID: 20384798.

[109] Ahmadi R, Ahmadifar M, Safarpour E, Vahidi-Eyrisofla N, Darab M, Eini AM, Alizadeh A. The effects of levofloxacin on testis tissue and spermatogenesis in rat. Cell J. 2016; 18: 112 – 6. PMID: 27054126.

[110] Kizawa K, Furubo S, Sanzen T, Kawamura Y. Collaborative work to evaluate toxicity on male reproductive organs by repeated dose studies in rats. 19). Effects of two-week repeated dosing of enoxacin on the male reproductive organs. J Toxicol Sci. 2000; 25 Spec No: 187 – 94. PMID: 11349443.

[111] Zobeiri F, Sadrkhanlou RA, Salami S, Mardani K. Long-term effect of ciprofloxacin on testicular tissue: evidence for biochemical and histochemical changes. Int J Fertil Steril. 2013; 6: 294 – 303. PMID: 24520454.

[112] Kolomiets OL, Atsaeva MM, Dadashev SYA, Abilev SK, Spangenberg VE, Matveevsky SN. Damage to synaptonemal complex structure and peculiarities of selection of mouse spermatocytes I at response to drug administration. Russian J Genet. 2013; 49: 1098 – 106. https://doi.org/10.1134/S1022795413110100.

[113] Maura A, Pino A. Induction of sperm abnormalities in mice by norfloxacin. Mutat Res. 1991; 264: 197 – 200. PMID: 1723499.

[114] Singh AC, Kumar M, Jha AM. Genotoxicity of lomefloxacin—an antibacterial drug in somatic and germ cells of Swiss albino mice in vivo. Mutat Res. 2003; 535: 35 – 42. https://doi.org/10.1016/S1383 – 5718(02)00284-X. PMID: 12547281.

[115] Itoh S, Miura M, Shimada H. Lack of mutagenicity of levofloxacin in lacZ transgenic mice. Mutagenesis. 1998; 13: 51 – 5. https://doi.org/10.1093/mutage/13.1.51. PMID: 9491394.

[116] Herbold BA, Brendler-Schwaab SY, Ahr HJ. Ciprofloxacin: in vivo genotoxicity studies. Mutat Res. 2001; 498: 193 – 205. https://doi.org/10.1016/S1383 – 5718(01)00275 – 3. PMID: 11673084.

[117] Yamada T, Maita K, Nakamura J, Murakami M, Okuno Y, Hosokawa S, Matsuo M, Yamada H. Carcinogenicity studies of oxolinic acid in rats and mice. Food Chem Toxicol. 1994a; 32: 397 – 408. PMID: 8206438.

[118] Yamada T, Nakamura J, Murakami M, Okuno Y, Hosokawa S, Matsuo M, Yamada H. The correlation of serum luteinizing hormone levels with the induction of Leydig cell tumors in rats by oxolinic acid. Toxicol Appl Pharmacol. 1994b; 129: 146 – 54. PMID:

7974488.

[119] Yoshida M, Kitani T, Takenaka A, Kudoh K, Katsuda SI, Taya K, Kurokawa Y, Maekawa A. Lack of effects of oxolinic acid on spermatogenesis in young adult and aged Wistar rats. Food Chem Toxicol. 2002; 40: 1815 – 25. https://doi.org/10.1016/S0278 – 6915(02)00168 – 0. PMID: 12419696.

[120] Osenkop RS, MacLeod J. Sulfaciazine: its effect on spermatogenesis and its excretion in the ejaculate. J Urol. 1947; 58: 80 – 4. PMID: 20249382.

[121] Murdia A, Mathur V, Kothari LK, Singh KP. Sulpha-trimethoprim combinations and male fertility. Lancet. 1978; 2: 375 – 6. PMID: 79740.

[122] Milingos S, Creatsas G, Messinis J, Lolis D, Kaskarelis D. Treatment of chronic prostatitis by consecutive per os administration of doxycycline, sulfamethoxazole/trimethoprim, and cephalexin. Int J Clin Pharmacol Ther Toxicol. 1983; 21: 301 – 5. PMID: 6604038.

[123] Yanushpolsky EH, Politch JA, Hill JA, Anderson DJ. Antibiotic therapy and leukocytospermia: a prospective, randomized, controlled study. Fertil Steril. 1995; 63: 142 – 7. PMID: 7805903.

[124] Tanyildizi S, Bozkurt T. The effects of lincomycin-spectinomycin and sulfamethoxazoletrimethoprim on hyaluronidase activities and sperm characteristics of rams. J Vet Med Sci. 2003; 65: 775 – 80. PMID: 12939503.

[125] Vicari E. Effectiveness and limits of antimicrobial treatment on seminal leukocyte concentration and related reactive oxygen species production in patients with male accessory gland infection. Hum Reprod. 2000; 15: 2536 – 44. PMID: 11098023.

[126] Branigan EF, Spadoni LR, Muller CH. Identification and treatment of leukocytospermia in couples with unexplained infertility. J Reprod Med. 1995; 40: 625 – 9. PMID: 8576877.

[127] Comhaire FH, Rowe PJ, Farley TM. The effect of doxycycline in infertile couples with male accessory gland infection: a double blind prospective study. Int J Androl. 1986; 9: 91 – 8. PMID: 3539821.

[128] Harrison RF, de Louvois J, Blades M, Hurley R. Doxycycline treatment and human infertility. Lancet. 1975; 1(7907): 605 – 7. https://doi.org/10.1016/S0140 – 6736(75) 91885 – 1. PMID: 47949.

[129] Colleen S, Mårdh PA. Effect of metacycline treatment on non-acute prostatitis. Scand J Urol Nephrol. 1975; 9: 198 – 204. PMID: 813297.

[130] Malallah YA, Zissis NP. Effect of minocycline on the sperm count and activity in infertile men with high pus cell count in their seminal fluid. J Chemother. 1992; 4: 286 – 9. PMID: 1479417.

[131] Taylor-Robinson D. Evaluation of the role of Ureaplasma urealyticum in infertility. Pediatr Infect Dis. 1986; 5(6 Suppl): S262 – 5. PMID: 3540899.

[132] Pulkkinen MO, Mäenpää J. Decrease in serum testosterone concentration during treatment with tetracycline. Acta Endocrinol. 1983; 103: 269 – 72. PMID: 6683057.

[133] Farombi EO, Ugwuezunmba MC, Ezenwadu TT, Oyeyemi MO, Ekor M. Tetracycline-induced reproductive toxicity in male rats: effects of vitamin C and N-acetylcysteine. Exp Toxicol Pathol. 2008; 60: 77 – 85. https://doi.org/10.1016/j.etp.2008.02.002. PMID: 18406588.

[134] Barth AD, Wood MR. The effect of streptomycin, oxytetracycline, tilmicosin and phenylbutazone on spermatogenesis in bulls. Can Vet J. 1998; 39: 103 – 6. PMID: 10051958.

[135] Deichmann WB, Bernal E, Anderson WA, Keplinger M, Landeen K, MacDonald W, McMahon R, Stebbins R. The chronic oral toxicity of oxytetracycline HC1 and tetracycline

HC1 in the rat, dog and pig. Ind Med Surg. 1964; 33: 787 – 806. PMID: 14228445.

[136] Yeh YC, Lai HC, Ting CT, Lee WL, Wang LC, Wang KY, Lai HC, Liu TJ. Protection by doxycycline against doxorubicin-induced oxidative stress and apoptosis in mouse testes. Biochem Pharmacol. 2007; 74: 969 – 80. PMID: 17673183.

[137] Orazizadeh M, Hashemitabar M, Khorsandi L. Protective effect of minocycline on dexamethasone induced testicular germ cell apoptosis in mice. Eur Rev Med Pharmacol Sci. 2009; 13: 1 – 5. PMID: 19364080.

[138] Perl G, Ragazzoni H. Further studies in treatment of female and male trichomoniasis with metronidazole. Obstet Gynecol. 1963; 22: 376 – 81. PMID: 14065515.

[139] Gopalkrishnan K, Hinduja IN, Kumar TC. Semen characteristics of asymptomatic males affected by Trichomonas vaginalis. J In Vitro Fert Embryo Transf. 1990; 7: 165 – 7. PMID: 2380623.

[140] Ligha AE, Bokolo B, Didia BC. Antifertility potentials of metronidazole in male Wistar rats. Pak J Biol Sci. 2012; 15: 224 – 30. PMID: 24199456.

[141] Ligha AE, Fawehinmi HB. Stereological quantification of Leydig and Sertoli cells: technique of assessing antifertility potentials of metronidazole. Niger J Med. 2012; 21: 25 – 30. PMID: 23301443.

[142] McClain RM, Downing JC, Edgcomb JE. Effect of metronidazole on fertility and testicular function in male rats. Fundam Appl Toxicol. 1989; 12: 386 – 96. PMID: 2731655.

[143] Mudry MD, Palermo AM, Merani MS, Carballo MA. Metronidazole-induced alterations in murine spermatozoa morphology. Reprod Toxicol. 2007; 23: 246 – 52. PMID: 17184970.

[144] el-Nahas AF, el-Ashmawy IM. Reproductive and cytogenetic toxicity of metronidazole in male mice. Basic Clin Pharmacol Toxicol. 2004; 94: 226 – 31. PMID: 15125692.

[145] Kumari M, Singh P. Study on the reproductive organs and fertility of the male mice following administration of metronidazole. Int J Fertil Steril. 2013; 7: 225 – 38. PMID: 24520490.

[146] Yoshida K, Sato Y, Yoshiike M, Nozawa S, Ariga H, Iwamoto T. Immunocytochemical localization of DJ-1 in human male reproductive tissue. Mol Reprod Dev. 2003; 66: 391 – 7. PMID: 14579415.

[147] Wagenfeld A, Yeung CH, Strupat K, Cooper TG. S 人体等效剂量 ding of a rat epididymal sperm protein associated with infertility induced by ornidazole and alpha-chlorohydrin. Biol Reprod. 1998; 58: 1257 – 65. PMID: 9603261.

[148] McClain RM, Downing JC. Reproduction studies in rats treated with ornidazole. Toxicol Appl Pharmacol. 1988a; 92: 480 – 7. PMID: 3353992.

[149] McClain RM, Downing JC. The effect of ornidazole on fertility and epididymal sperm function in rats. Toxicol Appl Pharmacol. 1988b; 92: 488 – 96. PMID: 3353993.

[150] Toth GP, Wang SR, McCarthy H, Tocco DR, Smith MK. Effects of three male reproductive toxicants on rat cauda epididymal sperm motion. Reprod Toxicol. 1992; 6: 507 – 15. PMID: 1288760.

[151] Kato M, Fukunishi K, Ikegawa S, Higuchi H, Sato M, Horimoto M, Ito S. Overview of studies on rat sperm motion analysis using a Hamilton-Thorne Sperm Analyzer — collaborative working study. J Toxicol Sci. 2001; 26: 285 – 97. PMID: 11871125.

[152] Linder RE, Strader LF, Slott VL, Suarez JD. Endpoints of spermatotoxicity in the rat after short duration exposures to fourteen reproductive toxicants. Reprod Toxicol. 1992; 6: 491 – 505. PMID: 1288759.

[153] Ban Y, Naya M, Nishimura T, Kaneto M, Kishi K, Inoue T, Yoshizaki H, Ooshima Y.

Collaborative study on rat sperm motion analysis using CellSoft Series 4000 semen analyzer. J Toxicol Sci. 2001; 26: 9 - 24. PMID: 11255794.

[154] Oberländer G, Yeung CH, Cooper TG. Induction of reversible infertility in male rats by oral ornidazole and its effects on sperm motility and epididymal secretions. J Reprod Fertil. 1994; 100: 551 - 9. https://doi.org/10.1530/jrf.0.1000551. PMID: 8021876.

[155] Cooper TG, Yeung CH, Skupin R, Haufe G. Antifertility potential of ornidazole analogues in rats. J Androl. 1997; 18: 431 - 8. PMID: 9283957.

[156] Oberländer G, Yeung CH, Cooper TG. Influence of oral administration of ornidazole on capacitation and the activity of some glycolytic enzymes of rat spermatozoa. J Reprod Fertil. 1996; 106: 231 - 9. https://doi.org/10.1530/jrf.0.1060231. PMID: 8699406.

[157] Yeung CH, Oberländer G, Cooper TG. Effects of the male antifertility agent ornidazole on sperm function in vitro and in the female genital tract. J Reprod Fertil. 1995; 103: 257 - 64. PMID: 7616498.

[158] Okada M, Matsumoto K, Niki T, Taira T, Iguchi-Ariga SM, Ariga H. DJ-1, a target protein for an endocrine disrupter, participates in the fertilization in mice. Biol Pharm Bull. 2002; 25: 853 - 6. PMID: 12132656.

[159] Bondarenko LB, Shayakhmetova GM, Byshovets TF, Kovalenko VM. Pyrazinamide-mediated changes in rat type I collagen and spermatogenesis indices. Acta Pol Pharm. 2011; 68: 285 - 90. PMID: 21485303.

[160] Bammel A, van der Mee K, Ohnhaus EE, Kirch W. Divergent effects of different enzyme-inducing agents on endogenous and exogenous testosterone. Eur J Clin Pharmacol. 1992; 42: 641 - 4. PMID: 1623905.

[161] Brodie MJ, Boobis AR, Gill M, Mashiter K. Does rifampicin increase serum levels of testosterone and oestradiol by inducing sex hormone binding globulin capacity? Br J Clin Pharmacol. 1981; 12: 431 - 3. PMID: 7197544.

[162] Awodele O, Akintonwa A, Osunkalu VO, Coker HA. Modulatory activity of antioxidants against the toxicity of Rifampicin in vivo. Rev Inst Med Trop Sao Paulo. 2010; 52: 43 - 6. PMID: 20305954.

[163] Aboul-Ela EI. Cytogenetic effects of rifampicin in somatic and germinal cells of the mouse. J Appl Toxicol. 1995; 15: 325 - 6. PMID: 7594203.

[164] Alp H, Cirit U, Tas M, Rifaioglu MM, Hatipoglu NK, Aytekin I, Yucel M, Firat U, Ozmen MF, Seker U, Eren LB. Effects of sildenafil citrate, isoniazid, and streptomycin on testicular tissue and epididymal semen quality in rats. Urology. 2012; 80: 953.e9 - 14. https://doi.org/10.1016/j. urology.2012.05.016. PMID: 22840858.

[165] Wong PY, Lau SK, Fu WO. Antifertility effects of some sulphonamides and related compounds and their accumulation in the epididymides of male rats. J Reprod Fertil. 1987; 81: 259 - 67. PMID: 3668957.

[166] Favaretto AL, Antunes-Rodrigues J, Vieira CL, Lamano-Carvalho TL. Pituitary-testicular axis in benznidazole-treated rats. Braz J Med Biol Res. 1990; 23: 719 - 22. PMID: 2129270.

[167] Bernacchi AS, de Castro CR, de Toranzo EG, Castro JA. Effects of nifurtimox or benznidazole administration on rat testes: ultrastructural observations and biochemical studies. Exp Mol Pathol. 1986; 45: 245 - 56. PMID: 3792509.

[168] Trentini GP, Botticelli A, Barbolini G. Testicular lesions in rats treated for one year with ethambutol in low doses. Virchows Arch A Pathol Anat Histol. 1974; 362: 311 - 4. PMID: 4209158.

第十一章
抗病毒药与男性生殖

摘要 随着人们对艾滋病病毒HIV(人类免疫缺陷病毒)感染的认识和治疗越来越深入,抗病毒药物使用已日趋普遍。本章节重点讨论这一类药物对男性生育的影响。目前,HIV已成为一种慢性疾病,而许多感染HIV的男性患者都渴望生育孩子。如同丙型肝炎病毒(HCV),HIV对精液的质量有严重的不良影响,因此对长期感染和(或)具有较重症状的男性患者予以抗病毒治疗通常可改善精液质量。医学实践中的一些变革使得抗病毒药物的药理病理学研究成为可能,并将重点关注到对无症状男性患者的药物作用上:(1)对无症状HIV携带的男性患者采用专业洗精技术,并成功为他们HIV阴性的伴侣进行人工授精;(2)推荐男性患者在HIV症状出现之前进行抗反转录病毒治疗;(3)推荐没有感染HIV但有HIV抗体阳性性伴侣的男性采取针对HIV的预防措施。早期HIV感染病例一般采用单一疗法,单用核苷类似物反转录酶抑制剂(NRTI)齐多夫定(AZT)治疗。目前,HIV感染者普遍接受联合抗反转录病毒疗法(cART),联合使用3种或以上的药物,但这样就很难评估单个药物的毒副作用。通常来说,单用齐多夫定或cART疗法对精液质量的负面影响微乎其微;最常见的负面影响是减弱精子快速游动能力。在这一章中,我们总结和回顾了其他的负面影响和动物方面的研究。另外,与利巴韦林联用治疗HCV的聚乙二醇干扰素α确实降低了睾酮(T)水平和精液质量,尽管研究表明这些药物的影响不大。除HIV和HCV,针对其他病毒感染的抗病毒药物对男性生殖能力的影响很少受到实验性关注,甚至在实验物种中也是如此。

　　由于 HIV 的广泛传播,抗病毒药物的使用亦越来越普遍,这是本章要讨论的重点。另外一些重要的病毒感染,有证据表明治疗中使用的一些抗病毒药物也具有男性生殖毒性(表 11.1)。

　　随着 HIV 日益成为一种慢性疾病,男性患者普遍接受终身高效抗反转录病毒治疗(HAART——用这个较不常用的缩写来代替 ART,以区别于常用的辅助生殖疗法缩写,ART 在我们领域中经常使用),俗称鸡尾酒疗法,而有些患者亦希望有一个家庭。传统的核苷类似物反转录酶抑制剂(NRTI)齐多夫定单药疗法已经被联合抗反转录病毒疗法(cART)所取代,通常联合一个或多个核苷反转录酶抑制剂(NRIs)、非核苷反转录酶抑制剂(NNRIs)、蛋白酶抑制剂、细胞融合抑制剂和整合酶抑制剂,但这些药物的联用增加了评估任何一种单一药物对患者产生不良影响的难度。此外,HIV 感染本身也与性腺功能低下和精液异常有关,而 cART 疗法可增加患者的 CD4 细胞计数和总体健康水平,从而提高精液质量。以上这些不同的因素导致不同的学者得出了不同的调查结果和结论,旨在评估抗反转录病毒药物的男性生殖毒性。到目前为止,很少有研究能用足够大型的实验设计或者多变量模型来区分疾病状态和药物使用的不同影响。

11.1　HIV 感染对精液质量的影响

　　20 世纪 90 年代的研究表明,HIV 感染对精液质量的不良影响与疾病阶段有关,包括感染持续时间、症状和 CD4 计数,几乎没有证据表明齐多夫定对精液质量有毒性作用。在一项早期研究中,39 名感染 HIV 的男性(大多数服用齐多夫定)与阴性对照组 51 名男性相比,其活动精子数较少,精液黏度较高[1];感染患者的精子活力与 CD4 细胞计数呈正相关;其中 5 名接受齐多夫定治疗后(除 1 例外均少于 6 个月),精液质量无明显变化。另一项针对 166 名 HIV 感染者的研究发现,除 CD4 细胞计数≤200/毫升且没有服用齐多夫定的患者外,大多数患者精液正常[2]。在一项对 21 名 HIV 感染者、38 名高危血清阴性者和 30 名健康男性的对照研究中,HIV

表 11.1　影响精子和(或)男性生殖系统的抗病毒药物

药物(这些药物安全性相对较高)	主要适应证(男性)	对男性生殖的体内影响(除非注明,非人类物种的结果均在 HED 下获得)
联合抗反转录病毒疗法(cART)		
一个或多个 NRIs、NNRIs、蛋白酶抑制剂、细胞融合抑制剂和整合酶抑制剂	HIV	人类:无影响:(1) 127 例无症状携带 HIV 男性患者中,73% 患者采用 cART 疗法,这些患者与输卵管因素不孕的女性伴侣之间无差异;(2) 对 55 名男性的疾病状况进行纵向多变量建模,未发现对精液质量有影响;(3) 105 例无症状男性患者与输卵管因素不孕的女性伴侣相比,在精液质量方面无差异,采用 HAART 疗法的男性生育能力高于被诊断为感染的患者;(4) 100 名采用 cART 疗法患者的精液质量与剩余未服用药物的精液质量相当。负面影响:(1) 在疾病状态下,对 39 例男性进行纵向多变量建模,发现治疗后患者精子活力下降低;(2) 31 例患者精子数量、活力和正常形态均低于未感染者;(3) 93 名未感染 HIV 男性的精子活力下降,活动精子快速运动减少,同时正常形态精子数量下降;(4) 79 名采用 HAART 疗法的男性的精子总数,精子活力和精子快速运动活力较低;(5) 在一项针对 23 例 HIV 感染的研究中发现,70% 接受 CAR-T 治疗的患者出现男性乳房发育症;(但是在一项针对 1 304 名男性研究中发现,这一比例只有 1% 和 1.8%
核苷/核苷酸逆转录酶抑制剂(NRTIs)		
地达诺新	HIV	人类:(1) 与正常值相比,30 名男性患者精子活力和快速运动能力较低;(2) 在一项大样本研究中发现,包含或不包含地达诺辛的 CAR-T 疗法对男性精子的运动能力没有差异;(3) 31 例 HIV 感染者的研究中,每个精子 mtDNA 拷贝数减少;(4) 在一项对 213 名从未用药的 HIV 感染男性患者研究中发现,与其他 HAART 药物联用可增加性腺功能区游离 T 水平;(5) 与男性乳房发育症有关
恩曲他滨	HIV	人类:随机选取 1 013 名 HIV 阴性男子使用恩曲他滨+替诺福韦治疗 21 个月,与服用安慰剂的 963 名男性相比,对生育能力没有影响。小鼠:剂量上限为 23 倍 HED,10 周:对睾丸,附睾重量无影响;对附睾的精子浓度或活力没有影响

（续表）

药物（这些药物安全性相对较高）	主要适应证（男性）	对男性生殖的体内影响（除非注明·非人类物种的结果均在HED下获得）
拉米夫定	HIV；HIV预防；HBV	(1) 一项小样本研究显示，cART疗法中包含拉米夫定，可导致mtDNA突变增加；(2) 在一项对213名从未用药的HIV感染男性患者的研究中，与其他ART药物联用，可增加性腺功能区游离T水平；(3) 联合齐多夫定治疗2年，97例性腺功能低下患者，T水平无明显改善
司坦夫定	HIV；HIV预防	人类：(1) 小样本研究表明，cART疗法中包含司坦夫定，可导致mtDNA突变增加；(2) 一项大样本研究表明，cART疗法中包含或不包含司坦夫定，对男性精子活力没有差异；(3) 对31例HIV感染者的研究表明，可导致每个精子mtDNA拷贝数减少；(4) 在一项对213名从未用药的HIV感染男性患者的研究中，与其他ART药物联合使用，可增加性腺功能区游离T水平；(5) 与男性乳房发育症有关，可导致游离T，低游离T
替诺福韦	HIV；HBV	人类：随机选择1 999例健康男性服用替诺福韦（作为PrEP）21个月，与服用安慰剂的963人相比，对其生育能力没有影响
扎西他滨	HIV	人类：31例HIV感染者表明，每个精子mtDNA拷贝数减少
齐多夫定（叠氮胸苷，AZT）	HIV；HIV预防	人类：无影响：(1) 9例男性（24例样本）与9例非药物治疗患者（23例样本）的精液质量无差异；(2) 250名接受药物治疗的男性精液质量无差异；(3) 与拉米夫定联用2年，97例性腺发育不良男性患者的T水平没有改善 负面影响：(1) 39名男性的活动精子总数低于51名对照组；(2) 一项研究发现，在死于HIV之前接受治疗的男性中，精子发生阻滞的情况有所增加；(3) 与男性乳房发育症有关，可导致低T，低游离T 正面影响：(1) 166名不服用药物的男性患者，精液正常的可能性较低；(2) 在一项对213名从未用药的HIV感染男性患者的研究中，与其他ART药物联用，可增加性腺功能区游离T水平 大鼠：(1) 10倍HED，4周：精子细胞色素c氧化酶降低，精子活力变化；(2) 0.3倍HED，4周：前列腺及精囊重量降低；T水平降低，睾丸重量和FSH水平增加

（续表）

药物（这些药物安全性相对较高）	主要适应证（男性）	对男性生殖的体内影响（除非注明，非人类物种的结果均在 HED 下获得）
以下药物儿乎没有关于男性或动物生殖影响方面的研究：阿巴卡韦,阿德福韦,恩替卡韦,替比夫定,扎西他滨		
非核苷逆转录酶抑制剂（NNRTIs）		
依非韦仑	HIV	人类：(1) 在一项大样本研究中,采用包含依法韦仑的 CAR-T 疗法男性精子活力低于不包含依法韦仑者；(2) 随机选取应用依非韦仑+替诺福韦的 1013 例 HIV 阴性男性,其生育能力与服用安慰剂的 963 男性相比没有差异；(3) 应用包含依法韦仑的 cART 疗法的 HIV 携带男性,其快速活动精子数下降（5% vs.20%）；(4) 在一项对 213 名从未用药的 HIV 感染患者研究中,联用其他 HAART 药物,可增加性腺功能区游离 T 水平；(5) 在一项对 23 例男性的研究中发现了与男性乳房发育相关的 CART 药物,OR 值为 20（95% CI: 4.9-89）；在其他更大样本的研究中也发现了男性乳房发育症状相关
奈韦拉平	HIV	人类：一项针对 135 名接受治疗 46 名未接受治疗的 HIV 毒带者研究中发现,联合 2 种 NRTIs 的患者睾丸 T 水平高于对照组 大鼠：1.3 倍 HED,4 周：附睾尾精子活性,活力下降,正常形态降低；睾丸 SOD,过氧化氢酶活性下降；睾丸 MDA 增加；组织学上精小管变性
以下药物儿乎没有关于男性或动物生殖影响方面的研究：地拉韦啶,依曲韦林,利匹韦林		
蛋白酶抑制剂		
茚地那韦	HIV	人类：一项针对 135 名接受治疗和 46 名未接受治疗的 HIV 携带者的大样本研究显示,联合 2 种 NRTIs 的患者睾丸 T 水平高于对照组
洛匹那韦	HIV	大鼠：21 天：联合利托那韦,附睾精子数,精子活力下降；睾丸组织抗氧化剂活性降低；睾丸脂质过氧化增加；每个小管的生精细胞数量减少

（续表）

药物（这些药物安全性相对较高）	主要适应证（男性）	对男性生殖的体内影响（除非注明，非人类物种的结果均在 HED 下获得）
奈非那韦	HIV	人类：在一项对 213 名从未用药的 HIV 感染男性患者研究中，与其他 HAART 的药物联用，可增加性腺功能区游离 T 水平
利托那韦	HIV	大鼠：21 天：联合洛匹那韦，附睾精子数、精子活力降低；睾丸组织抗氧化剂活性降低；睾丸脂质过氧化增加；每个小管的生精细胞数量减少
沙奎那韦	HIV	人类：一项针对 135 名接受治疗和 46 名未接受治疗的 HIV 携带者的大样本研究显示，联合 2 种 NRTIs 的患者 T 水平高于对照组
以下药物几乎没有关于对男性或动物生殖影响方面的研究：阿扎那韦，博赛匹韦，地瑞那韦，依曲韦林，福沙那韦，西咪匹韦，特拉匹韦，替拉那韦		
整合酶抑制剂（整合酶链转移抑制剂）（INSTIs）		
以下药物几乎没有关于对男性或动物生殖影响方面的研究：度鲁特韦，埃替拉韦，拉替拉韦		
神经氨酸酶抑制剂		
以下药物几乎没有关于对男性或动物生殖影响方面的研究：奥司他韦，帕拉米韦，扎那米韦		
嘌呤核苷类似物		
阿昔洛韦	单纯疱疹病毒 1 型；单纯疱疹病毒 2 型；疱疹；带状疱疹；巨细胞病毒；EB 病毒	人类：**对 20 例慢性单纯疱疹病毒 2 型感染的男性精液质量无影响** 小鼠：剂量上限为 0.5 倍 HED，15 天：停药后 3～5 周睾丸重量下降；停药后 3～5 周精小管直径减小；停药后 2～5 周精上皮厚度减小；在停药后的 1～5 周内，精子计数、活力、正常形态态下降；3～5 周后精子形态正常降低

（续表）

药物（这些药物安全性相对较高）（男性）	主要适应证（男性）	对男性生殖的体内影响（除非注明,非人类物种的结果均在 HED 下获得）
以下药物儿乎没有关于男性或动物生殖影响方面的研究：更昔洛韦,泛昔洛韦,伐昔洛韦,缬更昔洛韦		
其他抗病毒药物		
聚乙二醇干扰素-α	与其他抗病毒药物联合治疗丙型肝炎病毒	人类：(1)16 例 HCV 病毒感染者：应用超过 12 周,PRL 水平逐渐升高；(2)11 例毛细胞白血病患者：T 水平下降,FSH 水平升高；(3)与利巴韦林联合治疗超过 12 周的 15 例患者,其精子浓度,活力,正常形态均降低；(4)单药治疗的 19 例以及联合利巴韦林治疗的 15 例 HCV 患者,T,游离 T,DHEAS 降低,PRL 水平增加；性功能障碍增加
利巴韦林	（鸟嘌呤核苷类似物）丙型肝炎病毒	人类：(1)15 例联合应用聚乙二醇干扰素-α 超过 12 周,患者精子浓度,活力,正常形态均降低；(2)联合应用聚乙二醇干扰素-α：15 例 HCV 患者的 T,游离 T,DHEAS 降低,PRL 水平增加；性功能障碍增加 大鼠：0.5 倍 HED,5 天：停药后 2~5 周精小管直径,精小管上皮厚度降低；停药后 15 周内,T 水平下降；精子发生阻滞,生殖细胞凋亡,附睾精子数量减少,形态异常

以下药物儿乎没有关于男性或其他物种动物生殖影响方面的研究：恩福韦肽（HIV 融合抑制剂）,达克拉他韦/BMS－790052 （Ns5A 抑制剂）,福米弗森（巯核苷酸抗病毒药物）,膦甲酸（病毒 DNA 聚合酶抑制剂）,马拉维克（趋化因子受体拮抗剂）,索福布韦（核苷酸类似物）

注意：除粗体外,为其他物种在人等效剂量（HED）下

缩写：cART 联合抗反转录病毒治疗,CI 置信区间,CMV 巨细胞病毒,DHEAS 脱氢表雄酮硫酸盐,EBV EpsTein－Barr 病毒,FSH 卵泡刺激素,HAART 高效抗病毒治疗,HBV 乙型肝炎病毒,HCV 丙型肝炎病毒,HIV 人类免疫缺陷病毒,HSV 单纯疱疹病毒,HED 人等效剂量,MDA 丙二醛,mTDNA 线粒体 DNA,NNRI 非核苷反转录酶抑制剂,NRI 核苷反转录酶抑制剂,NRTI 核苷类似物反转录酶抑制剂,OR 优势比,PrEP 暴露前预防性技药,PRL 催乳素,T 睾酮

感染者的精子总计数、活力和正常形态最低，其中正在接受 HAART 治疗的患者占 76%[3]；精子活力和正常形态与 CD4 细胞计数呈正相关。另一项对 16 名 HIV 阳性男性患者(其中 8 名正在接受 HAART 治疗)26 份精液样本的研究显示：CD4 细胞计数与精子浓度、活力以及正常形态之间呈正相关[4]。而一项早期研究[5]发现 24 名感染 HIV 的男性与对照组 40 名未感染男性的精液质量与 HIV 感染阶段之间的关系差别不大。他们还发现，9 名服用齐多夫定的男性(24 份精液)和 9 名未用药的男性(23 份精液样本)相比，在无症状和轻度症状患者中，齐多夫定对精液质量没有显著影响，虽然精子总数中位值前者小于后者的一半(1.24 亿/毫升：2.85 亿/毫升)，提示生精能力的不足。同一课题组评估了一个更大样本包括 250 名 HIV 阳性的男性，涵盖临床和免疫感染类别，并将他们的精液质量与 38 名可生育对照者进行比较[6]。结果显示：组间精子浓度相似，但随着 CD4 细胞计数的减少，细胞活力、速率和正常形态均下降；而在接受齐多夫定治疗的感染患者中没有发现差异；然而在接受 HAART 治疗的患者，CD4 计数≥500、200≤CD4 计数<499 和 CD4 计数<200 的患者比例分别为 14%、37% 和 52%。因此，CD4 计数和用药影响相互混淆。最近一项针对 33 名不同阶段 HIV 感染者的研究显示：CD4 细胞计数与精子活力和生精能力呈正相关[7]，7 名接受 cART 治疗和未接受治疗的患者精液质量没有差异。

近期一项研究[8]使用了一种有趣的方法来观察 HIV 感染与药物毒性的影响。该研究对 80 名在 1981—1987 年死于艾滋病的男性和 60 名在使用齐多夫定之后死于艾滋病的男性睾丸组织学进行评估。它对患者年龄、CD4 细胞计数和总体病理结果进行分层考虑，而且两组平均死亡年龄均为 43 岁。结果显示：两组间精子生成不足的男性比例相当，但使用齐多夫定后生精障碍的比例降低(48%～28%)，而仅塞尔托利氏细胞比例升高(26%～44%)，提示齐多夫定对精子生成兼具治疗和毒副作用。

1992 年，首批 HIV 血清不一致的夫妇中，对感染 HIV 的男性伴侣的精子采用双洗技术(梯度分离和上泳)，然后通过宫内人工授精(IUI)[9]。在生殖医学中，对 HIV 携带者使用干预生育治疗使人们更加关注与 HIV 感染状况有关的精液质量以及抗反转录病毒治疗对生育能力的影响。大多数使用这种"精子清洗"治疗方式的诊所要求感染者无症状，且周边病毒载量低以及 CD4 细胞计数高。实施这种疗法的团队已经进行了研究以评估精液质量与疾病标志物以及用药情况之间的关系。在一项精心设计的研究中，79 例无症状而希望生育的 HIV 阳性男性，其中 95% 的人正在接受 HAART 治疗（单药 - 1，2 联 - 22，3 联 - 129，4 联 - 16，5 联 - 1，无记录 - 8），与 79 名 HIV 血清阴性患输卵管性不孕症的女性伴侣配对比较[10]。结果显示：感染患者的精子总数、进行性运动能力和快速运动能力均较低，但精子形态无差异。在另一项大样本研究中，105 名无症状的 HIV 血清阳性男性寻求辅助生育，其中 56% 的人服用抗反转录病毒药物（未说明具体的疗法），与 234 名输卵管性不孕症女性伴侣进行比较[11]。分别比较各组间的精液评估和 IUI 标本。结果显示：感染 HIV 的男性精子总数较低，进行性运动能力、正常形态和精子运动速度均低于未感染的男性；所有精液参数均与 CD4 细胞计数呈显著相关，但精液质量与 HAART 治疗无关；接受抗反转录病毒治疗的男性比未接受抗反转录病毒治疗的男性更易致孕（分别为 27%，9%），病毒载量低于 1 000 拷贝/毫升的男性也是如此；在这些无症状的男性中，受孕率与患者年龄、伴侣年龄、精液特征、人工授精精子数量、CD4 细胞计数、HIV 病龄或使用排卵刺激疗法无关。在另一项大样本横断面研究中，190 名无症状的 HIV 血清阳性男性（91% 接受 CAR - T 治疗）与 218 名有生育能力的男性进行了比较[12]。在这项研究中，询问所有受试者的病史并进行各项体格检查，以了解生殖器疾病、感染和吸烟情况，并根据年龄和禁欲间隔进一步调整多变量模型。结果显示：两组间精子总数相等，但无症状感染男性精子的进行性运动能力、高度进行性运动能力和正常形态较低；而 PMN 计数较高；精液质量与 CD4 细胞计数或精液病毒载量无关。在一项包括 31 名接受 CAR - T 治疗的 HIV 感染者和 31 名未感染者的研究中[13]，HIV 感染者精液质量的每一项指标均较差。

　　与上述结果形成对比，有几项研究报告 HIV 感染本身没有对精液质量产生任何变化。一项研究中包括 125 名感染 HIV、HCV 或两者兼有的无症状并寻求生殖援助的男性，70% 患者正在服用抗反转录病毒药物[14]，伴有输卵管性不孕症患者的 73 名伴侣作为对照。结果显示：精液参数没有因病毒感染或药物治疗而产生任何差异。

11.2 联合抗反转录病毒治疗(CAR - T)对精液质量的影响

在一项纵向调查研究中,34 名无症状、未服药的 HIV 感染者开始接受 CAR - T 治疗,并随访 48 周[15]。在药物治疗的前 6 周内精子活力从 28% 下降到 17%,采用控制 CD4 计数、病毒载量、年龄、吸烟、禁欲天数、精液高黏度和基线促卵泡激素(FSH)水平的多变量分析线性模型并重复测量。该研究组采用相同的设计和分析方法[16]进行了一项后续研究,招募 55 名未服药的患者,他们未行 HAART 治疗并进行了长达 70 个月的随访。在这项未用药的研究中,未观察到对精子活力或其他精液质量指标的影响。笔者指出,这两项研究在同一时间框架内进行,从同一机构招募了研究对象,因此他们可以代表相似的患者群体。然而,这两项试验结果分开发表,难免会让人怀疑结果存在偏差。综上所述,这 2 项研究表明 cART 治疗可降低精子活力。

其他实验设计和多变量统计方法已被用来评估抗病毒药物对精液的不良影响。一项对 144 名 HIV 感染者(86% 接受 CAR - T 治疗)的横断面研究观察了药物对精液质量的影响,包括每个患者的 cART 方案[17]。唯一一致的发现是服用依法韦仑的患者精子活力和生存能力低于服用奈韦拉平的患者。

在另一项研究中,研究者比较了 93 名输卵管性不孕症的女性伴侣和 100 例接受 CAR - T 方案治疗的男性 HIV 感染患者(单药治疗 1 例,2 种 NRTS 药物治疗 11 例,3 种或 3 种以上药物治疗 88 例)和 33 名未接受 CAR - T 方案治疗的男性 HIV 感染患者[18]。结果发现未治疗的 HIV 患者比健康男性精液量低,导致精子总数较低,而接受 CAR - T 治疗的男性精子数量、进行性运动能力和正常形态均低于健康对照组。这些结果显示疾病和药物都可能导致精液质量下降。尽管在 HIV 感染的男性和具有生育能力的男性之间发现了显著差异,但在接受治疗和未接受治疗的 HIV 感染男性之间,精液质量没有显著差异,不过接受治疗的男性可能 HIV 疾病更明显。

一项研究使用原子力显微镜观察精子中段的超微结构[19],结果发现,9 例 HIV 感染患者(病毒载量＜400 拷贝/毫升)经 cART 治疗后,其精子中段直径小于健康人或 3 例 HIV 病毒载量高但未经治疗的患者。笔者认为这些结果显示抗反转录病毒药物对线粒体造成损伤(后续讨论)。

目前还没有大量文献评估抗病毒药物对雄性啮齿动物生殖的影响。在一项包括雄性老鼠的研究中,予以约 6 倍、11 倍和 23 倍 HED 的恩曲他滨试验 10 周[20],睾丸或附睾重量、附睾尾精子浓度或运动能力与阴性对照组相比均无差异。

11.3　抗 HIV 类药物对线粒体的抑制作用

核苷类似物可作为 DNA 聚合酶-γ 抑制剂,从而减少线粒体 DNA (mTDNA)的复制。但在 HIV 治疗过程中,NRTIs 药物的线粒体毒性会导致一些严重的不良反应,主要有肌病、周围神经性病变、心肌症、肝功能衰竭和乳酸性酸中毒。对线粒体的毒性作用包括产生复制缺陷、编码混乱和 DNA 形态异常等[21-23]。地达诺辛,扎西他滨、司坦夫定目前被公认为具有最强抑制 mTDNA 复制的 3 种 NRTIs 药物。有时我们也把这 3 种药物称为 3 种"d"型 NRTIs,分别缩写为 ddI、ddC 和 d4T。

精子活力的降低,特别是精子短期内快速运动能力降低,是 HIV 感染男性的常见表现,也可能是 NRTIs 类药物的一种不良反应。在一项对 30 名服用地达诺辛的男性研究中,所有患者的精子活力和快速运动能力都比 WHO 第三版参考值要低[24]。相比之下,另外一项研究对 378 名感染 HIV 无症状而需要生育援助的男性进行了分析,这些男性的治疗史各不相同:其中 66 人从未接受过治疗,49 人只接受 NRTIs 治疗,144 人接受

NRTIs 蛋白酶抑制剂,119 人接受 NRTIs 和 NNRTI 依法韦仑治疗[25]。精子活力是存在组间差异的唯一一项精液质量参数,服用依法韦仑组与其他 3 个治疗组相比,快速移动精子的比例较低,精子速率降低 30%(中位数分别为 5%,20%)。然而,根据线粒体毒性对患者进行分组时,各组之间(包括 NRTIs 毒性最高组、地达诺辛组、司坦夫定组或两药联用组)的精子快速运动能力没有显著差异。

在不受 HIV 感染干扰的情况下,研究药物治疗效果的一项独特策略是观察受感染女性的未感染伴侣,其中男性将抗反转录病毒药物作为暴露前预防性投药(PrEP)。一项 RPCT 研究中观察了 2 962 名未感染男性的生育能力。随机分为安慰剂组、替诺福韦组或替诺福韦联合恩曲他滨组,随访中位时间为 21 个月[26]。各组之间的妊娠率没有差异,活产、流产或分娩时的孕龄也没有差异,表明这些药物对男性生育能力的影响不大。

几项研究发现,接受 NRTIs 治疗的男性精子中的 mTDNA 异常。在一项对 10 名 HIV 感染者的研究中,6 人接受 cART 治疗,服用包括司坦夫定和(或)拉米夫定在内的药物至少 6 个月[27],6 名服用 NRTIs 的患者多重 mTDNA 缺失的男性比例上升(占 67%),尤其是 4 名治疗 9 个月以上的患者(占 100%),高于 5 例未治疗的患者(占 0)。在一项包括 31 名男性 HIV 感染者的研究中[13],随着 NRTI 药物使用品种数量的增加,每个精子的 mTDNA 拷贝数减少,在分别接受 1 种、2 种和 3 种 NRTIs 药物治疗后每个精子拷贝数分别为 7.6 个、7.0 个和 3.2 个。此外,18 位接受齐多夫定单药治疗的患者每个精子的 mTDNA 拷贝数(全部精液)显著高于 9 位接受齐多夫定联合地达诺辛 + / − 扎西他滨组。相比之下,一项针对 31 名 HIV 患者的研究显示,接受 HAART 治疗的 24 名 HIV 患者中,7 名未接受药物治疗的 HIV 患者与 7 名精子活力正常的健康受试者比较,他们的 mTDNA 含量、精子数量和精子活力没有差异[28]。此外,在 12 名未接受其中一种被认为具有最高线粒体抑制风险的药物(地达诺辛、扎西他滨或司坦夫定)治疗的 HIV 男性患者与 19 名接受包括一种或多种 NRTIs 药物治疗的患者相比较,mTDNA 含量、精子数量和精子活力也没有差异,尽管 mtDNA 的显著下降与患者服用高线粒体毒性 NRTIs 药物的时间长短有关。有人进行过一项对大鼠的研究[29]，给予约 HED（和双倍剂量）的齐多夫定暴露 10 周后，精子中正常细胞色素 c 氧化酶活性降低，ATP 含量和精子活力没有明显变化，这与 NRTIs 引起的线粒体损伤一致。表明齐多夫定不是线粒体毒性最大的 NRTIs 药物之一。

11.4　抗 HIV 药物和 HPG 轴

在一些研究中，除了精液质量下降，HIV 感染还与性腺功能减退和其他内分泌功能障碍有关[30]，性功能障碍也会受到影响。其中一项研究对一大批无症状的男性 HIV 感染者进行性功能评估，135 人接受 cART 治疗，其中包括 2 名使用 NRTIs 联合一种蛋白酶抑制剂或一种 NNRTI，对照组 46 名未服用任何药物[31]。研究的药物为 3 种 NRTIs（茚地那韦、奈非那韦和沙奎那韦）和两种 NNRTIs（奈韦拉平、依法韦仑）。结果显示，所有的药物都使雌二醇水平升高，而除依法韦仑外的所有药物相关的 T 水平均高于阴性对照组。分别对治疗和未经治疗的患者进行统计，CD4 细胞计数分别为 480/微升和 387 个/微升，检测不到病毒载量的比例分别为 80% 和 6%。因此，未接受治疗的患者平均患病概率更高，与未接受治疗的男性患者相比，患者服用除奈韦拉平外的所有药物都与性功能障碍有关。

在一项对 213 名从未用药的 HIV 感染男性患者研究中，治疗前的游离 T 中位水平为 92 纳克/分升，其中 6% 低于正常范围[32]。将患者随机分配为奈非那韦（一种蛋白酶抑制剂）组、依法韦仑组或两药联用组，齐多夫定联合拉米夫定组，或司坦夫定联合地达诺辛组。在 64 周的试验中，游离睾酮水平均提高，其中齐多夫定-拉米夫定组改善幅度最大，司坦夫定-地达诺辛组的改善幅度最小，依法韦仑组的改善幅度大于奈非那韦组。其他研究表明，在感染 HIV 的男性中，性腺功能低下的发病率很高。一项针对 97 名患者的多中心研究项目评估了齐多夫定和拉米夫定治疗前后两年的情况[33]。治疗前，70% 的游离睾酮水平低于正常值，LH 水平低的占 44%，高的占 9%；FSH 在大多数患者中是正常的，性腺功能减退与 CD4 计数低关系不大；在接受 CAR－T 方案治疗两年后，激素水平无明显变化。

值得注意的是，一些人提倡用雄激素替代疗法来治疗 HIV 患者抗病毒引起的性腺功能减退症[34]，这可能对精子形成产生严重的影响，对于想要生育的男性患者，应该考虑采取其他干预措施。

在一些研究中，HIV 感染也与 PRL 水平升高有关[35,36]，但其他研究发现两者没有关系[37-40]。有一项研究将这些不同的结果归因于 HIV 伴随感染或继发性感染有关，而后者可导致 PRL 升高[41]。

糖尿病(DM)的诱发与 HIV 感染和服用 HAART 药物有关。在一项关于正常体重的横断面研究中，534 名男性同性恋者[42]的胰岛素抵抗水平高于 322 名未感染 HIV 的男性。与未感染 HIV 男性相比，感染 HIV 的男性游离睾酮水平较低，性激素结合球蛋白(SHBG)水平较高。当控制相关因素时(包括 HIV 状态)，低游离睾酮和高 SHBG 均与胰岛素抵抗有关。尽管在单变量分析中，各种 HAART 药物的使用与胰岛素抵抗有关，而在多变量模型中，司坦夫定是唯一与 DM 相关的药物，其优势比 OR 值 (odds ratio)为 4.2(95% 置信区间为 1.8～9.7)。

男性乳房发育可能是男性接受 cART 方案治疗的不良反应，提示性激素失衡(雌激素与雄激素的比例)。在一项研究中，51 名患有 HIV 和男性乳房发育症的男性拨打了 HIV 热线，他们都正在接受依法韦仑治疗。当 29 名患者使用其他药物替代依法韦仑时，20 名患者出现症状的改善[43]。在另一项研究中，516 名携带 HIV 病毒的男性中有 15 人出现了经超声证实的男性乳房发育症，这些患者正在或已经接受多种抗病毒药物治疗。然而，所有人都在服用或近期一直在服用司坦夫定，其中 8 人在接受依法韦仑治疗后，男性乳房发育症开始出现或恶化，仅有一名患有 HIV 的患者存在可测量的内分泌异常，而所有患者均伴有脂肪代谢障碍[44]。在一项 HIV 感染的男性患者对照研究中，其中 70% 患者接受 CAR－T 疗法[45]，23 例出现男性乳房发育症的患者和 46 例无此情况的男性以下各项都没有显著差异：PRL 水平、T 水平、CD4 细胞计数、病毒载量、脂肪营养不良、肝炎合并感染、蛋白酶抑制剂使用、任何特效的

NRTI 使用或 NNRTI 使用；唯一的例外是与男性乳房发育相关的依法韦仑，其 OR 值为 20（95％置信区间为 4.9～89），在控制其他因素的多变量模型中，依法韦仑的这种效应依然显著；45％的患者继续接受 cART 疗法，男性乳房发育症在 7～9 个月后得到改善。在一项对 1 304 名 HIV 感染男性的前瞻性病例对照研究中，发现 13 名男性患有乳房发育症，并且没有其他潜在原因[46]。将这些男性患者和与之匹配的没有男性乳房发育症的 HIV 感染男性进行比较，其总睾酮、游离睾酮和生物可利用睾酮水平均低于对照组；同时，服用依法韦仑或地达诺辛的病例比例也高于对照组，其中 22 例患者的男性乳房发育症在 5～22 个月内自行消退。在一项对 2 275 名连续登记的 HIV 感染患者进行的类似研究中，40 名（占 1.8％）有男性乳房发育症，这与较低的游离睾酮和较高的促甲状腺激素（TSH）有关，而其他激素水平与对照组相当[47]。与对照组相比，男性乳房发育症患者更可能在服用齐多夫定、司坦夫定和（或）依法韦仑，两组在服用拉米夫定、地达诺辛、替诺福韦、奈韦拉平、英地那韦、沙喹那韦、奈利那韦或洛比那韦的患者之间未见差异，但少数患者服用了其中某些药物。

抗反转录病毒疗法已被证明可导致大鼠性腺功能减退。在一项研究中，大鼠每日口服约 0.3 倍或 3 倍 HED（口服剂量）的齐多夫定，连续服用 4 周[48]，结果显示：（1）前列腺重量、储精囊重量和睾酮水平降低；（2）体重、睾丸重量、FSH 水平升高；而对于 LH 水平和 PRL 水平，只有在高剂量时 PRL 才会升高。

11.5 抗 HIV 药物与精子形成/精子质量

蛋白酶抑制剂作为 cART 方案的一部分尚未被证实对人体的毒性，除了包括多种 NRTIs 在内的 cART 之外。然而，研究表明蛋白酶抑制剂会对大鼠的睾丸造成损害。在一项研究中，给予大鼠约 1 倍或 2 倍 HED 的洛匹那韦和利托那韦的一种蛋白酶抑制剂组合治疗 21 天[49]。与对照组相比，每一剂量水平都会导致附睾尾精子数量和运动能力下降；睾丸谷

胱甘肽过氧化物酶、过氧化氢酶、谷胱甘肽－s－转移酶和超氧化物歧化酶
(SOD)的活性随着睾丸脂质过氧化作用的增加而降低。睾丸组织学检查
显示服用药物的雄性大鼠生精细胞较少。

在一项研究中,大鼠每日口服约 0.3 倍或 3 倍 HED(口服剂量)的齐
多夫定治疗 4 周[48]。在 2 种剂量下分别比较治疗组和对照组,两组的睾
丸精子数量是相等的。治疗组大鼠的骨髓造血细胞在体外形成集落的能
力也下降。这些结果表明生殖系统、造血系统和免疫系统都有轻度但显
著的变化。另一项研究中给予雄性大鼠约 0.6 倍或 1.3 倍 HED 的奈韦拉
平治疗 4 周。结果显示较高剂量与附睾尾精子活力、发育能力和正常形
态的下降、睾丸 SOD 和过氧化氢酶活性降低、睾丸中丙二醛增加(也有出
现在 0.6 倍 HED 中)以及组织学上生精小管的变性有关。体重、睾丸重
量和附睾尾精子数量均未受到奈韦拉平治疗的影响。

11.6　嘌呤核苷类似物

阿昔洛韦是一种鸟嘌呤核苷类似物,可抑制 DNA 聚合酶,用于治疗
各种疱疹病毒感染。在一项 RDBPCT 研究中,31 例慢性单纯疱疹病毒感
染的男性患者接受两种包含阿昔洛韦方案中的一种或者安慰剂治疗,在
治疗前 4 个月、6 个月治疗期间和治疗后 3 个月,组间精液质量都没有显
著差异[50];然而,这项研究缺乏足够的统计辨别能力,除非效果明显,否则
观察不到任何差异。

在药品生产者进行的生殖毒性试验中,大剂量长期服用阿昔洛韦会
导致大鼠睾丸萎缩和犬的无精子症[50]。其中一项对小鼠的研究中,每天
腹腔注射低剂量的阿昔洛韦注射液(剂量上限约为 0.5 倍 HED)治疗 15
天,并在停药后进行长达 7 周的跟踪评价[51]。结果显示:小鼠体重无变
化,但在 3~5 周时睾丸重量出现下降;生精小管直径在 3~5 周时出现缩
小;2~5 周时生精小管上皮高度下降;1~5 周时精子计数减少;3~5 周时
形态正常精子减少。治疗后 7 周各项指标均正常。在另一项关于大鼠的

研究中,采用相同的试验和评估时间[52];阿昔洛韦治疗导致停药后1～5周附睾尾精子计数和运动能力下降,以及第3～5周正常形态下降。治疗后7周附睾精子质量恢复正常。

在一项大鼠研究中,皮下注射约218倍HED(静脉注射)更昔洛韦注射液5天或1000倍HED(静脉注射)12小时,然后在停药后24周内进行跟踪评价[53]。结果显示:在第8周和第16周大鼠怀孕率降低;在第8周时附睾尾精子数和正常形态最低;停药第4周首次出现组织学异常,包括精子数量和血清细胞肿胀;所有异常均在治疗后24周内恢复正常。

11.7　其他抗病毒药物

干扰素α联合嘌呤核苷类药物利巴韦林治疗HCV感染,而这种药物本身可能会影响男性生殖能力。在一项22例HCV感染患者的研究中,包括16名男性[54],经聚乙二醇干扰素α治疗的第一周PRL水平显著增加,治疗12周后PRL从基线值5.6纳克/毫升上升到11.8纳克/毫升。一项对毛细胞白血病男性患者包括11名接受干扰素α-2b治疗[55]的早期研究中,一些患者出现睾酮水平下降和FSH水平增加,但所有患者均未报告性功能障碍。

利巴韦林已得到越来越广泛地使用,通常联合聚乙二醇干扰素α治疗HCV。女性在怀孕期间暴露于该药可致畸;即使是在性交过程中接触到精液中的适量的利巴韦林也被认为具有胚胎发育风险。精液中的利巴韦林水平高于外周血液[56]。由于存在利巴韦林致畸影响的可能性,推荐接受聚乙二醇干扰素α-利巴韦林治疗的男性患者在治疗期间和治疗后6个月内应采取2种形式的避孕措施,以及在此期间每月进行妊娠测试[57]。

关于利巴韦林对男性的生殖毒性,而HCV本身可导致男性生殖功能受损。在一项研究中,将1年未治疗的82名男性HCV感染患者与76名健康志愿者进行了比较[57]。结果显示:相比对照组,患者(1)睾酮水平(225纳克/分升:510纳克/分升)、游离睾酮水平、游离雄激素水平、LH、

FSH 以及注射促性腺激素释放激素（GnRH）后促性腺激素应答反应均较低；（2）雌二醇和 SHBG 水平较高；（3）PRL 水平相近；（4）睾丸体积变小；（5）精子总数、活力和正常形态较低；（6）二体精子和二倍体精子出现的频率高。各项异常的内分泌及精液因素均与 HCV 病毒载量显著相关。一项针对 10 名 HCV 感染初治患者的早期研究[58]发现：与健康对照组相比，精子活力和正常形态均有所下降，同时游离睾酮和抑制素 b 水平亦有所下降；经过一年的聚乙二醇干扰素 α/利巴韦林治疗，抑制素 b 水平增加，但精液性质总体上没有改善。

有病例报道[59]描述了 1 例在聚乙二醇干扰素 α/利巴韦林治疗之前和治疗期间，通过精子染色质结构分析（SCSA）检测到精子 DNA 碎片从 2.6% 增加到 24%；虽然精液质量在治疗 4 个月后恢复正常，但 DNA 高碎片化一直持续到治疗后 8 个月。遗憾的是，这项工作没有扩展到大样本患者群体。

在一项针对 15 名未接受药物治疗的慢性 HCV 男性患者研究中，在使用聚乙二醇干扰素 α/利巴韦林治疗之前和治疗期间对患者进行评估[60]。治疗前 80% 出现了精液异常；经过 12 周的疗程，患者的精子浓度、活力和正常形态进一步下降。

几项在大鼠体内的研究表明利巴韦林具有睾丸毒性。一项研究中给予大鼠约 0.5 倍、1.5 倍、3 倍 HED 的利巴韦林治疗 5 天[61]，并在治疗后 2~15 周进行评估。治疗后 2~5 周睾丸出现组织学改变即输精管直径和上皮高度降低，同时在治疗后 15 周内睾酮水平下降。同一研究小组的前期研究发现利巴韦林可导致大鼠生精阻滞、生殖细胞凋亡、附睾精子数量减少和附睾精子形态异常[62,63]。

男性患者性功能障碍与其接受聚乙二醇干扰素 α 联合利巴韦林治疗 HCV 相关[64]。在一项对连续诊断为 HCV 感染的男性患者研究中，对接受干扰素 α - 2b（$n = 19$）或干扰素 α - 2b/利巴韦林（$n = 15$）治疗之前以及治疗后 6~12 个月的性功能障碍情况和激素水平进行评估[65]。结果显示：两治疗组中的睾酮、游离睾酮和 DHEAS 水平均下降，但 PRL 水平和性功能障碍增加。停药后 4~6 周，性功能障碍、总睾酮、DHEAS 和 PRL

水平恢复正常,但游离睾酮水平未见改善。因为这些有害的影响是在单用聚乙二醇干扰素 α 而未使用利巴韦林时观察到的,提示该药可能存在明显的生殖毒性。

参考文献

[1] Crittenden JA, Handelsman DJ, Stewart GJ. Semen analysis in human immunodefciency virus infection. Fertil Steril. 1992; 57: 1294 - 9. PMID: 1601153.

[2] Politch JA, Mayer KH, Abbott AF, Anderson DJ. The effects of disease progression and zidovudine therapy on semen quality in human immunodefciency virus type 1 seropositive men. Fertil Steril. 1994; 61: 922 - 8. PMID: 8174732.

[3] Dondero F, Rossi T, D'Offzi G, Mazzilli F, Rosso R, Sarandrea N, Pinter E, Aiuti F. Semen analysis in HIV seropositive men and in subjects at high risk for HIV infection. Hum Reprod. 1996; 11: 765 - 8. PMID: 8671325.

[4] Lasheeb AS, King J, Ball JK, Curran R, Barratt CL, Afnan M, Pillay D. Semen characteristics in HIV - 1 positive men and the effect of semen washing. Genitourin Med. 1997; 73: 303 - 5. PMID: 9389956.

[5] Krieger JN, Coombs RW, Collier AC, Koehler JK, Ross SO, Chaloupka K, Murphy VL, Corey L. Fertility parameters in men infected with human immunodefciency virus. J Infect Dis. 1991; 164: 464 - 9. PMID: 1869837.

[6] Muller CH, Coombs RW, Krieger JN. Effects of clinical stage and immunological status on semen analysis results in human immunodefciency virus type 1-seropositive men. Andrologia. 1998; 30(Suppl 1): 15 - 22. PMID: 9629438.

[7] Wang D, Li L, Xie Q, Hou Z, Yu X, Ma M, Huang T. Factors affecting sperm fertilizing capacity in men infected with HIV. J Med Virol. 2014; 86: 1467 - 72. https://doi.org/10.1002/jmv.23991. PMID: 24898681.

[8] Shevchuk MM, Pigato JB, Khalife G, Armenakas NA, Fracchia JA. Changing testicular histology in AIDS: its implication for sexual transmission of HIV. Urology. 1999; 53: 203 - 8. PMID: 9886613.

[9] Semprini AE. Insemination of HIV-negative women with processed semen of HIV-positive partners. Lancet. 1993; 341(8856): 1343 - 4. PMID: 8098468.

[10] Dulioust E, Du AL, Costagliola D, Guibert J, Kunstmann JM, Heard I, Juillard JC, Salmon D, Leruez-Ville M, Mandelbrot L, Rouzioux C, Sicard D, Zorn JR, Jouannet P, De Almeida M. Semen alterations in HIV - 1 infected men. Hum Reprod. 2002; 17: 2112 - 8. PMID: 12151446.

[11] Nicopoullos JD, Almeida PA, Ramsay JW, Gilling-Smith C. The effect of human immunodefciency virus on sperm parameters and the outcome of intrauterine insemination following sperm washing. Hum Reprod. 2004; 19: 2289 - 97. https://doi.org/10.1093/humrep/deh426. PMID: 15242991.

[12] Bujan L, Sergerie M, Moinard N, Martinet S, Porte L, Massip P, Pasquier C, Daudin M. Decreased semen volume and spermatozoa motility in HIV-1-infected patients under antiretroviral treatment. J Androl. 2007; 28: 444 - 52. https://doi.org/10.2164/jandrol.

106.001529. PMID: 17215546.

[13] Pavili L, Daudin M, Moinard N, Walschaerts M, Cuzin L, Massip P, Pasquier C, Bujan L. Decrease of mitochondrial DNA level in sperm from patients infected with human immunodefciency virus-1 linked to nucleoside analogue reverse transcriptase inhibitors. Fertil Steril. 2010; 94: 2151 - 6. https://doi.org/10.1016/j.fertnstert.2009.12.080.

[14] Garrido N, Meseguer M, Remohí J, Simón C, Pellicer A. Semen characteristics in human immunodefciency virus (HIV)- and hepatitis C (HCV)-seropositive males: predictors of the success of viral removal after sperm washing. Hum Reprod. 2005; 20: 1028 - 34. PMID: 15608027.

[15] van Leeuwen E, Wit FW, Repping S, Eeftinck Schattenkerk JK, Reiss P, van der Veen F, Prins JM. Effects of antiretroviral therapy on semen quality. AIDS. 2008a; 22: 637 - 42. https://doi. org/10.1097/QAD.0b013e3282f4de10.

[16] van Leeuwen E, Wit FW, Prins JM, Reiss P, van der Veen F, Repping S. Semen quality remains stable during 96 weeks of untreated human immunodefciency virus-1 infection. Fertil Steril. 2008b; 90: 636 - 41. PMID: 18023441.

[17] Lambert-Niclot S, Poirot C, Tubiana R, Houssaini A, Soulié C, Dominguez S, Schubert B, Prades M, Bonmarchand M, Calvez V, Flandre P, Peytavin G, Marcelin AG. Effect of antiretroviral drugs on the quality of semen. J Med Virol. 2011; 83: 1391 - 4. https://doi.org/10.1002/jmv.22119. PMID: 21678443.

[18] Kehl S, Weigel M, Müller D, Gentili M, Hornemann A, Sütterlin M. HIV-infection and modern antiretroviral therapy impair sperm quality. Arch Gynecol Obstet. 2011; 284: 229 - 33. https://doi.org/10.1007/s00404 - 011 - 1898 - 6. PMID: 21448708.

[19] Barboza JM, Medina H, Doria M, Rivero L, Hernandez L, Joshi NV. Use of atomic force microscopy to reveal sperm ultrastructure in HIV-patients on highly active antiretroviral therapy. Arch Androl. 2004; 50: 121 - 9. PMID: 14761843.

[20] Szczech GM, Wang LH, Walsh JP, Rousseau FS. Reproductive toxicology profle of emtricitabine in mice and rabbits. Reprod Toxicol. 2003; 17: 95 - 108. PMID: 12507664.

[21] Brinkman K, ter Hofstede HJ, Burger DM, Smeitink JA, Koopmans PP. Adverse effects of reverse transcriptase inhibitors: mitochondrial toxicity as common pathway. AIDS. 1998; 12: 1735 - 44. PMID: 9792373.

[22] Lewis W, Day BJ, Copeland WC. Mitochondrial toxicity of NRTI antiviral drugs: an integrated cellular perspective. Nat Rev Drug Discov. 2003; 2: 812 - 22. PMID: 14526384.

[23] Kohler JJ, Lewis W. A brief overview of mechanisms of mitochondrial toxicity from NRTIs. Environ Mol Mutagen. 2007; 48: 166 - 72. https://doi.org/10.1002/em.20223. PMID: 16758472.

[24] Lowe SH, van Leeuwen E, Droste JA, van der Veen F, Reiss P, Lange JM, Burger DM, Repping S, Prins JM. Semen quality and drug concentrations in seminal plasma of patients using a didanosine or didanosine plus tenofovir containing antiretroviral regimen. Ther Drug Monit. 2007; 29: 566 - 70. PMID: 17898645.

[25] Frapsauce C, Grabar S, Leruez-Ville M, Launay O, Sogni P, Gayet V, Viard JP, De Almeida M, Jouannet P, Dulioust E. Impaired sperm motility in HIV-infected men: an unexpected adverse effect of efavirenz? Hum Reprod. 2015; 30: 1797 - 806. https://doi.org/10.1093/humrep/dev141. PMID: 26085581.

[26] Were EO, Heffron R, Mugo NR, Celum C, Mujugira A, Bukusi EA, Baeten JM, Partners PrEP Study Team. Pre-exposure prophylaxis does not affect the fertility of HIV-1-uninfected men. AIDS. 2014; 28: 1977 - 82. https://doi.org/10.1097/QAD.0000000000000313.

[27] White DJ, Mital D, Taylor S, St John JC. Sperm mitochondrial DNA deletions as a consequence of long term highly active antiretroviral therapy. AIDS. 2001; 15: 1061 - 2. PMID: 11399991.

[28] Diehl S, Vernazza P, Trein A, Schnaitmann E, Grimbacher B, Setzer B, Walker UA. Mitochondrial DNA and sperm quality in patients under antiretroviral therapy. AIDS. 2003; 17: 450 - 1. https://doi.org/10.1097/01.aids.0000050834.06065.78. PMID: 12556705.

[29] Leandri RD, Dulious E, Benbrik E, Jouannet P, De Almeida M. Defcit in cytochrome c oxidase activity induced in rat sperm mitochondria by in vivo exposure to zidovudine. Int J Androl. 2003; 26: 305 - 9. PMID: 14511219.

[30] Kushnir VA, Lewis W. Human immunodefciency virus/acquired immunodefciency syndrome and infertility: emerging problems in the era of highly active antiretrovirals. Fertil Steril. 2011; 96: 546 - 53. https://doi.org/10.1016/j.fertnstert.2011.05.094. PMID: 21722892.

[31] Collazos J, Mayo J, Martínez E, Ibarra S. Association between sexual disturbances and sexual hormones with specifc antiretroviral drugs. AIDS. 2002; 16: 1294 - 5. PMID: 12045499.

[32] Dubé MP, Parker RA, Mulligan K, Tebas P, Robbins GK, Roubenoff R, Grinspoon SK. Effects of potent antiretroviral therapy on free testosterone levels and fat-free mass in men in a prospective, randomized trial: A5005s, a substudy of AIDS Clinical Trials Group Study 384. Clin Infect Dis. 2007; 45: 120 - 6. PMID: 17554712.

[33] Wunder DM, Bersinger NA, Fux CA, Mueller NJ, Hirschel B, Cavassini M, Elzi L, Schmid P, Bernasconi E, Mueller B, Furrer H, Swiss HIV. Cohort Study. Hypogonadism in HIV-1-infected men is common and does not resolve during antiretroviral therapy. Antivir Ther. 2007; 12: 261 - 5. PMID: 17503668.

[34] Wong N, Levy M, Stephenson I. Hypogonadism in the HIV - Infected Man. Curr Treat Options Infect Dis. 2017; 9: 104. https://doi.org/10.1007/s40506 - 017 - 0110 - 3.

[35] Croxson TS, Chapman WE, Miller LK, Levit CD, Senie R, Zumoff B. Changes in the hypothalamicpituitary-gonadal axis in human immunodefciency virus-infected homosexual men. J Clin Endocrinol Metab. 1989; 68: 317 - 21. https://doi.org/10.1210/jcem-68 - 2 - 317. PMID: 2493026.

[36] Graef AS, Gonzalez SS, Baca VR, Ramirez ML, Daza LB, Blanco FF, Ortiz OA, Lavalle CM. High serum prolactin levels in asymptomatic HIV-infected patients and in patients with acquired immunodefciency syndrome. Clin Immunol Immunopathol. 1994; 72: 390 - 3. PMID: 8062450.

[37] Dobs AS, Dempsey MA, Ladenson PW, Polk BF. Endocrine disorders in men infected with human immunodefciency virus. Am J Med. 1988; 84: 611 - 6. PMID: 3348269.

[38] Chernow B, Schooley RT, Dracup K, Napolitano LM, Stanford GG, Klibanski A. Serum prolactin concentrations in patients with the acquired immunodefciency syndrome. Crit Care Med. 1990; 18: 440 - 1. PMID: 2318055.

[39] Merenich JA, McDermott MT, Asp AA, Harrison SM, Kidd GS. Evidence of endocrine involvement early in the course of human immunodefciency virus infection. J Clin Endocrinol Metab. 1990; 70: 566 - 71. https://doi.org/10.1210/jcem-70 - 3 - 566. PMID: 2155250.

[40] Gorman JM, Warne PA, Begg MD, Cooper TB, Novacenko H, Williams JB, Rabkin J, Stern Y, Ehrhardt AA. Serum prolactin levels in homosexual and bisexual men with HIV infection. Am J Psychiatry. 1992; 149: 367 - 70. https://doi.org/10.1176/ajp.149.3.367. PMID: 1346949.

[41] Montero A, Bottasso OA, Luraghi MR, Giovannoni AG, Sen L. Association between high

serum prolactin levels and concomitant infections in HIV-infected patients. Hum Immunol. 2001; 62: 191 - 6. PMID: 11182231.

[42] Monroe AK, Dobs AS, Xu X, Palella FJ, Kingsley LA, Witt MD, Brown TT. Sex hormones, insulin resistance, and diabetes mellitus among men with or at risk for HIV infection. J Acquir Immune Defc Syndr. 2011; 58: 173 - 80. https://doi.org/10.1097/QAI.0b013e3182278c09.

[43] Njuguna C, Swart A, Blockman M, Maartens G, Chisholm B, Stewart A, Uys A, Cohen K. Cases of antiretroviral-associated gynaecomastia reported to the National HIV & Tuberculosis Health Care Worker Hotline in South Africa. AIDS Res Ther. 2016; 13: 40. https://doi.org/10.1186/s12981 - 016 - 0121-z. PMID: 27891161.

[44] Manfredi R, Calza L, Chiodo F. True gynecomastia in congenitally HIV-infected children treated with antiretroviral agents. J Chemother. 2004; 16(3): 303 - 5. https://doi.org/10.1179/joc.2004.16.3.303. PMID: 15330330.

[45] Rahim S, Ortiz O, Maslow M, Holzman R. A case-control study of gynecomastia in HIV-1-infected patients receiving HAART. AIDS Read. 2004; 14: 23 - 4, 29 - 32, 35 - 40. PMID: 14959701.

[46] Mira JA, Lozano F, Santos J, Ramayo E, Terrón A, Palacios R, León EM, Márquez M, Macías J, Fernández-Palacin A, Gómez-Mateos J, Pineda JA, Grupo Andaluz para el Estudio de las Enfermedades Infecciosas. Gynaecomastia in HIV-infected men on highly active antiretroviral therapy: association with efavirenz and didanosine treatment. Antivir Ther. 2004; 9: 511 - 7. PMID: 15456082.

[47] Biglia A, Blanco JL, Martínez E, Domingo P, Casamitjana R, Sambeat M, Milinkovic A, Garcia M, Laguno M, Leon A, Larrousse M, Lonca M, Mallolas J, Gatell JM. Gynecomastia among HIV-infected patients is associated with hypogonadism: a case-control study. Clin Infect Dis. 2004; 39: 1514 - 9. PMID: 15546089.

[48] Sikka SC, Gogu SR, Agrawal KC. Effect of zidovudine (AZT) on reproductive and hematopoietic systems in the male rat. Biochem Pharmacol. 1991; 42: 1293 - 7. PMID: 1909529.

[49] Adaramoye OA, Akanni OO, Adewumi OM, Owumi SE. Lopinavir/ritonavir, an antiretroviral drug, lowers sperm quality and induces testicular oxidative damage in rats. Tokai J Exp Clin Med. 2015; 40: 51 - 7. PMID: 26150184.

[50] Douglas JM Jr, Davis LG, Remington ML, Paulsen CA, Perrin EB, Goodman P, Conner JD, King D, Corey L. A double-blind, placebo-controlled trial of the effect of chronically administered oral acyclovir on sperm production in men with frequently recurrent genital herpes. J Infect Dis. 1988; 157: 588 - 93. PMID: 2830348.

[51] Narayana K. A purine nucleoside analogue-acyclovir [9-(2-hydroxyethoxymethyl)-9h-guanine] reversibly impairs testicular functions in mouse. J Toxicol Sci. 2008a; 33: 61 - 70. PMID: 18303185.

[52] Bairy KL, Kumar G, Rao Y. Effect of acyclovir on the sperm parameters of albino mice. Indian J Physiol Pharmacol. 2009; 53: 327 - 33. PMID: 20509324.

[53] Faqi AS, Klug A, Merker HJ, Chahoud I. Ganciclovir induces reproductive hazards in male rats after short-term exposure. Hum Exp Toxicol. 1997; 16: 505 - 11. PMID: 9306137.

[54] Bezemer G, Van Gool AR, Fekkes D, Vrolijk JM, Hansen BE, Janssen HL, de Knegt RJ. Psychiatric side effects and fluctuations in serotonergic parameters in the treatment of chronic hepatitis C infection. Neuropsychobiology. 2012; 65: 126 - 32. https://doi.org/10.1159/000330585. PMID: 22378062.

[55] Schilsky RL, Davidson HS, Magid D, Daiter S, Golomb HM. Gonadal and sexual function in male patients with hairy cell leukemia: lack of adverse effects of recombinant alpha 2-interferon treatment. Cancer Treat Rep. 1987; 71: 179 - 81. PMID: 3100036.

[56] United States Food and Drug Administration. Reference ID: 3438539. Highlights of prescribing information Victrelis® (boceprevir) capsules for oral use. 2014. http://www.accessdata.fda.gov/drugsatfda_docs/label/2014/202258s012lbl.pdf. Accessed 28 Dec 2015.

[57] Safarinejad MR, Kolahi AA, Iravani S. Evaluation of semen variables, sperm chromosomal abnormalities and reproductive endocrine profile in patients with chronic hepatitis C. BJU Int. 2010; 105: 79 - 86. https://doi.org/10.1111/j.1464 - 410X.2009.08720.x.

[58] Durazzo M, Premoli A, Di Bisceglie C, Bertagna A, Faga E, Biroli G, Manieri C, Bo S, Pagano G. Alterations of seminal and hormonal parameters: An extrahepatic manifestation of HCV infection? World J Gastroenterol. 2006; 12: 3073 - 6. https://doi.org/10.3748/wjg.v12.i19.3073. PMID: 16718790.

[59] Pecou S, Moinard N, Walschaerts M, Pasquier C, Daudin M, Bujan L. Ribavirin and pegylated interferon treatment for hepatitis C was associated not only with semen alterations but also with sperm deoxyribonucleic acid fragmentation in humans. Fertil Steril. 2009; 91: 933.e17 - 22. https://doi.org/10.1016/j.fertnstert.2008.07.1755.

[60] Hofer H, Donnerer J, Sator K, Staufer K, Scherzer TM, Dejaco C, Sator M, Kessler H, Ferenci P. Seminal fluid ribavirin level and functional semen parameters in patients with chronic hepatitis C on antiviral combination therapy. J Hepatol. 2010; 52: 812 - 6. https://doi.org/10.1016/j.jhep.2009.12.039. PMID: 20399525.

[61] Narayana K, D'Souza UJ, Narayan P, Kumar G. The antiviral drug ribavirin reversibly affects the reproductive parameters in the male Wistar rat. Folia Morphol. 2005; 64: 65 - 71. PMID: 16121321.

[62] Narayana K, D'Souza UJ, Seetharama Rao KP. Ribavirin-induced sperm shape abnormalities in Wistar rat. Mutat Res. 2002a; 513: 193 - 6. PMID: 11719104.

[63] D'Souza UJ, Narayana K. Mechanism of cytotoxicity of ribavirin in the rat bone marrow and testis. Indian J Physiol Pharmacol. 2002; 46: 468 - 74. PMID: 12683223.

[64] Dove LM, Rosen RC, Ramcharran D, Wahed AS, Belle SH, Brown RS, Hoofnagle JH; Virahep-C Study Group. Decline in male sexual desire, function, and satisfaction during and after antiviral therapy for chronic hepatitis C. Gastroenterology. 2009; 137: 873 - 84, 884.e1. https://doi.org/10.1053/j.gastro.2009.05.060. PMID: 19527724.

[65] Kraus MR, Schäfer A, Bentink T, Scheurlen M, Weissbrich B, Al-Taie O, Seufert J. Sexual dysfunction in males with chronic hepatitis C and antiviral therapy: interferon-induced functional androgen deficiency or depression? J Endocrinol. 2005; 185: 345 - 52. PMID: 15845927.

第十二章
免疫抑制剂与男性生殖

摘要　合并慢性炎症、自身免疫性疾病或器官/造血干细胞移植的不育男性，有时需要长期使用免疫抑制剂。慢性炎症对男性生殖结局有负面影响，因此使用免疫抑制剂可以减轻这种影响。皮质醇已被用于治疗抗精子抗体，甚至作为男性不育症的经验性治疗。这些方法的试验在精液质量和生育能力方面的结果不一致，不同的研究者分别报告了药物对男性不育有改善、无用或有负面作用。在大量的观察性研究中，虽然没有进行随机对照试验，但长期使用泼尼松治疗慢性炎症性疾病的患者的睾酮水平低于未治疗的对照组。同样，在接受皮质类固醇以减少移植排斥反应的男性中，睾酮水平也有所下降。然而，大多数人接受了多种免疫抑制药物的治疗，这可能是造成这一结果的原因之一。大量的试验表明，激素对健康男性的生殖激素水平有一定的影响，其他研究则报告没有影响。在猴子、大鼠（人类等量剂量）、牛、羊和马体内进行的研究显示，药物会引起内分泌紊乱，包括地塞米松治疗引起的睾酮降低。在具有高细胞毒作用的细胞毒性免疫抑制剂中，环磷酰胺受到的关注最多，因为其有时会显著降低精子数量。甲氨蝶呤可减少人类精子数量，并对啮齿动物有显著的负面影响。其他用作免疫抑制剂的化疗药物很可能对男性生殖结局有负面影响，但现有数据有限。几乎没有肿瘤坏死因子-α（TNF-α抑制剂）的相关实验报道。有证据表明，免疫调节剂如环孢素、西罗莫司和依维莫司可导致内分泌紊乱和精液质量受损。正如我们在这一章节中所回顾的，试验样本的结果是值得关注的，关于这些药物对男性生殖结局的影响，仍缺乏设计良好的研究。

长期使用免疫抑制剂药物在器官移植、慢性炎症或自身免疫紊乱的男性中很常见。大量文献致力于研究这些药物对女性生殖健康的影响，但很少有对男性生殖的研究（表 12.1）。众所周知，全身性慢性炎症对雄性生殖结局有负面作用，包括抑制类固醇生成和精子发生。例如，多发性硬化症[1]，炎症性肠病（IBD）（包括克罗恩病和溃疡性结肠炎）[2]，以及风湿性疾病[3,4]。在这些病例中，免疫抑制剂可以改善睾丸功能。然而，这些药物也会对生殖结局产生负面影响。长期使用免疫抑制剂的另一个问题是，已经提倡使用睾酮（一种已知的生殖毒素）来改善由长期使用糖皮质激素引起的骨骼和肌肉损失[5-7]。对于希望生育的男性，应探讨其他策略。

12.1　皮质类固醇类

大量研究者报道了皮质类固醇类对男性生殖结局的负面影响，一般来说，在这些患者中进行大量的 RPCTs 是不可能的。然而，综合起来现有的信息表明，对于需长期全身使用皮质类固醇的慢性病患者可能会导致一定程度的性腺功能减退。

12.1.1　抗精子抗体的治疗

在过去，皮质类固醇类被用于治疗男性不育症（ASA），甚至包含非特异性的、经验性及原因不明的男性不育症。一般来说，用药剂量远低于治疗慢性炎症性疾病的剂量。在一些案例中报告了精液质量和（或）怀孕率有所改善[8-11]，然而其他研究者未发现使用皮质类固醇的优势[12-15]。一项 RDBPCT 研究中 20 名男性接受连续 3 个月每月 7 天的甲泼尼龙治疗 ASA[16]，发现精液 IgG 抗体略微下降一点，同时与 15 名接受安慰剂的男性相比，对精子数量或其运动性无影响。在随后的一项 RDBCT 研究中，43 名 ASA 男性接受泼尼松龙治疗 9 个周期，在泼尼松龙治疗周期内患者的怀孕率高于安慰剂组[10]。一般来说，健康风险，尤其是骨质流失，被认为大于这种疗法治疗抗精子抗体的益处。

表 12.1　作用于精子和(或)男性生殖器官的免疫抑制药物

药　物	类别(如果适用)/在男性中治疗的主要适应证	对男性生殖的(体内)作用　除非特殊说明,均指非人类物种以 HED 给药的结果
皮质类固醇		
可的松	移植排斥反应;自身免疫病;炎症性疾病	大鼠:1.5 倍 HED,20 天:T 水平降低,停药 20 天后恢复正常 牛:4 头公牛用药后,精液质量没有变化 兔:3 只兔用药后,精液质量没有变化
地塞米松	自身免疫病;炎症性疾病;过敏反应;糖皮质激素抵抗	人类:(1) 给予 56 例健康男性亚治疗剂量 3 天,T 值正常;(2) 一项 RCT 中 12 例健康男性使用 4.5 天后,T 值正常;(3) 5 例健康男性治疗 2 天,体内 DHEA 和 DHEAS 较低,T 值对 hCG 刺激无反应;(4) 8 例健康男性服药 1 天,体内 LH 较低;(5) 12 例健康男性每 6 小时口服 1 次药,治疗 24 小时后,仅在夜间 T 值较低;(6) 8 例用药 3 天的健康男性,从第二天开始,体内 T 值降低,且 T 值对 hCG 反应减弱;(7) 6 例用药 8 天的健康男性仅在最后一天出现 T 和 E2 较低 恒河猴,5 天:T 值对 hCG 刺激反应迟钝 老鼠:0.3 倍 HED×7 天:低 T;3 天:低 T 且 T 值对 hCG 刺激反应迟钝 天:T 值和睾丸重量正常,FSH 升高 牛:6 头公牛单次注射用药后:LH 对 GnRH 反应减弱,T 值正常;4 头公牛用药 7 天后:T 值下降;治疗后 4 天正常形态的精子数下降,24 天时最低,32 天时恢复正常。 羊:11 只公羊用药 5 天后:T 和 LH 水平较低,但 T 对 GnRH 反应正常;4 只公羊:用药后 1~4 天,T 值较恢复前下降;注射后 1~4 周精子顶体蛋白酶含量下降;7 只公羊治疗 2 天:治疗后浓度和活力降低,3 天后恢复 马:3 匹公马单次注射 6 小时内 T 值接近 0,24 小时内恢复正常 犬:9 只公犬用药 7 天后:精液质量下降,精浆氧化应标志物增加,T 水平无变化

（续表）

药　物	类别（如果适用）/在男性中治疗的主要适应证	对男性生殖的体内作用（除非特殊说明，均指非人类种和以HED给药的结果）
氢化可的松	肾上腺皮质功能减退	人类：5例健康男性接受单次静脉注射后T值急剧下降，持续2小时
甲强龙	自身免疫病；炎症性疾病；糖皮质激素抵抗	人类：20例ASA男性患者，使用甲强龙7天/月，持续3个月后，精子活力或浓度无改变。
泼尼松龙	自身免疫病；炎症性疾病	人类：(1) 5例ASA男性患者接受7天/月，持续3个月的治疗后，精子活力或浓度无改变；(2) 43例ASA男性患者，治疗9个周期后，生育能力高于未治疗者；(3) 9例ASA患者治疗1~6个月后，T和SHBG水平下降；(4) 17例患有慢性疾病的男性，游离T水平下降；(5) 16例COPD男性患者中，56%患者的T值较低，所有患者游离T水平均低；(6) 38例肾移植患者T值处于正常低限，LH、FSH值处于正常高限；(7) 训练有素的运动员中进行的研究未发现T值改变。
泼尼松	移植排斥反应；自身免疫病；炎症性疾病；糖皮质激素抵抗	人类：(1) 11例平均治疗了7年的哮喘患者，与未治疗组相比，T值、游离T值和DHT均较低，FSH、LH较高；(2) 24例类风湿关节炎患者T值正常，FSH、LH升高；(3) 12例患有呼吸系统疾病的男性患者，与对照组相比，T值降低了33%，促性腺激素水平正常；(4) 50名平均治疗了20年的类风湿关节炎男性患者中，一半患者T值偏低；(5) 38例肾移植患者术后的T值短暂下降，但术后6个月T值恢复正常，此时所有药量恢复正常；(6) 108例心脏移植术后的男性患者在药量减少后，降低的游离T和总T值会恢复正常，但18%的患者在移植术后2年T值仍低；(7) 22 HED的泼尼松，运动有素的运动员，其T值无改变 老鼠：单次注射高达250倍HED的泼尼松，11天后没有发现精原细胞或睾丸精子数量的损害。

与人类或动物中的雄性生殖有关的信息很少或没有：倍他米松、布地奈德、曲安奈德

细胞抑制剂

（续表）

药物	类别（如果适用）/在男性中治疗的主要适应证	对男性生殖的体内作用
		除非特殊说明，均指非人类物种和以 HED 给药的结果
硫唑嘌呤	嘌呤类似物/移植排斥反应；自身免疫病；炎症性疾病	人类：23 例 IBD 患者治疗 3~62 个月，治疗期间精液质量无变化 老鼠：1.5 倍 HED，急性治疗或治疗 10 周；在停药后的 4 周内，增加精母细胞的显性致死突变，精母细胞核固缩和精子丢失
苯丁酸氮芥	烷化剂/自身免疫病；炎症性疾病	人类：5 例精子正常的患者，在接受淋巴瘤治疗后，都发展为少精症；有 2 例在治疗后的 3.5 年仍为少精症 大鼠：(1) 28 天；睾丸组织学无差异；(2) 2 倍 HED：不影响精子生成、睾丸间质细胞和 T 水平 小鼠：单次治疗，11 天时精子数量减少
环磷酰胺	烷化剂/自身免疫性疾病；免疫球蛋白轻链（AL）症粉样变性	人类：(1) 在 10 例有系统性红斑狼疮（SLE）相关的抗磷脂抗体综合征（APLS）的男性中，曾用该药治疗的 4 例患者的总精子数的中位数低于未治疗的 6 例患者（1 600 万 VS2.26 亿）；(2) 10 例肾病综合征患者用药后出现了合并高卵泡刺激素（FSH）的无精子症，仅 1 例患者在治疗后 6 个月恢复正常精子计数；(3) 58 例患有软组织肉瘤的男性，与恢复精子浓度 > 0.1 万/毫升时相关的最重要因素是治疗方案中停用该药；(4) 16 例肾病综合征患者治疗后，19% 患者发生无精子症，44% 发生少精子症，精液质量差与高剂量用药有关；(5) 31 例男性在治疗后均发展为无精子症或少精子症 大鼠：(1) HED，单次注射：进入睾丸的胸腺嘧啶量在第 1 天时下降，第二天恢复；(2) 低 T 水平，低睾丸重量，生精小管组织病理学，生殖细胞停游，生殖细胞凋亡，精子生成减少，睾丸氧化标志物下降和生育能力下降；(3) 7 天：生育能力下降；(4) 4 周：4-细胞胚胎中 DNA 碎片增多；(5) 精子核蛋白，染色质结构，细胞遗传学结构和 DNA 完整性受损；(6) 胚胎着床减少，后代健康状况下降；(7) 在不影响精子质量的剂量下，出现胎儿丢失和畸形；(8) 父代经 F0 治疗后，其子代 3 代均会出现负面健康结果 小鼠：降低睾丸精子数量

（续表）

药　物	类别（如果适用）/在男性中治疗的主要适应证	对男性生殖的体内作用（除非特殊说明，均指非人类物种和以 HED 给药的结果）
美法仑（溶肉瘤素）	烷化剂/免疫球蛋白轻链（AL）淀粉样变性	大鼠：（1）0.02 倍 HED 或 0.2 倍 HED 的单次处理：精子浓度、活力和正常形态变性无改变（交配后收集子宫内精子）；（2）2 倍 HED 处理 5 天：对生育没有影响
硫唑嘌呤（6-巯基嘌呤）	嘌呤类似物/炎症性肠病（IBD）	大鼠：0.5 倍 HED 处理 75 天或 HED 处理 25 天：对睾丸组织学、睾丸精子数量、T 值或人绒毛膜促性腺激素（hCG）刺激后大鼠 T 值没有影响；小鼠：高达 6 倍 HED，急性治疗：11 天时睾丸组织学无改变，特定基因位点测试表明致突变性可能性低；0.2~0.7 倍 HED，51 天时精子数量和形态正常，但怀孕率为 16%~55%，胎儿吸收率为 50%
甲氨蝶呤（氨甲蝶呤）	嘌呤代谢抑制剂；叶酸合成抑制剂；IL-1β 阻断剂/自身免疫病；炎症性肠病（IBD）	人类：（1）单次静脉注射 2 周后，2 名银屑病患者的精子数量为原来的 63%~97%；（2）10 例银屑病患者的精液质量无改变；（3）10 例脊肉瘤术后辅助治疗的男性中，50% 的患者在治疗期间黄体生成素（LH）和卵泡刺激素（FSH）升高 大鼠：（1）0.4 倍 HED：T 水平降低；（2）0.1 倍 HED 处理 17 天：生精小管直径减少，精母细胞和精母细胞变性，睾丸间质细胞和支持细胞变小；（3）2 周：降低 T 水平，生精小管直径、生精小管萎缩，部分生精小管纤维化；（4）1.6 倍 HED：精子数和精子活力；4 周：生精小管高度降低，间质细胞萎缩，同质纤维化，部分生精小管萎缩，睾丸间质细胞减少 小鼠：（1）急性治疗：在第 1 天细胞分裂中期的精原细胞 28% 出现了细胞遗传学异常；在第 4 周时 13% 的精母细胞出现了细胞遗传学异常；（2）用药 5~10 周：附睾精子数量在 10 周时较低，在 5 周时没有减少；生精小管组织学在这两个时间点破坏，精母细胞破坏，精子细胞 DNA 片段化高；附睾精子形态异常，DNA 片段化高。

在人体等效剂量（HED）下，与人类或动物中的雄性生殖有关的信息很少或没有：来氟米特、米托蒽醌、霉酚酸/霉酚酸酯、特立氟胺、硫唑嘌呤与嘌呤

（续表）

药　物	类别（如果适用）/在男性中治疗的主要适应证	对男性生殖的体内作用 除非特殊说明，均指非人类物种和以 HED 给药的结果
肿瘤坏死因子 α 抑制剂（TNF－αinhibitor）		
阿达木单抗	炎症性肠病（IBD）；银屑病关节炎；	人类：对患有强直性脊柱炎男性进行的小型研究发现，精液质量没有差异
依那西普	强直性脊柱炎；	人类：对患有强直性脊柱炎男性进行的小型研究发现，精液质量没有差异
英夫利昔单抗	斑块型银屑病	人类：(1) 10 例男性炎症性肠病（IBD）患者：精子活力下降，形态正常；(2) 10 例患有脊柱关节炎的男性：激素水平和精液质量得到改善；(3) 强直性脊柱炎男性患者的小型研究发现，精液质量无差异
在人体等效剂量（HED）下，与人类动物中的雄性生殖有关的信息很少或没有：鉴妥球单抗和戈利木单抗		
免疫调节剂		
环孢素（环孢素，环孢菌素 A，环孢霉素 A，环孢菌素 A）	大环内酯类；钙调神经磷酸酶抑制剂；白介素 2（IL2）转录抑制因子/移植排斥反应；自身免疫病；炎症性疾病	人类：13 例肾移植患者 T 值低，且 T 值对促性腺激素（GnRH）无反应；其他研究表明用药对促性腺激素释放激素（HPG axis）没有一性垂体—性腺轴影响；34 例肾移植患者的精子浓度和活力与环孢素水平呈负相关 大鼠：(1) 4 周：低 T 水平；(2) 外周和睾丸 T 水平低；(3) 6 天：外周和睾丸 T 水平低，促性腺激素增加，睾丸黄体生成素（LH）受体减少；(4) 30 天：低 T，T 对人绒毛膜促性腺激素（hCG）的反应也降低，间质细胞形态破坏和不育；(5) 生精小管上皮细胞破坏和不育；(6) 21 天：睾丸重量减少；精子浓度和活力下降；降低睾丸谷胱甘肽（GSH）和过氧化氢酶；丙二醛（MDA）增加，睾丸组织学破坏 小鼠：0.4 倍 HED 处理 2 周：在附睾转运期间同暴露于该药会导致完全不育

（续表）

药物	类别（如果适用）/在男性中治疗的主要适应证	对男性生殖的体内作用 除非特殊说明，均指非人类和以 HED 给药的结果
他克莫司（FK506，富士霉素）	大环内酯类；钙调神经磷酸酶抑制剂；白介素 2（IL2）转录抑制因子；移植排斥反应；自身免疫性疾病；炎症性疾病	大鼠：2 周：精子浓度和活力下降，胎儿丢失增加；1.6 倍 HED 处理 2 周：T 水平和前列腺重量降低，前列腺 T 受体数量正常；1.6 倍 HED 处理 30 或 60 天：生精小管结构丢失、生殖细胞凋亡；支持细胞破坏 小鼠：2 周：在附睾转运期间暴露于该药会导致完全不育
西罗莫司（雷帕霉素）	大环内酯类；哺乳动物雷帕霉素靶蛋白（mTOR 抑制剂）/移植排斥反应；特应性皮炎	人类：(1) 66 例服用该药的肾移植患者与服用环孢素或他克莫司的患者相比，有更低的 T 水平和更高的促性腺激素水平；(2) 15 例肾移植患者：低 T 水平；(3) 荟萃分析：降低 T 水平，增加促性腺激素患者：与服用其他药物的患者相比，精子数量、活力和促性腺激素浓度较低，黄体生成素（LH）较高；(5) 系统评价的结论为 T 水平降低 大鼠：1.6 倍 HED：睾丸重量，T 水平以及黄体生成素（LH）水平降低，生精小管上皮细胞破坏，支持细胞形态异常
依维莫司	大环内酯类；哺乳动物雷帕霉素靶蛋白（mTOR 抑制剂/移植排斥反应）	人类：荟萃分析：T 水平降低和促性腺激素增加
其他免疫抑制剂		
美沙拉嗪（5-氨基水杨酸）	氨基水杨酸抗炎药（柳氮磺胺吡啶的活性代谢产物）/炎症性肠病（IBD）	人类：从柳氮磺胺吡啶转换为这种药物时，精液质量和生育能力恢复

（续表）

药　物	类别（如果适用）/在男性中治疗的主要适应证	对男性生殖的体内作用 除非特殊说明，均指非人类物种以 HED 给药的结果
柳氮磺胺吡啶	磺胺类药物/类风湿关节炎；炎症性肠病（IBD）	人类：导致精液异常常超过 80%；多项研究中精子数量、运动和形态均有所下降；停药时可恢复；对内分泌没有影响 狗：3 只狗：精液质量下降 大鼠：多项研究：睾丸形态紊乱，不育；但不是所有研究中都有观察到

在人体等效剂量（HED）下，与人类或动物中的雄性生殖有关的信息很少或没有：巴柳氮，芬戈莫德，格拉替雷/克帕隆，那他珠单抗，沙利度胺

最值得关注的—加粗

除非另有说明，否则其他物种采用人体等效剂量（HED）

缩写：AL 淀粉样蛋白轻链淀粉样变性，APLS 抗磷脂综合征，ASA 抗精子抗体，COPD 慢性阻塞性肺病，FSH 卵泡刺激素，GnRH 促性腺激素释放激素，hCG 人绒毛膜促性腺激素，HED 人体等效剂量，IBD 炎症性肠病，IL 白细胞介素，mTOR 哺乳动物西罗莫司靶蛋白，PRL 催乳素，SHBG 性激素结合球蛋白，SLE 系统性红斑狼疮，T 睾酮。

　　一项 RCT 研究中,使用泼尼松治疗 ASA 的男性患者的体外受精率并不优于未经治疗者[17],在一项回顾性研究中发现,在辅助生殖技术(ART)提取附睾精子之前,使用泼尼松治疗的男性生育能力更高[18],但这仅出现在 ASA 试验阳性的男性中(40%∶9%授精率/每个卵母细胞)。未检测到 ASA 阳性的男性授精率较低(73%∶24% 授精率/每个卵母细胞)。这些结果与精子自身免疫力提高所掩盖的泼尼松的毒性作用一致。

　　正如我们在第 3 章中讨论的睾丸前药物的毒性效应,内源性糖皮质激素通过下丘脑和垂体的核糖皮质激素受体发挥作用,从而减少促性腺激素的合成和释放,并直接作用于睾丸以减少睾酮的合成。因此,外源性皮质类固醇被怀疑为内分泌抑制剂也就不足为奇了[19]。在一项研究中,9 名男性使用泼尼松治疗抗精子抗体 1~6 个月后[20],睾酮和 SHBG 水平均下降 29%。

12.1.2　炎症性疾病的治疗

　　已经在使用免疫抑制剂治疗炎症性疾病的男性中对生殖激素进行了研究。在 22 位男性哮喘患者的横断面现状研究中[21],11 例接受平均连续 7 年的泼尼松治疗,与 11 名年龄相仿且未使用糖皮质激素治疗哮喘的患者相比,其睾酮、游离睾酮和 DHT 水平较低,而 FSH 和 LH 水平较高。在一项针对 25 名患有慢性肺部疾病的男性的类似研究中[22],16 名服用皮质类固醇,其中 14 名男性的睾酮水平较低,平均为 211 纳克/分升,而未服用糖皮质激素的男性睾酮水平为 449 纳克/分升。皮质类固醇的剂量与睾酮水平呈负相关。对 GnRH 的刺激反应不受影响。将 12 名未服用泼尼松与 24 名接受泼尼松治疗活动性类风湿关节炎的男性患者进行比较[23];未服用皮质类固醇的男性睾丸激素水平正常,但 FSH 和 LH 升高;服用皮质类固醇的男性睾酮水平较低,促性腺激素水平接近正常。笔者得出的结论是,未服用皮质类固醇的类风湿关节炎男性患者可出现代偿性性腺功能减退,其表现为促性腺激素水平升高。

　　一项横断面现状研究比较了 12 名口服泼尼松与 10 名吸入倍氯米松

治疗呼吸性疾病的男性，19 名年龄匹配者作为对照[24]，结果报告称口服治疗的男性睾酮水平比对照组低 33%，但吸入皮质类固醇的男性睾酮水平与对照组相当。在所有组中的 LH、FSH 和 SHBG 水平均相当。在 17 名服用泼尼龙治疗不同慢性疾病的男性中[25]，其游离睾酮低于 13 名对照组患者。在一项对 36 名慢性阻塞性肺病（COPD）男性患者的交叉研究中，16 名患者全身使用泼尼松，其他患者仅吸入药物[26]，各组间睾酮水平无显著差异，42% 的患者低于正常水平。口服泼尼松龙的男性游离睾酮水平更低，69% 的患者游离睾酮水平低于正常值，包括所有接受泼尼龙治疗的患者，而口服皮质类固醇的男性 FSH 水平则更高。组间 LH 和雌二醇水平无差异。在一项研究中，50 名患有风湿性关节炎的男性连续随访 20 年的中位时间[27]，36 名服用泼尼松的患者中，40% 的患者睾酮水平＜288 纳克/分升，6% 的患者睾酮水平＜231 纳克/分升。总的来说，这些观察性研究一致发现，口服皮质类固醇的男性睾酮水平较低。

12.1.3　器官移植的抗排斥治疗

对器官移植的男性患者的睾酮和促性腺激素水平也已经进行了研究。肾上腺类皮质激素的作用很难评估，因为通常会使用多种免疫抑制药物，并且手术本身可以导致短暂的性腺功能减退。在一项对 70 名心脏移植患者的研究中，包括 52 名长期服用泼尼松、硫唑嘌呤和环孢素的男性[28]，睾酮水平从术后 1～3 个月开始下降，6 个月后恢复到基线水平；低睾酮水平与较高的糖皮质激素暴露有关（因为皮质类固醇类在移植后逐渐减量）。然而，当所有患者继续服用有效剂量的泼尼松时，睾酮水平恢复正常。在一组胰腺和胰腺/肾脏移植患者中，包括随访 1 年的 13 名男性，大多数接受环孢素治疗，而其他人则接受泼尼松、硫唑嘌呤和他克莫司联合治疗[29]；移植前和移植后 1 年睾酮的中位水平正常。然而，泼尼松剂量在 1 年时较低。当皮质类固醇的治疗水平较高时可能已经出现睾酮水平的下降。在一项研究中，平均年龄 44 岁的 38 名男性肾移植患者接受泼尼龙治疗，并在移植后至少 72 个月进行评估[30]。所有患者的睾酮水平低于正常值（平均为 337 纳克/分升，正常截止水平为 242 纳克/分升），而 LH 和 FSH 水平高于正常，提示性腺功能减退；然而，肾脏疾病和移植手术的影响会与药物的作用相互混淆。在一项对 108 名心脏移植术后接受环孢素和泼尼松治疗的男性的研究中，在移植后的前 2 年内评估睾酮水平[31]；第一个月期间泼尼松的剂量最高，其游离睾酮和总睾酮水平最低，2 个月后恢复正常值，尽管在移植后 2 年，18% 的患者中维持低睾酮水平。LH、FSH、雌二醇和 SHBG 水平在第一个月时最低，在 2～6 个月增加。低睾酮水平与泼尼松的剂量有关，而与环孢素的剂量无关。再者，没有排除心脏疾病或手术的影响。

12.1.4　在健康男性中的研究

许多研究评估了皮质类固醇的使用与健康男性中生殖激素的关系。一些研究发现没有影响。早期的一项研究中包括 7 名精液正常的男性和 4 名服用可的松治疗关节炎的患者，在 23～334 天的时间内，发现对精子数量、运动和形态学没有影响[32]。这些仍然是皮质类固醇对精液质量的唯一调查研究。在一项研究中，56 名健康男性志愿者给予低剂量的地塞米松治疗 3 天[33]，睾酮水平没有受到影响。在一项随机研究中 24 名健康男性接受口服安慰剂、低剂量的地塞米松（1.3 倍治疗剂量）或高剂量的地塞米松（4 倍治疗剂量）治疗 4.5 天，第 5 天进行评估[34]；睾酮水平未受影响。4 名健康男性睡前口服治疗剂量的地塞米松，观察其每日内分泌的水平[35]。DHEAS 在夜间的增加受阻，而睾酮则没有，这表明皮质类固醇对肾上腺皮质有影响而对睾丸没有影响。运动员经常使用皮质类固醇类治疗外伤，有几项研究观察了训练有素的运动员使用泼尼松急性治疗或治疗 1 周后的反应。一般来说，睾酮水平保持稳定，无幅度或昼夜周期的变化[36-38]。

在健康志愿者的其他研究中得出了皮质类固醇类可抑制 HPG 轴的结论。在一项包括 5 名男性志愿者的研究中，在接受地塞米松治疗前和治疗后 2 天对每个人进行研究[39]。经皮质类固醇类治疗后，DHEAS 和 DHA 水平较低，这些激素对 hCG 的反应消失。笔者评论称，长时间使用地塞米松治疗预计会减少睾酮对 hCG 的反应。当 8 名健康男性给予低剂量的地塞米松治疗一天后[40]，在 24 小时内评估的睾酮和 FSH 水平与对照组相当，但 LH 水平较高。对于 12 名健康男性，早上口服治疗剂量的地塞米松，然后每隔 6 小时口服一次，直到第二天凌晨 4 点；每 2 小时采集一次血液标本[41]。地塞米松治疗对白天的睾酮、LH、FSH 水平无明显影响；但是夜间可完全抑制睾酮水平的升高，并推迟 LH 在夜间的增加。在一项研究中，8 名健康男性给予治疗剂量的地塞米松治疗 3 天[42]，在治疗后的第一天睾酮和雄烯二酮水平明显下降，睾酮对注射 hCG 的反应被抑制。在一项包括 5 名男性的研究中，给予单次静脉注射治疗剂量的氢化可的松[43]，睾酮水平在 15 分钟内极速下降 30%，并在 2 个小时维持低水平；而 LH 和 PRL 水平在那段时间内没有影响。在一项针对六名健康男性的研究中，给予低剂量的地塞米松口服治疗 8 天[44]，雌二醇、睾酮和 DHEAS 水平在第 2 天至第五天与治疗前相似，但在治疗的最后一天明显降低；LH 水平在整个治疗过程中保持稳定。

综上所述，这些针对健康男性的小型研究表明，急性或短期使用皮质类固醇类治疗会抑制 HPG 轴，通常会使睾酮水平降低。

12.1.5　在非人类灵长类动物中的研究

在使用地塞米松（未给出剂量）治疗 5 天的 8 只猕猴中[45]；在治疗期间的睾酮水平没有变化，但在接受治疗的动物中睾酮对 hCG 的反应较低。

12.1.6　啮齿动物中的激素研究

皮质类固醇类通常对大鼠生殖激素有负面影响。一项研究中包括大鼠皮下注射约 0.04 倍、0.2 倍、1 倍或 5 倍 HED（所有途径）的地塞米松治疗 7 天[46]；治疗后，1 倍和 5 倍 HED 的治疗组 LH 水平明显低于对照组，最高剂量组的 FSH 水平较低。在一项研究中，大鼠单次静脉注射约 0.1 倍或 HED（所有途径）的地塞米松[47]；LH 水平在治疗后数小时内下降。

皮质类固醇类对大鼠睾丸间质细胞有直接抑制作用，减少睾酮合成和诱导睾丸间质细胞凋亡。在一项研究中，大鼠腹腔注射约 0.3 倍或 3 倍 HED（所有途径）的地塞米松治疗 7 天[48]；2 种剂量的睾酮水平均低于对

照组。大鼠肌内注射约 1.5 倍的 HED(肌内注射)的可的松,连续使用 20
天[49],治疗后睾酮水平低(75%的对照组),并在停止治疗后 20 天恢复正
常。在一项研究中,大鼠每日接受总剂量约 HED 的地塞米松(所有途径)
治疗 3 天,每日 3 次[50];在所有治疗的动物中睾酮水平、睾酮的产生以及
睾酮对 hCG 的反应均较低。在大鼠的饮用水中加入甲泼尼龙(总剂量未
知),每隔 10 分钟通过自动采样系统从未处理的动物体内采集血液标本。
与对照组相比,睾酮并未出现正常的双相分泌[51]。在一项早期的研究中,
大鼠肌内注射约 2 倍 HED 的(所有途径)地塞米松治疗 7 天[52];其睾酮和
LH 水平以及睾丸、前列腺、精囊重量保持正常;治疗组动物的 FSH 水平
高于对照组。

12.1.7　在啮齿类动物中精子发生的研究

　　一项在大鼠中进行的研究显示,经皮质类固醇治疗后,大鼠精子 DNA
出现碎片。动物腹腔注射约 16 倍 HED(所有途径)的地塞米松、0.1 倍 HED
(口服剂量)的米非司酮,或两药同时治疗 7 天,并在停止治疗的当天进行评
估[53];与对照组相比,地塞米松治疗组精原细胞 DNA 碎片增加但米非司
酮治疗组并未出现。采用任何一种治疗方法,睾丸的重量均未受影响。

　　在一项研究中,小鼠腹腔注射或肌内注射单剂量的泼尼松治疗,11 天后
进行睾丸组织学分析[54],在剂量高达约 250 倍 HED(口服剂量)时未检测到
对精原细胞分化或每个组织切片中精子计数的影响。高剂量的地塞米松
[约 3~9 倍 HED(所有途径)]可诱导小鼠睾丸毒性[55-57],并已被用于评
估潜在的保护和治疗疗法。在这些使用药理学剂量的研究中,地塞米松
可降低生精小管的直径和上皮细胞的高度,并增加生殖细胞的凋亡[58,59]。

　　皮质类固醇类已在实验中用于保护大鼠睾丸免受药理学或物理学损
伤。在一项研究中,大鼠单次腹腔注射约 0.1 倍 HED(所有途径)的地塞米
松后[60],体内睾酮或 LH 水平没有变化,这种治疗可抑制脂多糖诱导的睾酮
水平降低。大鼠使用药理学剂量的环孢素、氢化可的松、泼尼松、泼尼龙或
地塞米松治疗已被证实可减少缺血再灌注损伤后生殖细胞的凋亡[61-64]。

　　在一项使用高剂量皮质类固醇类的研究中,雄性大鼠的精子生成和

生育能力均下降。大鼠使用皮质类固醇(17-脱氧皮质醇;在啮齿类动物中一个重要的内源性皮质类固醇类)治疗 6 周[65]。其前列腺和精囊重量均下降,但睾丸组织学或附睾精液无明显变化。在高剂量时生育能力降低,根据交配雌性的着床率和活胎数量测定。在治疗结束后 4~6 周,不良影响消失。

12.1.8 家养物种研究

大多数报道显示,绵羊和牛接受皮质类固醇类治疗可抑制生殖激素的分泌,但一项早期的研究表明,给予 4 头公牛和 3 只家兔注射 1~8 倍HED(肌内注射/静脉注射)的可的松治疗 3 周,与对照组相比,结果显示对精液质量具有极小的影响[66]。然而,给予 7 只家兔可的松和氢化可的松治疗,与对照组相比,精子浓度增加了 22%。

已经有一些在雄性家养物种进行的皮质类固醇研究,在一项对牛的研究中,6 头公牛被注射治疗剂量的地塞米松(Chantaraprateep and Thibier,1978);治疗后第一天 LH 对 GnRH 注射的反应明显降低,而睾酮反应正常。早期的研究也显示了类似的结果(Thibier and Rolland,1976,1977)。另一项在牛身上进行的研究,包括 4 头公牛被注射治疗剂量的地塞米松 7 天(Barth and Bowman,1994);发现平均睾酮水平和睾丸睾酮水平下降;与未经治疗的对照组相比,电射精的精子数量、活力和正常形态都较低。正常形态在治疗后第 4 天下降,24 天达到最低点,32 天恢复正常。在绵羊身上进行的一项研究中,11 只雄性绵羊接受单次静脉注射或肌内注射治疗剂量的地塞米松 5 天,与溶媒对照组相比,睾酮和LH 水平显著降低(Juniewicz et al.,1987)。在静脉注射后 2~5 小时观察到这种反应;睾酮对 GnRH 刺激反应正常。在另一项研究中,四只公羊在繁殖季节给予肌内注射治疗剂量的地塞米松超过 12 小时(Tsantarliotou et al.,2002);分别于治疗前及治疗后 4 周采集血液及精液。睾酮水平在治疗后 1~4 天下降,然后恢复,而洗涤精子中的顶体酶总量在 1~4 周时低于注射生理盐水的对照组。由于顶体酶的合成发生在晚期精子细胞中,这可能意味着破坏了这个阶段。在另一项对绵羊的研究中,七只雄性绵羊在繁殖季节随机注射治疗剂量的地塞米松 2 天；治疗前和治疗后 4 天采集血液和精液（Gür et al.，2005）。治疗后 1 小时至 3 天精子浓度和活力均低于对照组，4 天时精子浓度和活力正常；精子形态没有受到影响。皮质类固醇对损伤后的治疗非常重要，地塞米松抑制雄性马睾酮的产生。在一项研究中，3 匹雄性马接受治疗剂量注射后，其血清睾酮在 6 小时内下降至接近零的水平，24 小时后恢复正常（Ing et al.，2015）。在另一项对雄性马的研究中，地塞米松降低了类固醇生成所需的转录因子。有趣的是，一项对 18 只罗威纳犬进行的研究，其中 8～9 只随机接受治疗剂量的地塞米松 7 天或不接受治疗（Hatamoto et al.，2006）；实验设计还包括维生素 E 处理。虽然笔者得出结论，地塞米松降低了精液质量，但维生素 E 预处理后再用地塞米松，射精后精子总数、活力和正常形态均较高，而睾酮水平与对照组相似。地塞米松治疗的犬精浆 SOD 和硫代巴比妥酸反应物质（TBARS－脂质过氧化副产物）水平更高，这表明存在氧化应激。治疗后 4～5 周出现改善。

12.2　细胞抑制剂

细胞抑制剂长期用作免疫抑制药物，在较高剂量时也作为治疗癌症的化疗药物。作为化疗药物，它们可干扰体内嘌呤代谢，从而抑制快速分裂细胞中 DNA 的合成。因此，精子生成是否受影响一直受到关注。然而，在作为免疫抑制剂时，这些药物通过减少白细胞生成或增加白细胞凋亡来降低白细胞水平。它们长期用于治疗器官移植排斥反应、自身免疫性疾病和其他炎症疾病，包括炎症性肠病和淀粉样变。对男性生殖有负面影响的细胞抑制剂包括那些参与嘌呤代谢的药物（硫唑嘌呤、巯基嘌呤和甲氨蝶呤）和烷化剂（苯丁酸氮芥、环磷酰胺和美法仑）。

12.2.1　硫唑嘌呤和 6－巯基嘌呤

巯基硫唑嘌呤可代谢为活性药物 6－巯基嘌呤。负责这一步骤和 6－

巯基嘌呤进一步代谢的酶是巯嘌呤 S-甲基转移酶(TPMT)。TPMT 基因变异或突变的患者使用这类药物时的不良反应风险增加。

目前只有很少的临床研究显示巯嘌呤类药物对人类男性生育能力有影响。在一项对 23 例炎症性肠病患者的小型研究中,他们使用硫唑嘌呤联合泼尼松、美沙拉嗪或柳氮磺胺嘧啶治疗 3～62 个月[67],其中 5 名服用柳氮磺胺嘧啶的男性正常精子形态比例明显降低,但所有其他服用硫唑嘌呤的男性,其精液质量无明显下降。对本研究中 10 名男性患者在治疗前后进行评估,治疗期间的精液质量无明显变化,提示硫唑嘌呤无明显的不良影响。

尽管大量研究表明,在肾移植后或治疗炎症性肠病时服用 6-巯基嘌呤或硫唑嘌呤的男性中,相比正常的妊娠,出现流产或生育有出生缺陷婴儿的比例并不高[68-72],一项研究也表明了这些影响。对三组患有炎症性肠病的男性进行了比较:在受孕前 3 个月内服用 6-巯基嘌呤的男性,在怀孕前至少 3 个月停止服用这种药物的男性,以及从未使用过 6-巯基嘌呤的男性[73]。笔者发现,在药物暴露男性的 50 例妊娠中,流产和先天性异常高于无药物暴露男性的妊娠。然而,对这项工作的评论[74]指出,药物暴露男性的异常率并不高于普通人群,只是未暴露男性的不良结果发生率异常低。一项流行病学研究使用了丹麦 3 个数据库以综合参考丹麦的出生记录、出院记录和药物处方[75,76]。他们发现,在怀孕前 3 个月内使用硫唑嘌呤或 6-巯基嘌呤的生育年龄男性出现先天畸形、早产或不足月胎儿的概率并没有增加。

对于给予约 0.5 倍 HED(口服剂量)的 6-巯基嘌呤治疗 75 天或 HED(口服剂量)的 6-巯基嘌呤治疗 25 天的大鼠[77];在睾丸组织学、睾丸精子数量、睾酮水平或 hCG 刺激睾酮释放方面,与对照组相比均无显著差异。关于巯基嘌呤应用于小鼠体内的研究已有很多。早期研究的结果与大鼠研究的结果类似。小鼠单次腹腔注射或静脉注射 6 倍 HED(口服剂量)的 6-巯基嘌呤,11 天后进行睾丸组织学分析[54],结果显示对精原细胞分化无损伤,且与对照相比每个组织切片的精子数无明显差异。采用另一种方法评估小鼠的精子生成,在给予单次腹腔注射约 10 倍 HED

(口服剂量)的 6 -巯基嘌呤前,给小鼠注射放射性标记的胸腺嘧啶[78]。与溶媒对照组相比,睾丸中胸腺嘧啶的量以及精子最小转运时间均无显著性差异。然而,被标记的精子在精液中的留存时间增加,提示精子在附睾中的保留时间更长。

给雄性小鼠灌胃口服 19～370 倍 HED(静脉,口服)的硫唑嘌呤每周 3 次持续 14 周,与对照组相比,高剂量组精子具有较低的活力和生存力[79]。同一组实验表明,给雄性小鼠灌胃口服 37 倍 HED 的硫唑嘌呤治疗 24 周后,与未经治疗的雌性小鼠交配后,与对照组相比,其产仔数减少,后代死亡的比例增加[80]。

显性致死试验显示,大剂量 6 -巯基嘌呤对雄性小鼠具有遗传毒性[81-84]。其他的试验已显示细胞抑制药物可破坏生精管上皮且使精子形态变差,尽管其水平高于用作免疫抑制剂的水平。采用基于 LD_{50} 的剂量治疗小鼠 35 天以筛选 61 个化合物的致突变性[85],结果证实约 3 倍 HED 的硫唑嘌呤可使小鼠异常形态的精子数量增加。暴露于巯基嘌呤的小鼠中还检测到其对小鼠精子 DNA 的损伤。当小鼠接受约 1.5 倍 HED 的硫唑嘌呤治疗时;一次性给予或每日给予维持 10 周[86];结果观察到小鼠精母细胞显性致死性突变增加,并持续至停药后 4 周。睾丸组织学检查显示精母细胞核固缩和精子细胞丢失。另一种方法涉及特定位点检测,采用了可见表型的 7 种基因(例如毛色)。使用这种方法,在不同生殖细胞阶段给予雄性小鼠高药理学剂量的 6 -巯基嘌呤[87],结果发现与可遗传突变的历史对照率没有差异,因此笔者得出的结论是,这种药物在小鼠体内发生高致突变的可能性很低。

在小鼠体内也可观察到生育效应。在一项重要的低剂量研究中,小鼠接受约 0.2 倍、0.4 倍或 0.7 倍 HED 的 6 -巯基嘌呤治疗 51 天,在第 45 天交配,在治疗结束时评估附睾尾精子数量[88]。各组精子数量和形态与对照组进行比较;然而,妊娠率分别为 55%、41%、28% 和 16%,并且治疗组的胚胎吸收率为 45%～50%。与人类暴露剂量相关的结果表明,这种药物对雄性小鼠的生育有可预见的负面影响,值得注意的是,在不影响附睾精子质量的剂量下,胚胎的发育却已受到损害。在雄性小鼠腹腔注射和口服 6 - 巯基嘌呤的另一项研究中[83]，在第 3～5 周观察到胚胎吸收增加，主要出现在注射给药约为 15 倍的 HED 后。

总的来说，嘌呤类似物的研究结果是不一致的，但动物试验结果令人关注。评估这些药物需要可靠的、设计严谨的临床试验。

12.2.2　甲氨蝶呤

甲氨蝶呤通过抑制二氢叶酸还原酶来破坏嘌呤代谢，而二氢叶酸还原酶是合成 DNA、RNA 和蛋白质所必需的。对于甲氨蝶呤对男性的影响评价仅限于病例报告、小规模研究，以及与其他药物同时治疗的人群；部分来自一些非英文文献[89]。一项针对两名银屑病患者的研究报告，单次注射甲氨蝶呤 2 周后，精子总数比治疗前下降了 63%～97%[90]。在一项研究中对比了 10 名使用皮质类固醇治疗的男性和 10 名服用甲氨蝶呤治疗严重银屑病的男性[91]，其精液质量无差异。另一项对 26 名接受甲氨蝶呤治疗的银屑病患者的研究显示，与基础水平相比，精液质量或睾丸组织学方面没有变化[92]。在一项骨肉瘤术后辅助治疗的研究中，3 名男性单用高剂量甲氨蝶呤，另外 7 名男性联用长春新碱[93]，4 名男性在治疗期间和治疗后立即出现严重少精子症，但其他 6 名男性在治疗结束后几个月内评估没有出现上述症状；治疗期间黄体生成激素（LH）和卵泡生成激素（FSH）水平较高，随后逐渐转为正常，这与睾丸功能暂时性丧失相一致。综上所述，有限的证据表明，甲氨蝶呤对精液质量的影响很小或短暂，但要评估这种药物，还需要进行更有力的研究。

对啮齿类动物的研究没有那么令人确信。在一项研究中，给予大鼠约 0.4 倍 HED（所有给药途径）的甲氨蝶呤，采用不同剂量及间隔的给药方案[94]，大鼠睾酮水平出现了下降。在另一项研究中，大鼠使用约 HED（所有给药途径）的甲氨蝶呤治疗 17 天[95]，结果发现，大鼠生精管直径明显缩小，精母细胞和精子细胞均出现变性退化，睾丸的支持细胞和间质细胞变小。在最近的一项关于大鼠的研究中，包括腹腔注射约 1 倍 HED（所有给药途径）的甲氨蝶呤治疗 2 周后，睾丸激素水平、生精小管直径、附睾精子数量和精子活力均显著下降[96]。治疗 4 周后，除上述畸形外，生精小管上皮厚度降低、部分小管萎缩、纤维间质组织替代睾丸间质细胞、睾丸重量下降,但均无显著性差异。最后,在一项研究中,大鼠单次静脉注射约 1.6 倍 HED(所有给药途径)的甲氨蝶呤[97];进入大鼠睾丸组织 DNA 的放射标记胸腺嘧啶在治疗 24 小时后与对照组相比没有变化。

在大鼠关节炎模型中,采用注射热灭活丁酸分枝杆菌诱导炎症。在佐剂诱导关节炎完成后,大鼠口服约 0.4 倍或 0.7 倍 HED(所有给药途径)的低剂量甲氨蝶呤,每周 2 次,共 4 周,每周评估一次[98]。诱导关节炎导致睾酮水平下降,使用甲氨蝶呤后睾酮水平的下降会有所改善但不会恢复正常。在用药大鼠中其关节炎症状有明显的改善。

在一个针对小鼠的剂量研究中,一次腹腔注射约低剂量 HED(所有给药途径)、2 倍或 4 倍 HED 的甲氨蝶呤[99],药物治疗后 1 天,精原细胞出现细胞遗传学异常(低剂量组和对照组分别为 28% 和 6%),在 4 周时则精母细胞出现细胞遗传学异常(分别为 13% 和 2%)。附睾尾精子形态异常呈剂量依赖性增加,仅在最高剂量时达到统计学意义。在小鼠中腹腔注射 1 倍 HED(所有给药途径)或四个较高剂量的甲氨蝶呤治疗 5 或 10 周的一项研究中[100],与对照组相比,每天接受 HED 治疗组中附睾尾的精子数量在第 10 周时很低,而不是在第 5 周。在这两个时间点,每一个 HED 组的生精小管组织学均被破坏,精母细胞 DNA 碎片率高,形态正常的附睾尾精子数降低,精子 DNA 碎片率高。但睾丸重量不受影响,即使在 7 倍 HED 时也是如此。在一项研究中,小鼠单次腹腔注射甲氨蝶呤治疗,11 天后进行睾丸组织学分析[54],分化精原细胞的 LD_{50} 约为 47 倍 HED(所有给药途径),在约 60 倍 HED 时,每组织切片的精子数减少显著下降。

在 2 项家兔使用高药理学剂量(约 60 倍 HED)的甲氨蝶呤治疗的研究中[101,102],FSH 水平升高,而 LH 水平无变化。这与其他物种中试验的结果相似。单次高剂量组也未观察到睾丸形态的破坏,但每日给予 32 倍 HED(人体剂量为每周一次,而家兔每天接受约为 4.6 倍 HED)治疗 14 周可观察到睾丸形态的破坏。

在评价预防或治疗的研究中,与对照组相比,给予药理学剂量的甲氨蝶呤常常作为研究睾丸毒性的模型。在最近这类关于大鼠的研究中,单次这样治疗[94,103-106]可导致睾酮水平下降;睾丸重量减少;睾丸精母细胞、精子细胞和精子数量减少;生殖细胞凋亡;附睾尾精子活力和正常形态;以及SOD和过氧化氢酶的表达。同时也可观察到睾丸生殖细胞和附睾精子中DNA碎片增多;TNF-α和丙二醛水平增加,以及NF-κ和COX-2的表达增加。

类似的研究表明[107-114],经甲氨蝶呤治疗的小鼠其睾酮水平、生精小管直径、睾丸精子数、睾丸生殖细胞和附睾尾精子DNA碎片、附睾尾精子数量、活力和正常形态、超氧化物歧化酶(SOD)、过氧化氢酶(CAT)和谷胱甘肽(GSH)-过氧化物酶的表达均有所下降;而生精小管退化和萎缩、精子细胞的细胞遗传学异常、睾丸髓过氧化物酶活性和总抗氧化能力的比例则有所增加。

12.2.3　苯丁酸氮芥

烷化剂苯丁酸氮芥主要用治疗癌症的化疗药物,但也可用于治疗某些炎症疾病,特别是肾病综合征。临床数据几乎没有,但实验动物研究的结果是值得关注的,尽管一般使用的药理学剂量。在一项人类研究中,一组精液正常的五名患者使用苯丁酸氮芥治疗淋巴瘤,因此使用的是化疗剂量而非免疫抑制剂量[115]。所有男性均出现无精子症或严重少精子症。3名患者在停药3年半内恢复正常精液,另外2名仍为少精子症。

苯丁酸氮芥的HED为0.1~0.2毫克/千克,包含用于化疗和免疫抑制。以胸腺嘧啶放射性同位素处理后的大鼠单次静脉注射约10倍HED的苯丁酸氮芥[97],与对照组相比,进入睾丸的胸腺嘧啶量在24小时内减少,并持续到第4天。大鼠口服约1倍、4倍或8倍HED苯丁酸氮芥治疗28天[116],在4倍剂量时显示睾丸萎缩。在另一项研究中,大鼠每周服用大约2倍、4倍或8倍HED苯丁酸氮芥[117]对精子生成或间质细胞无影响。然而,在每周两次给予7倍或8倍HED,在不影响睾酮水平的情况下,精原干细胞存活率以及精原细胞和精母细胞计数均下降。用碱性洗脱法定量测定DNA碎片和交联(用碱性缓冲液处理2μm级滤过的生精小管细胞),然后缓慢洗脱,并对其各组分进行鉴定[118],腹腔注射约15倍

HED 苯丁酸氮芥可增加 DNA 交联；在最低剂量的 6 倍 HED 时没有出现这种现象。如果在大鼠中一次灌胃或腹腔注射 6 倍 HED 的环磷酰胺时，也可观察到 DNA 交联增加。这些实验在大鼠中使用的药理学剂量，可能对正常的临床实践并不具有参考价值。

在一项研究中，雄性小鼠单次腹腔注射苯丁酸氮芥 11 天后对睾丸组织学进行分析[54]。精原细胞分化的 LD_{50} 约为 1.5 倍 HED（口服剂量），而在约 HED（口服剂量）时，每组织切片计数的精子数减少显著降低。对暴露于苯丁酸氮芥雄性小鼠的早期研究包括最低剂量约为 4 倍 HED[119]。在此条件下，生育能力迅速下降，注射后 3 周达到最低点（其次为精子细胞到精子细胞），5 周后恢复到接近正常水平（精原细胞至初级精母细胞），7 周时（干细胞向精原细胞和精原细胞有丝分裂）显著下降，8 周后可完全恢复。这种处理在精子细胞早期可产生最高水平的特殊位点，可遗传的突变后代。该小组的随后研究中证实了突变中潜在的点缺失[120]。这个研究小组致力于小鼠中的突变研究已有 40 年，他们报告称"到目前为止，在诱导小鼠生殖系突变方面，苯丁酸氮芥比 X 线或任何化学物质都更有效"[119]。

12.2.4　环磷酰胺

环磷酰胺是一种烷基化剂，在细胞分裂过程中形成 DNA 加合物、交联和链断裂，具有较高的 DNA 损伤能力。关于环磷酰胺对男性生殖的许多研究已经包含将这种药物联合用于化疗中。甚至有研究报告称环磷酰胺联合睾酮的治疗会导致无精子症，暗示环磷酰胺是唯一的罪魁祸首（而睾酮可能也起了作用）。关于环磷酰胺单药治疗和成年男性生殖健康方面的研究很少。尽管如此，通过与不使用该药物的方案进行比较，可以推断这种药物治疗后持续无精子症或少精子症的风险高达 90%[121]。一项评估环磷酰胺治疗（通常与其他药物联合使用）后性腺功能的 30 项研究的 Meta 分析发现，分别有 58%、71% 和 22% 患有炎症性肾病、霍奇金病或白血病的成年男性治疗后出现性腺功能障碍[122]，且功能障碍的发生率与环磷酰胺的剂量有关。

在 10 例系统性红斑狼疮（SLE）相关抗磷脂综合征男性患者的一项研

究中[123]，4 例患者在使用环磷酰胺治疗狼疮性肾炎的过程中，精子总数的中位水平较低（1 600 万∶2.26 亿），这是一项小规模的研究，患有狼疮性肾炎的男性可能对环磷酰胺特别敏感。在另一项研究中，10 名男子接受环磷酰胺单药治疗肾病综合征[124]。所有患者均因 FSH 升高而出现无精子症，只有 1 例在停止治疗 6 个月后恢复正常精子数。在一项对采用多种不同治疗方案治疗软组织肉瘤的 58 名男性患者的研究中[125]，多变量分析表明，精子浓度恢复≥10 万/毫升恢复时间的最重要因素是药物方案中没有环磷酰胺。在使用环磷酰胺治疗肾病综合征的 16 名男性的研究中[126]，无精子症占 19%，少精子症占 44%，精液正常者占 38%。总剂量越高，精液质量越差。一项对 31 名接受环磷酰胺治疗的男性的早期研究显示，所有患者都有无精子症或少精子症，在停止治疗 3～16 个月后的 10名患者中，只有 2 人的精液中有精子[127]。对 17 名白塞病患者进行横断面研究，使用环磷酰胺治疗 2～59 个月（平均 19 个月），76% 的人患有无精子症或严重少精子症，精液质量差的严重程度与患者接受环磷酰胺的总剂量有关[128]。同样，使用环磷酰胺和秋水仙碱治疗的 21 例男性 FSH水平高于单用秋水仙碱治疗的 12 例男性，且 FSH 水平与环磷酰胺的总剂量呈正相关。这些观察研究表明，环磷酰胺对精液质量有负面影响，且这种影响的严重程度呈剂量依赖性。

在啮齿动物的研究中，高药理学剂量的环磷酰胺被广泛用于诱导睾丸毒性。大量的研究已经评估了各种治疗方法减轻这种已知毒性的能力。总而言之，极限剂量用于限制获取因药物治疗导致生殖毒性的相关信息。

在大鼠单次静脉注射免疫抑制药物后，给予胸腺嘧啶放射性同位素[97]，与对照组相比，胸腺嘧啶进入睾丸的量减少，但在治疗后第二天已经恢复。在一项研究中，大鼠口服约为 0.5 倍、1 倍和 2 倍 HED（口服剂量）的环磷酰胺治疗 4 周[129]，高剂量组的睾丸中各阶段生殖细胞的数量均低于空白对照组。在一项研究中，雄性大鼠接受中剂量 HED（口服剂量）的环磷酰胺灌胃 7 天[130]，与对照组相比，在停止给药后的第二天和在第 3 周（而不是在第 8 周）其生育率有所下降。在停药后第二天和 3 周睾丸和附睾重量正常,在停药后第 8 周下降,而精子运动参数在 3 个时间点均无变化。在最近的一项研究中,雄性大鼠接受低剂量环磷酰胺灌胃 4 周后,与未经药物处理的雌性大鼠交配,收集胚胎以评估 DNA 损伤和修复机制[131]。与对照组相比,经药物处理的大鼠和对照组的胚胎线粒体均正常,受精卵和双细胞胚胎中线粒体无明显差异;但在八细胞期,父系经治疗后的胚胎 DNA 双链断裂增加,DNA 修复活性降低。这表明,父系暴露会破坏胚胎 DNA。

　　在早期的一些研究中,试验组的精母细胞和精子细胞中应激反应基因的表达增加,并对 HED 的环磷酰胺处理的大鼠精子核蛋白、染色质组织、细胞遗传结构和 DNA 完整性造成损害[132-136]。有报告称,经环磷酰胺处理后的雄性胚胎表观遗传异常,包括:母系和父系基因组;精子头部去稠度的时间;用组蛋白代替鱼精蛋白;以及卵裂球核的形态[137-139]。他们还有报道称父系暴露于环磷酰胺对大鼠胚胎着床和子代发育及成年期的健康均有负面影响。在一项研究中,仅在交配前 4 天至 7 天接受过 HED 范围内的环磷酰胺口服灌胃的雄性大鼠,会出现着床后胚胎丢失,表明附睾转运是精子损伤的敏感时期[140]。在雄性中出现的胎儿丢失和畸形,以及长期给予低剂量的环磷酰胺并不影响生育能力[141]。雄性动物经药物暴露后产生的不良健康结果至少将持续几代[137,142,143]。这一证据表明,父系暴露于约 HED 的环磷酰胺对大鼠的遗传和表观遗传损伤是非常值得关注的。

　　其他小组进行的相对较新的研究中,经 HED 范围内的环磷酰胺治疗的大鼠的睾酮水平低、睾丸重量低、睾丸组织病理学变化(包括睾丸小管直径和上皮高度减少)、生精阻滞、生殖细胞凋亡、精子产量低、精子形态异常、睾丸丙二醛水平升高、睾丸抗氧化酶活性降低以及生育能力降低[130,144-151]。

　　在小鼠体内也有类似的结果[152-159]。在一项研究中,小鼠单次腹腔注射环磷酰胺,分别在第 11 天、29 天和 56 天评估睾丸精子数量[160],精子分化的 LD_{50} 为低 HED(口服剂量)。在给予约 HED(口服剂量)和更高剂量的第 29 天睾丸精子数较低,而在 56 天时睾丸精子数量在所有剂量下都是正常的。这表明该药物对精原细胞分化有损害,但对干细胞无损伤,这与大鼠模型中的结果相似。

与人体中的观察研究相结合,经大约 HED 的环磷酰胺治疗的啮齿动物的数据非常值得关注,特别是来自多代影响的证据。计划怀孕的男性应避免使用环磷酰胺这种药物。

12.2.5 美法仑

相比苯丁酸氮芥和环磷酰胺,烷化剂美法仑受到的实验关注较少。在一项研究中,大鼠单次腹腔注射约 0.02 倍或 0.2 倍 HED(口服剂量)的美法仑[161],雄性大鼠在治疗后第 3 天、5 天、10 天和 15 天与发情雌性交配,并从阴道采集精液进行分析。即使在低剂量时进行评估,在所有治疗后的时间点的精子浓度、活力和正常形态均低于对照组。但是一项早期研究却得到一个相反的结论,雄性大鼠腹腔注射约 2 倍 HED(口服剂量)治疗 5 天[162],在停止治疗后第 2~8 周发现其对生育能力没有影响。

在特异性位点突变诱导试验中,小鼠单次腹腔注射美法仑可导致精母细胞和早期精子细胞发生高频率的特异性位点突变[峰值约为 4 倍 HED(口服剂量)]。在一项有趣的研究中,雄性小鼠单次腹腔注射约 6 倍 HED(口服剂量)的美法仑,然后在第 3 天、7 天、23 天、37 天和 49 天与未经药物处理的雌性交配[163]。虽然受精率或发育到原核的阶段没有下降,但细胞遗传学异常的合子在治疗后 3 天增加,在第 23 天达到峰值,表明第二次减数分裂异常。非中心区片段和相互易位是最常见的异常。对减数分裂精母细胞的组织学检查却未发现预期的染色体损伤,而对成熟附睾精子的评估也未能检测到高于正常小鼠水平的染色体异常。笔者认为,当卵细胞中 DNA 修复机制将细胞遗传学错误修复时,男性 DNA 修复机制失效,且精子损伤持续直至授精。

12.3 亲免素调节剂

在亲免素调节药物中,环孢菌素(环孢素、环孢霉素、环孢素 A、环孢菌素 A、环孢霉素 A)和他克莫司是大环内酯类调节剂,可抑制钙调神经磷酸酶和细胞因子白细胞介素(IL）- 2 的转录。西罗莫司(雷帕霉素)和依维莫司是通过抑制哺乳动物雷帕霉素靶蛋白(mTOR)以及减少淋巴细胞增殖发挥其治疗作用。mTOR 的表达是广泛存在的,包括在睾丸中的表达,主要在精原细胞中[164]。这些药物由于其对细胞和线粒体功能的体外作用已被广泛用于细胞生物学中;然而,它们在体内的作用较少被表征,并且源于精心设计的人体临床试验的数据有限。大多数研究是针对正在服用多种免疫抑制药物的器官移植患者。

12.3.1 钙调神经磷酸酶抑制剂对 HPG 轴的影响

尽管许多临床研究报道环孢菌素或他克莫司对 HPG 轴的影响很小,但最近的一篇综述建议肾移植后尽可能使用最低剂量[165]。一些研究(部分已在前面皮质类固醇章节中提到)发现环孢菌素似乎对男性器官移植患者的 HPG 轴没有不良影响[166-169]。在一项针对肾移植术后服用环孢菌素单药治疗的 9 名男性的研究中[170],8 名患者的精液分析和激素水平正常;在治疗期间尝试怀孕的 4 名患者中有 3 名生育了孩子。在 26 名肾移植患者和 20 名血液透析男性患者的研究中[171],19 名移植患者服用环孢菌素、硫唑嘌呤和泼尼松,而其余患者服用硫唑嘌呤和泼尼松。肾移植后,LH 和 FSH 水平均正常,没有受到环孢菌素的影响。在一项对 10 名男性患者肾移植前后进行评估的研究中[172];手术前其睾酮水平以及游离睾酮、FSH 和 LH 水平均低于正常值。患者开始使用环孢菌素、硫唑嘌呤和甲泼尼龙;后 2 种药物在术后第二天开始逐渐减量,而在整个研究期间环孢菌素维持在恒定水平。在手术后 1 个月,睾酮、游离睾酮、雄烯二酮、硫酸脱氢表雄酮(DHEAS)、雌二醇、性激素结合球蛋白(SHBG)和 PRL水平均显著下降,而促性腺激素水平保持稳定。3 个月后,游离睾酮恢复至术前水平,但其他激素水平仍然偏低。在 6 个月时,睾酮恢复至术前水平并在 12 个月时恢复正常。因此,在环孢菌素治疗期间睾酮水平恢复正常。一项早期研究调查了 13 名肾移植患者和 7 名心脏移植患者;心脏移植患者服用硫唑嘌呤和泼尼松,而肾移植患者还同时服用了环孢菌素[173]。

20 名患者的睾酮水平偏低,而 FSH 和 LH 正常。在服用环孢菌素的患者中,没有出现促性腺激素对促性腺激素释放激素(GnRH)刺激的应答反应,而在未服用环孢菌素的心脏移植患者中观察到了这种反应。笔者得出的结论是,环孢菌素的主要作用是阻止促性腺激素释放,并减少睾丸中睾酮的分泌。

对长期使用环孢菌素治疗的肾移植患者精液质量的研究通常报告在手术恢复后仅有微小的变化。一项针对服用环孢菌素的 18 名不育和 16 名可生育的肾移植患者的研究[174]发现睾酮和 FSH 水平正常,但报告精子的浓度和速度与环孢菌素谷浓度(下一剂给药前的最低浓度)呈负相关。

12.3.2 mTOR 抑制剂对 HPG 轴的影响

对于 HPG 轴,相比钙调神经磷酸酶抑制剂,mTOR 抑制剂西罗莫司具有更高的不良事件发生率。在对 66 例肾移植患者的一项研究中,32 例服用西罗莫司,34 例服用环孢菌素或他克莫司[175],服用西罗莫司的患者睾酮水平较低,而促性腺激素水平较高。西罗莫司组中睾酮水平低于正常水平的男性比例为 13%,而环孢菌素/他克莫司组为 3%。服用西罗莫司的男性总体较年轻,移植后的时间较短;控制这些变量的多变量模型并没有改变西罗莫司在降低睾酮水平方面的显著作用。在一项对 59 名男性在肾移植后服用钙调神经磷酸酶抑制剂(环孢菌素或他克莫司)和(或)西罗莫司的研究中[176],仅使用西罗莫司的 15 名患者的睾酮水平低于仅使用钙调神经磷酸酶抑制剂的 15 名患者。该研究中使用多变量模型以控制患者年龄、治疗前透析和移植时间以及肾功能的影响。

根据包含了大量患者的五篇论文(包括荟萃分析)[175-179],对使用西罗莫司或依维莫司治疗的男性器官移植患者进行了系统评价[180],其结论是,这些药物可降低睾酮的水平,升高 LH 和 FSH 水平,并降低精液的质量。在一项观察性研究进行一年后,联系 116 名肾移植患者进行随访,分发问卷并提供精液分析[181]。在所联系的 105 名患者中,62 名患者返还了问卷,20 名患者进行了精液分析。在移植后全程接受西罗莫司治疗的 9 名男性中,其精子总数及运动能力均较低,但形态正常;此外,相比使用其他药物治疗的 10 名患者,他们的 LH 水平更高。两组间睾酮和 FSH 水平无差异。

12.3.3　亲免素调节剂对雄性啮齿动物的影响

已经在实验物种中研究了亲免素调节剂对雄性生殖的影响。使用环孢菌素治疗的雄性大鼠出现了内分泌紊乱,即使在低剂量时也是如此。在一项研究中,大鼠口服灌胃低 HED(口服剂量)的环孢菌素治疗 4 周,然后再给予溶媒对照 4 周[182];药物治疗后其睾酮水平下降,但在停药后 4 周恢复正常。在另一项研究中,大鼠给予亚治疗剂量的环孢菌素灌胃 4 周然后进行检查[183],与溶媒对照组相比,睾丸、腹侧前列腺或精囊的重量均无差异。但外周的睾酮和 LH 水平下降,并且睾丸中睾酮、孕烯醇酮、黄体酮和 17α-羟孕酮(17α - OHP)的水平也有降低。与溶媒对照组相比,大鼠皮下注射约 HED(静脉注射)或 1.6 倍 HED(静脉注射)的环孢菌素治疗 6 天[184]可使睾酮水平降低,促性腺激素水平升高,睾丸中睾酮降低,睾丸中 LH 受体减少,类固醇生成酶的活性降低以及其他组织代谢异常。在一项研究中,大鼠使用约 HED 的环孢菌素治疗 30 天[185];与对照组相比,睾酮水平降低,睾酮对 hCG 的应答也降低。在组织学上,Leydig 细胞使脂滴体积增加,核变小并使内质网减少,所有这些都与类固醇生成障碍相符。

在一项研究中环孢菌素还破坏了前列腺的功能。给予大鼠低剂量的环孢菌素口服灌胃治疗 56 天[186],结果显示前列腺的重量减轻并伴有细胞凋亡以及其他前列腺上皮的退行性改变。睾酮水平低于溶媒对照组,但雄激素受体的表达水平相当,表明睾酮水平低是导致前列腺异常的原因。

使用药理剂量的环孢菌素治疗还可导致大鼠生精小管的破坏[187],但是在较低剂量和治疗剂量也有报道。当大鼠皮下注射约 1.7 倍或 2.5 倍 HED(静脉注射)的环孢菌素[188]时,在停药后 4 周和 6 周,生精小管的直径小于溶媒对照组,6 周后含有精子的小管比例降低。FSH 水平较高,而睾酮和 LH 水平与对照组相当。另一项研究中大鼠皮下注射环孢菌素治疗 2 周,包括 HED(静脉注射)范围内的两剂,第三剂约为 HED(静脉注射)的 2 倍[189];结果出现了生殖器官重量降低;生精小管结构破坏;睾酮水平降低;即使在低剂量时,FSH 和 LH 水平也会增加;且在高 HED 和药理剂量时出现了不育。对肝功能进行评估,结果发现正常。

在大鼠中也对他克莫司和西罗莫司进行了研究,尽管通常采用的药理学水平。然而,在一项研究中,大鼠皮下注射约 HED(口服剂量)的他克莫司治疗 2 周[190];附睾精子数和运动能力低于对照组;但睾丸、前列腺和精囊的组织学表现正常。妊娠率正常,但经治疗男性的胎儿损失率较高。药物停用后,精子的数量和运动性恢复到未经治疗时的水平。

环孢菌素对大鼠生殖系统的损害模型被用于检测可能预防或治疗这种损害的药物。在其中一些研究中,约 HED 的环孢菌素已被证明可以:(1)减轻腹侧前列腺、精囊、凝固腺和附睾的重量;(2)增加睾丸结缔组织;(3)减少 Leydig 细胞的体积;(4)增加 Leydig 细胞的数量;(5)损伤 Leydig 细胞线粒体;(6)降低睾酮水平;(7)减少组织中的谷胱甘肽(GSH)、GSH 过氧化物酶和过氧化氢酶;(8)降低附睾精子的浓度和运动性[150,191-194]。而药理剂量的环孢菌素已被证明可以减轻睾丸、附睾、前列腺和精囊的重量;降低睾酮水平;增加 LH 和 FSH 水平;减少睾丸精子数量;减少尾精子数和运动能力;并降低生育能力[195-197]。

目前也已证实使用药理剂量的他克莫司或西罗莫司对男性生殖结局的不良影响。在一项研究中,大鼠肌内注射约 1.6 倍或 3.2 倍 HED(口服剂量)的他克莫司治疗 2 周[198]。与对照组动物相比,睾丸重量;睾酮和 LH 水平;以及睾酮和 LH 对 hCG 刺激的应答均无差异。另外两项研究中大鼠皮下注射约 1.6 倍人 HED(口服剂量)的他克莫司治疗 30 或 60 天[199,200];与溶媒对照组相比,生精小管区减少,并失去了正常的结构;生殖细胞凋亡;Sertoli 细胞结构遭到破坏;管周细胞数量减少,并表现出细胞凋亡;可观察到基底层的形态异常;Sertoli 细胞核从基底膜移位。在一项针对西罗莫司的研究中,大鼠腹腔注射约 3 倍 HED(口服剂量)的西罗莫司治疗,每周 3 次,持续 12 周[201];睾丸重量和睾酮水平均低于溶媒对照组。在治疗停止后 4 周完全恢复。与溶媒对照组相比,通过腹腔注射 6.5 倍 HED 的西罗莫司治疗雄性大鼠 4 周可导致其睾酮水平降低,睾丸重量降低,并在精原细胞水平上抑制精子生成[164]。在治疗停止后 4 周,这些变化是可逆转的。

　　小鼠皮下注射约 0.4 倍 HED(静脉注射)的环孢菌素或约 HED(口服剂量)的他克莫司治疗 2 周后[202]出现不育。这是由于对精子中心体的影响,使得精子无法穿过透明带。为了阻止这种缺陷的发展需要在附睾转运期间进行药物治疗。其生育能力在药物停用后 1 周恢复。笔者证实了这些药物可抑制人类精子中 4 种钙调神经磷酸酶亚单位中的 2 种,表明这种对生育能力的短暂影响也可能发生在人类身上。在最近的一份报告中,与溶媒对照组相比,经西罗莫司灌胃治疗的小鼠(无法确定 HED)具有更长的寿命,但却发生了睾丸退化[203];包括相比对照组小鼠,它们在更小的年龄即出现了生殖细胞的进行性丧失和生精小管的最终萎缩。在一项研究中,小鼠腹腔注射约 4 倍 HED(口服剂量)的西罗莫司治疗 2 周[204],然后收集精原干细胞用于基因表达微阵列分析。与溶媒对照组相比,许多氧化应激反应基因水平上调。

12.4　肿瘤坏死因子-α 抑制剂

　　尽管 TNF-α 是一种炎性细胞因子,但它参与了正常的精子形成,可允许精母细胞迁移通过 Sertoli 细胞之间的紧密连接,并促进生殖细胞的凋亡,从而调节迁移到腔内的生殖细胞群[205]。TNF-α 抑制药物属于单克隆抗体。

　　关于这些药物对男性生育能力影响的研究很少,并且大多数报告了生殖参数的改善,可能是由于药物对疾病的治疗作用。一项简短的报告[206]随访了 3 名接受英夫利昔单抗治疗强直性脊柱炎的患者;尽管其生殖激素水平正常,但 3 名患者中有 2 名在治疗后的精子活力较差,并且这些男性在接受英夫利昔单抗治疗前已经生育了小孩。在一项对 10 名炎症性肠病(IBD)男性患者的研究中,7 名患者在研究开始时接受了英夫利昔单抗治疗,而 3 名患者没有事先接受该药治疗[207]。在输注英夫利昔单抗前和输注后一周对患者进行研究。经英夫利昔单抗治疗后精子的活力下降,正常形态的精子数量降低。对强直性脊柱炎男性患者的研究中,11例未使用 TNF－α 抑制剂,20 例使用英夫利昔单抗、依那西普或阿达木单抗(非治疗组和治疗组中,使用柳氮磺胺吡啶的患者比例为 2∶0,使用甲氨蝶呤的患者比例为 1∶5)。相比使用药物的患者,未使用 TNF－α 抑制剂的患者的精液质量总体较差[208]。在一项研究中,对 10 名脊柱关节炎的男性患者在使用阿达木单抗治疗前进行了评估[209],通过治疗其生殖参数得到了改善。开始时,相比健康对照组,患者的促性腺激素水平较高,睾酮水平较低和精子活力较低。治疗后,激素水平和精子活力变得正常,精子非整倍体减少。另一项研究评估了 20 名强直性脊柱炎的初治男性患者在接受 TNF－α 拮抗剂治疗前和治疗后 3～6 个月的精液质量[210]。这些男性患者接受了阿达木单抗、英夫利昔单抗或依那西普治疗。经药物治疗后没有观察到精液质量的变化。最近的一项系统性文献综述中的 9 篇文章中包含了 28 名准爸爸,他们在育前使用了 TNF－α 拮抗剂并且记录了结果;没有报告不良事件[211]。由于这些药物发生不良反应的可能性很大,因此需要采用适当的实验设计以进行更有力的研究。

12.5　柳氮磺吡啶

很多疾病会对男性生育能力产生严重的负面影响,其中包括炎症性肠病(IBD)。炎症性肠病包括溃疡性结肠炎和克罗恩病,发病率在 8% 以上,并且超半数男性患者患有不孕症[212]。部分原因在于治疗疾病所使用的药物以及疾病本身。然而,在一个横断面研究中,当控制了年龄、泌乳素(PRL)水平和吸烟状况并排除了已有生育问题的患者时,30 名正在治疗的 IBD 患者与 22 名健康志愿者的精液质量无差异[213]。

柳氮磺吡啶属于磺胺类药物,具有抗炎作用,最初用于治疗风湿性关节炎,目前普遍用于 IBD 的治疗。柳氮磺吡啶通过肠道微生物代谢为磺胺类抗生素磺胺嘧啶和具有抗炎活性的美沙拉嗪(5－氨基水杨酸)。众所周知,柳氮磺吡啶可使精子质量下降,导致超过 80% 的男性出现精子异常[214]。目前这种损伤的机制尚不明确。由于 IBD 或风湿性关节炎对男性生殖功能的严重不良影响导致人体研究受阻。并且药物的毒性也会被这些疾病过程中的炎症反应所掩盖。

IBD 患者的两个病例系列最早报道了柳氮磺吡啶对男性精子质量和生育能力的不良影响。在每个病例系列中,停药后均出现了自然生育能力的恢复。1979 年的经典病例系列[215]报道了四对不孕夫妻,其中的男性均在服用柳氮磺吡啶治疗溃疡性结肠炎。男性患者停药后,精液质量得到改善,三对夫妻自然怀孕。随后两名患者恢复了药物治疗,精液质量迅速下降。在同年的另一报道中[216],6 名服用柳氮磺吡啶的男性患者在停药后其精子质量显著改善并在 3 个月内自然怀孕。随后不久,其他一些研究也相继报道了服用这种药物对精子质量的不良影响[217-219],其中一项研究展示了较大尺寸的精子头部[220]。在一项研究中,将 64 名 IBD 男性患者分为 3 组:9 名未接受任何治疗;39 名服用柳氮磺吡啶至少 3 个月,16 名至少提前 3 个月停用柳氮磺吡啶[221],在未服用柳氮磺吡啶的两组中精液分析结果相当,但正在服用柳氮磺吡啶的治疗组中精子浓度、活动度和正常形态均降低。可能是由于该组中 IBD 症状更严重,同时伴有精子质量的下降。

柳氮磺吡啶的不良反应似乎并非由 HPG 轴所介导。在一项纳入了 28 名 IBD 男性患者的研究中,对 4 名新诊断而未服用柳氮磺吡啶的患者、21 名正在接受柳氮磺吡啶治疗的患者以及 22 名已停药患者的精液质量进行评估[222]。结果显示,各组睾酮、LH、FSH 和 PRL 水平相当。在未接受治疗的男性、治疗少于 2 个月的男性以及停药至少 2 个月的男性精子浓度正常,而对于治疗超过 2 个月以及在评估前停药少于 2 个月的男性精子浓度偏低。精子活动度及正常形态无差异。该研究表明柳氮磺吡啶不影响 HPG 轴,但会降低服药大于 2 个月及停药 2 个月内患者的精液质量。

柳氮磺吡啶同样可用于炎症性肠病的犬中。在一个小型研究中,将 3 只犬作为空白对照,另 3 只犬口服治疗剂量的药物 6 周[223],结果显示,治疗组犬的精子浓度降低。

精子质量破坏剂显然不是柳氮磺吡啶本身,而是其代谢产物磺胺嘧啶。使用没有磺胺嘧啶代谢产物的药物同样能控制 IBD 进展。在最初报道柳氮磺吡啶不良反应的 10 年内,一系列研究显示当 IBD 患者停用柳氮磺吡啶或替换为巴柳氮或柳氮磺吡啶与巴柳氮的共同代谢产物-美沙拉嗪时,精液质量提升[221,224-231]。在其中一个研究中,16 名男性使用柳氮磺吡啶缓解溃疡性结肠炎,每位患者至少留取 3 份精液样本进行评估。在48 份样本中,40%的样本出现少精子症,92%出现弱精子症,42%出现畸形精子症[228]。8 名患者将柳氮磺吡啶更换为美沙拉嗪 3 个月后,所有精液指标均好转。各组间睾酮、FSH、LH 和 PRL 水平无明显差异。在另一项研究中,11 名 IBD 男性患者将治疗药物由柳氮磺吡啶更换为美沙拉嗪后,其精子浓度、活动度和正常形态均改善。类似的研究还有 8 名服用柳氮磺吡啶治疗溃疡性结肠炎的患者,当将治疗药物更改为美沙拉嗪后,其精子活动度显著提升[231]。更早的一项研究调查了 11 名服用柳氮磺胺吡啶的 IBD 男性患者将药物更换为美沙拉嗪[229],并报道了换药后精子浓度、形态和活动度的改善。在换用美沙拉嗪后,睾酮水平有所降低,但仍在正常范围内;而促性腺激素、泌乳素和性激素结合蛋白在正常范围,并且在 2 种药物治疗期间水平相当。最后一个例子是一项包含 27 名服用柳氮磺吡啶的 IBD 患者的研究[232],其中 9 名停用柳氮磺吡啶,而另外 18名换用美沙拉嗪。换药 3 个月后,两组的精子浓度分别从停药或换用美沙拉嗪前的 4 200 万/毫升和 4 300 万/毫升提升到了 7 100 万/毫升;精子活动度分别从 31%和 17%提高到 59%和 57%;而只有换用美沙拉嗪组的精子正常形态有所改善。两组精浆中丙二醛含量均降低。这些临床研究进一步明确柳氮磺吡啶的这些不良影响显然是可逆的。与柳氮磺吡啶相比,美沙拉嗪似乎对睾丸的损害较小,但仍需要设计更严谨的临床试验以更好地评估这种可能性。美国胃肠病学会(ACG)关于克罗恩病和溃疡性结肠炎的临床指南也并未推荐一种药物优于另一种药物。

一个警示结果:在一项纳入了 1 225 名男性患者的回顾性研究中评估了单独使用美沙拉嗪的安全性[233]。该人群中包括了 0.16%的克罗恩病患者和 0.49% 的溃疡性结肠炎患者。其中 6 名男性在生育治疗期间停用了美沙拉嗪，这组患者停药后的精子活动度和总活动精子数量增加。因此尽管美沙拉嗪比柳氮磺吡啶的毒性低，但仍可能有一定的生殖毒性。

为了明确柳氮磺吡啶对精液质量的影响，排除 IBD 疾病本身的干扰，在大鼠中开展了一系列研究。早期研究显示，柳氮磺吡啶可引起睾丸组织改变，减少精子生成，造成精子异常，并损害生育能力[221,234]，即使只给予人体等效剂量（HED）[221]。在一项生殖力研究中[228]，雄性大鼠经口给予约 0.6 倍，1.5 倍，或 2.5 倍 HED 的柳氮磺吡啶 5 周后，与 14 只安慰剂对照组的大鼠相比，其受孕率相当，但这 3 个给药剂量的中位产仔数量分别为 7.0、4.8 和 3.5。因此，即使在接近临床实践的剂量，大鼠的生育能力依然受到影响。

所有研究者在大鼠模型中均未观察到生理学剂量的严重影响。一项研究中大鼠口服灌胃约 0.8 倍、1 倍或 2 倍 HED（口服剂量）柳氮磺嘧啶治疗 60 天[235]，仅在最高剂量时观察到以下影响：运动力、正常形态以及生育能力均下降。另一项研究中大鼠口服灌胃约 HED（口服剂量）或 2 倍 HED 的柳氮磺嘧啶治疗 4 或 6 周[236]。结果显示，低剂量组睾丸和附睾重量维持在正常范围，而高剂量组附睾重量、精子数量、精子活动度和速度、生殖力均下降。在另一项比较多种药物的研究中，大鼠口服 3 倍或 5 倍 HED（口服剂量）的柳氮磺吡啶 2 周[237]，在停药 1、2、3 和 4 周时分别进行检测。在每个剂量下，大鼠睾丸和生殖力在这几个时间点均没有改变；在停药 2 周时两种剂量下的附睾尾重量均降低，高剂量组精子活力和速度百分率在停药 3 周后降低。

治疗后产生不良影响的时机表明除了睾丸损伤外，附睾成熟和精子转运也有一些损害。在一项研究中，大鼠口服约 0.6 倍、1.2 倍或 2.4 倍 HED（口服剂量）的柳氮磺胺吡啶治疗 2 周，然后停止治疗 2 周[238]，仅在治疗停止 2 周观察到附睾重量和精子活动度的降低，然而在完成治疗后立即出现了生育能力的下降，而未检测到睾丸组织学或精子活动度的异常。另一项研究中在较高剂量时也观察到了这种现象。雄性大鼠口服

1.7～3 倍 HED（口服剂量）的柳氮磺吡啶治疗 5 天[239]，在停药当天进行检测，观察到睾丸和附睾重量正常，精子计数正常，但活动精子百分比在 2 种剂量下均出现降低。与对照组相比，在停药后第二天交配的雄性大鼠，高剂量组生育能力较低，而低剂量组的活胎较少。

　　一组研究人员发现在治疗后不久大鼠睾丸基因表达出现了异常。雄性大鼠口服灌胃约 2.5 倍 HED（口服剂量）的柳氮磺吡啶治疗 1、7 或 14 天[240]，精子活动度（%）在第 1 或第 7 天时未受影响，但在第 14 天降低，而精子活动速度在所有治疗时间点均降低。在第 1 天，治疗的雄性大鼠和体外获得的精子中自发顶体反应是正常的，在第 7 天时出现下降，第 14 天时下降更多。很多对精子功能有重要作用的基因在经药物治疗的动物中发生改变。在该组研究人员进行的一项早期研究中[241]，在单次注射约 2.4 倍 HED 的柳氮磺吡啶后 6 小时观察到睾丸组织基因表达的变化。因此很显然，在治疗后睾丸组织很快受到不良影响。

　　附睾和生精小管的损伤可能涉及氧化应激。大鼠接受约 1 倍或 2 倍 HED（口服剂量）的柳氮磺吡啶治疗 2 周[242]，在高剂量时睾丸和附睾中超氧化物歧化酶（SOD）和谷胱甘肽（GSH）还原酶的活性下降；两个剂量组中过氧化氢酶的活性均增加，这些组织中发生的其他变化也与抗氧化能力降低结果一致。在较高剂量时，睾丸的精子细胞计数、附睾中的精子计数和精子活动度均低于安慰剂组。这些异常情况持续至治疗后 2 周。笔者提出氧化应激可能是该药物导致精子质量降低的潜在机制。

参考文献

［1］Cavalla P，Rovei V，Masera S，Vercellino M，Massobrio M，Mutani R，Revelli A. Fertility in patients with multiple sclerosis：current knowledge and future perspectives. Neurol Sci. 2006；27；231 - 9. PMID：16998725.

［2］Sands K，Jansen R，Zaslau S，Greenwald D. Review article：the safety of therapeutic drugs in male inflammatory bowel disease patients wishing to conceive. Aliment Pharmacol Ther. 2015；41；821 - 34. https：//doi.org/10.1111/apt.13142. PMID：25752753.

［3］Tengstrand B，Carlström K，Hafström I. Gonadal hormones in men with rheumatoid arthritis-from onset through 2 years. J Rheumatol. 2009；36；887 - 92. https：//doi.org/10. 3899/jrheum.080558.

［4］Tiseo BC, Cocuzza M, Bonfá E, Srougi M, Silva CA. Male fertility potential alteration in rheumatic diseases: a systematic review. Int Braz J Urol. 2016; 42: 11 - 21. https://doi.org/10.1590/S1677 - 5538.IBJU.2014.0595.

［5］Crawford BA, Liu PY, Kean MT, Bleasel JF, Handelsman DJ. Randomized placebo-controlled trial of androgen effects on muscle and bone in men requiring long-term systemic glucocorticoid treatment. J Clin Endocrinol Metab. 2003; 88: 3167 - 76. PMID: 12843161.

［6］Mazziotti G, Giustina A, Canalis E, Bilezikian JP. Treatment of glucocorticoid-induced osteoporsis. Ther Adv Musculoskelet Dis. 2009; 1: 27 - 34. https://doi.org/10.1177/1759720X09343222. PMID: 22870425.

［7］Fraser LA, Adachi JD. Glucocorticoid-induced osteoporosis: treatment update and review. TherAdv Musculoskelet Dis. 2009; 1: 71 - 85. https://doi.org/10.1177/1759720X09343729. PMID: 22870429.

［8］Paulson DF. Cortisone acetate versus clomiphene citrate in per-germinal idiopathic oligospermia. J Urol. 1979; 121: 432 - 4. PMID: 439212.

［9］Hendry WF, Stedronska J, Hughes L, Cameron KM, Pugh RC. Steroid treatment of male subfertility caused by antisperm antibodies. Lancet. 1979; 2(8141): 498 - 501. PMID: 90218.

［10］Hendry WF, Hughes L, Scammell G, Pryor JP, Hargreave TB. Comparison of prednisolone andplacebo in subfertile men with antibodies to spermatozoa. Lancet. 1990; 335(8681): 85 - 8. https://doi.org/10.1016/0140 - 6736(90)90548-Jt. PMID: 1967425.

［11］Omu AE. Sperm parameters: paradigmatic index of good health and longevity. Med Princ Pract.2013; 22(Suppl 1): 30 - 42. https://doi.org/10.1159/000354208. PMID: 24051979.

［12］De Almeida M, Feneux D, Rigaud C, Jouannet P. Steroid therapy for male infertility associated withantisperm antibodies. Results of a small randomized clinical trial. Int J Androl. 1985; 8: 111 - 7.https://doi.org/10.1111/j.1365 - 2605.1985.tb00824.x. PMID: 3894245.

［13］Bals-Pratsch M, Dören M, Karbowski B, Schneider HP, Nieschlag E. Cyclic corticosteroid immunosuppression is unsuccessful in the treatment of sperm antibody-related male infertility: acontrolled study. Hum Reprod. 1992; 7: 99 - 104. PMID: 1551969.

［14］Grigoriou O, Konidaris S, Antonaki V, Papadias C, Antoniou G, Gargaropoulos A. Corticosteroidtreatment does not improve the results of intrauterine insemination in male subfertility causedby antisperm antibodies. Eur J Obstet Gynecol Reprod Biol. 1996; 65: 227 - 30. PMID: 8730629.

［15］Naz RK, Krause KH. Role of the immune system in unexplained male infertility. In: SchattmanGL, Esteves S, Agarwal A, editors. Unexplained infertility: pathophysiology, evaluation andtreatment. New York: Springer; 2015. p. 71 - 80. https://doi.org/10.1007/978 - 1 - 4939 - 2140 - 9.

［16］Haas GG Jr, Manganiello P. A double-blind, placebo-controlled study of the use of methylprednisolone in infertile men with sperm-associated immunoglobulins. Fertil Steril. 1987; 47: 295 - 301.PMID: 3545909.

［17］Lähteenmäki A, Räsänen M, Hovatta O. Low-dose prednisolone does not improve the outcome ofin-vitro fertilization in male immunological infertility. Hum Reprod. 1995; 10: 3124 - 9. PMID: 8822427.

［18］Shin D, Palermo GD, Goldstein M, Rosenwaks Z, Schlegel PN. Indications for corticosteroids priorto epididymal sperm retrieval. Int J Fertil Womens Med. 1998; 43: 165 - 70. PMID: 9692540.

［19］Hampl R, Kubátová J, Sobotka V, Heráček J. Steroids in semen, their role in spermatogenesis, and the possible impact of endocrine disruptors. Horm Mol Biol Clin Investig. 2013; 13: 1 - 5. https://doi.org/10.1515/hmbci-2013 - 0003. PMID: 25436708.

[20] Pearce G, Tabensky DA, Delmas PD, Baker HW, Seeman E. Corticosteroid-induced bone loss inmen. J Clin Endocrinol Metab. 1998; 83: 801 - 6. PMID: 9506731.

[21] Reid IR, Ibbertson HK, France JT, Pybus J. Plasma testosterone concentrations in asthmatic mentreated with glucocorticoids. Br Med J (Clin Res Ed). 1985; 291(6495): 574. PMID: 2931151.

[22] MacAdams MR, White RH, Chipps BE. Reduction of serum testosterone levels during chronicglucocorticoid therapy. Ann Intern Med. 1986; 104: 648 - 51. PMID: 3083749.

[23] Martens HF, Sheets PK, Tenover JS, Dugowson CE, Bremner WJ, Starkebaum G. Decreased testosterone levels in men with rheumatoid arthritis: effect of low dose prednisone therapy.J Rheumatol. 1994; 21: 1427 - 31. PMID: 7983641.

[24] Morrison D, Capewell S, Reynolds SP, Thomas J, Ali NJ, Read GF, Henley R, Riad-Fahmy D. Testosterone levels during systemic and inhaled corticosteroid therapy. Respir Med.1994; 88: 659 - 63. PMID: 7809437.

[25] Fitzgerald RC, Skingle SJ, Crisp AJ. Testosterone concentrations in men on chronic glucocorticosteroid therapy. J R Coll Physicians Lond. 1997; 31: 168 - 70. PMID: 9131516.

[26] Kamischke A, Kemper DE, Castel MA, Lüthke M, Rolf C, Behre HM, Magnussen H, Nieschlag E. Testosterone levels in men with chronic obstructive pulmonary disease with or without glucocorticoid therapy. Eur Respir J. 1998; 11: 41 - 5. https://doi.org/10.1183/09031936.98.11010041. PMID: 9543268.

[27] Stafford L, Bleasel J, Giles A, Handelsman D. Androgen defciency and bone mineral density inmen with rheumatoid arthritis. J Rheumatol. 2000; 27: 2786 - 90. PMID: 11128664.

[28] Shane E, Rivas M, McMahon DJ, Staron RB, Silverberg SJ, Seibel MJ, Mancini D, Michler RE, Aaronson K, Addesso V, Lo SH. Bone loss and turnover after cardiac transplantation. J Clin Endocrinol Metab. 1997; 82: 1497 - 506. https://doi.org/10.1210/jcem.82.5.3940. PMID: 9141540.

[29] Mack-Shipman LR, Ratanasuwan T, Leone JP, Miller SA, Lyden ER, Erickson JM, Larsen JL. Reproductive hormones after pancreas transplantation. Transplantation. 2000; 70: 1180 - 3.PMID: 11063337.

[30] Brandenburg VM, Ketteler M, Heussen N, Politt D, Frank RD, Westenfeld R, Ittel TH, FloegeJ. Lumbar bone mineral density in very long-term renal transplant recipients: impact of circulating sex hormones. Osteoporos Int. 2005; 16: 1611 - 20. PMID: 15999293.

[31] Fleischer J, McMahon DJ, Hembree W, Addesso V, Longcope C, Shane E. Serum testosteronelevels after cardiac transplantation. Transplantation. 2008; 85: 834 - 9. https://doi.org/10.1097/TP.0b013e318166ac10. PMID: 18360264.

[32] McDonald JH, Heckel NJ. The effect of cortisone on the spermatogenic function of the humantestes. J Urol. 1956; 75: 527 - 9. PMID: 13296162.

[33] Metcalf MG, Cowles RJ. Response of plasma testosterone, urinary 17-oxosteroids, oestrogens, and androsterone plus aetiocholanolone to human chorionic gonadotrophin in dexamethasonesuppressed men. Clin Endocrinol (Oxf). 1976; 5: 235 - 43. PMID: 954218.

[34] Lac G, Marquet P, Chassain AP, Galen FX. Amethasone in resting and exercising men. II. Effectson adrenocortical hormones. J Appl Physiol. 1999; 87: 183 - 8. PMID: 10409573.

[35] Judd HL, Parker DC, Rakoff JS, Hopper BR, Yen SS. Elucidation of mechanism(s) of the nocturnalrise of testosterone in men. J Clin Endocrinol Metab. 1974; 38: 134 - 41. https://doi.org/10.1210/jcem-38 - 1 - 134. PMID: 4272160.

［36］Zorgati H, Prieur F, Vergniaud T, Cottin F, Do MC, Labsy Z, Amarantini D, Gagey O, LasneF, Collomp K. Ergogenic and metabolic effects of oral glucocorticoid intake during repeatedbouts of high-intensity exercise. Steroids. 2014; 86: 10 – 5. https://doi.org/10.1016/j.steroids.2014.04.008. PMID: 24793567.

［37］Collomp R, Labsy Z, Zorgati H, Prieur F, Cottin F, Do MC, Gagey O, Lasne F, CollompK. Therapeutic glucocorticoid administration alters the diurnal pattern of dehydroepiandrosterone. Endocrine. 2014; 46: 668 – 71. https://doi.org/10.1007/s12020 – 013 – 0122 – 9. PMID: 24347241.

［38］Collomp K, Zorgati H, Cottin F, Do MC, Labsy Z, Gagey O, Lasne F, Prieur F, Collomp R. Timecourse of prednisone effects on hormonal and inflammatory responses at rest and during resistance exercise. Horm Metab Res. 2015; 47: 516 – 20. https://doi.org/10.1055/s-0034 – 1395608.PMID: 25611207.

［39］Nieschlag E, Kley HK. Possibility of adrenal-testicular interaction as indicated by plasma androgens in response to HCG in men with normal, suppressed and impaired adrenal function. HormMetab Res. 1975; 7: 326 – 30. PMID: 125219.

［40］Faiman C, Winter JS. Diurnal cycles in plasma FSH, testosterone and cortisol in men. J ClinEndocrinol Metab. 1971; 33: 186 – 92. https://doi.org/10.1210/jcem-33 – 2 – 186. PMID: 4935634.

［41］Doerr P, Pirke KM. Cortisol-induced suppression of plasma testosterone in normal adult males.J Clin Endocrinol Metab. 1976; 43: 622 – 9. https://doi.org/10.1210/jcem-43 – 3 – 622. PMID: 956348.

［42］Schaison G, Durand F, Mowszowicz I. Effect of glucocorticoids on plasma testosterone in men.Acta Endocrinol. 1978; 89: 126 – 31. PMID: 211773.

［43］Cumming DC, Quigley ME, Yen SS. Acute suppression of circulating testosterone levels by cortisol in men. J Clin Endocrinol Metab. 1983; 57(3): 671. https://doi.org/10.1210/jcem-57 – 3 – 671.PMID: 6348068.

［44］Veldhuis JD, Lizarralde G, Iranmanesh A. Divergent effects of short term glucocorticoid excess onthe gonadotropic and somatotropic axes in normal men. J Clin Endocrinol Metab. 1992; 74: 96 – 102. https://doi.org/10.1210/jcem.74.1.1727834. PMID: 1727834.

［45］Wickings EJ, Nieschlag E. Serum levels of testicular and adrenal steroids after dexamethasoneadn HCG-administration in the laboratory-maintained Rhesus monkey. Acta Endocrinol.1978; 87: 650 – 8. PMID: 146998.

［46］Rosen H, Jameel ML, Barkan AL. Dexamethasone suppresses gonadotropin-releasing hormone(GnRH) secretion and has direct pituitary effects in male rats: differential regulation of GnRHreceptor and gonadotropin responses to GnRH. Endocrinology. 1988a; 122: 2873 – 80. PMID: 2836177.

［47］Briski KP, Sylvester PW. Acute inhibition of pituitary LH release in the male rat by the glucocorticoid agonist decadron phosphate. Neuroendocrinology. 1991; 54: 313 – 20. PMID: 1758573.

［48］Yu CC, Li PH. In vivo inhibition of steroidogenic acute regulatory protein expression by dexamethasone parallels induction of the negative transcription factor DAX-1. Endocrine. 2006; 30: 313 – 23. PMID: 17526944.

［49］Balasubramanian K, Aruldhas MM, Govindarajulu P. Effect of corticosterone on rat epididymallipids. J Androl. 1987; 8: 69 – 73. PMID: 3583909.

［50］Saez JM, Morera AM, Haour F, Evain D. Effects of in vivo administration of dexamethasone, corticotropin and human chorionic gonadotropin on steroidogenesis and protein and

DNAsynthesis of testicular interstitial cells in prepuberal rats. Endocrinology. 1977; 101: 1256 – 63.PMID: 198200.

[51] Waite E, Kershaw Y, Spiga F, Lightman SL. A glucocorticoid sensitive biphasic rhythm of testosterone secretion. J Neuroendocrinol. 2009; 21: 737 – 41. https://doi.org/10.1111/j. 1365 – 2826.2009.01900.x. PMID: 19602101.

[52] Verjans HL, Eik-Nes KB. Hypothalamic-pituitary-testicular system and adrenocortical function.Acta Endocrinol. 1976; 81: 198 – 207. PMID: 174363.

[53] Yazawa H, Sasagawa I, Nakada T. Apoptosis of testicular germ cells induced by exogenous glucocorticoid in rats. Hum Reprod. 2000; 15: 1917 – 1920. PMID: 10966986. https://doi. org/10.1093/humrep/15.9.1917.

[54] Meistrich ML, Finch M, da Cunha MF, Hacker U, Au WW. Damaging effects of fourteen chemotherapeutic drugs on mouse testis cells. Cancer Res. 1982; 42: 122 – 31. PMID: 7198505.

[55] Khorsandi LS, Hashemitabar M, Orazizadeh M, Albughobeish N. Dexamethasone effects on fasligand expression in mouse testicular germ cells. Pak J Biol Sci. 2008; 15(11): 2231 – 6. PMID: 19137832.

[56] Mahmoud H, Mahmoud O, Layasadat K, Naeim A. Dexamethasone effects on Bax expressionin the mouse testicular germ cells. Folia Histochem Cytobiol. 2009; 47: 237 – 41. https://doi.org/10.2478/v10042 – 009 – 0041-z. PMID: 19995710.

[57] Orazizadeh M, Khorsandi LS, Hashemitabar M. Toxic effects of dexamethasone on mouse testiculargerm cells. Andrologia. 2010; 42: 247 – 53. https://doi.org/10.1111/j.1439 – 0272.2009.00985.x.

[58] Orazizadeh M, Hashemitabar M, Khorsandi L. Protective effect of minocycline on dexamethasoneinduced testicular germ cell apoptosis in mice. Eur Rev Med Pharmacol Sci. 2009; 13: 1 – 5.PMID: 19364080.

[59] Khosravanian H, Razi M, Farokhi F, Khosravanian N. Simultaneous administration of dexamethasone and vitamin E reversed experimental varicocele-induced impact in testicular tissue inrats; correlation with Hsp70 – 2 chaperone expression. Int Braz J Urol. 2015; 41: 773 – 90. PMID: 26401872.

[60] Gow RM, O'Bryan MK, Canny BJ, Ooi GT, Hedger MP. Differential effects of dexamethasonetreatment on lipopolysaccharide-induced testicular inflammation and reproductive hormoneinhibition in adult rats. J Endocrinol. 2001; 168: 193 – 201. PMID: 11139783.

[61] Gülmez I, Karacagil M, Sade M, Kandemir B. Effect of testicular torsion on the contralateral testisand prevention of this effect by prednisolone. Eur Urol. 1987; 13: 340 – 3. PMID: 3678305.

[62] Madarikan BA. Testicular salvage following spermatic cord torsion. J Pediatr Surg. 1987; 22: 231 – 4. PMID: 3559866.

[63] Pakyz RE, Heindel RM, Kallish M, Cosentino MJ. Spermatic cord torsion: effects of cyclosporineand prednisone on fertility and the contralateral testis in the rat. J Androl. 1990; 11: 401 – 8.PMID: 2254174.

[64] Mogilner JG, Elenberg Y, Lurie M, Shiloni E, Coran AG, Sukhotnik I. Effect of dexamethasone ongerm cell apoptosis in the contralateral testis after testicular ischemia-reperfusion injury in therat. Fertil Steril. 2006; 85(Suppl 1): 1111 – 7. PMID: 16616082.

[65] Lerman SA, Miller GK, Bohlman K, Albaladejo V, Léonard JF, Devas V, Clark RL. Effects of corticosterone on reproduction in male Sprague-Dawley rats. Reprod Toxicol. 1997; 11: 799 – 805.https://doi.org/10.1016/S0890 – 6238(97)00063 – 4. PMID: 9407590.

［66］Cupps PT，Laben RC，Rahlmann DF，Reddon AR. Effects of adrenal glucocorticoids and testosterone on the semen. Am Soc Agronomy. 1963；19：509 – 14. https：//doi.org/10.2527/jas1960.192509x.

［67］Dejaco C，Mittermaier C，Reinisch W，Gasche C，Waldhoer T，Strohmer H，Moser G. Azathioprine treatment and male fertility in inflammatory bowel disease. Gastroenterology. 2001；121：1048 – 53. PMID：11677195.

［68］Penn I，Makowski E，Droegemueller W，Halgrimson CG，Starzl TE. Parenthood in renal homograft recipients. JAMA. 1971；216：1755 – 61. PMID：4931428.

［69］Golby M. Fertility after renal transplantation. Transplantation. 1970；10：201 – 7. PMID：4919101.

［70］Francella A，Dyan A，Bodian C，Rubin P，Chapman M，Present DH. The safety of 6-mercaptopurine for childbearing patients with inflammatory bowel disease：a retrospective cohort study. Gastroenterology. 2003；124：9 – 17. https：//doi.org/10.1053/gast.2003.50014. PMID：12512024.

［71］Teruel C，López-San Román A，Bermejo F，Taxonera C，Pérez-Calle JL，Gisbert JP，Martín-Arranz M，Ponferrada A，Van Domselaar M，Algaba A，Estellés J，López-Serrano P，Linares PM，Muriel A. Outcomes of pregnancies fathered by inflammatory bowel disease patients exposed to thiopurines. Am J Gastroenterol. 2010；105：2003 – 8. https：//doi.org/10.1038/ajg.2010.138. PMID：20700117.

［72］Hoeltzenbein M，Weber-Schoendorfer C，Borisch C，Allignol A，Meister R，Schaefer C. Pregnancy outcome after paternal exposure to azathioprine/6-mercaptopurine. Reprod Toxicol. 2012；34：364 – 9. https：//doi.org/10.1016/j.reprotox.2012.05.001. PMID：22609326.

［73］Rajapakse RO，Korelitz BI，Zlatanic J，Baiocco PJ，Gleim GW. Outcome of pregnancies when fathers are treated with 6-mercaptopurine for inflammatory bowel disease. Am J Gastroenterol. 2000；95：684 – 688. PMID：10710057. https：//doi.org/10.1111/j.1572 – 0241.2000.01846.x.

［74］Kane SV. What's good for the goose should be good for the gander--6-MP use in fathers with inflammatory bowel disease. Am J Gastroenterol. 2000；95：581 – 2. https：//doi.org/10.1111/j.1572 – 0241.2000.01828.x. PMID：10710042.

［75］Nørgård B，Pedersen L，Jacobsen J，Rasmussen SN，Sørensen HT. The risk of congenital abnormalities in children fathered by men treated with azathioprine or mercaptopurine before conception. Aliment Pharmacol Ther. 2004；19：679 – 85. PMID：15023170.

［76］Nørgård BM，Magnussen B，Larsen MD，Friedman S. Reassuring results on birth outcomes in children fathered by men treated with azathioprine/6-mercaptopurine within 3 months before conception：a nationwide cohort study. Gut. 2017；66(10)：1761 – 6. https：//doi.org/10.1136/gutjnl-2016 – 312123. pii：gutjnl-2016 – 312123. PMID：27456154.

［77］Karl PI，Katz R，Daum F，Fisher SE. 6-Mercaptopurine and spermatogenesis in the young rat. Dig Dis Sci. 1991；36：1569 – 73. PMID：1935495.

［78］Oakberg EF，Crosthwait CD，Raymer GD. Spermatogenic stage sensitivity to 6-mercaptopurine in the mouse. Mutat Res. 1982；94：165 – 78. PMID：7201566.

［79］Bendre SV，Shaddock JG，Patton RE，Dobrovolsky VN，Albertini RJ，Heflich RH. Lymphocyte Hprt mutant frequency and sperm toxicity in C57BL/6 mice treated chronically with Azathioprine. Mutat Res. 2005；578：1 – 14. https：//doi.org/10.1016/j.mrfmmm.2004.09.018. PMID：16107271.

［80］Bendre SV，Shaddock JG，Dobrovolsky VN，Albertini RJ，Heflich RH. Effect of chronic azathioprine treatment on germ-line transmission of Hprt mutation in mice. Environ Mol Mutagen. 2007; 48: 744 – 53. https://doi.org/10.1002/em.20352. PMID: 18008354.

[81] Generoso WM, Preston RJ, Brewen JG. 6-Mercaptopurine, an inducer of cytogenetic and dominant-lethal effects in premeiotic and early meiotic germ cells of male mice. Mutat Res. 1975; 28: 437 – 47. PMID: 1134513.

[82] Moreland FM, Sheu CW, Springer JA, Green S. Effects of prolonged chemical treatment with cyclophosphamide and 6-mercaptopurine in the dominant lethal test system. Mutat Res. 1981; 90: 193 – 9. PMID: 7199118.

[83] Sýkora I. Dominant-lethal test of 6-mercaptopurine: dependence on dosage, duration and route of administration. Neoplasma. 1981; 28: 739 – 46. PMID: 7200197.

[84] Sheu CJ, Moreland FM. Detection of dominant lethal mutation in mice after repeated lowdose administration of 6-mercaptopurine. Drug Chem Toxicol. 1983; 6: 83 – 92. https://doi.org/10.3109/01480548309072463. PMID: 6683149.

[85] Bruce WR, Heddle JA. The mutagenic activity of 61 agents as determined by the micronucleus, Salmonella, and sperm abnormality assays. Can J Genet Cytol. 1979; 21: 319 – 34. PMID: 393369.

[86] Clark JM. The mutagenicity of azathioprine in mice, Drosophila melanogaster and Neurospora crassa. Mutat Res. 1975; 28: 87 – 99. PMID: 124817.

[87] Russell LB, Hunsicker PR. Study of the base analog 6-mercaptopurine in the mouse specifc-locus test. Mutat Res. 1987; 176: 47 – 52. PMID: 3796658.

[88] Ligumsky M, Badaan S, Lewis H, Meirow D. Effects of 6-mercaptopurine treatment on sperm production and reproductive performance: a study in male mice. Scand J Gastroenterol. 2005; 40: 444 – 9. PMID: 16028439.

[89] Millsop JW, Heller MM, Eliason MJ, Murase JE. Dermatological medication effects on male fertility. Dermatol Ther. 2013; 26: 337 – 46. https://doi.org/10.1111/dth.12069. PMID: 23914891.

[90] Van Scott EJ, Reinertson RP. Morphologic and physiologic effects of chemotherapeutic agents in psoriasis. J Invest Dermatol. 1959; 33: 357 – 69. PMID: 13841144.

[91] Grunnet E, Nyfors A, Hansen KB. Studies of human semen in topical corticosteroid-treated and in methotrexate-treated psoriatics. Dermatologica. 1977; 154: 78 – 84. PMID: 852624.

[92] El-Beheiry A, El-Mansy E, Kamel N, Salama N. Methotrexate and fertility in men. Arch Androl. 1979; 3: 177 – 9. PMID: 518200.

[93] Shamberger RC, Rosenberg SA, Seipp CA, Sherins RJ. Effects of high-dose methotrexate and vincristine on ovarian and testicular functions in patients undergoing postoperative adjuvant treatment of osteosarcoma. Cancer Treat Rep. 1981; 65: 739 – 46. PMID: 6791818.

[94] Badri SN, Vanithakumari G, Malini T. Studies on methotrexate effects on testicular steroidogenesis in rats. Endocr Res. 2000; 26: 247 – 62. PMID: 10921451.

[95] Saxena AK, Dhungel S, Bhattacharya S, Jha CB, Srivastava AK. Effect of chronic low dose of methotrexate on cellular proliferation during spermatogenesis in rats. Arch Androl. 2004; 50: 33 – 5. PMID: 14660169.

[96] Nouri HS, Azarmi Y, Movahedin M. Effect of growth hormone on testicular dysfunction induced by methotrexate in rats. Andrologia. 2009; 41: 105 – 10. https://doi.org/10.1111/j.1439 – 0272.2008.00897.x.

[97] Lambert B, Eriksson G. Effects of cancer chemotherapeutic agents on testicular DNA synthesis in the rat. Evaluation of a short-term test for studies of the genetic toxicity of

chemicals and drugs in vivo. Mutat Res. 1979; 68: 275 – 89. PMID: 117358.

[98] Jurcovicova J, Svik K, Scsukova S, Bauerova K, Rovensky J, Stancikova M. Methotrexate treatment ameliorated testicular suppression and anorexia related leptin reduction in rats with adjuvant arthritis. Rheumatol Int. 2009; 29: 1187 – 91. https://doi.org/10.1007/s00296 – 009 – 0838 – 2. PMID: 19156421.

[99] Choudhury RC, Ghosh SK, Palo AK. Potential transmission of the cytogenetic toxic effects of methotrexate in the male germline cells of Swiss mice. Environ Toxicol Pharmacol. 2001; 10: 81 – 8. PMID: 21782561.

[100] Padmanabhan S, Tripathi DN, Vikram A, Ramarao P, Jena GB. Cytotoxic and genotoxic effects of methotrexate in germ cells of male Swiss mice. Mutat Res. 2008; 655: 59 – 67. https://doi.org/10.1016/j.mrgentox.2008.07.003.

[101] Koehler M, Waldherr R, Ludwig R, Heinrich U, Brandeis WE. Effects of methotrexate on rabbit testes. Part 1: morphological changes. Pediatr Hematol Oncol. 1986a; 3: 325 – 34. PMID: 3153246.

[102] Koehler M, Heinrich U, Ludwig R, Waldherr R, Brandeis WE. Effects of methotrexate on rabbit testes. Part 2: hormonal changes. Pediatr Hematol Oncol. 1986b; 3: 335 – 41. PMID: 3155255.

[103] Armagan A, Uzar E, Uz E, Yilmaz HR, Kutluhan S, Koyuncuoglu HR, Soyupek S, Cam H, Serel TA. Caffeic acid phenethyl ester modulates methotrexate-induced oxidative stress in testes of rat. Hum Exp Toxicol. 2008; 27: 547 – 52. https://doi.org/10.1177/0960327108092293. PMID: 18829730.

[104] Yuluğ E, Türedi S, Alver A, Türedi S, Kahraman C. Effects of resveratrol on methotrexateinduced testicular damage in rats. ScientifcWorldJournal. 2013; 2013: 489659. https://doi.org/10.1155/2013/489659.

[105] El-Sheikh AA, Morsy MA, Al-Taher AY. Multi-drug resistance protein (Mrp) 3 may be involved in resveratrol protection against methotrexate-induced testicular damage. Life Sci. 2014; 119: 40 – 6. https://doi.org/10.1016/j.lfs.2014.10.015. PMID: 25445225.

[106] Sönmez MF, Çilenk KT, Karabulut D, Ünalmış S, Deligönül E, Öztürk İ, Kaymak E. Protective effects of propolis on methotrexate-induced testis injury in rat. Biomed Pharmacother. 2016; 79: 44 – 51. https://doi.org/10.1016/j.biopha.2016.02.002. PMID: 27044811.

[107] Padmanabhan S, Tripathi DN, Vikram A, Ramarao P, Jena GB. Methotrexate-induced cytotoxicity and genotoxicity in germ cells of mice: intervention of folic and folinic acid. Mutat Res. 2009; 673: 43 – 52. https://doi.org/10.1016/j.mrgentox.2008.11.011.

[108] Vardi N, Parlakpinar H, Ates B, Cetin A, Otlu A. Antiapoptotic and antioxidant effects of betacarotene against methotrexate-induced testicular injury. Fertil Steril. 2009; 92: 2028 – 33. https://doi.org/10.1016/j.fertnstert.2008.09.015.

[109] Oktar S, Gökçe A, Aydin M, Davarci M, Meydan S, Ozturk OH, Koç A. Benefcial effect of erdosteine on methotrexate-induced testicular toxicity in mice. Toxicol Ind Health. 2010; 26: 433 – 8. https://doi.org/10.1177/0748233710369666.

[110] Gökçe A, Oktar S, Koc A, Yonden Z. Protective effects of thymoquinone against

[111] methotrexate-induced testicular injury. Hum Exp Toxicol. 2011b; 30: 897 – 903. https://doi.org/10.1177/0960327110382564. PMID: 20813795.

[112] Alam SS, Hafz NA, Abd El-Rahim AH. Protective role of taurine against genotoxic damage in mice treated with methotrexate and tamoxfne. Environ Toxicol Pharmacol. 2011; 31: 143 – 52. https://doi.org/10.1016/j.etap.2010.10.001. PMID: 21787679.

[113] Atashfaraz E, Farokhi F, Najaf G. Protective effect of ethyl pyruvate on epididymal sperm characteristics, oxidative stress and testosterone level in methotrexate treated mice. J Reprod Infertil. 2013; 14; 190 - 6. PMID; 24551573.

[114] Ouf HG, Al-Shawi NN. The effects of different doses of silibinin in combination with methotrexate on testicular tissue of mice. Eur J Pharmacol. 2014; 730; 36 - 40. https://doi.org/10.1016/j.ejphar.2014.02.010.

[115] Cheviakoff S, Calamera JC, Morgenfeld M, Mancini RE. Recovery of spermatogenesis in patients with lymphoma after treatment with chlorambucil. J Reprod Fertil. 1973; 33; 155 - 7. PMID; 4699440.

[116] Horn U, Härtl A, Güttner J, Hoffmann H. Toxicity of the alkylating agent bendamustin. Arch Toxicol Suppl. 1985; 8; 504 - 6. PMID; 3868382.

[117] Delic J, Stanley JA, Harwood JR. Testicular function in adult rats treated with the alkylating agent chlorambucil. Arch Androl. 1986; 17; 87 - 98. PMID; 3098200.

[118] Skare JA, Schrotel KR. Validation of an in vivo alkaline elution assay to detect DNA damage in rat testicular cells. Environ Mutagen. 1985; 7; 563 - 76. PMID; 2996876.

[119] Russell LB, Hunsicker PR, Cacheiro NL, Bangham JW, Russell WL, Shelby MD. Chlorambucil effectively induces deletion mutations in mouse germ cells. Proc Natl Acad Sci U S A. 1989; 86; 3704 - 8. PMID; 2726748.

[120] Rinchik EM, Bangham JW, Hunsicker PR, Cacheiro NL, Kwon BS, Jackson IJ, Russell LB. Genetic and molecular analysis of chlorambucil-induced germ-line mutations in the mouse. Proc Natl Acad Sci U S A. 1990; 87; 1416 - 20. PMID; 2304907.

[121] van der Kaaij MA, van Echten-Arends J, Simons AH, Kluin-Nelemans HC. Fertility preservation after chemotherapy for Hodgkin lymphoma. Hematol Oncol. 2010; 28; 168 - 79. https://doi.org/10.1002/hon.939.

[122] Rivkees SA, Crawford JD. The relationship of gonadal activity and chemotherapy-induced gonadal damage. JAMA. 1988; 259; 2123 - 5. PMID; 3162285.

[123] Rabelo-Júnior CN, Bonfá E, Carvalho JF, Cocuzza M, Saito O, Abdo CH, Silva CA. Penilealterations with severe sperm abnormalities in antiphospholipid syndrome associated with systemic lupus erythematosus. Clin Rheumatol. 2013; 32; 109 - 13. https://doi.org/10.1007/s10067 - 012 - 2083 - 4.

[124] Masala A, Faedda R, Alagna S, Satta A, Chiarelli G, Rovasio PP, Ivaldi R, Taras MS, Lai E, Bartoli E. Use of testosterone to prevent cyclophosphamide-induced azoospermia. Ann Intern Med. 1997; 126; 292 - 5. PMID; 9036801.

[125] Meistrich ML, Wilson G, Brown BW, da Cunha MF, Lipshultz LI. Impact of cyclophosphamide on long-term reduction in sperm count in men treated with combination chemotherapy for Ewing and soft tissue sarcomas. Cancer. 1992; 70; 2703 - 12. PMID; 1423201.

[126] Hsu AC, Folami AO, Bain J, Rance CP. Gonadal function in males treated with cyclophosphamide for nephrotic syndrome. Fertil Steril. 1979; 31; 173 - 7. PMID; 761678.

[127] Fairley KF, Barrie JU, Johnson W. Sterility and testicular atrophy related to cyclophosphamide therapy. Lancet. 1972; 1(7750); 568 - 9. PMID; 4110052.

[128] Fukutani K, Ishida H, Shinohara M, Minowada S, Niijima T, Hijikata K, Izawa Y. Suppression of spermatogenesis in patients with Behçet's disease treated with cyclophosphamide and colchicine. Fertil Steril. 1981; 36; 76 - 80. PMID; 6788612.

[129] Sakai T, Takahashi M, Mitsumori K, Yasuhara K, Kawashima K, Mayahara H, Ohno Y. Collaborative work to evaluate toxicity on male reproductive organs by repeated dose

studies in rats-overview of the studies. J Toxicol Sci. 2000; 25 Spec No: 1 - 21. https://doi.org/10.2131/jts.25. SpecialIssue_1. PMID: 11349433.

[130] Higuchi H, Nakaoka M, Kawamura S, Kamita Y, Kohda A, Seki T. Application of computer-assisted sperm analysis system to elucidate lack of effects of cyclophosphamide on rat epididymal sperm motion. J Toxicol Sci. 2001; 26: 75 - 83. PMID: 11429970.

[131] Grenier L, Robaire B, Hales BF. The activation of DNA damage detection and repair responses in cleavage-stage rat embryos by a damaged paternal genome. Toxicol Sci. 2012; 127: 555 - 66. https://doi.org/10.1093/toxsci/kfs120. PMID: 22454429.

[132] Aguilar-Mahecha A, Hales BF, Robaire B. Chronic cyclophosphamide treatment alters the expression of stress response genes in rat male germ cells. Biol Reprod. 2002; 66: 1024 - 32. https://doi.org/10.1095/biolreprod66.4.1024. PMID: 11906922.

[133] Barton TS, Wyrobek AJ, Hill FS, Robaire B, Hales BF. Numerical chromosomal abnormalities in rat epididymal spermatozoa following chronic cyclophosphamide exposure. Biol Reprod. 2003; 69: 1150 - 7. PMID: 12773405.

[134] Codrington AM, Hales BF, Robaire B. Spermiogenic germ cell phase-specifc DNA damage following cyclophosphamide exposure. J Androl. 2004; 25: 354 - 62. PMID: 15064312.

[135] Codrington AM, Hales BF, Robaire B. Exposure of male rats to cyclophosphamide alters the chromatin structure and basic proteome in spermatozoa. Hum Reprod. 2007a; 22: 1431 - 42. PMID: 17303633.

[136] Codrington AM, Hales BF, Robaire B. Chronic cyclophosphamide exposure alters the profile of rat sperm nuclear matrix proteins. Biol Reprod. 2007b; 77: 303 - 11. PMID: 17475930.

[137] Trasler JM, Hales BF, Robaire B. Chronic low dose cyclophosphamide treatment of adult male rats: effect on fertility, pregnancy outcome and progeny. Biol Reprod. 1986; 34: 275 - 83. PMID: 3082378.

[138] Barton TS, Robaire B, Hales BF. Epigenetic programming in the preimplantation rat embryo is disrupted by chronic paternal cyclophosphamide exposure. Proc Natl Acad Sci U S A. 2005; 102: 7865 - 70. PMID: 15911775.

[139] Grenier L, Robaire B, Hales BF. Paternal exposure to cyclophosphamide affects the progression of sperm chromatin decondensation and activates a DNA damage response in the prepronuclear rat zygote. Biol Reprod. 2010; 83: 195 - 204. https://doi.org/10.1095/biolreprod.109.083345. PMID: 20393171.

[140] Qiu J, Hales BF, Robaire B. Adverse effects of cyclophosphamide on progeny outcome can be mediated through post-testicular mechanisms in the rat. Biol Reprod. 1992; 46: 926 - 31. https://doi.org/10.1095/biolreprod46.5.926. PMID: 1591348.

[141] Trasler JM, Hales BF, Robaire B. Paternal cyclophosphamide treatment of rats causes fetal loss and malformations without affecting male fertility. Nature. 1985; 316(6024): 144 - 6. PMID: 4040213.

[142] Auroux M, Dulioust E, Selva J, Rince P. Cyclophosphamide in the F0 male rat: physical and behavioral changes in three successive adult generations. Mutat Res. 1990; 229: 189 - 200. PMID: 2320031.

[143] Hales BF, Crosman K, Robaire B. Increased postimplantation loss and malformations among the F2 progeny of male rats chronically treated with cyclophosphamide. Teratology. 1992; 45: 671 - 8. PMID: 1412060.

[144] Brinkworth MH, Nieschlag E. Association of cyclophosphamide-induced male-mediated, foetal abnormalities with reduced paternal germ-cell apoptosis. Mutat Res. 2000; 447:

149 – 54. PMID: 10751598.

[145] Katoh C, Kitajima S, Saga Y, Kanno J, Horii I, Inoue T. Assessment of quantitative dual-parameter flow cytometric analysis for the evaluation of testicular toxicity using cyclophosphamide- and ethinylestradiol-treated rats. J Toxicol Sci. 2002; 27: 87 – 96. PMID: 12058451.

[146] Ghosh D, Das UB, Ghosh S, Mallick M, Debnath J. Testicular gametogenic and steroidogenic activities in cyclophosphamide treated rat: a correlative study with testicular oxidative stress. Drug Chem Toxicol. 2002a; 25: 281 – 92. PMID: 12173249.

[147] Ghosh D, Das UB, Misro M. Protective role of alpha-tocopherol-succinate (provitamin-E) in cyclophosphamide induced testicular gametogenic and steroidogenic disorders: a correlative approach to oxidative stress. Free Radic Res. 2002b; 36: 1209 – 18. PMID: 12592673.

[148] Oh MS, Chang MS, Park W, Kim DR, Bae H, Huh Y, Park SK. Yukmijihwang-tang protectsagainst cyclophosphamide-induced reproductive toxicity. Reprod Toxicol. 2007; 24: 365 – 70. PMID: 17624719.

[149] Rezvanfar M, Sadrkhanlou R, Ahmadi A, Shojaei-Sadee H, Rezvanfar M, MohammadiradA, Salehnia A, Abdollahi M. Protection of cyclophosphamide-induced toxicity in reproductive tract histology, sperm characteristics, and DNA damage by an herbal source: evidence for role of free-radical toxic stress. Hum Exp Toxicol. 2008; 27: 901 – 10. https://doi.org/10.1177/0960327108102046.

[150] Türk G, Ceribaşi AO, Sakin F, Sönmez M, Ateşşahin A. Antiperoxidative and anti-apoptotic effects of lycopene and ellagic acid on cyclophosphamide-induced testicular lipid peroxidation and apoptosis. Reprod Fertil Dev. 2010b; 22: 587 – 96. https://doi.org/10.1071/RD09078.

[151] Ceribaşi AO, Türk G, Sönmez M, Sakin F, Ateşşahin A. Toxic effect of cyclophosphamide on sperm morphology, testicular histology and blood oxidant-antioxidant balance, and protective roles of lycopene and ellagic acid. Basic Clin Pharmacol Toxicol. 2010; 107: 730 – 6. https://doi.org/10.1111/j.1742 – 7843.2010.00571.x. PMID: 20353483.

[152] Chauhan LK, Pant N, Gupta SK, Srivastava SP. Induction of chromosome aberrations, micronucleus formation and sperm abnormalities in mouse following carbofuran exposure. Mutat Res. 2000; 465: 123 – 9. PMID: 10708977.

[153] Choudhury RC, Jagdale MB, Misra S. Potential transmission of the cytogenetic effects of cisplatin in the male germline cells of Swiss mice. J Chemother. 2000; 12: 352 – 9. https://doi.org/10.1179/joc.2000.12.4.352. PMID: 10949986.

[154] Choudhury RC, Das B, Misra S, Jagdale MB. Spermatogonial cytogenetic toxicity of vincristine and its transmission in the germline cells of Swiss mice. J Environ Pathol Toxicol Oncol. 2002; 21: 249 – 57. PMID: 12435078.

[155] Das UB, Mallick M, Debnath JM, Ghosh D. Protective effect of ascorbic acid on cyclophosphamide-induced testicular gametogenic and androgenic disorders in male rats. Asian J Androl. 2002; 4: 201 – 7. PMID: 12364977.

[156] Martinova Y, Topashka-Ancheva M, Konstantinov S, Petkova S, Karaivanova M, Berger M. Miltefosine decreases the cytotoxic effect of epirubicine and cyclophosphamide onmouse spermatogenic, thymic and bone marrow cells. Arch Toxicol. 2006; 80: 27 – 33. PMID: 16079990.

[157] Elangovan N, Chiou TJ, Tzeng WF, Chu ST. Cyclophosphamide treatment causes impairment of sperm and its fertilizing ability in mice. Toxicology. 2006; 222: 60 – 70. PMID: 16517039.

[158] Yu WJ, Kim JC, Chung MK. Lack of dominant lethality in mice following 1-bromopropane treatment. Mutat Res. 2008; 652; 81 – 7. https://doi.org/10.1016/j.mrgentox.2008.01.001.

[159] Glen CD, Dubrova YE. Exposure to anticancer drugs can result in transgenerational genomic instability in mice. Proc Natl Acad Sci U S A. 2012; 109(8); 2984. https://doi.org/10.1073/pnas.1119396109. PMID; 22308437.

[160] Lu CC, Meistrich ML. Cytotoxic effects of chemotherapeutic drugs on mouse testis cells. Cancer Res. 1979; 39; 3575 – 82. PMID; 476683.

[161] Khotimchenko YS, Kropotov AV, Lisakovskaya OV. Effect of knotweed extract on alkeran-induced changes in rat ejaculate. Bull Exp Biol Med. 2000; 130; 1156 – 8. PMID; 11276309.

[162] Jackson H, Fox BW, Craig AW. The effect of alkylating agents on male rat fertility. Br J Pharmacol Chemother. 1959; 14; 149 – 57. PMID; 13662565.

[163] Marchetti F, Bishop J, Gingerich J, Wyrobek AJ. Meiotic interstrand DNA damage escapes paternal repair and causes chromosomal aberrations in the zygote by maternal misrepair. Sci Rep. 2015; 5; 7689. https://doi.org/10.1038/srep07689. PMID; 25567288.

[164] Xu H, Shen L, Chen X, Ding Y, He J, Zhu J, Wang Y, Liu X. mTOR/P70S6K promotes spermatogonia proliferation and spermatogenesis in Sprague Dawley rats. Reprod Biomed Online. 2016; 32; 207 – 17. https://doi.org/10.1016/j.rbmo.2015.11.007. PMID; 26706460.

[165] Georgiou GK, Dounousi E, Harissis HV. Calcineurin inhibitors and male fertility after renal transplantation-a review. Andrologia. 2016; 48; 483 – 90. https://doi.org/10.1111/and.12477. PMID; 26341518.

[166] Handelsman DJ, McDowell IF, Caterson ID, Tiller DJ, Hall BM, Turtle JR. Testicular function after renal transplantation; comparison of Cyclosporin A with azathioprine and prednisone combination regimes. Clin Nephrol. 1984; 22; 144 – 8. PMID; 6386252.

[167] Shane E, Rivas M, McMahon DJ, Staron RB, Silverberg SJ, Seibel MJ, Mancini D, Michler RE, Aaronson K, Addesso V, Lo SH. Bone loss and turnover after cardiac transplantation. J Clin Endocrinol Metab. 1997; 82; 1497 – 506. https://doi.org/10.1210/jcem.82.5.3940. PMID; 9141540.

[168] Mack-Shipman LR, Ratanasuwan T, Leone JP, Miller SA, Lyden ER, Erickson JM, Larsen JL. Reproductive hormones after pancreas transplantation. Transplantation. 2000; 70; 1180 – 3. PMID; 11063337.

[169] Fleischer J, McMahon DJ, Hembree W, Addesso V, Longcope C, Shane E. Serum testosterone levels after cardiac transplantation. Transplantation. 2008; 85; 834 – 9. https://doi.org/10.1097/TP.0b013e318166ac10. PMID; 18360264.

[170] Haberman J, Karwa G, Greenstein SM, Soberman R, Glicklich D, Tellis V, Melman A. Male fertility in cyclosporine-treated renal transplant patients. J Urol. 1991; 145; 294 – 6. PMID; 1988720.

[171] Peces R, de la Torre M, Urra JM. Pituitary-testicular function in cyclosporin-treated renal transplant patients. Nephrol Dial Transplant. 1994; 9; 1453 – 5. PMID; 7816260.

[172] Samojlik E, Kirschner MA, Ribot S, Szmal E. Changes in the hypothalamic-pituitary-gonadal axis in men after cadaver kidney transplantation and cyclosporine therapy. J Androl. 1992; 13; 332 – 6. PMID; 1399835.

[173] Ramirez G, Narvarte J, Bittle PA, Ayers-Chastain C, Dean SE. Cyclosporine-induced alterations in the hypothalamic hypophyseal gonadal axis in transplant patients. Nephron. 1991; 58; 27 – 32. PMID; 1906995.

[174] Eid MM, Abdel-Hamid IA, Sobh MA, el-Saied MA. Assessment of sperm motion

characteristics in infertile renal transplant recipients using computerized analysis. Int J Androl. 1996; 19: 338 - 44. PMID: 9051419.

[175] Lee S, Coco M, Greenstein SM, Schechner RS, Tellis VA, Glicklich DG. The effect of sirolimus on sex hormone levels of male renal transplant recipients. Clin Transplant. 2005; 19: 162 - 7. PMID: 15740550.

[176] Tondolo V, Citterio F, Panocchia N, Nanni G, Favi E, Brescia A, Castagneto M. Gonadal function and immunosuppressive therapy after renal transplantation. Transplant Proc. 2005; 37: 1915 - 7. PMID: 15919503.

[177] Kaczmarek I, Groetzner J, Adamidis I, Landwehr P, Mueller M, Vogeser M, Gerstorfer M, Uberfuhr P, Meiser B, Reichart B. Sirolimus impairs gonadal function in heart transplant recipients. Am J Transplant. 2004; 4: 1084 - 8. PMID: 15196065.

[178] Fritsche L, Budde K, Dragun D, Einecke G, Diekmann F, Neumayer HH. Testosterone concentrations and sirolimus in male renal transplant patients. Am J Transplant. 2004; 4(1): 130. PMID: 14678044.

[179] Krämer BK, Neumayer HH, Stahl R, Pietrzyk M, Krüger B, Pfalzer B, Bourbigot B, Campbell S, Whelchel J, Eris J, Vitko S, Budde K, RADA2307 Study Group. Graft function, cardiovascular risk factors, and sex hormones in renal transplant recipients on an immunosuppressive regimen of everolimus, reduced dose of cyclosporine, and basiliximab. Transplant Proc. 2005; 37: 1601 - 4. PMID: 15866684.

[180] Huyghe E, Zairi A, Nohra J, Kamar N, Plante P, Rostaing L. Gonadal impact of target of rapamycin inhibitors (sirolimus and everolimus) in male patients: an overview. Transpl Int. 2007; 20: 305 - 11. PMID: 17326771.

[181] Zuber J, Anglicheau D, Elie C, Bererhi L, Timsit MO, Mamzer-Bruneel MF, Ciroldi M, Martinez F, Snanoudj R, Hiesse C, Kreis H, Eustache F, Laborde K, Thervet E, Legendre C. Sirolimus may reduce fertility in male renal transplant recipients. Am J Transplant. 2008; 8: 1471 - 9. https://doi.org/10.1111/j.1600 - 6143.2008.02267.x. PMID: 18510638.

[182] Sikka SC, Koyle MA, Swerdloff RS, Rajfer J. Reversibility of cyclosporine-induced hypoandrogenism in rats. Transplantation. 1988; 45: 784 - 7. PMID: 3358278.

[183] Rajfer J, Sikka SC, Lemmi C, Koyle MA. Cyclosporine inhibits testosterone biosynthesis in the rat testis. Endocrinology. 1987; 121: 586 - 9. PMID: 3595532.

[184] Krueger BA, Trakshel GM, Sluss PM, Maines MD. Cyclosporin-mediated depression of luteinizing hormone receptors and heme biosynthesis in rat testes: a possible mechanism for decrease in serum testosterone. Endocrinology. 1991; 129: 2647 - 54. PMID: 1935794.

[185] Cavallini L, Malendowicz LK, Mazzocchi G, Belloni AS, Nussdorfer GG. Effects of prolonged cyclosporine-A treatment on the Leydig cells of the rat testis. Virchows Arch B Cell Pathol Incl Mol Pathol. 1990; 58: 215 - 20. PMID: 1970683.

[186] Freitas KM, Monteiro JC, Gomes ML, Taboga SR, Dolder H. Cyclosporin A causes impairment of the ventral prostate tissue structure of Wistar rats. Hum Exp Toxicol. 2012; 31: 1262 - 70. https://doi.org/10.1177/0960327112444937. PMID: 22549095.

[187] Masuda H, Fujihira S, Ueno H, Kagawa M, Katsuoka Y, Mori H. Ultrastructural study on cytotoxic effects of cyclosporine A in spermiogenesis in rats. Med Electron Microsc. 2003; 36: 183 - 91. PMID: 14505063.

[188] Iwasaki M, Fuse H, Katayama T. Histological and endocrinological investigations of cyclosporine effects on the rat testis. Andrologia. 1995; 27: 185 - 9. PMID: 7639351.

[189] Seethalakshmi L, Menon M, Malhotra RK, Diamond DA. Effect of cyclosporine A on

male reproduction in rats. J Urol. 1987; 138; 991 – 5. PMID: 3656581.

[190] Hisatomi A, Fujihira S, Fujimoto Y, Fujii T, Mine Y, Ohara K. Effect of Prograf (FK506) on spermatogenesis in rats. Toxicology. 1996; 109; 75 – 83. PMID: 8658548.

[191] Türk G, Ateşşahin A, Sönmez M, Yüce A, Ceribaşi AO. Lycopene protects against cyclosporine A-induced testicular toxicity in rats. Theriogenology. 2007; 67; 778 – 85. PMID: 17123593.

[192] Monteiro JC, Predes FS, Matta SL, Dolder H. Heteropterys aphrodisiaca infusion reduces the collateral effects of cyclosporine A on the testis. Anat Rec (Hoboken). 2008; 291; 809 – 17. https://doi.org/10.1002/ar.20709. PMID: 18449893.

[193] Ali RB, Klouz A, Boubaker S, Lakhal M, Belkahia C. An animal model of testicular toxicity by cyclosporine: evaluation and protection. Fundam Clin Pharmacol. 2009; 23; 241 – 6. https://doi.org/10.1111/j.1472 – 8206.2009.00680.x. PMID: 19645818.

[194] Freitas KM, Monteiro JC, Gomes ML, Taboga SR, Dolder H. Heteropterys tomentosa (A. Juss.) infusion counteracts Cyclosporin a side effects on the ventral prostate. BMC Complement Altern Med. 2013; 13; 30. https://doi.org/10.1186/1472 – 6882 – 13 – 30. PMID: 23406403.

[195] Seethalakshmi L, Flores C, Diamond DA, Menon M. Reversal of the toxic effects of cyclosporine on male reproduction and kidney function of rats by simultaneous administration of hCG + FSH. J Urol. 1990a; 144; 1489 – 92. PMID: 2122012.

[196] Seethalakshmi L, Flores C, Khauli RB, Diamond DA, Menon M. Evaluation of the effect of experimental cyclosporine toxicity on male reproduction and renal function. Reversal by concomitant human chorionic gonadotropin administration. Transplantation. 1990b; 49; 17 – 9. PMID: 2301008.

[197] Seethalakshmi L, Flores C, Carboni AA, Menon M. Quantitative maintenance of spermatogenesis in cyclosporine-treated rats by exogenous administration of testosterone propionate. J Androl. 1990c; 11; 491 – 7. PMID: 2128298.

[198] Tai J, Tze WJ, Murase N, Starzl TE. Effect of FK506 on rat Leydig cell function-in vivo and in vitro study. Metabolism. 1994; 43; 533 – 7. https://doi.org/10.1016/0026 – 0495 (94)90191 – 0. PMID: 7513780.

[199] Caneguim BH, Cerri PS, Spolidório LC, Miraglia SM, Sasso-Cerri E. Structural alterations in the seminiferous tubules of rats treated with immunosuppressor tacrolimus. Reprod Biol Endocrinol. 2009; 7; 19. https://doi.org/10.1186/1477 – 7827 – 7 – 19. PMID: 19243597.

[200] Caneguim BH, Cerri PS, Spolidório LC, Miraglia SM, Sasso-Cerri E. Immunosuppressant prograf® (tacrolimus) induces histopathological disorders in the peritubular tissue of rat testes. Cells Tissues Organs. 2011; 194; 421 – 30. https://doi.org/10.1159/000322901. PMID: 21293102.

[201] Rovira J, Diekmann F, Ramírez-Bajo MJ, Bañón-Maneus E, Moya-Rull D, Campistol JM. Sirolimus-associated testicular toxicity: detrimental but reversible. Transplantation. 2012; 93; 874 – 9. https://doi.org/10.1097/TP.0b013e31824bf1f0. PMID: 22357177.

[202] Miyata H, Satouh Y, Mashiko D, Muto M, Nozawa K, Shiba K, Fujihara Y, Isotani A, Inaba K, Ikawa M. Sperm calcineurin inhibition prevents mouse fertility with implications for male contraceptive. Science. 2015; 350 (6259); 442 – 5. https://doi.org/10.1126/science.aad0836. PMID: 26429887.

[203] Wilkinson JE, Burmeister L, Brooks SV, Chan CC, Friedline S, Harrison DE, Hejtmancik JF, Nadon N, Strong R, Wood LK, Woodward MA, Miller RA. Rapamycin slows aging

in mice. Aging Cell. 2012；11：675 – 82. https：//doi.org/10.1111/j.1474 – 9726.2012. 00832.x. PMID：22587563.

[204] Kofman AE，McGraw MR，Payne CJ. Rapamycin increases oxidative stress response gene expression in adult stem cells. Aging (Albany NY). 2012；4：279 – 89. PMID：22529334.

[205] Cheng CY，Mruk DD. A local autocrine axis in the testes that regulates spermatogenesis. Nat Rev Endocrinol. 2010；6：380 – 95. https：//doi.org/10.1038/nrendo.2010.71. PMID：20571538.

[206] La Montagna GL，Malesci D，Buono R，Valentini G. Asthenoazoospermia in patients receiving anti-tumour necrosis factor {alpha} agents. Ann Rheum Dis. 2005；64：1667. https：//doi.org/10.1136/ard.2005.038620. PMID：16227427.

[207] Mahadevan U，Terdiman JP，Aron J，Jacobsohn S，Turek P. Infliximab and semen quality in men with inflammatory bowel disease. Inflamm Bowel Dis. 2005；11：395 – 9. https：//doi.org/10.1097/01.MIB.0000164023.10848.c4. PMID：15803031.

[208] Villiger PM，Caliezi G，Cottin V，Förger F，Senn A，Østensen M. Effects of TNF antagonists on sperm characteristics in patients with spondyloarthritis. Ann Rheum Dis. 2010；69：1842 – 4. https：//doi.org/10.1136/ard.2009.127423. PMID：20610443.

[209] Ramonda R，Foresta C，Ortolan A，Bertoldo A，Oliviero F，Lorenzin M，Pizzol D，Punzi L，Garolla A. Influence of tumor necrosis factor α inhibitors on testicular function and semen in spondyloarthritis patients. Fertil Steril. 2014；101：359 – 65. https：//doi.org/10.1016/j.fertnstert.2013.10.048. PMID：24332378.

[210] Micu MC，Micu R，Surd S，Gîrlovanu M，Bolboacă SD，Ostensen M. TNF-α inhibitors do not impair sperm quality in males with ankylosing spondylitis after short-term or long-term treatment. Rheumatology (Oxford). 2014；53：1250 – 5. https：//doi.org/10.1093/rheumatology/keu007. PMID：24599921.

[211] Puchner R，Danninger K，Puchner A，Pieringer H. Impact of TNF-blocking agents on male sperm characteristics and pregnancy outcomes in fathers exposed to TNF-blocking agents at time of conception. Clin Exp Rheumatol. 2012；30：765 – 7. PMID：22935608.

[212] Sands K，Jansen R，Zaslau S，Greenwald D. Review article：the safety of therapeutic drugs in male inflammatory bowel disease patients wishing to conceive. Aliment Pharmacol Ther. 2015；41：821 – 34. https：//doi.org/10.1111/apt.13142. PMID：25752753.

[213] Valer P，Algaba A，Santos D，Fuentes ME，Nieto E，Gisbert JP，López P，Quintanilla E，García-Alonso FJ，Guerra I，Páez Á，Bermejo F. Evaluation of the quality of semen and sexual function in men with inflammatory bowel disease. Inflamm Bowel Dis. 2017；23：1144 – 53. https：//doi.org/10.1097/MIB.0000000000001081. PMID：28520588.

[214] Niederberger C. The adverse effect of sulfasalazine on spermatogenesis and male reproductive potential. J Androl. 2002；23：180. PMID：11868809.

[215] Levi AJ，Fisher AM，Hughes L，Hendry WF. Male infertility due to sulphasalazine. Lancet. 1979；2：276 – 8. PMID：88609.

[216] Toth A. Reversible toxic effect of salicylazosulfapyridine on semen quality. Fertil Steril. 1979；31：538 – 40. PMID：36307.

[217] Heineman MJ，Dony JM，Rolland R. Salicylazosulfapyridine and male infertility. Eur J Obstet Gynecol Reprod Biol. 1981；12：297 – 303. PMID：6120861.

[218] Birnie GG，McLeod TI，Watkinson G. Incidence of sulphasalazine-induced male infertility. Gut. 1981；22：452 – 5. PMID：6114898.

[219] Freeman JG，Reece VA，Venables CW. Sulphasalazine and spermatogenesis. Digestion. 1982；23：68 – 71. PMID：6123457.

[220] Hudson E, Doré C, Sowter C, Toovey S, Levi AJ. Sperm size in patients with inflammatory bowel disease on sulfasalazine therapy. Fertil Steril. 1982; 38: 77 - 84. PMID: 6124462.

[221] O'Moráin C, Smethurst P, Doré CJ, Levi AJ. Reversible male infertility due to sulphasalazine: studies in man and rat. Gut. 1984; 25: 1078 - 84. PMID: 6148293.

[222] Toovey S, Hudson E, Hendry WF, Levi AJ. Sulphasalazine and male infertility: reversibility and possible mechanism. Gut. 1981; 22: 445 - 51. PMID: 6114897.

[223] England GC, Allen WE. Effect of sulphasalazine upon seminal characteristics in dogs. J Reprod Fertil Suppl. 1993; 47: 526 - 8. PMID: 7901410.

[224] McIntyre PB, Lennard-Jones JE. Reversal with balsalazide of infertility caused by sulphsalazine. Br Med J (Clin Res Ed). 1984; 288(6431): 1652 - 3. PMID: 6144351.

[225] Cann PA, Holdsworth CD. Reversal of male infertility on changing treatment from sulphasalazine to 5-aminosalicylic acid. Lancet. 1984; 1(8386): 1119. PMID: 6144844.

[226] Shaffer JL, Kershaw A, Berrisford MH. Sulphasalazine-induced infertility reversed on transfer to 5-aminosalicylic acid. Lancet. 1984; 1(8388): 1240. PMID: 6144952.

[227] Cosentino MJ, Chey WY, Takihara H, Cockett AT. The effects of sulfasalazine on human male fertility potential and seminal prostaglandins. J Urol. 1984; 132: 682 - 6. PMID: 6147421.

[228] Riley SA, Lecarpentier J, Mani V, Goodman MJ, Mandal BK, Turnberg LA. Sulphasalazine induced seminal abnormalities in ulcerative colitis: results of mesalazine substitution. Gut. 1987; 28: 1008 - 12. PMID: 2889648.

[229] Zelissen PM, van Hattum J, Poen H, Scholten P, Gerritse R, te Velde ER. Influence of salazosulphapyridine and 5-aminosalicylic acid on seminal qualities and male sex hormones. Scand J Gastroenterol. 1988; 23: 1100 - 4. PMID: 2907823.

[230] Wu FC, Aitken RJ, Ferguson A. Inflammatory bowel disease and male infertility: effects of sulfasalazine and 5-aminosalicylic acid on sperm-fertilizing capacity and reactive oxygen species generation. Fertil Steril. 1989; 52: 842 - 5. PMID: 2572460.

[231] Kjaergaard N, Christensen LA, Lauritsen JG, Rasmussen SN, Hansen SH. Effects of mesalazine substitution on salicylazosulfapyridine-induced seminal abnormalities in men with ulcerative colitis. Scand J Gastroenterol. 1989; 24: 891 - 6. PMID: 2572047.

[232] Di Paolo MC, Paoluzi OA, Pica R, Iacopini F, Crispino P, Rivera M, Spera G, Paoluzi P. Sulphasalazine and 5-aminosalicylic acid in long-term treatment of ulcerative colitis: report on tolerance and side-effects. Dig Liver Dis. 2001; 33: 563 - 9. PMID: 11816545.

[233] Shin T, Kobori Y, Suzuki K, Iwahata T, Yagi H, Soh S, Arai G, Okada H. Inflammatory bowel disease in subfertile men and the effect of mesalazine on fertility. Syst Biol Reprod Med. 2014; 60: 373 - 6. https://doi.org/10.3109/19396368.2014.952391. PMID: 25144125.

[234] Didolkar AK, Keizer-Zucker A, Sundaram K, Bardin CW, Agback H, Johansson ED. Effect of sulfasalazine and its analogs on fertility in male rats. Contraception. 1988; 37: 539 - 48. PMID: 2900714.

[235] Sharma RK, Kalla NR. Spermatozoal abnormalities and male infertility in the rat following sulfasalazine treatment. Int J Fertil Menopausal Stud. 1994; 39: 347 - 54. PMID: 7889088.

[236] Horimoto M, Isobe Y, Isogai Y, Tachibana M. Rat epididymal sperm motion changes induced by ethylene glycol monoethyl ether, sulfasalazine, and 2, 5-hexandione. Reprod Toxicol. 2000; 14: 55 - 63. PMID: 10689203.

[237] Ban Y, Naya M, Nishimura T, Kaneto M, Kishi K, Inoue T, Yoshizaki H, Ooshima Y.

Collaborative study on rat sperm motion analysis using CellSoft Series 4000 semen analyzer. J Toxicol Sci. 2001; 26; 9 - 24. PMID; 11255794.

[238] Hoyt JA, Fisher LF, Swisher DK. Short-term male reproductive toxicity study with sulfasalazine in the rat. Reprod Toxicol. 1995; 9; 315 - 26. PMID; 7579917.

[239] Kato M, Fukunishi K, Ikegawa S, Higuchi H, Sato M, Horimoto M, Ito S. Overview of studies on rat sperm motion analysis using a Hamilton-Thorne Sperm Analyzer--collaborative working study. J Toxicol Sci. 2001; 26; 285 - 97. PMID; 11871125.

[240] Fukushima T, Hamada Y, Komiyama M, Matsuno Y, Mori C, Horii I. Early changes in sperm motility, acrosome reaction, and gene expression of reproductive organs in rats treated with sulfasalazine. Reprod Toxicol. 2007; 23; 153 - 7. PMID; 17166698.

[241] Fukushima T, Yamamoto T, Kikkawa R, Hamada Y, Komiyama M, Mori C, Horii I. Effects of male reproductive toxicants on gene expression in rat testes. J Toxicol Sci. 2005; 30; 195 - 206. PMID; 16141653.

[242] Alonso V, Linares V, Bellés M, Albina ML, Sirvent JJ, Domingo JL, Sánchez DJ. Sulfasalazine induced oxidative stress; a possible mechanism of male infertility. Reprod Toxicol. 2009; 27; 35 - 40. https;//doi.org/10.1016/j.reprotox.2008.10.007. PMID; 19028562.

第十三章
其他类药物与男性生殖

摘要 除了前面所述的对男性生殖系统有不良影响的药物之外,还有一些药物被证实有类似的不良反应。由于 H_2 受体拮抗剂西咪替丁应用广泛且属于非处方药物,其对男性生殖系统的不良影响须予以高度关注。作为雄激素受体竞争性拮抗剂,西咪替丁能够作用于 HPG 轴并对精子质量产生影响。本章中,我们对西咪替丁和其他组胺 H_2 受体拮抗剂在男性和实验动物中的研究文献进行了汇总回顾。另外还收录了几种有证据证明对生殖系统可产生不良影响的药物:秋水仙碱、多潘立酮、羟基脲、二甲双胍、甲氧氯普胺、米非司酮、维 A 酸、他汀类药物。

在表 13.1 中汇总了多种对男性生殖系统造成不良影响的药物。

13.1 西咪替丁

西咪替丁是用于减少胃酸分泌的组胺 H_2 受体拮抗剂。除上述作用外,西咪替丁对男性生殖系统有几种不良影响。作为对 HPG 轴最直接的影响,西咪替丁是二氢睾酮受体的竞争性拮抗剂。另外,该药可抑制多种细胞色素 P - 450 酶的活性,这一作用可影响激素和药物的代谢,包括阻碍对男性生殖有抑制作用的药物的清除。这一作用可使药物的浓度上升至更高的中毒水平,这些药物包括西地那非、三环类抗抑郁药、5 - 羟色胺再

表 13.1 作用于精子和（或）男性生殖的其他药物

药物名称	类 别	主要适应证（男性）	对男性生殖的体内效应 除非注明，非人类物种和的结果均在 HED 下获得
西咪替丁	组胺 H_2 受体拮抗剂	胃食管反流病 胃灼热	人类：多项研究发现可致精子数量下降；内分泌系统的轻度失调 大鼠：(1) 0.7 倍 HED：降低睾酮水平；(2) 52 天：生精小管上皮破裂；晚期精子细胞 DNA 损伤；输精管的损伤；第 14 天：精子数量和活力下降，成熟停滞 小鼠：0.1 倍和 0.4 倍 HED 生精小管上皮破裂破裂，精子数量减少，活力下降
秋水仙碱	微管聚合抑制剂	痛风；白塞病；家族性地中海热	人类：(1) 208 名男性痛风者，5 年：无不孕报告；(2) 早期病例系列对睾酮、精液无影响；(3) 在 62 例白塞病患者中，39% 的患者精子数较低；(4) 未经秋水仙碱治疗的贝塞病患者，33% 有畸形精子症，平均运动能力较低
多潘立酮	多巴胺 D_2 和 D_3 拮抗剂	恶心；呕吐；胃轻瘫	人类：小型研究中 PRL 水平升高
麦角胺	S5-羟色胺，多巴胺，去甲肾上腺素，和肾上腺素受体激动剂	偏头痛	人类：一些早期研究发现射精延迟；在一项针对 10 名健康男性的研究中，皮质醇水平有所上升 牛：对 PRL 或睾酮水平、睾丸大小、精子活力或体外受精均无影响；但胚胎卵裂率较低

（续表）

药物名称	类　别	主要适应证（男性）	对男性生殖的体内效应 除非注明，非人类物种的结果均在 HED 下获得
羟基脲	核苷酸还原酶抑制剂	镰状细胞病，艾滋病，银屑病	人类：81 名镰状细胞病病患者接受治疗后精子数下降 小鼠：(1) 单个 0.1 倍 HED：在 29 天：较低的精子数；(2) 5 天：睾丸重量较轻。二倍体/四倍体精子生殖细胞的破坏，精子形态不佳和精子 DNA 碎片化；(3) 低 HED 5 天：睾丸重量较轻，生精管上皮破裂，放射性标记胸腺嘧啶结合和精子 DNA 碎片化减少；(4) 精子 DNA 梯状化；(5) 睾丸重量降低，生精小管上紊乱，黄体生成减少 小鼠：(1) 5 天剂量 0.1 至 1.2 倍 HED 引起睾丸重量下降。睾丸单倍体细胞减少，精子形态低下，DNA 破碎率高；(2) 5 天睾丸重量下降，部分精小管断裂，睾丸中放射性标记胸腺嘧啶的量减少；(3) 0.5 倍或 1 倍的 HED 使凋亡精原细胞和精母细胞数量增加；(4) 高 HED 治疗 4 周，患者睾丸组学破坏，精小管游离睾丸重量低，精小管小重量低，T，FSH 水平正常，LH 水平低
二甲双胍	肝糖异生抑制剂	二型糖尿病	人类：(1) 对患有糖尿病的男性无影响；(2) 糖尿病和少精子症男性睾酮降低；(3) 一项健康男性研究中发现睾酮和游离睾酮降低。
甲氧氯普胺	多巴胺 D_2 受体拮抗剂	恶心、呕吐、糖尿病性胃轻瘫；胃食管反流病；偏头痛	人类：(1) PRL 升高；在 1 个月或更长时间的 ED 后；(2) 健康志愿者：一项研究中精子数量减少，而另一项研究中没有；(3) 一些研究表明，精液质量差的男性的 PRL 升高，T 和 DHT 降低。 大鼠：1.7 倍 HED.14 天：PRL 升高，T 以及精原细胞和精母细胞凋亡减少，精子数量和形态正常 犬：6 只犬，3 周：对精液质量无影响

（续表）

药物名称	类　别	主要适应证（男性）	对男性生殖的体内效应（除非注明，非人类物种的结果均在 HED 下获得）
米非司酮	糖皮质激素和黄体酮受体竞争性拮抗剂	库欣病高血糖症	大鼠：8 天：睾酮和黄体生成素水平降低，FSH 水平升高；15 天：附睾和精囊重量降低，黄体生成素和 FSH 水平高。
肾上腺皮质激素	维 A 酸类化合物	痤疮	**人类：大多数研究表明对生殖激素没有影响；一项研究发现睾酮和黄体生成素水平降低。**大鼠：三项研究显示没有内分泌作用；一项研究发现生精细胞凋亡增加。
他汀类药物：洛伐他汀、辛伐他汀、普伐他汀、瑞舒伐他汀	他汀类药物	Ⅱ型糖尿病	**人类：睾丸激素和游离睾丸激素略有下降**犬：对精液没有影响大鼠：对精液或生育能力无影响

字体加粗需更多关注

DM，糖尿病；ED，勃起功能障碍；GERD，胃食管反流病；HED，人体等效剂量；高 PRL，高泌乳素血症；PRL，催乳素摄取抑制剂。其他的组胺 H_2 受体阻断剂尚未发现有此类不良作用，包括雷尼替丁[1]、法莫替丁[2]、尼扎替丁以及泮托拉唑[3]。在西咪替丁上市销售后不久就报道了其对男性患者和健康志愿者生殖系统的不良影响。一项早期的研究[4]发现 7 名男性的精子数量大幅下降，同时睾酮水平升高，并干扰了 LH 对 GnRH 或氯米芬的反应。笔者建议"长期服用西咪替丁的年轻男性"需谨慎。随后，大量针对患有胃肠道疾病的男性和健康志愿者的研究也相继开展。

总的来说，西咪替丁对睾丸激素、促性腺激素或 PRL 水平的影响很小；然而，在一些系列研究中报道了睾丸激素和 LH 的少量增加、减少或无变化和（或）PRL 水平的下降[5-15]。一项早期研究[16]在男性志愿者使用西咪替丁治疗时进行监测，结果发现 PRL 快速但适度的增加，睾酮水平没有变化。对少数患有胃病的男性进行的其他研究显示，长期使用西咪替丁治疗期间会出现各种内分泌紊乱，包括促性腺激素对 GnRH 的反应升高，促性腺激素轻度升高，雄激素水平正常[17]。在包括雷尼替丁治疗组在内的研究中，没有检测到其他质子泵抑制剂引起 PRL 或生殖激素的变化。

据报道，服用西咪替丁的男性精子数量减少。在一项研究中，11 名十二指肠溃疡患者接受西咪替丁治疗 6 个月[18]。患者在 6 个月治疗期间睾酮、FSH 和 PRL 水平升高，治疗后 3 个月恢复到初始水平，而黄体生成素水平保持稳定。治疗期间精子数均低于治疗前和停药后，但活力和正常形态不变。笔者认为这种药物抗雄激素的活性弱。对健康男性的小规模研究也得出了类似的结果。在一项临床研究中，3 名健康男性接受西咪替丁治疗，4 名接受安慰剂治疗 6 周[19]；与给药前相比，睾酮和黄体生成素水平以及黄体生成素对促性腺激素的反应与对照组相当；但是，给药后精子浓度降低。在一项临床研究中，11 名健康志愿者治疗前收集了 5 份精液样本，其中 3 名接受西咪替丁治疗，4 名接受尼扎替丁治疗，4 名接受安慰剂治疗 9 周[20]。治疗后，每名男性额外采集 5 份精液样本。西咪替丁治疗后精子浓度下降 30%，但尼扎替丁对精子浓度无影响。

对实验动物的研究有助于阐明人类的临床结果。体外研究证实,西咪替丁与其他组胺 H_2 受体拮抗剂不同,可阻断雄激素受体。在 1979 年发表的一项研究中,对小鼠的体外研究表明西咪替丁可竞争 DHT 结合位点[21]。同年,有报道称,服用西咪替丁的男性精子数量较低。这就解释了在睾丸激素或促性腺激素循环水平没有很大变化时其对精子形成的负面影响。

在西咪替丁的早期毒理学研究中,与对照组相比,大鼠和犬使用药理剂量均可降低睾丸、前列腺和精囊的重量。在一项研究中,给予大鼠高剂量的西咪替丁[22],导致精囊和前列腺重量较轻,而睾丸重量与对照组相当。给药后大鼠的睾酮水平升高,LH 和 PRL 无明显差异。

在更大的治疗剂量下,大鼠使用西咪替丁后出现的症状与大多数研究中在人类中观察到的症状相似。在一项研究中,给予大鼠约 0.7 倍 HED(口服剂量)的西咪替丁后其睾酮水平较低,精子发生正常;使用较高剂量的西咪替丁时,报道的睾丸和腹侧前列腺重量呈剂量依赖性下降[23]。在一组研究中,给予大鼠约 0.7 倍 HED 的西咪替丁治疗 52 天[24-26],导致生精小管直径减小,Sertoli 细胞和生殖细胞之间的联系丢失,生殖细胞丢失,类肌性管周细胞、Sertoli 细胞、基底室生殖细胞和晚期精母细胞凋亡增加。晚期精细胞表现出 DNA 损伤,在鞭毛和残体中雌激素受体 β 的表达增加。在早期使用较高剂量的研究中,约 1.7 倍 HED(静脉注射)或 3.3 倍 HED(口服剂量)西咪替丁[27],相比对照组,生精小管的损伤更为明显,附属器官重量较低,FSH 水平较高;然而,睾丸重量和睾酮水平与对照组相当。大鼠腹腔注射约 0.7 倍 HED(口服剂量)或 1.6 倍 HED(口服剂量)西咪替丁治疗 50 天,并检查输精管[28]。西咪替丁对大鼠的血管上皮有明显的损伤,表现为基底和平滑肌细胞的凋亡改变。在肌细胞胞质中,NF-$κ$B 表达增加。该研究小组的早期研究显示,给药后大鼠的睾丸微血管系统受损[29]。雄性大鼠肌内注射约 2 倍 HED(口服剂量)的西咪替丁治疗 2 周,结果发现了精子发生的一些组织学损伤[30]。最近的一项研究中,大鼠连续灌胃 HED(口服剂量)范围内的两剂西咪替丁和雷尼替丁治疗 14 天[31],与溶媒对照组相比,精子数量和活力与西咪替丁的剂量呈负相关,而精子形态没有受到明显的影响。雷尼替丁对这些指标没有影响。西咪替丁还可使精子发生减少,导致其成熟停滞在次级精母细胞阶段。

在雄性小鼠体内也对西咪替丁进行了研究。在一项研究中,小鼠口服约 0.1 倍或 0.4 倍 HED(口服剂量)的西咪替丁后[32],生精小管直径和上皮厚度降低,精子形态异常。雷尼替丁组没有发现这些变化。

尽管缺乏生育数据,但西咪替丁对精液质量的负面影响,以及有效替代药物的可行性,支持了男性尝试生育时应避免使用这种药物的建议。

13.2　秋水仙碱

秋水仙碱主要用于治疗痛风,也用于治疗白塞病和家族性地中海热。其作用机制是与微管蛋白结合,从而防止微管的聚合以及聚合微管的断裂。秋水仙碱一直是细胞生物学中研究微管功能的重要工具。显然,这种药物对细胞分裂是有害的,因为微管聚合是有丝分裂和减数分裂纺锤体形成和功能所必需的。肾小管蛋白组装还涉及许多细胞骨架功能,包括免疫细胞的功能。在痛风发作期间,秋水仙碱可抑制小管蛋白相关的迁移以及发挥抗炎作用的中性粒细胞的功能。

已在服用秋水仙碱的健康男性或患者中进行了对其精液质量影响的一些研究。大多数研究规模较小,在实验设计、方法和结论上差异显著。与其他药物一样,正在治疗的疾病也会影响精液质量,在解释研究结果时并不总能考虑到这一因素[33]。在一项对 208 名服用秋水仙碱治疗痛风超过 5 年的患者的早期研究中[34],没有人报告有不育症。在一些早期病例中,在服用秋水仙碱的患者或健康志愿者中并未观察到对生殖激素或精液质量的明显影响[35-37]。

在最近的一项研究中,62 名男性服用秋水仙碱治疗白塞病[38];39%的人精子计数较低,而那些有精子的男性精子活力较低。然而,在最近的一项研究中,68 名患有白塞病的男性,他们没有服用性腺激素类药物的病史,在接受可能绝育的治疗之前,先进行精子储存[38];33%患有畸形精子症,且精子活力低于 1 656 名有生育能力的男性。这说明在没有接受秋水仙素治疗的情况下,一些患有这种疾病的男性精液质量较差。

在使用约 5 倍 HED(口服剂量)的秋水仙碱治疗的大鼠中[39],减数分裂中期纺锤体的长度比空白载体处理的对照组或长春碱治疗的大鼠短。在小鼠中筛选多种化合物的致突变性的研究中[40,41],给予约 2 倍 HED(口服剂量)的秋水仙素治疗 35 天已证实可增加异常形态的老鼠精子数量。

从那时起,许多研究已经表明秋水仙碱可使实验物种中精子的非整倍体增加。秋水仙碱增加非整倍体的作用已被用于对毒素的评估以及评估防止这些细胞遗传缺陷的方法研究中作为阳性对照[42-44]。小鼠单次腹腔注射约 9 倍 HED(口服剂量)的秋水仙碱并在治疗后 22 天检查精子,在小鼠中观察到了二倍体效应[45-46]。

在一项研究中,从健康的雄性小鼠中获取输精管,然后在体外用秋水仙碱处理。微管的破坏表明,在精子形态形成过程中,这些结构元素在维持高尔基体的完整性和将包有网格蛋白的小泡运输到发育中的顶体结构的后缘方面是必需的[47]。在体内有秋水仙碱存在的情况下,顶体无法远端传播至正在发育的精子头部。

Sertoli 细胞骨架中富含微管蛋白,微管通过生精小管上皮参与生殖细胞的运动[48,49]。秋水仙素的治疗已被证明扰乱了金毛地松鼠体内的 Sertoli 细胞功能[50]。在大鼠中,睾丸内秋水仙碱的治疗通过破坏 Sertoli 细胞与发育中的精子细胞之间的锚定结构从而诱导精子细胞过早释放[51]。Sertoli 细胞骨架的破坏导致生精小管上皮的许多组织病理学改变;上皮的脱落被称为 Sertoli 细胞骨架破坏的"标志性组织学损伤"。脱落涉及生殖细胞发育阶段之间的分裂,导致上皮层脱落进入管腔。在使用药理学剂量的秋水仙碱治疗大鼠或小鼠后报告了这种组织病理学改变[52,53]。

为了评估微管在附睾功能中的影响,大鼠腹腔注射约 0.05 倍 HED(口服剂量)的秋水仙碱,并维持 12 小时[54]。这导致质子 ATP 酶从顶膜和近顶小泡转移到均匀分布在细胞质中的小泡。从而导致对精子成熟和休眠至关重要的附睾的酸性环境丧失。

13.3 麦角胺

麦角胺是在麦角霉菌中发现的一种生物碱。这种药物与单胺神经递质血清素、多巴胺、去甲肾上腺素和肾上腺素的结构相似,作为它们的受体激动剂而发挥作用。该药物对男性生殖毒性的证据非常少。

已在牛体内进行了麦角胺的毒性研究,因为含有这种生物碱的霉菌可能与家畜饲料有关,有时被称为羊茅中毒,其对健康有多种负面影响[55]。麦角污染的饲料导致公牛繁殖能力下降,但其他麦角生物碱可能也有影响。麦角胺对体外培养的公牛精子活力和完整顶体有不良影响[56,57]。在一项研究中,8 头公牛接受麦角胺饮食或对照饮食喂养 224 天。PRL 或睾酮水平、睾丸大小、精子运动能力或形态、麦角胺处理期间收集公牛的精子的体外受精(IVF)率都没有差异。但是,胚胎的卵裂率较低[58]。

小鼠皮下注射麦角胺 10 天,给药组和溶媒对照组之间 PRL 水平没有差异[59]。10 名健康男性接受 1 毫克的麦角胺吸入治疗时,PRL 水平与对照组没有差异,但皮质醇水平升高[60]。麦角生物碱也被报道可导致人类延迟射精[61]。但其他在男性中的研究还很缺乏。

13.4 胃动力药

部分小型研究显示,促动力药多潘立酮[62,63]和甲氧氯普胺[64-66]可增加男性和女性催乳素的水平。多潘立酮作用于外周即可发挥此作用,而不通过血脑屏障。甲氧氯普胺可作用于中枢和外周,其作用更强,长期治疗可导致勃起功能障碍。

甲氧氯普胺是一种多巴胺 D_2 受体拮抗剂,常用于手术引起的恶心和呕吐,也用于偏头痛引起的上述症状和糖尿病性胃轻瘫。众所周知,甲氧氯普胺可以提高 PRL 水平,并在实验中用于激发 PRL 释放。健康男性治疗三天后,PRL 水平显著增加[67]。早期的一系列病例发现,4 名男性服用甲氧氯普胺 3～9 个月,每次服药后 PRL 水平升高,睾酮水平降低[68]。在一项研究中,包括 6 名服用苯妥英治疗癫痫发作的患者和 6 名未经治疗的癫痫发作患者作为对照,使用甲氧氯普胺检测垂体对 PRL 的正常反应[69],口服甲氧氯普胺 30 分钟后可诱导 PRL 增加 4 倍。

这种作用在健康的男性志愿者中也可观察到。在早期研究中,11 名健康志愿者服用甲氧氯普胺 6 周后,PRL 水平升高,而睾酮、黄体生成素、FSH 和促性腺激素对 GnRH 的反应没有受到影响[70,71]。笔者指出,在给药 4 周后,每名男性的精子总数降低,提示存在睾丸后效应。在另一项对 24 名健康男性的研究中[72],甲氧氯普胺使 PRL 水平增加,但对睾酮、FSH 或 LH 水平或精液各项指标都没有影响。4 名健康男性连续服用甲氧氯普胺日剂量 1 周后其血清 PRL 水平显著增加[73]。在一项对 9 名志愿者的研究中,给药 4 周后,PRL 水平增加,但精子总数也增加;在停药后两者均下降[74]。

在对 28 名无精症或严重少精子症伴轻中度睾丸衰竭和正常 PRL 水平的男性的一项早期研究中[75],与正常对照组相比,PRL 对甲氧氯普胺刺激的反应增强。随后对 13 例无精症或严重少精子症患者的研究也报告了类似的结果[76];睾酮和 DHT 水平低于对照组中 11 名精子正常的健康男性。在不育症男性中 PRL 对静脉注射甲氧氯普胺的反应明显增强。

对大鼠的研究也显示了这种作用。在一个研究小组进行的一系列试验中,大鼠腹腔注射约 1.7 倍 HED(所有给药途径)的甲氧氯普胺治疗 14 天可诱发高 PRL[77-80],PRL 水平升高,睾酮水平降低;生精小管上皮细胞中可观察到精原细胞和精母细胞的凋亡;生精小管和附睾中精子数量减少;前列腺侧叶雄激素受体密度增加;前列腺和附睾头上皮细胞异常。附睾精子的正常形态较低,直到停药后 66 天才恢复。然而,一项对 6 只犬口服约 HED(所有给药途径)的甲氧氯普胺 3 周的研究显示,其精液质量没有受到影响[81]。

13.5　羟基脲

　　羟基脲通过刺激成人胎儿血红蛋白的产生来治疗镰状细胞病。它是一种核糖核苷酸还原酶抑制剂，能破坏 DNA 合成，并在实验中用于细胞周期的 S 期以休眠细胞。

　　在一项对 44 名镰状细胞病患者的研究中[82]，对 108 份精液样本进行了评估，其中 76 份样本在接受羟基脲治疗前进行了评估。治疗前，34 名患者中 91% 的出现了精液质量异常。笔者指出，这些人并不能代表所有的镰状细胞病患者，因为只有那些患有严重疾病的患者才有可能接受这种治疗。羟基脲使 5 名治疗 2～10 年的患者精子总数下降（从治疗前的1.14 亿/毫升降至治疗期间的 700 万/毫升），精子总数下降的男性比例从治疗前 76 份样本的 40% 上升到治疗期间 5 人的 100%。在治疗期间及停药 1～5 年后对 4 名患者进行评估。只有一人恢复了正常的精液质量。

　　在一项研究中，大鼠单次静脉注射约低 HED（口服剂量）的羟基脲[83]；治疗后 24 小时，与溶媒对照组相比，放射性标记胸腺嘧啶进入睾丸组织 DNA 的量未发生变化。在另一项研究中，大鼠口服约 0.25 倍低HED（口服剂量）的羟基脲治疗 28 天，并在停药后 1 天、8 周和 16 周进行检查[84]。8 周时睾丸重量为对照组的 30%，第 16 周时重量仍保持在较低水平。停止治疗后第 2 天，生精小管直径较低，16 周时仍很低。

　　在小鼠中也报道了类似的损伤。在小鼠中筛选多种化合物致突变性的早期研究中，腹腔注射约 0.5 倍 HED（口服剂量）的羟基脲 5 天[85]，在给药后 1 周，具有异常形态的精子数量与溶媒对照组相比没有差异，但在第 4 周时出现大幅度增加，并且在约 HED 和更高剂量时，第 10 周仍能检测到异常形态。在另一项筛选 61 种化合物致突变性的研究中，小鼠使用1/8、1/4、1/5 和 1 LD_{50} 处理 35 天[86]，羟基脲也被确认可增加小鼠精子的异常形态。在另一项早期研究，小鼠单次静脉注射羟基脲，并在第 11、29和 56 天测定睾丸精子数[87]。当给予 0.1 倍 HED（口服剂量）和更高剂量的羟基脲时,在第 29 天可观察到精子数量减少,而当给予羟基脲剂量低于 12 倍 HED(口服剂量)时,在第 56 天观察到睾丸精子数量正常。该研究提示羟基脲在 HED 附近剂量时对分化精原细胞具有明显的损害风险,但对精原细胞干细胞没有损害。

随后的研究发现,低剂量的羟基脲对小鼠有显著的损害。在一项研究中,小鼠腹腔注射从 0.1 倍低 HED(口服剂量)到 1.2 倍高 HED(口服剂量)剂量范围内 6 个剂量中的一个剂量的羟基脲治疗 5 天,并在第 8 天和第 29 天进行评估[88]。在第 8 天,与溶媒对照组相比,最高剂量组的睾丸重量降低,但在第 29 天,所有剂量组的睾丸重量均降低。睾丸中单倍体和四倍体生殖细胞的数量在较高剂量组的第 8 天和所有剂量组的第 29 天均发生了改变。在第 8 天,与溶媒对照组相比,正常形态尾状附睾精子数量较少,并出现 DNA 碎片(通过 SCSA 检测)。但在羟基脲治疗第 29 天时,除最低剂量组外,其他剂量组中正常形态尾状附睾精子数量更少,DNA 碎片更高。在另一项研究中,小鼠腹腔注射低 HED(口服剂量)的羟基脲 5 天,并评估睾丸组织学形态[89]。在第 5 天,给药组小鼠的睾丸重量低于对照组,而在给药后 1 个月,睾丸重量降低 40%～45%。在第 5 天时可观察到部分生精小管破裂,直至给药后 10 天,半数治疗小鼠出现了生精小管萎缩区域。羟基脲导致睾丸内放射性标记胸腺嘧啶呈剂量依赖性减少。流式细胞仪检测到精子发生受阻,并持续至停药后 1 个月。从输精管收集的精子 DNA 碎片增加(通过 SCSA 检测)。在另一项研究中,小鼠单次腹腔注射以下 3 种剂量的羟基脲治疗:约 0.5 倍低 HED(口服剂量)、低 HED 或高 HED,给药后 2 天进行睾丸组织学检查[90]。尽管生精小管上皮组织结构完整,但大量精原细胞和早期精母细胞呈剂量依赖性凋亡。在睾丸 DNA 凝胶电泳中,特别是在高剂量时,可以看到明显的 DNA 梯状,提示凋亡的 DNA 降解。给药后 12 小时损伤最大,并在 48 小时恢复。在一项研究中,小鼠灌胃给予高 HED(口服剂量)的羟基脲治疗 4 周[91],与溶媒对照组相比,给药组小鼠睾丸重量较低,睾丸组织学显示睾丸 Sertoli 细胞空泡,并伴有精母细胞、精子细胞和精子丢失。睾酮和 FSH 水平正常,但黄体生成素水平较低。

在转基因镰状细胞小鼠的实验中，小鼠灌胃给予约 0.1 倍 HED（口服剂量）的羟基脲治疗 28 天，并在治疗前、治疗结束时和停药后 4 周进行评估[92]。与正常 ICR 小鼠相比，未用药的镰状细胞小鼠睾丸重量、睾酮水平和附睾尾部精子浓度、运动能力和正常形态均明显降低。羟基脲治疗可使睾丸重量和睾酮水平进一步降低直至治疗结束。在停止治疗后第 4周，睾丸重量、睾酮水平、附睾重量以及精子浓度和精子活力均显著降低。

13.6　二甲双胍

二甲双胍主要用于治疗 2 型糖尿病，减少肝糖异生。二甲双胍可降低多囊卵巢综合征女性患者的睾酮水平，这种内分泌效应也存在于男性中[93]。正如我们在前面章节所提到的，糖尿病、性功能减退与男性不育之间有关联[94-97]。

一些研究小组还没有发现二甲双胍对男性生殖的任何影响。在一项对无糖尿病的肥胖男性的临床研究中，10 名患者接受二甲双胍治疗 3 个月[98]。治疗结束时，二甲双胍组与安慰剂组的睾酮、雄烯二酮或脱氢表雄酮水平均无差异。在一项对 2 型糖尿病患者的横断面临床研究中，89 名男性服用二甲双胍，84 名男性未服用该药，两组患者的睾酮、FSH、LH、雌二醇、黄体酮和 PRL 水平相当[99]。在一项对 15 名未经治疗的 2 型糖尿病患者的研究中，患者服用二甲双胍治疗 4.5 周[100]。基线水平与治疗后睾酮、游离睾酮、FSH、LH、SHBG 或 DHEAS 水平之间无差异；黄体酮水平略有增加（从 3.5 纳摩尔/升到 3.7 纳摩尔/升）。

一项针对 40 名肥胖男性的研究中，其中一半为 2 型糖尿病患者，在使用二甲双胍治疗前和治疗 3 个月后进行评估，糖尿病组男性的睾酮水平下降，而对照组肥胖男性中游离睾酮水平下降和 SHBG 升高，两组的促性腺激素和 DHEAS 水平均无变化[101]。在该小组进行的一项早期研究中，12 名健康男性使用二甲双胍治疗 2 周[102]。这些男性的睾酮、游离睾酮和黄体酮水平显著下降，而 SHBG 和 DHEAS 水平升高。笔者注意到糖尿病男性在基线时的内分泌水平是异常的,包括低睾酮水平,这可能解释了他们在健康男性和糖尿病男性之间观察到的反应差异。

二甲双胍也已被证明可以改善精液质量。在一项对 45 名患有代谢综合征但不伴有 2 型糖尿病的不孕不育男性的研究中,二甲双胍治疗 6 个月可降低 SHBG 和雌二醇水平,提高 LH、睾酮和游离睾酮水平,并能提高精子浓度、运动能力和正常形态[103]。

与人类的研究类似,二甲双胍不会持续导致雄性大鼠的生殖缺陷。在一项研究中,糖尿病(链佐星诱导)和非糖尿病大鼠口服约 1 倍或 3 倍 HED(口服剂量)的二甲双胍治疗 4 或 8 周,并在治疗后进行评估[104]。两种剂量组中附睾尾部精子计数、运动能力、正常形态、谷胱甘肽活性或脂质过氧化与溶媒对照组相比均无差异。在另一项对链佐星诱导的糖尿病大鼠的研究中[105],与未经治疗的糖尿病大鼠相比,口服约 HED 的二甲双胍治疗 6 周的大鼠,其睾丸、附睾和精囊重量显著改善;睾酮水平正常。

另一些研究发现二甲双胍对大鼠的毒性。当大鼠灌胃给予约 0.2 倍 HED(口服剂量)的二甲双胍 21 天[106],与溶媒对照组相比,二甲双胍对睾丸重量没有影响。但是,也发现了缺陷:输精管变性和精子细胞脱落;附睾精子数量和运动能力下降;睾丸脂质过氧化水平升高;以及 SOD、过氧化氢酶和 GSH 活性改变。

总之,大鼠模型中的情况与人类相似。二甲双胍对糖尿病大鼠的精液质量无不良影响,而健康大鼠即使在使用低剂量的二甲双胍时,也可观察到精子生成受阻。

13.7 米非司酮

米非司酮也被称为流产剂 RU-486,可以长期用于治疗 2 型糖尿病或葡萄糖不耐受的内源性库欣综合征患者的高血糖症。米非司酮是黄体酮和糖皮质激素受体的竞争性拮抗剂,可在体外抑制精子顶体反应[107]。米非司酮也可与雄激素受体结合,但亲和力较低。患有库欣综合征的男性通常由于高皮质醇血症而使睾酮水平较低，而高皮质醇血症是该疾病的特征之一。因此，在不孕评估期间的患者可能从米非司酮治疗中获得生殖益处，即恢复黄体生成素和睾酮的分泌。

在对大鼠的一项研究中，相比溶媒对照组，皮下注射约 HED（口服剂量）的米非司酮 8 天可使睾酮和黄体生成素水平降低，FSH 水平升高[108]。在 9 天实验过程中的第 3 天首次评估时观察到了这些变化。在一项筛选研究中，雄性大鼠通过腹腔注射米非司酮治疗 15 天，然后进行评估[109]。与溶媒对照组相比，药物治疗组动物在最高剂量即约为高 HED（口服剂量）时的附睾和精囊重量较低。睾酮、DHT、雌二醇和 PRL 没有受到影响，但在中、高水平 HEDs（口服剂量）时，LH 和 FSH 水平较高。尽管这些结果增加了米非司酮对雄性生殖产生负面影响的可能性，但健康大鼠中的反应与服用米非司酮治疗疾病的人群的相关性不大。

13.8　丙硫氧嘧啶、甲巯咪唑、左旋甲状腺素、三碘甲状腺原氨酸

用于治疗甲状腺功能减退或甲状腺功能亢进的药物，除非导致甲状腺激素水平失衡，否则是没有性腺毒性的。男性生殖系统对甲状腺激素水平高度敏感，并且男性不育可导致甲状腺功能减退或甲状腺功能亢进[110-113]。这些药物应该是一个危险信号，提醒临床医生在患者尝试怀孕期间需要密切监测其甲状腺激素水平。

13.9　类视黄醇

一个世纪以前我们就已经知道维生素 A 对于维持正常男性的生殖功能是必需的。目前已知维生素 A 在体内的活性形式是全反式视黄酸（RA）。RA 作用于细胞核 RA 受体，调控靶基因转录。RA 对于未分化精原细胞

向分化的精原细胞的转化以及使生精上皮周期与生精小管长度同步是必需的[114,115]。而附睾上皮细胞分泌的 RA 结合蛋白是正常精子成熟所必需的[116]。在一项研究中,24 名男性自愿提供精液样本,并在阴囊或阴茎手术中行睾丸组织活检。结果显示,7 名精液异常的男性睾丸中 13-顺式 RA 明显较精液正常组低,而两组的生殖激素水平相当[117]。

虽然内源性视黄醇在精子发生和睾丸后期成熟中是必需的,但是如果药物引起视黄醇水平过高,则说明这些药物具有生殖毒性。合成的第二代维 A 酸类物质异维 A 酸(13-顺式 RA),阿维 A,芳香维 A 酸常通过口服用于治疗严重的痤疮、银屑病和其他增生性皮肤病。在一项对患者或健康志愿者的小型研究中,结果表明使用阿维 A[118,119]、阿维 A 酯[120] 或异维 A 酸[120,121]治疗的男性中生殖激素和精液质量没有差异或影响极小。

两项研究报道了维 A 酸类药物对内分泌的影响。在一项研究中,6 名男性口服异维 A 酸治疗痤疮[122],睾酮或 DHT 水平均无明显变化。皮肤雄激素受体的数量未发生改变,但雄激素受体的结合能力下降了 2.6 倍。在另一项研究中,30 名男性和 75 名女性使用异维 A 酸治疗痤疮 3 个月[123]后,睾酮、LH 和 PRL 水平下降,而 FSH 和 DHEAS 水平保持稳定。

几项啮齿类动物中的研究证明这些药物对睾丸组织基本没有影响[124-126]。在一项研究中,大鼠分别口服灌胃 HED(口服剂量)范围内两种剂量的异维 A 酸治疗 21 天[127]。治疗 21 天后,与对照组相比,高剂量异维 A 酸组中生精细胞凋亡率较高,细胞周期蛋白 D1 和 p53 的表达减少,而这 2 种蛋白对细胞周期调控非常重要。

13.10   他汀类药物

他汀类药物降低血清胆固醇被认为具有生殖毒性,有以下两个原因:(1)睾酮类固醇生成可能减少;(2)胆固醇中精子细胞膜含量极高,占人体膜脂质总量的 50%。相反,血脂异常与精液质量下降和不孕症有关[128,129],提示他汀类可能改善生殖结局。

多数研究结果显示这些药物令人放心，仅使睾酮水平稍有降低。在最近的一项纳入 5 个 RPCT 包含 550 名男性的荟萃分析中，使用洛伐他汀、辛伐他汀或普伐他汀治疗的男性睾酮水平平均降低 19 纳克/分升（95％置信区间：4～34 纳克/分升）[130]。在最近的另一项研究中，在使用瑞舒伐他汀治疗前、治疗 6 个月后及停药后 6 个月对 151 名 2 型糖尿病的男性患者进行评估[131]，其游离睾酮水平下降，之后又恢复正常。

在一项纵向研究中，30 只雄性犬接受约 3 倍～40 倍 HED（口服剂量）的阿托伐他汀一年后，结果发现治疗组和对照组的精液质量无差异[132]。这个研究组同样研究了雄性大鼠口服灌胃药理剂量的阿托伐他汀治疗，与安慰剂组相比，其生殖器官重量、附睾精子质量、性行为、生育能力或胎儿丢失率均无差异[133]。在更早期的一项研究中，高胆固醇血症雄性大鼠表现出睾丸重量减少、附睾精子质量和生育能力下降，给予约 HED（口服剂量）的辛伐他汀治疗 30 天后[134]，所有生育能力指标恢复到血脂正常对照组的水平。

参考文献

［1］Wang C，Wong KL，Lam KC，Lai CL. Ranitidine does not affect gonadal function in man. Br J Clin Pharmacol. 1983；16：430‑2. PMID：6313029.

［2］Savarino V，Giusti M，Scalabrini P，Bessarione D，Magnolia MR，Percario G，Celle G. Famotidine has no significant effect on gonadal function in man. Gastroenterol Clin Biol. 1988；12：19‑22. PMID：3127266.

［3］Dammann HG，Bethke T，Burkhardt F，Wolf N，Khalil H，Luehmann R. Effects of pantoprazole on endocrine function in healthy male volunteers. Aliment Pharmacol Ther. 1994；8：549‑54. PMID：7865648.

［4］Van Thiel DH，Gavaler JS，Smith WI Jr，Paul G. Hypothalamic-pituitary-gonadal dysfunction in men using cimetidine. N Engl J Med. 1979；300：1012‑5. PMID：431595.

［5］Van Thiel DH，Gavaler JS，Smith WI Jr，Paul G. Hypothalamic-pituitary-gonadal dysfunction in men using cimetidine. N Engl J Med. 1979；300：1012‑5. PMID：431595.

［6］Carlson HE，Ippoliti AF，Swerdloff RS. Endocrine effects of acute and chronic cimetidine administration. Dig Dis Sci. 1981；26：428‑32. PMID：7018862.

［7］Spona J，Weisz W，Rüdiger E，Hentschel E，Schütze K，Reichel W，Kerstan E，Wewalka F，Lochs H. Hormone serum levels during oral cimetidine treatment of patients with peptic ulcers. Hepatogastroenterology. 1981；28：165‑8. PMID：6788664.

［8］Spona J，Weiss W，Rüdiger E，Hentschel E，Schütze K，Reichel W，Kerstan E，Pötzi RR，Lochs H. Effects of low and high dose oral cimetidine on hormone serum levels in patients with peptic ulcers. Endocrinol Exp. 1987; 21: 149 - 57. PMID: 3111837.

[9] Walt RP, LaBrooy SJ, Avgerinos A, Oehr T, Riley A, Misiewicz JJ. Investigations on the penetration of ranitidine into the cerebrospinal fluid and a comparison of the effects of ranitidine and cimetidine on male sex hormones. Scand J Gastroenterol Suppl. 1981; 69: 19 - 25. PMID: 6119778.

[10] Peden NR, Boyd EJ, Browning MC, Saunders JH, Wormsley KG. Effects of two histamine H2-receptor blocking drugs on basal levels of gonadotrophins, prolactin, testosterone and oestradiol-17 beta during treatment of duodenal ulcer in male patients. Acta Endocrinol. 1981a; 96: 564 - 8. PMID: 6259865.

[11] Peden NR, Boyd EJ, Saunders JH, Wormsley KG. Ranitidine in the treatment of duodenal ulceration. Scand J Gastroenterol. 1981b; 16: 325 - 9. PMID: 16435471.

[12] Valk TW, England BG, Marshall JC. Effects of cimetidine on pituitary function: alterations in hormone secretion profles. Clin Endocrinol (Oxf). 1981; 15: 139 - 49. PMID: 7307288.

[13] Grainger SL, Nanjee MN, Thompson RP, Miller NE. Effects of cimetidine and ranitidine on plasma high-density lipoprotein subclasses in humans. Pharmacology. 1988; 36: 420 - 6. PMID: 3138701.

[14] Scobie IN, Saunders J, Barnes GD, Hoad J, Wheeler MJ, Lowry C, Sonksen PH, Amphlett G, Riley AJ. A comparative study of the effects of ranitidine and cimetidine on carbohydrate tolerance, growth hormone secretion and the hypothalamic-pituitary-gonadal axis in man. Curr Med Res Opin. 1986; 10: 285 - 90. PMID: 3545685.

[15] Colle M, Ruedas E, Cazenave J, Auzerie J, Basilisco G, Camboni G, Manara L. Plasma prolactin, sex steroids and gastrin in human volunteers treated for 2 weeks with therapeutic doses of cimetidine or the new histamine H2-receptor antagonist ramixotidine (CM 57755A). Eur J Clin Pharmacol. 1988; 35: 529 - 34. PMID: 2906873.

[16] Bohnet HG, Greiwe M, Hanker JP, Aragona C, Schneider HP. Effects of cimetidine on prolactin, LH, and sex steroid secretion in male and female volunteers. Acta Endocrinol (Copenh). 1978; 88: 428 - 34. https://doi.org/10.1530/acta.0.0880428. PMID: 354298.

[17] Knigge U, Dejgaard A, Wollesen F, Ingerslev O, Bennett P, Christiansen PM. The acute and long term effect of the H2-receptor antagonists cimetidine and ranitidine on the pituitary-gonadal axis in men. Clin Endocrinol (Oxf). 1983; 18: 307 - 13. https://doi.org/10.1111/j.1365 - 2265.1983. tb03216.x. PMID: 6134597.

[18] Wang C, Lai CL, Lam KC, Yeung KK. Effect of cimetidine on gonadal function in man. Br J Clin Pharmacol. 1982; 13: 791 - 4. PMID: 6807332.

[19] Van Thiel DH, Gavaler JS, Smith WI Jr, Paul G. Hypothalamic-pituitary-gonadal dysfunction in men using cimetidine. N Engl J Med. 1979; 300: 1012 - 5. PMID: 431595.

[20] Van Thiel DH, Gavaler JS, Heyl A, Susen B. An evaluation of the anti-androgen effects associated with H2 antagonist therapy. Scand J Gastroenterol Suppl. 1987; 136: 24 - 8. PMID: 2892252.

[21] Funder JW, Mercer JE. Cimetidine, a histamine H2 receptor antagonist, occupies androgen receptors. J Clin Endocrinol Metab. 1979; 48: 189 - 91. PMID: 429472.

[22] Pinelli P, Trivulzio S, Colombo R, Cocchi D, Faravelli R, Caviezel F, Galmozzi G, Cavallaro R. Antiprostatic effect of cimetidine in rats. Agents Actions. 1987; 22: 197 - 201. PMID: 3445815.

[23] Baba S, Paul HJ, Pollow K, Janetschek G, Jacobi GH. In vivo studies on the antiandrogenic effects of cimetidine versus cyproterone acetate in rats. Prostate. 1981; 2: 163 - 74. PMID: 6458024.

[24] Sasso-Cerri E, Giovanoni M, Hayashi H, Miraglia SM. Morphological alterations and intratubular lipid inclusions as indicative of spermatogenic damage in cimetidine-treated rats. Arch Androl. 2001; 46: 5 - 13. PMID: 11204617.

[25] Sasso-Cerri E, Miraglia SM. In situ demonstration of both TUNEL-labeled germ cell and Sertoli cell in the cimetidine-treated rats. Histol Histopathol. 2002; 17: 411 - 7. PMID: 11962745.

[26] Sasso-Cerri E. Enhanced ERbeta immunoexpression and apoptosis in the germ cells of cimetidine-treated rats. Reprod Biol Endocrinol. 2009; 7: 127. https://doi.org/10.1186/1477 - 7827 - 7 - 127. PMID: 19922658.

[27] França LR, Leal MC, Sasso-Cerri E, Vasconcelos A, Debeljuk L, Russell LD. Cimetidine (Tagamet) is a reproductive toxicant in male rats affecting peritubular cells. Biol Reprod. 2000; 63: 1403 - 12. https://doi.org/10.1095/biolreprod63.5.1403. PMID: 11058545.

[28] Koshimizu JY, Beltrame FL, de Pizzol JP Jr, Cerri PS, Caneguim BH, Sasso-Cerri E. NF-kB overexpression and decreased immunoexpression of AR in the muscular layer is related to structural damages and apoptosis in cimetidine-treated rat vas deferens. Reprod Biol Endocrinol. 2013; 11: 29. https://doi.org/10.1186/1477 - 7827 - 11 - 29. PMID: 23570504.

[29] Beltrame FL, Yamauti CT, Caneguim BH, Cerri PS, Miraglia SM, Sasso-Cerri E. Cimetidineinduced vascular cell apoptosis impairs testicular microvasculature in adult rats. Histol Histopathol. 2012; 27: 1343 - 51. PMID: 22936453.

[30] Hamid Q, Hamid S, Minhas LA, Gul A. Influence of cimetidine and bromocriptine on prolactin levels in rat fertility. Int J Physiol Pathophysiol Pharmacol. 2009; 1: 33 - 40. PMID: 21383876.

[31] Aprioku JS, Ibeachu C, Amah-Tariah FS. Differential effects of H2 receptor antagonists on male reproductive function and hepatic enzymes in Wistar rats. Asian J Biomed Pharm Sci. 2014; 4: 1 - 6. 10.15272/ajbps.v4i28.423.

[32] Gill M, Sareen ML, Sanyal SN. Effect of H2-receptor antagonists, cimetidine and ranitidine on reproductive functions in male mice. Indian J Exp Biol. 1991; 29: 900 - 6. PMID: 1667645.

[33] Haimov-Kochman R, Ben-Chetrit E. The effect of colchicine treatment on sperm production and function: a review. Hum Reprod. 1998; 13: 360 - 2. PMID: 9557838.

[34] Yu TF, Gutman AB. Effcacy of colchicine prophylaxis in gout. Prevention of recurrent gouty arthritis over a mean period of fve years in 208 gouty subjects. Ann Intern Med. 1961; 55: 179 - 92. PMID: 13787543.

[35] Bremner WJ, Paulsen CA. Colchicine and testicular function in man. N Engl J Med. 1976; 294: 1384 - 5. https://doi.org/10.1056/NEJM197606172942508. PMID: 1264178.

[36] Levy M, Yaffe C. Testicular function in patients with familial Mediterranean fever on long-term colchicine treatment. Fertil Steril. 1978; 29: 667 - 8. PMID: 658478.

[37] Fukutani K, Ishida H, Shinohara M, Minowada S, Niijima T, Hijikata K, Izawa Y. Suppression of spermatogenesis in patients with Behçet's disease treated with cyclophosphamide and colchicine. Fertil Steril. 1981; 36: 76 - 80. PMID: 6788612.

[38] Sarica K, Süzer O, Gürler A, Baltaci S, Ozdiler E, Dinçel C. Urological evaluation of Behçet patients and the effect of colchicine on fertility. Eur Urol. 1995; 27: 39 - 42. PMID: 7744140.

[39] Kallio M, Sjöblom T, Lähdetie J. Effects of vinblastine and colchicine on male rat meiosis in vivo: disturbances in spindle dynamics causing micronuclei and metaphase arrest. Environ Mol Mutagen. 1995; 25: 106 - 17. PMID: 7698104.

[40] Wyrobek AJ, Bruce WR. Chemical induction of sperm abnormalities in mice. Proc Natl

Acad Sci U S A. 1975; 72: 4425 - 9. PMID: 1060122.

[41] Bruce WR, Heddle JA. The mutagenic activity of 61 agents as determined by the micronucleus, Salmonella, and sperm abnormality assays. Can J Genet Cytol. 1979; 21: 319 - 34. PMID: 393369.

[42] Leopardi P, Zijno A, Bassani B, Pacchierotti F. In vivo studies on chemically induced aneuploidy in mouse somatic and germinal cells. Mutat Res. 1993; 287: 119 - 30. PMID: 7683378.

[43] Xu W, Ziqing L, Yinrun D, Xiaoyan W, Jinglun X. Tripterygium hypoglaucum (level) Hutch induces aneuploidy of chromosome 8 in mouse bone marrow cells and sperm. Mutagenesis. 2004; 19: 379 - 82. PMID: 15388810.

[44] Attia SM. Molecular cytogenetic evaluation of the aneugenic effects of teniposide in somatic and germinal cells of male mice. Mutagenesis. 2012; 27: 31 - 9. https://doi.org/10.1093/mutage/ger051. PMID: 21821840.

[45] Schmid TE, Xu W, Adler ID. Detection of aneuploidy by multicolor FISH in mouse sperm after in vivo treatment with acrylamide, colchicine, diazepam or thiabendazole. Mutagenesis. 1999; 14: 173 - 9. https://doi.org/10.1093/mutage/14.2.173. PMID: 10229918.

[46] Adler ID, Schmid TE, Baumgartner A. Induction of aneuploidy in male mouse germ cells detected by the sperm-FISH assay: a review of the present data base. Mutat Res. 2002; 504: 173 - 82. https://doi.org/10.1016/S0027 - 5107(02)00090 - 8. PMID: 12106657.

[47] Huang WP, Ho HC. Role of microtubule-dependent membrane traffcking in acrosomal biogenesis. Cell Tissue Res. 2006; 323: 495 - 503. PMID: 16341711.

[48] Vogl AW, Vaid KS, Guttman JA. The Sertoli cell cytoskeleton. Adv Exp Med Biol. 2008; 636: 186 - 211. https://doi.org/10.1007/978 - 0 - 387 - 09597 - 4_11. PMID: 19856169.

[49] Tang EI, Lee WM, Cheng CY. Coordination of actin and microtubule-based cytoskeletons supports transport of spermatids and residual bodies/phagosomes during spermatogenesis in the rat testis. Endocrinology. 2016; 157: 1644 - 59. https://doi.org/10.1210/en.2015 - 1962. PMID: 26894662.

[50] Vogl AW, Linck RW, Dym M. Colchicine-induced changes in the cytoskeleton of the goldenmantled ground squirrel (Spermophilus lateralis) Sertoli cells. Am J Anat. 1983; 168: 99 - 108. PMID: 6637858.

[51] Allard EK, Johnson KJ, Boekelheide K. Colchicine disrupts the cytoskeleton of rat testis seminiferous epithelium in a stage-dependent manner. Biol Reprod. 1993; 48: 143 - 53. PMID: 8418902.

[52] Russell LD, Malone JP, MacCurdy DS. Effect of the microtubule disrupting agents, colchicine and vinblastine, on seminiferous tubule structure in the rat. Tissue Cell. 1981; 13: 349 - 67. PMID: 7314074.

[53] Correa LM, Nakai M, Strandgaard CS, Hess RA, Miller MG. Microtubules of the mouse testis exhibit differential sensitivity to the microtubule disruptors Carbendazim and colchicine. Toxicol Sci. 2002; 69: 175 - 82. PMID: 12215672.

[54] Breton S, Nsumu NN, Galli T, Sabolic I, Smith PJ, Brown D. Tetanus toxin-mediated cleavage of cellubrevin inhibits proton secretion in the male reproductive tract. Am J Physiol Renal Physiol. 2000; 278: F717 - 25. PMID: 10807583.

[55] Klotz JL. Activities and effects of ergot alkaloids on livestock physiology and production. Toxins (Basel). 2015; 7: 2801 - 21. https://doi.org/10.3390/toxins7082801. PMID: 26226000.

[56] Gallagher GR, Senger PL. Effect of phenylephrine, ergonovine, oxytocin and norepinephrine as an extender ingredient on viability of bovine spermatozoa. J Anim Sci. 1989; 67: 1573 - 6.

PMID: 2768116.

[57] Wang H, Looper ML, Johnson ZB, Rorie RW, Rosenkrans CF Jr. Involvement of signaling pathways in bovine sperm motility, and effect of ergot alkaloids. In Vitro Cell Dev Biol Anim. 2009; 45: 483 - 9. https://doi.org/10.1007/s11626 - 009 - 9191 - 8. PMID: 19452232.

[58] Schuenemann GM, Edwards JL, Davis MD, Blackmon HE, Scenna FN, Rohrbach NR, Saxton AM, Adair HS, Hopkins FM, Waller JC, Schrick FN. Effects of administration of ergotamine tartrate on fertility of yearling beef bulls. Theriogenology. 2005; 63: 1407 - 18. https://doi.org/10.1016/j.theriogenology.2004.07.014. PMID: 15725447.

[59] Filipov NM, Thompson FN, Tsunoda M, Sharma RP. Region-specifc decrease of dopamine and its metabolites in brains of mice given ergotamine. J Toxicol Environ Health A. 1999; 56: 47 - 58. https://doi.org/10.1080/009841099158222. PMID: 9923753.

[60] Haddjeri N, Seletti B, Gilbert F, de Montigny C, Blier P. Effect of ergotamine on serotoninmediated responses in the rodent and human brain. Neuropsychopharmacology. 1998; 19: 365 - 80. https://doi.org/10.1016/S0893 - 133X(98)00038 - 4. PMID: 9778659.

[61] Munjack DJ, Kanno PH. Retarded ejaculation: a review. Arch Sex Behav. 1979; 8: 139 - 50. PMID: 112949.

[62] Fujino T, Kato H, Yamashita S, Aramaki S, Morioka H, Koresawa M, Miyauchi F, Toyoshima H, Torigoe T. Effects of domperidone on serum prolactin levels in human beings. Endocrinol Jpn. 1980; 27: 521 - 5. PMID: 7460861.

[63] Sowers JR, Sharp B, McCallum RW. Effect of domperidone, an extracerebral inhibitor of dopamine receptors, on thyrotropin, prolactin, renin, aldosterone, and 18-hydroxycorticosterone secretion in man. J Clin Endocrinol Metab. 1982; 54: 869 - 71. https://doi.org/10.1210/jcem-54 - 4 - 869. PMID: 7037817.

[64] McCallum RW, Sowers JR, Hershman JM, Sturdevant RA. Metoclopramide stimulates prolactin secretion in man. J Clin Endocrinol Metab. 1976; 42: 1148 - 52. https://doi.org/10.1210/jcem-42 - 6 - 1148. PMID: 777023.

[65] Tamagna EI, Lane W, Hershman JM, Carlson HE, Sturdevant RA, Poland RE, Rubin RT. Effect of chronic metoclopramide therapy on serum pituitary hormone concentrations. Horm Res. 1979; 11: 161 - 9. PMID: 574121.

[66] Jecht E, Kleissl HP, Pache U. Short-term increase of sperm output under metoclopramide administration. Int J Androl. 1981; 4: 49 - 54. PMID: 7203692.

[67] Nakagawa K, Obara T, Matsubara M, Kubo M. Relationship of changes in serum concentrations of prolactin and testosterone during dopaminergic modulation in males. Clin Endocrinol (Oxf). 1982; 17: 345 - 52. PMID: 6814794.

[68] Tamagna EI, Lane W, Hershman JM, Carlson HE, Sturdevant RA, Poland RE, Rubin RT. Effect of chronic metoclopramide therapy on serum pituitary hormone concentrations. Horm Res. 1979; 11: 161 - 9. PMID: 574121.

[69] Elwes RD, Dellaportas C, Reynolds EH, Robinson W, Butt WR, London DR. Prolactin and growth hormone dynamics in epileptic patients receiving phenytoin. Clin Endocrinol (Oxf). 1985; 23: 263 - 70. PMID: 4075538.

[70] Falaschi P, Frajese G, Sciarra F, Rocco A, Conti C. Influence of hyperprolactinaemia due to metoclopramide on gonadal function in men. Clin Endocrinol (Oxf). 1978; 8: 427 - 33. PMID: 647993.

[71] Rocco A, Falaschi P, Pompei P, D'Urso R, Frajese G. Reproductive parameters in prolactinaemic men. Arch Androl. 1983; 10: 179 - 83. PMID: 6134501.

[72] Gräf KJ, Schmidt-Gollwitzer M, Horowski R, Dorow R. Effect of metoclopramide and

lisuride on hypophyseal and gonadal function in men. Clin Endocrinol (Oxf). 1982; 17; 243 - 51. PMID; 6819898.

[73] Healy DL, Burger HG. Sustained elevation of serum prolactin by metoclopramide; a clinical model of idiopathic hyperprolactinemia. J Clin Endocrinol Metab. 1978; 46; 709 - 14. https://doi.org/10.1210/jcem-46 - 5 - 709. PMID; 122286.

[74] Jecht E, Kleissl HP, Pache U. Short-term increase of sperm output under metoclopramide administration. Int J Androl. 1981; 4; 49 - 54. PMID; 7203692.

[75] Spitz IM, LeRoith D, Livshin Y, Zylber-Haran E, Trestian S, Laufer N, Ron M, Palti Z, Schenker J. Exaggerated prolactin response to thyrotropin-releasing hormone and metoclopramide in primary testicular failure. Fertil Steril. 1980; 34; 573 - 80. PMID; 6778717.

[76] Baranowska B, Jeske W, Niewiadomska A, Rozbicka G, Walczak L, Zgliczynski S. Enhanced serum prolactin concentration after metoclopramide stimulation in idiopathic oligozoospermia and azoospermia. Andrologia. 1983; 15 Spec No; 554 - 9. https://doi.org/10.1111/j.1439 - 0272.1983. tb00211.x. PMID; 6421192.

[77] Laszczyńska M, Rózewicka L, Kuchnio M, Piasecka M, Marchlewicz M. Evaluation of spermatozoa of the rat in hyperprolactinaemia induced by metoclopramide. Andrologia. 1992; 24; 101 - 8. https://doi.org/10.1111/j.1439 - 0272.1992.tb02618.x. PMID; 1605398.

[78] Laszczyńska M, Słuczanowska-Głabowska S, Piasecka M, Skowron J, Debińska-Szymańska T. Germ cells with nuclear DNA fragmentation related to apoptotic cells in rat testis in experimental hyperprolactinemia induced by metoclopramide. Folia Histochem Cytobiol. 2002; 40; 163 - 4. PMID; 12056626.

[79] Słuczanowska-Głabowska S, Laszczyńska M, Wylot M, Piasecka M, Kram A. The expression of androgen receptors in the epithelial cells of the rat prostate lateral lobe in experimental hyperprolactinaemia; a morphological and immunohistochemical study. Folia Morphol. 2003; 62; 501 - 3. PMID; 14655152.

[80] Słuczanowska-Głabowska S, Laszczyńska M, Głabowski W, Wylot M. Morphology of the epithelial cells and expression of androgen receptor in rat prostate dorsal lobe in experimental hyperprolactinemia. Folia Histochem Cytobiol. 2006; 44; 25 - 30. PMID; 16584088.

[81] Koivisto MB, Eschricht F, Urhausen C, Hoppen HO, Beyerbach M, Oei CH, Günzel-Apel AR. Effects of short-term hyper- and hypoprolactinaemia on hormones of the pituitary, gonad and -thyroid axis and on semen quality in male Beagles. Reprod Domest Anim. 2009; 44(Suppl 2); 320 - 5. https://doi.org/10.1111/j.1439 - 0531.2009.01425.x. PMID; 19754595.

[82] Berthaut I, Guignedoux G, Kirsch-Noir F, de Larouziere V, Ravel C, Bachir D, Galactéros F, Ancel PY, Kunstmann JM, Levy L, Jouannet P, Girot R, Mandelbaum J. Influence of sickle cell disease and treatment with hydroxyurea on sperm parameters and fertility of human males. Haematologica. 2008; 93; 988 - 93. https://doi.org/10.3324/haematol.11515. PMID; 18508803.

[83] Lambert B, Eriksson G. Effects of cancer chemotherapeutic agents on testicular DNA synthesis in the rat. Evaluation of a short-term test for studies of the genetic toxicity of chemicals and drugs in vivo. Mutat Res. 1979; 68; 275 - 89. PMID; 117358.

[84] Saalu LC, Jewo PI, Yama OE, Oguntola JA. Evaluation of the histomorphometric evidences of hydroxyurea-induced testicular cytotoxicity in Sprague-Dawley rat. J Pharmacol Toxicol. 2011; 6; 409 - 17. https://doi.org/10.3923/jpt.2011.409.417.

[85] Wyrobek AJ, Bruce WR. Chemical induction of sperm abnormalities in mice. Proc Natl Acad Sci U S A. 1975; 72; 4425 - 9. PMID; 1060122.

［86］ Bruce WR, Heddle JA. The mutagenic activity of 61 agents as determined by the micronucleus, Salmonella, and sperm abnormality assays. Can J Genet Cytol. 1979; 21: 319 - 34. PMID: 393369.

［87］ Lu CC, Meistrich ML. Cytotoxic effects of chemotherapeutic drugs on mouse testis cells. Cancer Res. 1979; 39: 3575 - 82. PMID: 476683.

［88］ Evenson DP, Jost LK. Hydroxyurea exposure alters mouse testicular kinetics and sperm chromatin structure. Cell Prolif. 1993; 26: 147 - 59. https://doi.org/10.1111/j.1365 - 2184.1993.tb00015.x.PMID: 8471672.

［89］ Wiger R, Hongslo JK, Evenson DP, De Angelis P, Schwarze PE, Holme JA. Effects of acetaminophen and hydroxyurea on spermatogenesis and sperm chromatin structure in laboratory mice. Reprod Toxicol. 1995; 9: 21 - 33. PMID: 8520128.

［90］ Shin JH, Mori C, Shiota K. Involvement of germ cell apoptosis in the induction of testicular toxicity following hydroxyurea treatment. Toxicol Appl Pharmacol. 1999; 155: 139 - 49. https://doi.org/10.1006/taap.1998.8593. PMID: 10053168.

［91］ Gu L, Xiong WT, Wang C, Sun HX, Li GF, Liu X. Cistanche deserticola decoction alleviates the testicular toxicity induced by hydroxyurea in male mice. Asian J Androl. 2013; 15: 838 - 40. https://doi.org/10.1038/aja.2013.73. PMID: 23817499.

［92］ Jones KM, Niaz MS, Brooks CM, Roberson SI, Aguinaga MP, Hills ER, Rice VM, Bourne P, Bruce D, Archibong AE. Adverse effects of a clinically relevant dose of hydroxyurea used for the treatment of sickle cell disease on male fertility endpoints. Int J Environ Res Public Health. 2009; 6: 1124 - 44. https://doi.org/10.3390/ijerph6031124. PMID: 19440437.

［93］ Ferreira C, Sousa M, Rabaça A, Oliveira PF, Alves MG, Sá R. Impact of metformin on male reproduction. Curr Pharm Des. 2015; 21: 3621 - 33. PMID: 26166607.

［94］ Traish AM, Guay A, Feeley R, Saad F. The dark side of testosterone defciency: I. Metabolic syndrome and erectile dysfunction. J Androl. 2009; 30: 10 - 22. https://doi.org/10.2164/jandrol.108.005215. PMID: 18641413.

［95］ Kasturi SS, Tannir J, Brannigan RE. The metabolic syndrome and male infertility. J Androl. 2008; 29: 251 - 9. https://doi.org/10.2164/jandrol.107.003731. PMID: 18222914.

［96］ Eisenberg ML, Li S, Cullen MR, Baker LC. Increased risk of incident chronic medical conditions in infertile men: analysis of United States claims data. Fertil Steril. 2015b; 105: 629 - 36. https://doi.org/10.1016/j.fertnstert.2015.11.011. PMID: 26674559.

［97］ Glazer CH, Bonde JP, Giwercman A, Vassard D, Pinborg A, Schmidt L, Vaclavik Bräuner E. Risk of diabetes according to male factor infertility: a register-based cohort study. Hum Reprod. 2017; 32: 1474 - 81. https://doi.org/10.1093/humrep/dex097. PMID: 28486688.

［98］ Oleandri SE, Maccario M, Rossetto R, Procopio M, Grottoli S, Avogadri E, Gauna C, Ganzaroli C, Ghigo E. Three-month treatment with metformin or dexfenfluramine does not modify the effects of diet on anthropometric and endocrine-metabolic parameters in abdominal obesity. J Endocrinol Invest. 1999; 22: 134 - 40. PMID: 10195381.

［99］ Shen Y, Liu F, Li Q, Tang J, Zheng T, Lu F, Lu H, Jia W. The gonadal hormone regulates the plasma lactate levels in type 2 diabetes treated with and without metformin. Diabetes Technol Ther. 2012; 14: 469 - 74. https://doi.org/10.1089/dia.2011.0275. PMID: 22524632.

［100］ Shegem NS, Alsheek Nasir AM, Batieha AM, El-Shanti H, Ajlouni KM. Effects of short term metformin administration on androgens in diabetic men. Saudi Med J. 2004; 25: 75 - 8. PMID: 14758385.

［101］ Ozata M, Oktenli C, Bingol N, Ozdemir IC. The effects of metformin and diet on plasma testosterone and leptin levels in obese men. Obes Res. 2001; 9; 662 - 7. https://doi.org/10.1038/oby.2001.90. PMID: 11707532.

[102] Shegem NS, Nasir AM, Jbour AK, Batieha AM, El-Khateeb MS, Ajlouni KM. Effects of short term metformin administration on androgens in normal men. Saudi Med J. 2002; 23; 934 - 7. PMID: 12235466.

[103] Morgante G, Tosti C, Orvieto R, Musacchio MC, Piomboni P, De Leo V. Metformin improves semen characteristics of oligo-terato-asthenozoospermic men with metabolic syndrome. Fertil Steril. 2011; 95; 2150 - 2. https://doi.org/10.1016/j.fertnstert.2010.12. 009. PMID: 21194687.

[104] Attia SM, Helal GK, Alhaider AA. Assessment of genomic instability in normal and diabetic rats treated with metformin. Chem Biol Interact. 2009; 180; 296 - 304. https://doi.org/10.1016/j.cbi.2009.03.001. PMID: 19497428.

[105] Ayuob NN, Murad HA, Ali SS. Impaired expression of sex hormone receptors in male reproductive organs of diabetic rat in response to oral antidiabetic drugs. Folia Histochem Cytobiol. 2015; 53; 35 - 48. https://doi.org/10.5603/FHC.a2015.0005. PMID: 25765091.

[106] Adaramoye O, Akanni O, Adesanoye O, Labo-Popoola O, Olaremi O. Evaluation of toxic effects of metformin hydrochloride and glibenclamide on some organs of male rats. Niger J Physiol Sci. 2012; 27; 137 - 44. PMID: 23652227.

[107] Yang J, Serres C, Philibert D, Robel P, Baulieu EE, Jouannet P. Progesterone and RU486; opposing effects on human sperm. Proc Natl Acad Sci U S A. 1994; 91; 529 - 33. PMID: 8290559.

[108] Sánchez-Criado JE, Bellido C, Tébar M, Ruiz A, Gonzalez D. The antiprogestin RU486 dissociates LH and FSH secretion in male rats; evidence for direct action at the pituitary level. J Endocrinol. 1999; 160; 197 - 203. PMID: 9924188.

[109] O'Connor JC, Davis LG, Frame SR, Cook JC. Evaluation of a Tier I screening battery for detecting endocrine-active compounds (EACs) using the positive controls testosterone, coumestrol, progesterone, and RU486. Toxicol Sci. 2000; 54; 338 - 54. PMID: 10774816.

[110] Wagner MS, Wajner SM, Maia AL. The role of thyroid hormone in testicular development and function. J Endocrinol. 2008; 199; 351 - 65. https://doi.org/10.1677/JOE - 08 - 0218. PMID: 18728126.

[111] Rajender S, Monica MG, Walter L, Agarwal A. Thyroid, spermatogenesis, and male infertility. Front Biosci (Elite Ed). 2011; 3; 843 - 55. PMID: 21622096.

[112] Gao Y, Lee WM, Cheng CY. Thyroid hormone function in the rat testis. Front Endocrinol (Lausanne). 2014; 5; 188. https://doi.org/10.3389/fendo.2014.00188. PMID: 25414694.

[113] Mintziori G, Kita M, Duntas L, Goulis DG. Consequences of hyperthyroidism in male and female fertility; pathophysiology and current management. J Endocrinol Invest. 2016; 39(8); 849 - 53. https://doi.org/10.1007/s40618 - 016 - 0452 - 6. PMID: 26956000.

[114] Hogarth CA, Griswold MD. Retinoic acid regulation of male meiosis. Curr Opin Endocrinol Diabetes Obes. 2013; 20; 217 - 23. https://doi.org/10.1097/MED.0b013e32836067cf. PMID: 23511242.

[115] Griswold MD. Spermatogenesis; the commitment to meiosis. Physiol Rev. 2016; 96; 1 - 17. https://doi.org/10.1152/physrev.00013.2015. PMID: 26537427.

[116] Ong DE, Newcomer ME, Lareyre JJ, Orgebin-Crist MC. Epididymal retinoic acid-binding protein. Biochim Biophys Acta. 2000; 1482; 209 - 17. PMID: 11058762.

[117] Nya-Ngatchou JJ, Arnold SL, Walsh TJ, Muller CH, Page ST, Isoherranen N, AmoryJK. Intratesticular 13-cis retinoic acid is lower in men with abnormal semen analyses; a pilot

study. Andrology. 2013；1：325‐31. https：//doi.org/10.1111/j.2047‐2927.2012.00033. x. PMID：23413144.

[118] Parsch EM, Ruzicka T, Przybilla B, Schill WB. Andrological investigations in men treated with acitretin (Ro 10‐1670). Andrologia. 1990；22：479‐82. PMID：2149914.

[119] Angioni AR, Lania A, Cattaneo A, Beck-Peccoz P, Spada A. Effects of chronic retinoid administration on pituitary function. J Endocrinol Invest. 2005；28：961‐4. PMID：16483172.

[120] Török L, Kádár L, Kása M. Spermatological investigations in patients treated with etretinate and isotretinoin. Andrologia. 1987；19：629‐33. PMID：3481225.

[121] Lookingbill DP, Demers LM, Tigelaar RE, Shalita AR. Effect of isotretinoin on serum levels of precursor and peripherally derived androgens in patients with acne. Arch Dermatol. 1988；124：540‐3. PMID：2965551.

[122] Boudou P, Soliman H, Chivot M, Villette JM, Vexiau P, Belanger A, Fiet J. Effect of oral isotretinoin treatment on skin androgen receptor levels in male acneic patients. J Clin Endocrinol Metab. 1995；80：1158‐61. PMID：7714084.

[123] Karadag AS, Takci Z, Ertugrul DT, Bilgili SG, Balahoroglu R, Takir M. The effect of different doses of isotretinoin on pituitary hormones. Dermatology. 2015；230：354‐9. https：//doi.org/10.1159/000375370. PMID：25721216.

[124] Stinson SF, Reznik-Schüller H, Reznik G, Donahoe R. Atrophy induced in the tubules of the testes of Syrian hamsters by two retinoids. Toxicology. 1980；17：343‐53. PMID：6938081.

[125] Ferguson SA, Cisneros FJ, Gough BJ, Ali SF. Four weeks of oral isotretinoin treatment causes few signs of general toxicity in male and female Sprague-Dawley rats. Food Chem Toxicol. 2005；43：1289‐96. PMID：15950819.

[126] Sengor et al. 2006(原文中未找到完整文献内容)

[127] Gencoglan G, Tosun M. Effects of isotretinoin on spermatogenesis of rats. Cutan Ocul Toxicol. 2011；30：55‐60. https：//doi.org/10.3109/15569527.2010.521537. PMID：20973756.

[128] Morrison CD, Brannigan RE. Metabolic syndrome and infertility in men. Best Pract Res Clin Obstet Gynaecol. 2015；29：507‐15. https：//doi.org/10.1016/j.bpobgyn.2014.10. 006. PMID：25487258.

[129] Ferramosca A, Moscatelli N, Di Giacomo M, Zara V. Dietary fatty acids influence sperm quality and function. Andrology. 2017；5：423‐30. https：//doi.org/10.1111/andr.12348. PMID：28334508.

[130] Schooling CM, Au Yeung SL, Freeman G, Cowling BJ. The effect of statins on testosterone in men and women, a systematic review and meta-analysis of randomized controlled trials. BMC Med. 2013；11：57. https：//doi.org/10.1186/1741‐7015‐11‐57. PMID：23448151.

[131] Hsieh CJ, Huang B. Rosuvastatin decreases testosterone levels but not sexual function in men with type 2 diabetes. Diabetes Res Clin Pract. 2016；120：81‐8. https：//doi.org/10. 1016/j.diabres.2016.07.026. PMID：27525363.

[132] Dostal LA, Juneau P, Rothwell CE. Repeated analysis of semen parameters in beagle dogs during a 2-year study with the HMG‐CoA reductase inhibitor, atorvastatin. Toxicol Sci. 2001；61：128‐34. PMID：11294983.

[133] Dostal LA, Whitfeld LR, Anderson JA. Fertility and general reproduction studies in rats with the HMG‐CoA reductase inhibitor, atorvastatin. Fundam Appl Toxicol. 1996；32：285‐92. PMID：8921332.

[134] Shalaby MA, el-Zorba HY, Kamel GM. Effect of alpha-tocopherol and simvastatin on male fertility in hypercholesterolemic rats. Pharmacol Res. 2004；50：137‐142. PMID：15177301. https：//doi.org/10.1016/j.phrs.2003.10.013.

致谢：

感谢科学家们给我们提供了他们研究的全文；感谢密苏里堪萨斯大学健康科学图书馆勤劳的工作人员发现了来自旧文献的论文复印件；感谢在评估药物对男性生殖的影响的试验中积极参与的患者们。